NURSING GRAPHICUS

ナーシング・グラフィカ

基礎看護学②

ヘルスアセスメント

Health Assessment

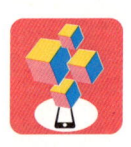 # 「メディカAR」の使い方

「メディカ AR」アプリを起動し，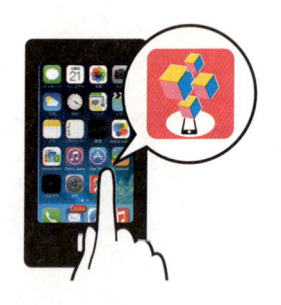マークのある図にスマートフォンやタブレット端末をかざすと，飛び出す画像や動画，アニメーションを見ることができます．

アプリのインストール方法

お手元のスマートフォンやタブレットで，App Store（iOS）もしくは Google Play（Android）から，「メディカ AR」を検索し，インストールしてください（アプリは無料です）．

🔍 メディカ AR で検索

アプリの使い方

① 「メディカAR」アプリを起動する

② カメラモードになったら，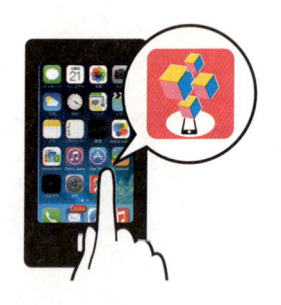マークのある図にかざす

↓

コンテンツが表示される

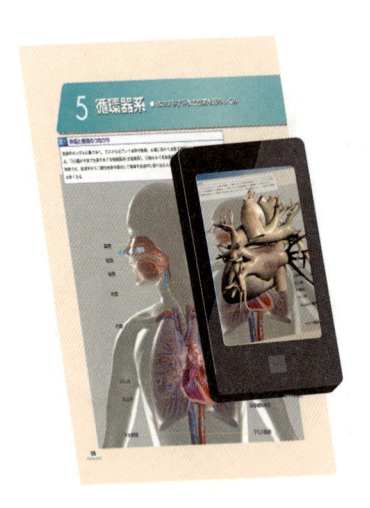

※カメラへのアクセスを求められたら，「許可」または「OK」を選択してください．

※アプリを使用する際は，WiFi等，通信環境の整った場所でご利用ください．
※認識されない場合は，図（マーカー）に近づけたり遠ざけたりして調整してください．
※iOS8.0〜11.0，Android OS4.4〜7.1.1 の機種が対象です．
※AR コンテンツの提供期間は，奥付にある最新の発行年月日から４年間です．

「メディカAR」サイト

関連情報やお問い合わせ先等は，以下のサイトをご覧ください．
http://www.medica.co.jp/n-graphicus/ar/

本書の初版は平成16（2004）年3月です．その後，「フィジカルアセスメント」は急速に看護界に浸透しました．平成21（2009）年4月の保健師助産師看護師学校養成所指定規則のカリキュラム改正では，看護教育の強化項目として指示されました．そして現在，2025年に向けて在宅ケアの時代へと移行するなか，身体をきちんとみてアセスメントできる看護職者が求められています．

24時間365日，医療を受ける人々のそばで寄り添い支える職種が看護職です．その立場を最大限に生かし，対象者のニーズに沿った看護援助が提供できる能力の向上を目指す教育への熱望はさらに高まっています．

看護援助を提供するための大前提は，人間の身体に関する理解ではないでしょうか．つまり，①身体の構造についての理解，②身体の構造と機能との緻密な関係性の理解，③それらの知識を基盤に，生活者として目の前にいる人の身体の状況を把握する能力です．そして，この能力を育成することが，対象者の異常を早期に発見する基礎力の習得や，効果的な看護援助の提供につながると考えます．以上のように「身体の構造と機能に強い看護職者」を教育する第一歩として，「フィジカルアセスメント」は大変重要な教育内容です．

本書では，解剖生理学の既習項目のポイントを提示し，ゴードンの11の健康的機能パターンで対象者の情報をとらえる方法に加え，看護界に大きな影響をもつマズローの基本的欲求の階層の理解，さらにヘンダーソンの基本的看護の視点から，「フィジカルアセスメント」がどのように看護援助と結び付いていくかという構成にしました．このことにより，ゴードンの機能的健康パターンの枠組みで事例を展開した場合だけではなく，対象者のニードから必要な看護援助を導き出すヘンダーソンの理論で事例を展開した場合に，どのような援助方法を導けるかについても説明を加えました．

さらに今回の改訂では，皮膚表面から身体の内面をどのようにイメージさせるかにこだわり，写真の上から骨や筋肉の図版を重ねるなどの工夫を施しました．本書で学ぶことにより，より一層，人体の構造に興味関心を深め，一人ひとりに合わせた看護援助を導き出す一助になれば大変嬉しく思います．

基礎教育のテキストとしてはもちろんのこと，多くの看護職者の方々に活用いただけると幸いです．

編者一同

はじめに

 本書の特徴

読者の自己学習を促す構成とし，必要最低限の知識を簡潔明瞭に記述しました．全ページカラーで図表を多く配置し，視覚的に理解しやすいよう工夫しました．

記述のしかた
各アセスメントの根拠をできるだけ詳細かつ簡潔明瞭に記述しました．

学習目標

章または節ごとに，学習目標を簡潔な文章で記載しました．ここで何を学ぶのか，何を理解すればよいのかを明示し，主体的な学習のきっかけをつくります．

リンク G

関連の深いナーシング・グラフィカシリーズの他巻を挙げています．一緒に学ぶと理解が深まり，より高い学習効果が得られます．

plus α

本文の理解を助ける用語の説明や，知っておくとよい関連事項についてまとめています．

！考えてみよう

3章：系統別のアセスメントにおいて課題を提示し，章末に解答例を示しています．

やってみよう

学習した知識・アセスメント技術を確実なものとするために，課題を提示しています．

このマークのある図表や写真に，「メディカAR」アプリ（無料）をインストールしたスマートフォンやタブレット端末をかざすと，関連する動画や画像を見ることができます（詳しくはp.2「メディカAR」の使い方をご覧ください）．

重要用語

これだけは覚えておいてほしい用語を記載しました．学内でのテストの前や国家試験にむけて，ポイント学習のキーワードとして役立ててください．

学習参考文献

本書の内容をさらに詳しく調べたい読者のために，読んでほしい文献を紹介しました．

看護師国家試験出題基準対照表
看護師国家試験出題基準（平成30年版）と本書の内容の対照表を掲載しました．国家試験に即した学習に活用してください．

ヘルスアセスメント

CONTENTS
IIIIIIIIIIIIII

編集・執筆

編集

松尾ミヨ子　まつお みよこ　亀田医療大学看護学部看護学科教授

城生　弘美　じょうのう ひろみ　東海大学健康科学部看護学科教授

習田　明裕　しゅうだ あきひろ　首都大学東京健康福祉学部看護学科教授

執筆（掲載順）

松尾ミヨ子　まつお みよこ　亀田医療大学看護学部看護学科教授……1章, 6章3節4

城生　弘美　じょうのう ひろみ　東海大学健康科学部看護学科教授……2章1・5節, 3章2節, 6章1・2節, 3節2・11, 撮影協力

永澤佳代子　ながさわ かよこ　都立墨東病院GCU病棟看護師長……2章2〜4節

金　壽子　きむ すじゃ　神奈川県立保健福祉大学保健福祉学部看護学科准教授……3章1・9・14節, 6章3節7

實取　直子　みとり なおこ　MITSUOKA MEDICAL CLINIC ナースプラクティショナー……3章3・4節

林　直子　はやし なおこ　聖路加国際大学大学院看護学研究科教授……3章5・7節

松下　祥子　まつした さちこ　東京都医学総合研究所協力研究員……3章6節

石川ふみよ　いしかわ ふみよ　上智大学総合人間科学部看護学科教授……3章8節

習田　明裕　しゅうだ あきひろ　首都大学東京健康福祉学部看護学科教授……3章10・12節, 6章3節3・10

島田真理恵　しまだ まりえ　上智大学総合人間科学部看護学科教授……3章11節, 4章1節, 6章3節9

尾﨑　章子　おざき あきこ　東北大学大学院医学系研究科教授……3章13節

藤野　秀美　ふじの ひでみ　東邦大学看護学部看護学科准教授……3章13節

寺口　顕子　てらぐち あきこ　名古屋市立大学看護学部准教授……4章1節

木内　妙子　きうち たえこ　東京工科大学医療保健学部看護学科教授……4章2節

勝野とわ子　かつの とわこ　首都大学東京大学院人間健康科学研究科教授……4章3節

荻野　夏子　おぎの なつこ　東海大学健康科学部看護学科講師……5章1節

北村　周美　きたむら めぐみ　東海大学健康科学部看護学科助教……5章1節

本道　和子　ほんどう かずこ　平成会自由が丘訪問看護ステーション……5章2節

寺山　範子　てらやま のりこ　帝京大学医療技術学部看護学科教授……6章2節1・6・8・9

池内　眞弓　いけうち まゆみ　東海大学健康科学部看護学科准教授……6章2節2・3・10

森屋　宏美　もりや ひろみ　東海大学健康科学部看護学科講師……6章2節4・5・7, 撮影協力

森　祥子　もり さちこ　東海大学健康科学部看護学科講師……6章2節11〜14

馬醫世志子　ばい よしこ　元 群馬パース大学保健科学部看護学科准教授……6章3節1

井福　ゆか　いふく ゆか　社会医療法人雪の聖母会聖マリア病院透析室主任……6章3節4

真砂　涼子　まさご りょうこ　元 群馬パース大学保健科学部看護学科教授……6章3節5, 7章

日高　艶子　ひだか つやこ　聖マリア学院大学看護学部看護学科教授……6章3節6・8

佐藤　晶子　さとう てるこ　群馬パース大学保健科学部看護学科講師……7章

ヘルスアセスメントと看護の役割

1

1 | 身体の理解とそれに基づく判断力の重要性

1 チーム医療の中で期待される看護師の役割

　医療は，単一の職種のみでは質の維持が難しく，種々の職種がチームとなって協働するチーム医療が重視されている．このことから，保健師助産師看護師法で規定される，「療養上の世話」と「診療の補助」という看護師の機能をいかに効果的に発揮するか，看護師の能力が問われている．

　少子高齢化の進展，医療技術の高度化，在宅医療の普及，看護教育水準の向上などに対応した看護のあり方が検討され，2002（平成14）年には，厚生労働省通知により，それまで医師が行う行為とされた静脈注射が，看護師の「診療の補助行為の範疇として取り扱うもの」との行政解釈に変更された．また，いくつかの職種からなるチームの一員として看護師が活動するようになったり，一定の活動領域で専門性を発揮して働く専門看護師や認定看護師が養成されたりするなど，「療養上の世話」と「診療の補助」という看護業務が，役割の異なる看護職によって行われるようになってきた．

2 実践する能力が高度に問われる

　さらに，2010（平成22）年の看護師国家試験から，薬理に関する知識が深く問われるようになった．看護師による与薬は，薬剤による身体反応を十分に理解していることを前提に許されている行為である．国家試験で薬剤に関してより深く問われるということは，薬剤についての看護師のアセスメント能力と実践能力がそれだけ高まることが期待されているといえる．

　また，2017（平成29）年の国家試験では，検査値に関する問題が増え，平成30年看護師国家試験出題基準にも「基本的な臨床検査値の評価」の項目が追加された．症状だけでなく検査値から疾患の徴候を判断する能力が求められている．

2 ｜ ヘルスアセスメントとは何か

　看護の役割は，健康の危機，健康の破綻，健康回復など，健康のどのレベルにおいても，人が本来もっている生活のリズムを維持できるように整えることである．そのためには生活する人の**身体的，心理的，社会的なwell-being**（満足のいく状態，安寧，幸福など）についてアセスメントする必要があり，これを**ヘルスアセスメント**（health assessment）という（図1-1）．

　ヘルスアセスメントは，人の生活リズムを整える能力についてみるもので，身体が生活に必要なエネルギーをどのようにつくり出し，そのエネルギーをどのように身体活動に使用しているのかをみる**身体のアセスメント**と，人が生活を営む上でどのように心の安定を保ち，他の個人や集団との関係を築いているのかをみる**心理・社会的な側面のアセスメント**からなっている．看護師は，人の全体をヘルスアセスメントによって理解し，必要なケアを実践する．

　ヘルスアセスメントのなかでも，身体のアセスメントを**フィジカルアセスメント**と呼び，身体に関する詳細な情報を得る手段を用いるようになった．在宅医療では，病院などの施設医療と異なり，医師との連絡に時間がかかることから，看護師は患者の身体状態を的確に把握し，場合によっては緊急的対処を行うことにもなる．

　2015（平成27）年に制度化された「**特定行為に係る看護師の研修制度**」では，医師があらかじめ指示した手順書に基づいて，看護師が一定の医行為を実施できる枠組みが示された．これにより，看護師は医師が不在のときも，患者の危機状態に早期に対応できるようになった．在宅医療が推進される社会で，看護師は，フィジカルアセスメント能力をはじめ，患者の全体を総合的にアセスメントするヘルスアセスメントの力をしっかり身に付ける必要がある．

コンテンツが見られます
（p.2参照）

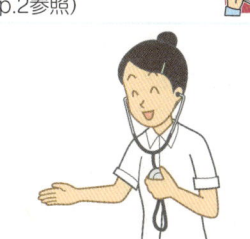

●看護師の特定行為
〈アニメーション〉

plus α

看護師の特定行為

診療の補助であり，研修を受けた看護師が手順書により行う場合には，実践的な理解力，思考力および判断力，高度かつ専門的な知識・技能が特に必要とされる．中心静脈カテーテルの抜去，脱水症状に対する輸液による補正などの38行為が対象である．

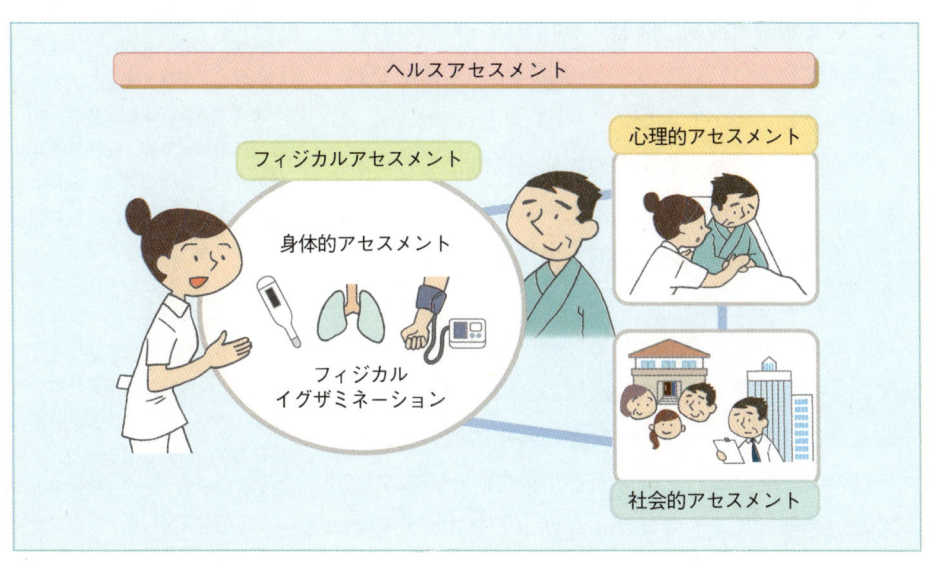

図1-1●ヘルスアセスメントとは

3 | フィジカルアセスメントとは何か

1 ヘルスアセスメントにおけるフィジカルアセスメント

　フィジカルアセスメント（physical assessment）とは，身体の健康上の問題を明らかにするために，全身の状態を系統別に査定することである．人の全体を身体的，心理的，社会的に査定するヘルスアセスメントの中で，フィジカルアセスメントは，主に身体の査定を行う．ただし，身体の査定とはいえ，身体への心理的・社会的影響という視点は，常に考慮されねばならない．

　フィジカルアセスメントには，健康歴を聴取し，身体を直接観察し診察するプロセスがあり，そこではフィジカルイグザミネーション（physical examination）の技法が用いられる．その技法には，質問する（問診），視覚的に身体をチェックする（視診），手で触れたり聴診器を用いたりして身体をチェックする（触診，打診，聴診）などが含まれる．

　フィジカルアセスメントは，情報を収集・アセスメントし，患者の健康上の問題を特定して，必要な看護を実施・評価するという**看護過程**の中で，看護師が患者の身体情報をより早くキャッチするのに役立ち，早期の必要な対処に導くものである．

→看護過程は，ナーシング・グラフィカ『看護学概論』8章参照．

2 解剖生理学の知識がベースになるフィジカルアセスメント

　フィジカルアセスメントの能力は，身体に関する知識，特に解剖生理学の知識に大きく依存する．患者の身体に起こった問題について質問（問診）するとき，また，検査データが基準範囲内か，あるいは基準範囲から逸脱しているかを判断するとき，その根拠を解剖生理学の知識に求めるからである．例えば，検査の対象には，代謝産物，臓器の組織，血液，生体の発する電気信号などがある．このような対象物の正常時の状態と，異常状態で見られる正常時からの逸脱の度合いを，基準範囲内の検査値，逸脱を表す検査値によって理解しなければならない．逸脱とその度合いがわかるには，代謝産物，臓器，血液，電気信号などの正常時の構成，機能，形状を知っている必要がある．このように検査に用いられる対象物一つにしても，解剖生理学の基礎的な知識なくしては，身体を見ることと関係づけることができない．

　授業では，フィジカルアセスメントの学習は，解剖生理学の履修と同時に進行することもあり，相互に，それぞれの科目の教科書を併用すると補完する学びとなる．このように，フィジカルアセスメントは他の関連する科目と共同して学習すると，より効果を得やすいと考える．

　そこで本書では，3章「系統別のアセスメント」で，はじめにその領域に必要な解剖生理学の知識を復習として概説する．また6章では，看護過程の展開において，アセスメントの枠組みとして用いられることの多い「ヘンダーソンの基本的ニードに基づく14の構成要素」と「ゴードンの11の機能的健康パターン」を用いて，ヘルスアセスメントの要点を構造的に表す．系統別アセスメントではフィジカルアセスメントに焦点を当てるが，11の機能的健康パターンは，「自己知覚／自己概念」「役割／関係」

plus α

ヘンダーソンの14の構成要素

人間の基本的ニードに基づく14の構成要素として，①正常な呼吸，②適切な飲食，③老廃物の排泄，④体を動かし，姿勢を維持する，⑤睡眠と休息，⑥衣類の選択と着脱，⑦正常な体温の保持，⑧体の清潔の保持と身だしなみ，⑨環境内の危険因子を避ける，⑩他者とのコミュニケーションをとり，自己の意思・気持ち・欲求・ニーズなどを伝える，⑪自己の信仰に基づく生活，⑫達成感のある仕事に就く，⑬レクリエーション活動に参加する，⑭学習を満たす，を挙げている（ただし研究者によって構成要素の言い方は微妙に異なる）．

「価値／信念」など，心理的・社会的側面のアセスメントも可能な視点をもっている．ヘンダーソン，ゴードンのヘルスアセスメントの内容に加え，系統別アセスメントのかたちでフィジカルアセスメントを学ぶことで，呼吸，循環，神経系などの状態を，フィジカルアセスメント技術を用いて，より詳細に学生自身で明らかにしていくことができる．

　ヘンダーソンの14の構成要素も，ゴードンの11の機能的健康パターンも，患者の情報を漏れなく把握する上で，整理しやすい項目立てになっている．また11の機能的健康パターンは，NANDA（北米看護診断協会）において，看護診断開発初期に分類法Ⅱの検討の際に参考にされたこともあり，NANDA看護診断にもなじみやすい．

plus α

ゴードンの11の機能的健康パターン

看護独自の視点から患者を全体的にアセスメントする方法論．以下の11のアセスメント領域で構成されている．
①健康知覚／健康管理，②栄養／代謝，③排泄，④活動／運動，⑤睡眠／休息，⑥認知／知覚，⑦自己知覚／自己概念，⑧役割／関係，⑨性(セクシュアリティ)／生殖，⑩コーピング／ストレス耐性，⑪価値／信念

4 │ フィジカルアセスメントの展開

1 フィジカルアセスメントの導入

　フィジカルアセスメントは，2章「フィジカルアセスメントの必要物品，アセスメントのテクニック」からスタートする．ここではフィジカルアセスメントの実施に先立って行うべき，望ましい環境の調整，患者と看護師の準備，必要な物品について理解することができる．これらの事前の調整や準備は，患者から安全に，正しい情報を得て，正確に身体状態を把握するために不可欠なものである．

　続いてフィジカルアセスメントのテクニックとして，**問診，視診，触診，打診，聴診**について説明した上で，バイタルサインの測定方法を概説する．

2 フィジカルアセスメントに不可欠な人体の構造と機能の理解

（1）系統別のアセスメント

　3章では，「皮膚・爪・髪」「リンパ系」「頭部・顔面・頸部」「鼻・耳・口腔／咽頭」「眼（視覚）」「肺（呼吸器系）」「心臓・血管系」「乳房・腋窩」「腹部（消化器系）」「生殖器（女性／男性）と肛門」「筋・骨格系」「神経系」の12の領域に分けて，**系統別のアセスメント**を示す．

　前述したとおり，フィジカルアセスメントには解剖生理学の十分な知識が不可欠であるため，それぞれの領域で解剖生理学の復習をしながら進めていく．例えば，皮膚が乾燥していることに気付くと，問診で水分摂取の状況や食事について患者に質問したり，意識が低下し経口摂取が不可能な患者に対しては，排泄量に比べて輸液量が適量かどうか日々の記録をチェックする．このような質問やチェックは，皮膚の乾燥のメカニズムを理解していないと適切に行うことはできない．

　復習に続いて，問診，視診，触診などのテクニックをそれぞれの領域でどのように用いるか，具体的な問診，視診などの項目を挙げ，アセスメントの根拠・意味を示し

て説明する．また，ある状態が問題であるか否かを，正常であるか正常を逸脱しているかで判断することも多いため，それぞれの領域で主たる情報となるもの，例えば皮膚・粘膜や分泌物・血液・排泄物などの性状と，検査値でみた基準範囲と基準逸脱範囲を示し，判断の根拠としてどのように役立てるかを解説する．

（2）成長発達に伴うアセスメント

4章では，**成長発達に伴うアセスメント**として，母性，子ども，高齢者の観点からのフィジカルアセスメントの要点を示す．母性については第二次性徴，女性の性周期など性成熟過程での問診，視診，触診の項目とその根拠，注意点を述べる．子どもと高齢者については，それぞれの特徴に応じてフィジカルアセスメントのテクニックをどのように用いるかを示す．

3　心理的・社会的側面のアセスメント

5章では，**心理的・社会的側面のアセスメント**に焦点を当てる．心理的側面のアセスメントは身体のアセスメントに比べ，正常範囲と正常逸脱範囲の区分が明瞭ではない．そこで，精神活動を支える基本的な機能の特徴，病気に直面した人のこころに生じる反応，患者から発せられる言語的・非言語的な情報の総合的判断について示す．

また，居宅で療養する人のアセスメントでは，生活する場で行うアセスメントの注意点や，訪問時のアセスメントには居宅環境，生活同居者としての家族を含める必要があること，訪問時の玄関先から始まるアセスメントについて説明する．

4　患者の問題や状態のアセスメント

（1）看護過程の中でのフィジカルアセスメントの位置付け

6章では，看護ケアの実践におけるフィジカルアセスメントの位置付けを明らかにする．ヘンダーソンの14の構成要素とゴードンの11の機能的健康パターンを用いて，看護過程にフィジカルアセスメントのテクニックをどのように活用するかを，具体的に展開する．看護過程とは，患者の健康上の問題をアセスメントし，看護実践の計画を立て，それを実行に移すというサイクルを繰り返すことである．ヘンダーソンやゴードンの理論は，看護過程を効率的に進めるためのアセスメントの視点となるもので，アセスメントツールとして用いられる．フィジカルアセスメントのテクニックは，看護過程のサイクルの中で，特に患者の身体に注目した問題・状態をアセスメントする際に役立てることができる．

（2）主観的評価と客観的評価

通常，患者の問題や状態をアセスメントする場合，本人の主観による情報に基づく評価と，客観的情報に基づく評価を行う．

主観的情報は，患者が自己の状態をどのように感じ，認識しているかであり，それは身体状態の判断や自己の問題に対する理解度などを把握するのに有効である．主観的情報を得るには，フィジカルアセスメントの問診のテクニックを身に付けると効果的である．客観的情報は，患者の状態を目に見える形で明らかにしてくれる．診療記録や検査データ記録などから収集するものと，観察や計測によって直接本人から収集

するものがある．観察や計測は，フィジカルアセスメントの視診，触診，打診，聴診のテクニックを用いて実施することができる．

このように，フィジカルアセスメントは必要な情報を集め，分析する際に役立つテクニックをツールとして，患者の健康上の問題についてより確実な判断を導くことに貢献する．

5 機能的健康パターンと系統別アセスメントの統合

7章では，肝疾患をもつ患者の事例を取り上げる．現病歴，既往歴，入院前の生活を問診し，入院時の身体状態を把握するために身長，体重，バイタルサインを測定する．消化管の動きと肝機能のアセスメントのために打診，聴診を用いて鼓音，腹部波動を確認するなど，肝疾患患者のケアにフィジカルアセスメントをどのように用いるかを示す．また，肝疾患を有する77歳の男性について，「ゴードンの11の機能的健康パターン」と「ヘンダーソンの14の構成要素」で，フィジカルアセスメントのテクニックをどのように用いるかを示す．

この7章の展開では，6章「アセスメントガイドを用いた情報の整理と看護計画」と，3章「系統別のアセスメント」を統合した．これら二つのアセスメント方法を同時に事例に適用することで，看護過程での情報と判断の精度が増すことが期待でき，問題への対応が安全に，より敏速にできるようになることを説明している．

5 | 身体の理解と判断力の日常的鍛錬：自分の身体を使ってやってみよう

冒頭に述べたように，看護師が身体を診る能力を高めることへの医療，社会の期待は大きい．高度化・複雑化する医療の中でも，安全で質の高いケアを提供できる能力を身に付ける必要がある．フィジカルアセスメントの能力を高めることは，それに応える一つとなるはずである．

フィジカルアセスメント能力を高めるには，解剖生理学の知識の習得と日常的な鍛錬が欠かせない．とはいえ，学生のあいだは患者に接する機会は少なく，免許がなく実施内容が限定されることも多いため，日々鍛錬するのは難しい．そこで，鍛錬には自己の身体を役立てたい．発熱時の倦怠感のような身体の変化，毎日観察できる排泄物の性状，走ったときの呼吸困難の出現，緊張したときの身体の変化など，日常的に起こるさまざまな身体からのサインをアセスメントしてみよう．また自己の身体の変化を，系統別のアセスメントや機能的健康パターンに即してアセスメントすることもできる．日常の自己の身体変化のアセスメントを試みることは，フィジカルアセスメントの能力を鍛えることにつながる．

チーム医療	フィジカルアセスメント	主観的評価
well-being	フィジカルイグザミネーション	客観的評価
ヘルスアセスメント	看護過程	アセスメントの統合

フィジカルアセスメントの必要物品，アセスメントのテクニック

2

1 | アセスメントに臨む姿勢

1 環境の調整

　フィジカルアセスメントを実施する環境は，以下の項目の条件が整っていることが望ましい（表2.1-1）.

表2.1-1●フィジカルアセスメントを実施する環境

項　目	条　件	根　拠
照　度	自然光に近い照度〔1,000lx（ルクス）程度〕が確保できる. 明暗の調節ができる.	肌の色をはじめ，その他の部位の色を正確に把握するため. 眼のアセスメント時に必要なため.
温　度	25℃前後	肌を露出しても冷感を感じない程度の温度であるため.
湿　度	60〜70%程度	快適な空間であるため.
音	騒音のない静かなところ	打診・聴診時の音を正確に聞くため.
備　品	ベッド 椅子 綿毛布あるいはタオルケット 荷物などを置く場所 机	さまざまな体位がとれるため. 気分が悪くなった際に休むため. 対象者の座位保持能力により，背もたれの有無を判断して準備する. 不必要な露出を避けるため. 保温のため. 対象者が持参した荷物や脱いだ衣服を置くため. 得られた情報を記録したり，整理したりするため.
部屋の清掃	床が滑らない，きれいなリネン類が準備されている，掃除が行き届いている.	対象者にとって気持ちよく過ごせる空間を提供するため.

2 対象者の準備

　フィジカルアセスメントの実施前の準備として，対象者に以下のことを行うのが望ましい（表2.1-2）.

表2.1-2●対象者の準備

フィジカルアセスメントの実施前に行うこと	根　拠
開始前に排泄を済ませているか確認する.	腹部の触診などで，刺激するため.
アセスメントの目的と実施内容について説明し，対象者の了解を得る.	体位を変えたり，歩行などで動いたりすることについて心の準備をしてもらい，スムーズに進められるようにするため.
おおよその所要時間を告げておき，気分不良などがあればすぐに申し出るように説明する.	心配や緊張をせずにアセスメントが受けられるようにするため.

3 看護師の準備とアセスメントの進め方

　対象者の協力を得て，スムーズかつ効果的にフィジカルアセスメントを実施するためには，看護師側の準備も欠かせない. 以下の準備を行うことが望ましい.

(1) 対象者に応じた方法をとる

対象者の負担を最小限にし，かつ効果的な情報収集をするために，対象者の状況に応じた方法について事前に考えておく．アセスメント方法には以下の二つがある．

●頭尾法（head to toe approach）●

頭から足に向けて，頭・顔・胸腹部・筋骨格系・神経系の順に，一緒にアセスメントできることをまとめながら実施する．腹部のアセスメント順序は，問診→視診→聴診→打診→触診とする（打診や触診により腸の動きや腸音が影響されるため）．その他の部位のアセスメントは，問診→視診→触診→打診→聴診の順で行う．

●外表的なところから深部へ●

看護師は問診・視診・触診等の方法を用いながら，五感を働かせてアセスメントを実施する．その次にフィジカルアセスメント物品を用いて，より詳細に観察する．

また，対象者が気にしている異常部位を問診・視診した後，その周囲の異常ではない部位のアセスメントを行ってから，気になるところのアセスメントを詳細に実施する．

(2) 物品や項目をメモにまとめる

準備する物品やアセスメント項目（順序）のメモを作成し，携帯して漏れのないようにする．その際，部位ごとにアセスメント項目をまとめておくと，対象者に何度も同じ体位をとってもらうことなく順序よく実施できる．

(3) 感染予防対策を行う

看護師は，すべての対象者の血液，体液，分泌物，排泄物，傷のある皮膚および粘膜に接触する，あるいは接触する可能性のある場合，手袋・マスク・ガウンなどで感染予防対策を行う必要がある．**スタンダードプリコーション**（**標準予防策**）に沿って，手袋やマスクを準備する．場合によっては，ガウンやアイプロテクション，フェイスシールドなども追加準備する．

(4) 所要時間を工夫する

所要時間を短くするよう工夫する．対象者と初対面の場合は，問診15分程度，頭尾法で45分程度が目安とされているが，対象者の負担軽減のため短時間で実施できることが望ましい．

(5) 守秘義務を遵守し対象者に配慮する

守秘義務を遵守し，個人情報の保護を念頭に置き確実に行う．

また，アセスメント実施中は，露出を最小限にする，手や肌に触れる使用物品を温めておく，声掛けをしながら進めるなど，看護師として対象者への身体的・精神的負担をできるだけ軽減するための配慮が常に必要である．

plus α

スタンダードプリコーション

手洗い，手袋・マスク・ガウンの着用，器具・器材の取り扱い，患者の配置，誤刺傷事故対策など，すべての患者の援助において感染の可能性を踏まえて予防対策を行うというもの．

→スタンダードプリコーションは，ナーシング・グラフィカ『基礎看護技術』6章6節参照．

使用する物品は，一覧表などを用いて点検し，漏れのないように準備しておく（図2.2-1）．耳鏡，検眼鏡などのハンドルは，事前に充電しておく（図2.2-2）．

対象者の全身を頭部から足の先まで観察するため，対象者が不安感や恐怖心をもたないように，また効率的に行えるように，必要物品はアセスメントの手順に沿って漏れなくそろえておく．

もし物品が使われずに残っていたら，アセスメント項目を見落としていないかのセルフチェックともなる．

対象者に直接接触した物品は，アルコール綿で清拭してから収納するようにする．また手袋，綿棒，綿球，舌圧子（ぜつあっし）などディスポーザブルの衛生材料は，使用後すぐに新しい物を補充する．

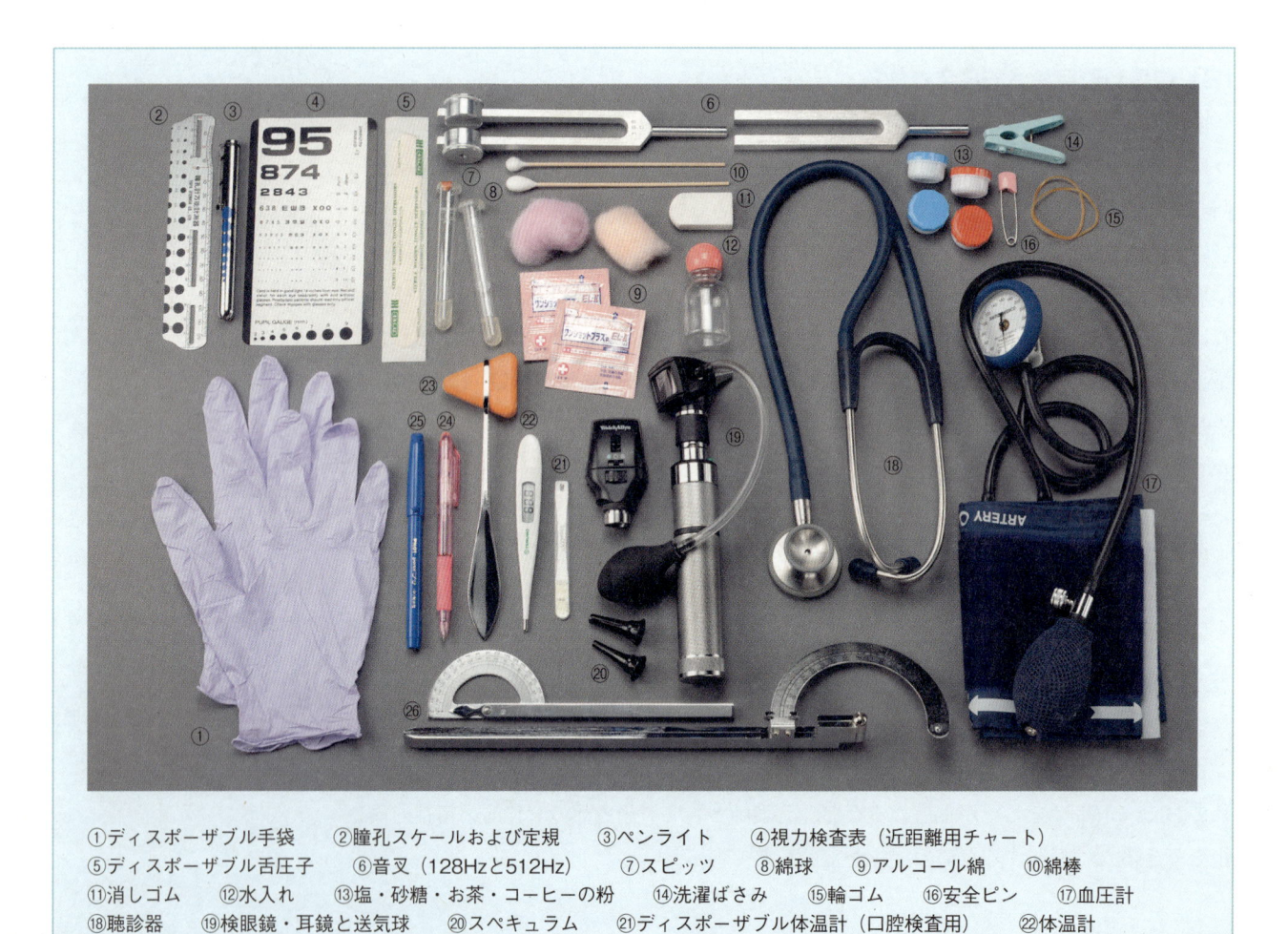

①ディスポーザブル手袋　　②瞳孔スケールおよび定規　　③ペンライト　　④視力検査表（近距離用チャート）
⑤ディスポーザブル舌圧子　　⑥音叉（128Hzと512Hz）　　⑦スピッツ　　⑧綿球　　⑨アルコール綿　　⑩綿棒
⑪消しゴム　　⑫水入れ　　⑬塩・砂糖・お茶・コーヒーの粉　　⑭洗濯ばさみ　　⑮輪ゴム　　⑯安全ピン　　⑰血圧計
⑱聴診器　　⑲検眼鏡・耳鏡と送気球　　⑳スペキュラム　　㉑ディスポーザブル体温計（口腔検査用）　　㉒体温計
㉓打腱器　　㉔指示棒（ボールペンなど）　　㉕マーキングペン　　㉖関節角度計（大，小）

図2.2-1●アセスメント物品の一例

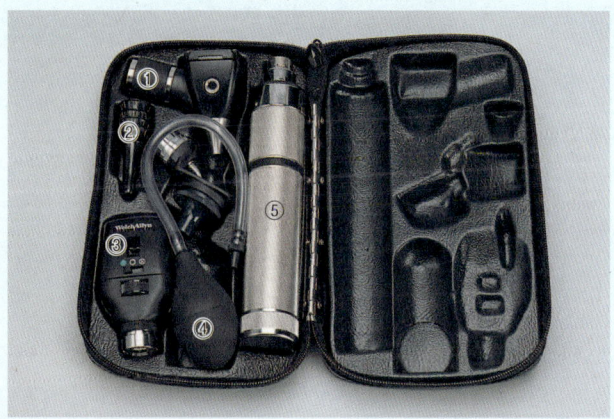

①耳鏡・鼻鏡　②スペキュラム（口径サイズによって耳鏡・鼻鏡を使い分ける）
③検眼鏡　④送気球　⑤ハンドル

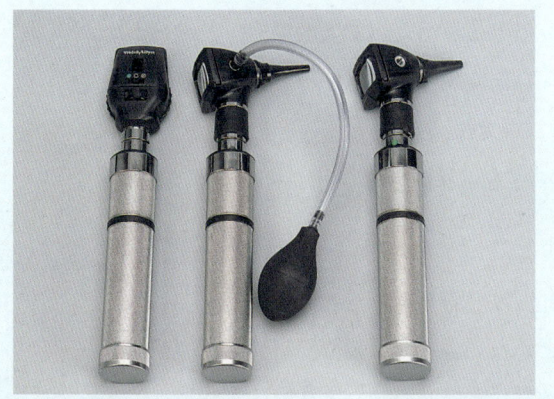

各部分をハンドルに装着したところ．左から，検眼鏡，耳鏡，鼻鏡．
ハンドルは，常に使用できるように充電しておく．

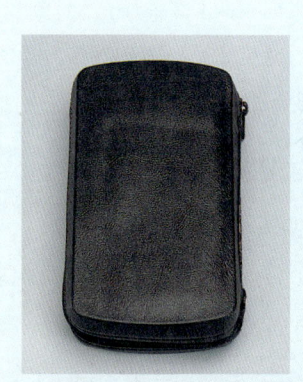

後面にベルトを通すと，身につけて持ち運びができる．

図2.2-2●診断セット

3 | 問 診

- 問診の重要性を理解し，実施できる．
- 得られた情報を活用できる．

1 問診（interview）の目的

　問診は，対象者の健康上の問題に関連する情報（健康歴）を得ることを目的とする．人間は生物・心理・社会的（bio-psycho-social）存在であるから，健康歴を得るためには，対象者の生活上の情報を尋ねることは避けられない．医療を提供する上で信頼性の高い有効な情報を得るためには，熟練した**コミュニケーション能力**が求められる．このコミュニケーション能力が，対象者との信頼関係を成立させるに当たって大変重要なものとなる．また，問診の導入時には，問診そのものに関する対象者の反応をよく見る必要がある．

2 有効な問診のための心掛け

（1）問診前の準備

　問診を始める前に，看護師としてふさわしい外見であるか，話しやすそうな雰囲気であるかどうか，自分自身をチェックする．礼を失することがないような服装や髪型（髪の色），化粧や口臭，体臭などに注意することに加え，清潔感を感じさせるように心掛ける．また，問診をする場所の快適さにも配慮する．問診時の座り方は，図2.3-1のように対象者と約1mの距離で，90°に向かい合うのが望ましいといわれている．

　有効な問診をするための心掛けは，以下のとおりである．

（2）リレーションづくりの三つのスキル

　リレーションづくりは，短時間であれ，対象者と人間関係をつくり，その人間関係を通して相手の問題解決を援助しようとするときに必要なステップである．

●あいさつと自己紹介（観察技法）●

　「おはようございます」「こんにちは」などのあいさつを述べ，自分の氏名，所属とそこでの役割，何のために問診をしようとしているかについて説明する．同時に対象者の表情や所作，服装，体形などの非言語的要素を観察し，緊張感の程度はどうか，率直に話しているか，関心をもって聞いているかなどを観察する．

●聴き上手になる●

　医療の主体は対象者である．対象者が今最も気になっていること，症状や病気に対して考えていることについて話を聴いていく．気軽に話ができる関係であることを認識してもらえるように対応することが重要である．

●問診〈動画〉

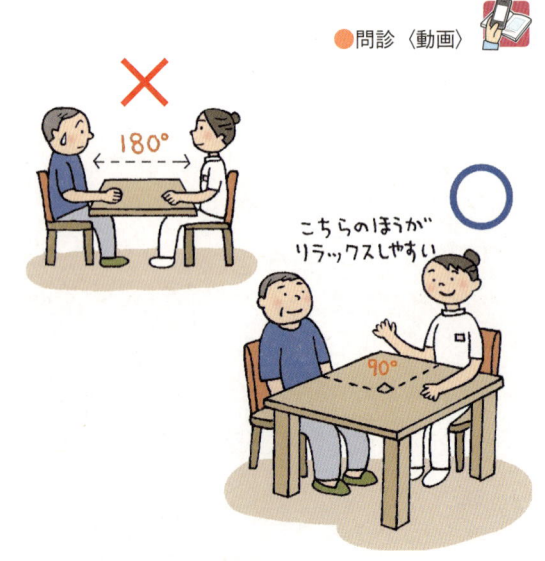

図2.3-1●問診時の座り方

●丁寧語を使用し，相手の自尊心を大切にする●

対象者に不快感を与えるような言葉遣い（友人に話しかけるような口調，高圧的な態度や言葉掛けなど）は慎む．しかし，必要以上の不自然な丁寧語は，いんぎん無礼な印象を与え，むしろ対象者を不快にする場合があるので注意したい．

3 問診技法

問診に必要な物品は，筆記用具，メモ用紙，そのほか問診上必要な書類である．
具体的な問診の技法は以下のとおりである．

（1）言語的コミュニケーション（バーバルコミュニケーション）verbal communication

言語的コミュニケーションとは，会話，手紙，電話，電子メール，手話，文字盤など，言語を表現して送り手から受け手に意思を伝えることである．
問診時の質問のタイプには，主に次の二つがある．

●自由な回答の得られる質問法（開かれた質問，open-ended questions）●

対象者が，自分の言葉で健康上の問題に関連する事柄について述べられるように質問をする方法である．例えば，「それはいつごろからですか？」「最近の痛みの様子はいかがですか？」などである．

●固定的な回答が得られる質問法（閉じられた質問，closed-ended questions）●

対象者が「はい」「いいえ」で答えられる，あるいは年齢や現在使用している薬剤名など，簡単に答えられるような焦点を絞った質問をする方法である．自由な回答の得られる質問法で方向性のある回答が得られた場合，その情報を確認する際にも有効である．

（2）非言語的コミュニケーション（ノンバーバルコミュニケーション）nonverbal communication

問診の場面には，**言語的コミュニケーション**と**非言語的コミュニケーション**（視線・声の調子・身振り・表情・姿勢・態度・服装・対象者との位置関係・タッチングなど）が存在する．情報伝達の約 2 / 3 は非言語的コミュニケーション（話しぶり，動作，ジェスチャー，相手との間のとり方など言葉以外の手段）によるもので，言葉によるものと異なり，発信者の意図にかかわらず発せられるため，言語を補足したり，言語の代用となりうるといわれている．

視線は，問診時間の約半分は対象者と合わせる（肩から頭部までの間の空間に向ける）ようにするのがよいといわれている．対象者が視線を合わせようとしない場合は，不満や拒絶などの何らかのメッセージを示唆していることがある．

（3）問診中の情報確認

●受容，促し，単語の繰り返し（かかわり技法）●

会話を続けるように促す方法として，「続けてください」「もう少し詳しく教えてください」などの言葉掛けや，適度なうなずきや相づち，注意深くじっと耳を傾けながら姿勢を前傾させたり後傾させたりするなどの方法がある．

●明確化，確認，要約●

対象者の話が一段落したら，話の内容について看護師が理解したことを対象者に提示する．「……ということですね」や「……というふうに理解しましたが，それでよ

いでしょうか」と自分の理解度を伝え，対象者が言いたいこととの食い違いがないか確認する．このように話の内容を明確化し，確認を繰り返すことは，リレーション形成にプラスに働く．

●共　感●

対象者の気持ちをありのままに受け入れ，理解し，看護師自身の気持ちを言葉で伝える技術である．その際，看護師の非言語的コミュニケーションが言語的コミュニケーションと一致していなければ，共感していることが伝わらない．例えば，「それはつらかったですね」と笑顔で話しても気持ちは伝わらない．また，共感は，「私はAさんのことが心配です」というように，「私」を主語とすることから「I-message」ともいわれ，看護師の関心や考えが簡潔に伝わる方法である．

●正当化●

対象者の感情を看護師が承認し，そのことが妥当であることを伝える．「そういうことがあったから悲しいのだということが，よくわかりました」というように，対象者と同一化しないで伝える必要がある．

●ドアノブクエスチョン（door knob question）●

対象者はしばしば，最も伝えたいことが最後までなかなか言えない状況にある．帰り際にドアノブに手をかけ，「ところで，私は○○ですか？」と最も聞きたいことを聞いてくることがある．それを予測して，一通りアセスメントが終了した後に，「ほかに何か気になることはありませんか？」と尋ねる方法である．

問診で得た対象者の情報は，全体の情報量の約6～7割を占めるといわれる．したがって，問診技術に熟達することは，ヘルスアセスメントをする上で大変有効である．

4　問診のポイント

対象者に現病歴や既往歴を尋ねるとき，あるいは対象者が医療施設利用中に訴えるさまざまな症状について，情報を正確に把握し，的確な対処・治療を行うためには系統的に問診をする必要がある．以下の項目を念頭に置きながら問診を行うと，対象者の状態把握に役立つ．

各項目の頭文字をとって，"OLD CART（古い荷車）"と称す．

O（onset）：いつから

L（location）：どこに

D（duration）：どのくらいの期間（時間）

C（characteristic）：どのような性状の

A（associated symptoms）：その症状の現れるきっかけになったこと
　　　　　　　　　　　　　（思い当たること）

R（relieving/aggravating factors）：症状の緩和因子あるいは増悪因子

T（treatment/timing）：対処（治療）方法あるいは対処するタイミング

plus α

同一化

他人の性格や態度を自分の中に取り入れたり，他人と同一視し，一体感をもつ心理的メカニズムのこと．

4 | 視診，触診，打診，聴診

1 視　診：inspection

　視診は問診と同様に，対象者に出会った瞬間から始まる．看護師は，系統的に対象者を視覚化するよう努める．

　また視診と同時に，対象者から生じる音やにおいなども，さりげなく観察する．

(1) 観察時のポイント

・身体の観察部位は矢状面（正中矢状面）を基線に左右対称性を注意深く観察する．

→人体の方向と断面p.152参照.

・視診により正常範囲を逸脱していると思われた場合は，触診，聴診などを行って，さらに注意深く観察する．

・必要であれば定規や角度計を用いて部位を正確に計測し，数値化して記録する．

(2) 視診で判断できること

・大きさ・色・形（発疹，浮腫，陥没，隆起，びらんなど），各部位の位置（身体の正中矢状面の左右対称性），可動性（動作，反射，歩行など），分泌物．

・深部の観察は検眼鏡，耳鏡，鼻鏡などを用いる．

2 触　診：palpation

　触診（図2.4-1）は，視診によって得られた情報をさらに掘り下げてみていくため，看護師の手を用いて行う．触診する部位別に，最も適した手の部位（指尖，手掌，手背，指など）でアセスメントする．

　看護師の手は，手荒れや傷をつくらないように心掛け，爪は短く保つ．またフィジカルアセスメントを実施する前には，手を温めておくようにする．唾液，血液，浸出液，尿などの体液や粘膜に接触する可能性がある場合は，感染防止のため必ずディスポーザブルの手袋を使用する．

(1) 観察時のポイント

　圧痛や異常所見のある部位の触診は最後に行う．その理由は，対象者が苦痛や不快

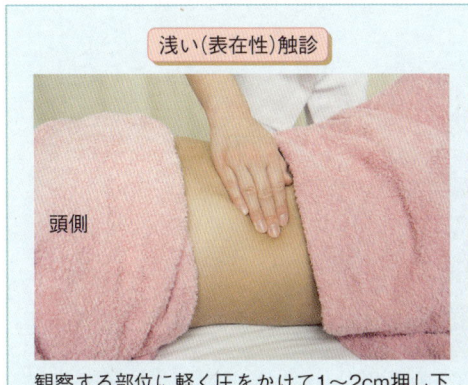

浅い（表在性）触診　　　　　　深い（深達性）触診

頭側　　　　　　　　　　　　　頭側

観察する部位に軽く圧をかけて1～2cm押し下げ，圧痛，温度，湿度，拍動，弾性，表在性腫瘍などを観察する．

両手または片手の手掌を使い3～5cmの深さまで陥没させ，肝臓や腎臓など，腹部の深部臓器を触診する．

図2.4-1●浅い触診と深い触診

に感じると，正常な部位にも影響を及ぼす場合があるためである．

3 打 診：percussion

打診とは，皮膚の表面を叩いてその下にある臓器に振動を与え，そこから発せられる音や振動から，臓器の大きさ，位置や身体内部の状態を推測する方法である．打診の音は，打診板にした指に接触した組織のおおよそ3〜5cm下に伝わるといわれる．

打診音の特徴を表2.4-1に示す．

(1) 直接打診法

直接，体表面を1指または2指で叩く（図2.4-2）．

(2) 間接打診法 （図2.4-3）

①利き手でないほうの指をピンと張り，弯曲させて，中指の指間関節部のみ皮膚に当てる．その他の指は皮膚に触れない．

②利き手の中指1本（または示指と中指の2本．打診槌）を屈曲し，手首にスナップをきかせ，利き手でないほうの中指の指間関節部（打診板）を直角に素早く打ち当てる．打診槌となる指の爪は，打診板の指の皮膚を損傷させないよう短く切っておく．

(3) 叩打法 （図2.4-4）

軽く握りこぶしをつくり，その側面で皮膚に当てたもう一方の手背を叩く．目的は，組織を振動させ，臓器（肝臓・腎臓など）の疼痛，圧痛の状態や打診音の調子，強度，音質などを評価することである．

表2.4-1●正常部位の打診音の特徴

	打診音の種類	強　度	相対的高さ	音　質
筋　肉	無共鳴音	弱い	高い	響かない
肝臓・心臓	濁音	中程度	中程度	重く響く
正常な肺	共鳴音	強い	低い	空洞音
含気量の多い肺	過共鳴音	とても強い	より低い	轟音
胃，腸など	鼓音	強い	高い	太鼓様

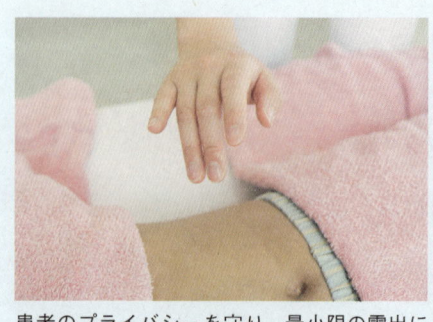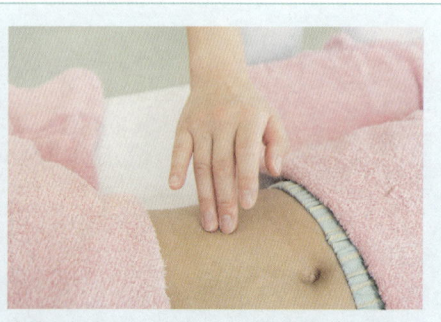

患者のプライバシーを守り，最小限の露出にする．緊張して体が硬くなると診察しにくいためリラックスを促す．

直接，体表面を1指または2指で叩く．直接打診法を行うときは，患者の様子をよく観察し，表情の変化にも注意する．

図2.4-2●直接打診法

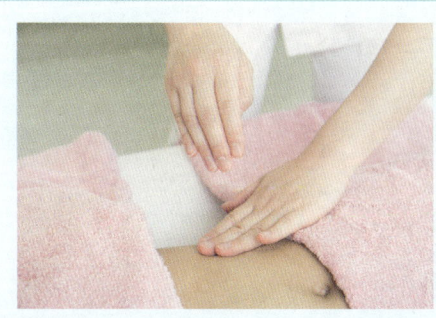
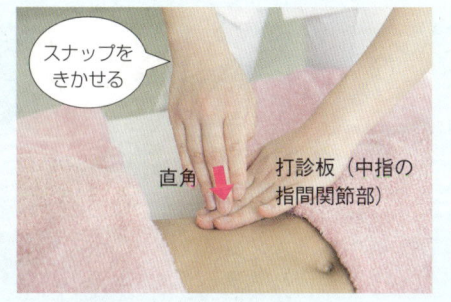

利き手でないほうの手を伸展し，中指の指間関節部のみ皮膚に当てる．

利き手の中指1本，または示指と中指の2本を屈曲し，打診板を直角に素早く打ち当てる．

スナップをきかせる

直角　打診板（中指の指間関節部）

図2.4-3●間接打診法

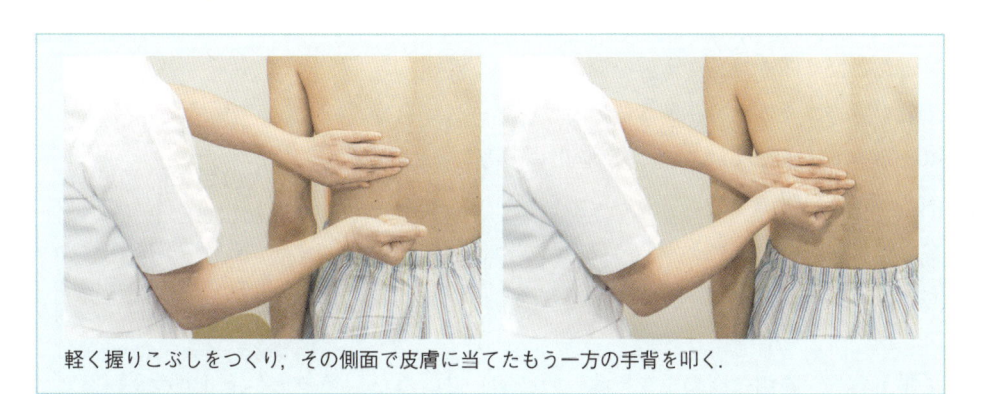

軽く握りこぶしをつくり，その側面で皮膚に当てたもう一方の手背を叩く．

図2.4-4●叩打法

4 聴 診：auscultation

　聴診とは，対象者の身体から発生する音を自分の耳や聴診器（図2.4-5）を用いて聴く方法である．聴診器を正しく用いることが重要である．聴診で聴く音には，胸部や腹部の内臓から生じる音，循環器系の血液の流れに伴う音などがある．

●聴診器の使い方〈動画〉

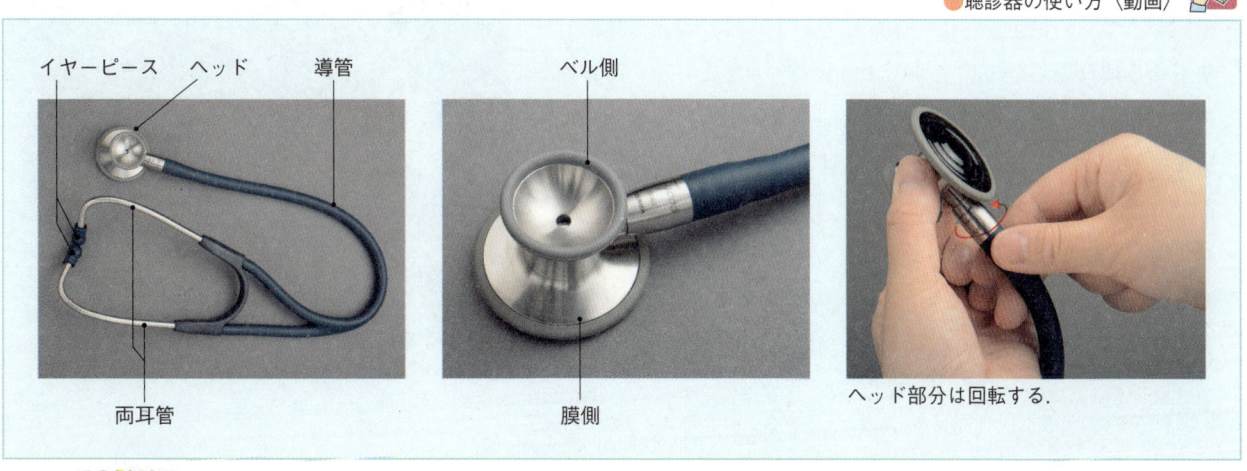

イヤーピース　ヘッド　導管　　ベル側

両耳管　　　　膜側　　ヘッド部分は回転する．

図2.4-5●聴診器

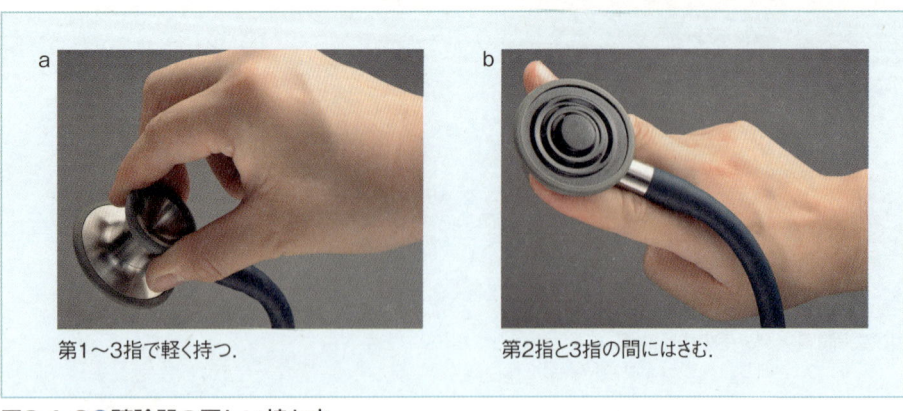

第1〜3指で軽く持つ． 第2指と3指の間にはさむ．

図2.4-6●聴診器の正しい持ち方

（1）観察時のポイント

・観察前には，膜側を指尖でポンポンと軽く叩き，聴こえ方を確認する．
・空気漏れは，音を聴取する際，最も障害になるため，聴診器のイヤーピースは自分の外耳道に適したサイズのもの（装着時に痛みのないもの）を用い，導管は35cm前後（30〜36cm）が望ましい．
・両耳管（金属製の管）は，わずかに角度がついているので，鼻に向かって角度のついている側を装着する．角度はバネによって調節が可能である．イヤーピースは，「ハの字」で耳に装着する．
・聴診器のヘッドには膜側とベル側がある．膜側は高調な音を聴くのに適しているため，呼吸音，腸の蠕動音，肺音，正常心音のような**高調音**（高周波数）を聴取する．ベル側は低調な音を聴くのに適しており，血管音や異常心音，心雑音などのような**低調音**（低周波数）を聴取する．
・聴診器のヘッドは，図2.4-6aに示すように利き手の第1〜3指で軽く保持し，皮膚に密着させるように当てる（男性で胸毛が多い場合は，ヘッドを水で少し濡らすと雑音を減弱できる）持ち方をする．また，図2.4-6bに示すような持ち方をすることもあり，どちらでも各自が持ちやすいほうを選択すればよい．
・膜側を当てる際は，音をよく聴取できるように，膜面全体が対象者の皮膚にしっかり密着するように持つ（図2.4-7）．ベル側を当てる際は，ベル側の周りのゴム部分全体を軽く対象者の皮膚に接触させる．強く押し当てると低調音が減衰し，正確に聴診できない．
・対象者の皮膚に直接触れるヘッドは，あらかじめ手で温めておく．
・聴診は，周囲の音が入らない静かな環境で行うことが望ましい．
・聴診後は，ヘッド部分をアルコール綿で消毒しておく．

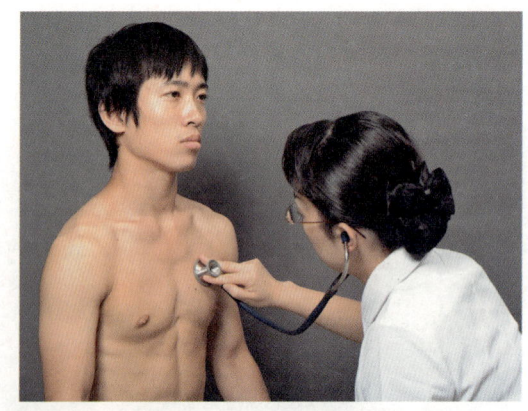

図2.4-7●聴診するときの姿勢の一例

5 | バイタルサインの測定

- 一般状態とバイタルサインの関連を理解する．
- バイタルサインの正確な測定方法を理解し，実施できる．
- 得られた情報から対象者の状態を判断することができる．

1 一般状態とバイタルサイン

　一般状態あるいは全身状態は，体温・脈拍・呼吸・血圧・意識・栄養・排泄など，さまざまな全身の状態を総称して示される．したがって，姿勢や動作，表情，しぐさ，話し方と話の内容，体形，皮膚の色，爪と毛髪，年齢に応じた性の発達，衣服や身だしなみ（整容），持ち物の好みや特徴など，心身の健康状態を多角的に表しているものすべての所見を意味する．その中でも，さまざまな状態で身体が生きていることを確かめる方法に共通しているのは，「意識があること（意識が清明でない場合も含む）」「息（呼吸）をしていること」「心臓が動いていること」「温かいこと」である．これらは，**バイタル**（vital）「生きている・生命」・**サイン**（signs）「しるし・徴候」と称され，**意識・呼吸・脈拍・血圧・体温**などで示される．

2 バイタルサインの測定

　バイタルサインの測定においては，測定方法の根拠を理解し正確に測定値を得ることと，得た値の意味を判断することが重要である．

（1）意　識（表2.5-1，表2.5-2）

　意識とは，自己と周囲との状況を認識していることをいう．意識レベルが正常な人では，問題のない覚醒状態が維持され，覚醒と睡眠がほぼ規則的に繰り返される．意識は，覚醒時には外界からの刺激に敏感に反応し，非常に高度な情報処理と行動化の決定，実行などを担う．睡眠時には一定間隔で脳を休ませる．

　意識レベルと関係がある上行性網様体賦活系と汎性投射系は持続的に末梢からの感覚情報を受け取り，大脳皮質の高位中枢に送っているといわれている（図2.5-1）．したがって，持続的な感覚刺激が覚醒水

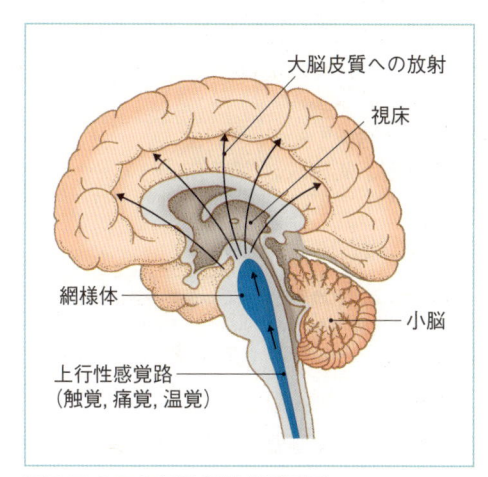

図2.5-1 ● 上行性網様体賦活系

表2.5-1 ● バイタルサインの測定：意識レベル（consciousness level）

測定方法とポイント		根　拠
・氏名がわかれば，氏名で呼び掛ける．不明な場合は「聞こえますか？ わかりますか？」などと言葉を掛け，相手の反応のしかたを見て判断する． ・場合によって，痛み刺激を加え反応をみる．		・JCSもGCSも臨床でよく用いられる．しかし，すべてを把握できるわけではないため，機能障害や全身状態も合わせて把握する必要がある．
Japan Coma Scale （JCS，3-3-9度方式：表2.5-3）	数字表記が大きいほど，意識レベルが低い．	・JCSは，刺激による開眼を基本尺度としている．
Glasgow Coma Scale （GCS：表2.5-4）	数字表記が小さいほど，意識レベルが低く，重症である．	・GCSは，開眼・言語・運動機能の3項目をそれぞれ評価する．また，3項目の合計で重症度を評価できる．

表2.5-2●意識レベルのアセスメント

基準逸脱（意識障害）
傾　眠：呼べば覚醒して答えるが，すぐまた入眠してしまう状態．
嗜_し　眠_{みん}：強い刺激や大声でやっと覚醒するが，すぐまた眠ってしまう．睡眠が継続する状態．
半昏睡：眠ったままで，声などの刺激に対して反応するが開眼しない状態．
昏　睡：反射のみ残り，全く覚醒しない状態．
昏　迷：眼は開けているが意思表出を全くしない状態で，話しかけや刺激に対しても全く反応しない状態．

表2.5-3●ジャパン・コーマ・スケール（JCS）

Ⅰ群（1桁）．刺激をしなくても覚醒している状態
　1．だいたい清明だが，今一つはっきりしない
　2．時・人・場所がわからない（見当識障害）
　3．名前，生年月日が言えない
Ⅱ群（2桁）．刺激により覚醒する状態*
　10．呼びかけで容易に開眼する
　　　動作（例：右手を握れ，離せ）を行うし言葉も出るが，
　　　まちがいが多い**
　20．大きな声または体を揺さぶることにより開眼する
　　　簡単な命令に応じる．例えば離握手**
　30．痛み刺激を加えつつ呼びかけを繰り返すと，かろ
　　　うじて開眼する
Ⅲ群（3桁）．刺激しても覚醒しない状態
　100．払いのける動作をする
　200．少し手足を動かしたり，顔をしかめたりする（除
　　　　脳硬直を含む）
　300．全く動かない

（付）R：不穏
　　　I：糞尿失禁
　　　A：自発性喪失
（表記例）30-R，3-I，20-RI

---

　*刺激をやめると眠り込む
　**開眼が不可能な場合

太田富雄ほか．意識障害の新しい分類法試案：数量的表現（Ⅲ群3段階方式）の可能性について．脳神経外科．1974, 2（9），p.623-627より一部表現を変更し掲載

表2.5-4●グラスゴー・コーマ・スケール（GCS）

E．開眼機能　eyes open
　自発的に（4）
　音声により（3）
　疼痛により（2）
　開眼せず（1）
V．言語機能　best verbal response
　指南力良好（5）
　会話混乱（会話内容に間違いあり）（4）
　言語混乱（簡単な単語のみで会話不可）（3）
　理解不明の音声（2）
　発語なし（1）
M．運動機能　best motor response
　命令に従う（指示された運動を行う）（6）
　疼痛部認識可能（痛み刺激を払いのけようとする）（5）
　四肢屈曲反応逃避（痛み刺激に対し屈曲し逃れようとする）（4）
　四肢屈曲反応異常（除皮質硬直）（3）
　四肢伸展反応（除脳硬直）（2）
　全く動かない（1）
〔注〕　1）E・V・M各項の評価点の総和をもって意識障害の重症
　　　　　度とする．最重症3，最軽症15
　　　　2）V・M項目を繰り返し検査したときは，最良の反応を
　　　　　評価点とする．

Teasdale, G. et al. Assessment of coma and impaired consciousness. A practical scale. The Lancet, 304（7872），1974, p.81-84. Teasdale, G. et al. Assessment and prognosis of coma after head injury. Acta Neurochir（Wien）. 1976, 34（1-4），p.45-55.

準を保つと考えられ，意識レベルが低く反応が少ない場合も，積極的に話しかけたり，清潔保持などの身体ケアを実施し皮膚を刺激したりすることが，脳の活性化を促す．

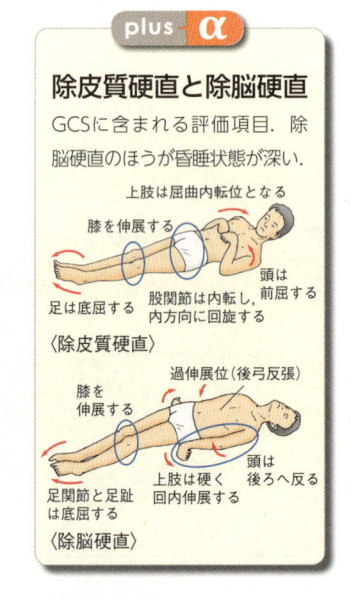

plus α

除皮質硬直と除脳硬直
GCSに含まれる評価項目．除脳硬直のほうが昏睡状態が深い．

上肢は屈曲内転位となる
膝を伸展する
頭は
足は底屈する　　股関節は内転し，前屈する
　　　　　　　　内方向に回旋する
〈除皮質硬直〉

過伸展位（後弓反張）
膝を伸展する
頭は
足関節と足趾　　上肢は硬く　後ろへ反る
は底屈する　　　回内伸展する
〈除脳硬直〉

(2) 呼 吸 （表2.5-5，表2.5-6）

　肺胞は，胸郭（横隔膜，肋間筋）の動きにより他動的に膨らむため，胸郭の動き方を見ることにより，呼吸状態を観察する．吸気時は横隔膜と外肋間筋ともに収縮し，胸郭が上下に広がり胸腔内圧が下がることによって肺胞が膨らみ，大気圧と同じになるまで空気が吸い込まれる．呼気時は胸郭が弛緩し胸腔が狭まる．肺胞に弾性（肺胞が縮もうとする力）があるため，胸腔の容積に合わせて自然に収縮し，空気が吐き出される．

　呼吸中枢（橋，延髄）では，体内の二酸化炭素濃度・水素イオン濃度が感知され，必要な酸素量を確保するために，呼吸数や換気量調節の指示が出される．また，末梢化学受容体（大動脈，頸動脈）で酸素濃度が感知され，呼吸中枢へと情報が送られる．

　呼吸には，肺胞と肺動脈内の静脈血液のガス交換を行う外呼吸と，動脈血液と細胞組織のガス交換を行う内呼吸がある．ガス交換とは，血液中の酸素と二酸化炭素の交換のことで，拡散の原理による．

plus α

外呼吸と内呼吸

外呼吸：肺胞内では酸素分圧100Torr，二酸化炭素分圧40Torr，一方，静脈血内では酸素分圧40Torr，二酸化炭素分圧45Torrである．酸素は肺胞から血液中（ヘモグロビンと結合）に移動し，二酸化炭素は血液から肺胞に移動する．

内呼吸：動脈血内では酸素分圧100Torr，二酸化炭素分圧40Torr，一方，細胞組織内では酸素分圧40Torr，二酸化炭素分圧45Torrである．酸素は動脈血液から細胞組織へ移動し，二酸化炭素は細胞組織から血液中に移動する．

表2.5-5●バイタルサインの測定：呼吸（respiration）

測定項目，測定方法とポイント	根拠・留意点
測定項目 • 胸郭の動きあるいは腹部の動きを1分間測定し，呼吸の型，呼吸数，呼吸のリズム，深さを観察する． • 特に呼吸状態に問題がない場合，30秒間の呼吸数を測定し，2倍することもある． **呼吸数の記載方法**：R＝得られた値＿＿＿＿回／分	呼吸測定に関して，15秒間の測定で4倍することは，正確な値が得られないため勧められない．
測定のポイント • 呼吸数測定時は，呼吸数や呼吸の性状を観察していることを対象者に察知されないように（脈拍測定をしながらなど）測定する． • 胸郭や腹部の動きがわからない場合は，鼻や口の前に薄い紙片や軽い羽毛，ガラスを当てるなど，呼気が感知できるものを使用して観察する．	呼吸運動は，呼吸中枢である橋，延髄のほかに間脳，視床下部，小脳などの影響を受ける．また，大脳皮質の随意制御により，意識して呼吸を変えることができる．

表2.5-6●呼吸のアセスメント（成人）

基準範囲	基準逸脱範囲			
●呼吸数 14〜20回／分 ●深 さ 一定 ●1回換気量 約500mL	回数の異常 （深さは一定）	徐呼吸		14回／分以下（呼吸中枢の異常，睡眠中，麻酔中，体内細胞組織が必要とする酸素が供給できない）
		頻呼吸		24回／分以上（組織細胞の酸素必要度が増している場合や，酸素の拡散能が低下している場合）
	深さが変化する異常 （回数は一定）	過呼吸		1回換気量が増加（神経症，過換気症候群，甲状腺機能亢進症，貧血など）
		減呼吸		1回換気量が減少（呼吸筋の麻痺，睡眠薬内服中，モルヒネ中毒など）
	回数と深さの異常	多呼吸		呼吸数，換気量ともに増加（過換気症候群，肺塞栓など）
		少呼吸		呼吸数，換気量ともに減少（麻痺，死直前など，重篤であるといえる）
		浅促呼吸		呼吸数は増加し，換気量は減少（気管支炎，肺気腫，心筋症など）
		無呼吸		休息期が長い，呼吸停止状態（死直前，睡眠時無呼吸症候群など，重篤であるといえる）
●リズム 規則的	呼吸リズムの異常	チェーン・ストークス呼吸		呼吸の深さが周期的に変化（20〜30秒の無呼吸から徐々に深くなり，再度徐々に浅くなるサイクル）を繰り返す（脳圧亢進時，危篤時，脳内出血，脳腫瘍，尿毒症など）
		ビオー呼吸		深く速い呼吸が突然中断して無呼吸になったり，また元の呼吸になったりを繰り返すが，その周期が不規則である（髄膜炎，頭部外傷など）
		クスマウル呼吸		深くゆっくりした呼吸が規則的に，発作性に出現する（糖尿病ケトアシドーシス，尿毒症，昏睡時など）
●呼吸の型	呼吸のしかたの異常	鼻翼呼吸		気道確保をしようと鼻孔が広がり，鼻翼が張る，喉頭を下に大きく動かす（毛細気管支炎，肺炎，心臓弁膜症の代償不全，気胸，小児の興奮時など）
		下顎呼吸		吸気時に下顎を動かす（危篤時，重篤な呼吸不全など）

（3）脈 拍 (表2.5-7，表2.5-8)

　脈拍とは，体表から触知できる動脈の拍動のことで，循環器系（心臓と血管）に問題がない場合は，その拍動は心臓の拍動と一致する．通常，ほとんどの人は動脈の走行が同じであるため，動脈触知部位は，およそ同じである．表2.5-7の図に示した9カ所（左右ともに）の部位を知っておく必要がある．

　脈拍が触知できるということは，その触知部位まで動脈血が流れてきていることを意味する．つまり，末梢部位での脈拍触知に問題がなければ，その触知部位より中枢側の動脈の流れには問題がないと判断できる．また，触知部位より末梢への動脈血の流れがあることを示す．

表2.5-7●バイタルサインの測定：脈拍（pulse）　　　　　　　　　　　　　　　●脈拍の測定〈動画〉

測定項目，測定方法とポイント	根　拠
測定項目 触診により，脈拍数を測定するとともに，リズム，速さ（立ち上がり），大きさ，硬さ，左右差・上肢下肢の差を判断する． 脈拍数の記載方法：P＝得られた値＿＿＿＿＿回／分	• 脈のリズムが一定か否かは，心室刺激伝導系の異常の有無を示す． • 脈の立ち上がりの速さは，左心室の収縮の速さを示す． • 脈の大きさは，左心室からの血液の一回拍出量を示す． • 脈の硬さは，動脈硬化や高血圧症など，動脈壁の硬さを示す． • 脈の左右差や，上肢下肢による差は，動脈の狭窄や麻痺に伴う血行障害を示す．
測定方法とポイント • 動脈のうち体表を走行している部位に看護師の指（示指・中指・薬指の3指，あるいは示指・中指の2指でもよい）を揃えて，血管の走行に沿って置き，軽く圧迫し，脈の拍動を1分間触知する． 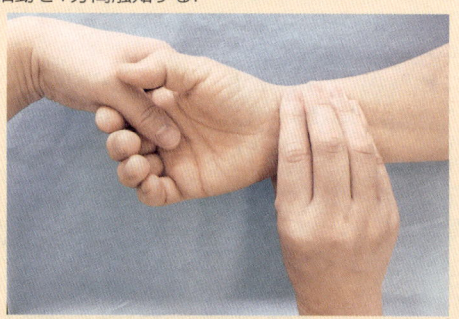 • 整脈であり循環器系に問題がなければ，30秒間測定しその回数を2倍する，あるいは15秒間測定し，その回数を4倍することもある． • 脈拍測定部位を選ぶ際は，対象者に負担をかけず，皮膚の状態が良好なところを選択する．	• 最も測定しやすい動脈は，手首の親指側にある橈骨動脈である．橈骨の上に動脈がのっているため，少しの圧迫を加えることにより，脈拍数と脈拍の性状について判断しやすい．橈骨での測定が困難な場合は，尺骨動脈での触知も可能である． 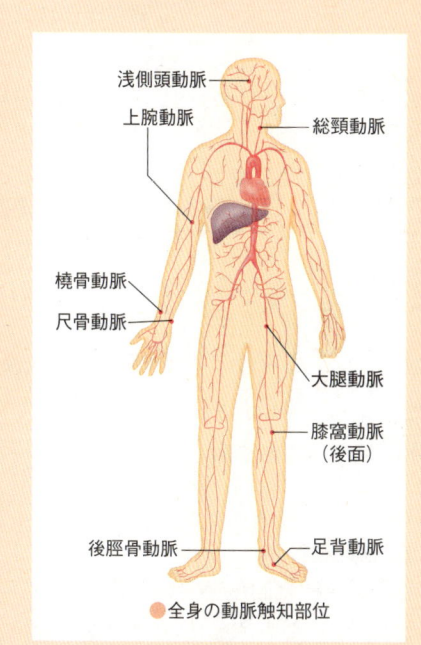 ●全身の動脈触知部位
＜こんな場合は＞ 入院直後などで循環器系機能の情報が不十分な場合は，左右の脈拍を触診する．また，循環器系の疾患が疑われる場合は，左右差，上肢下肢差のほかに，心拍数との差などの情報を得る必要がある． **パルスオキシメータによる測定** 動脈血酸素分圧（PaO_2）を測定する代わりに，動脈血酸素飽和度（SaO_2）と脈拍を測定するもの．対象者の指先などにプローブを装着して，非侵襲的にモニターできる．最近ではパルスオキシメータで測定することが多くなったが，脈拍測定は対象者に直接触れることのできるよい機会でもある．	• 脈拍が拍動として触知されるためには， 　①動脈血が左心室から大動脈に流れる（駆出） 　②①の拍動が大動脈のもつ弾性エネルギーにより，末梢動脈に伝わる 　ことが必要である． • 動脈血量が十分駆出される前に心臓が収縮すると，心拍数はあっても脈拍数は測定できない． • ショック時などに，末梢の動脈が触知しにくくなるのは，末梢動脈が収縮し動脈血が流れないためである．

表2.5-8●脈拍のアセスメント（成人）

基準範囲	基準逸脱範囲
●脈拍数 60〜80回／分	徐　脈：50回／分未満 　　　　低体温，甲状腺機能低下症，スポーツマン心臓，心肥大 　　　　など 頻　脈：100回／分以上 　　　　運動時，緊張時，発熱時，甲状腺機能亢進症，貧血など
●リズム 整脈（リズム不整なし）	不整脈：心房細動，期外収縮など 　　　　この場合，必ず心拍数と同時に1分間測定し，心拍数と 　　　　脈拍数の差を把握する．
●速さ：立ち上がり 立ち上がりの速さ遅さなし	立ち上がりが速い（速脈）：左心室機能亢進，甲状腺機能亢進症 　　　　　　　　　　　　　など 立ち上がりが遅い（遅脈）：左心室機能低下，大動脈弁狭窄症 　　　　　　　　　　　　　など
●大きさ：打ち方 異常な大きさ（小ささ）なし	脈の打ち方が大きい（大脈）：大動脈弁閉鎖不全症，甲状腺機能亢 　　　　　　　　　　　　　　進症など 脈の打ち方が小さい（小脈）：大動脈弁狭窄症，心タンポナーデ 　　　　　　　　　　　　　　など 脈の打ち方が大きかったり小さかったりする（交互脈） 　　　　　　　　　：うっ血性心不全，左心機能低下など
●硬　さ 血管壁に感じる異常なし	緊張度が強く硬い脈（硬脈）：高血圧，動脈硬化など 緊張度が弱く軟らかい脈（軟脈）：低血圧など
●左右差・上肢下肢差 左右差なし，上肢下肢差なし	左右差や上肢下肢差がみられる場合，四肢の麻痺，動脈の狭窄， 大動脈炎症候群など

plus α

動脈血酸素分圧（PaO₂）と動脈血酸素飽和度（SaO₂）

PaO_2 100TorrでSaO₂は97.5〜100％である．ヘモグロビン酸素解離曲線をみると，PaO_2 60Torrのとき，SaO_2は90％であるが，PaO_2がこれより低下すると，SaO_2も急速に低下する．このような場合，末梢組織へのO_2供給に問題が生じ，呼吸不全の状態となる．現在は，パルスオキシメータにより赤色光と赤外光の吸収された光の比率を利用して，酸素飽和度を簡易に測定することができる．それを経皮的酸素飽和度（SpO_2：Saturation pulse O₂）として％で表記する．

plus α

スポーツマン心臓

運動に必要な多くの血液を送り出すため，スポーツマンにみられる左心室が肥大した心臓をいう．

(4) 血　圧 （表2.5-9）

　血圧とは，心臓のポンプ作用により血液が全身に送り出される際の力で，左心室の収縮によって押し出される血液の圧力と，押し出された血液が全身の動脈壁に加える側圧の総和のことである．

血圧の原理

全圧力＝P，血液密度＝p，流速＝v，流入部と流出部の高さ＝h，重力加速度＝g
とすると，ベルヌーイの定理により

$$P = p + 1/2pv^2 + pgh$$

pghは，心臓とマンシェットを巻く位置が同じ高さならば0である．つまり，

$$P = p + 1/2pv^2$$

マンシェットで加圧すると血流0（$v^2 = 0$）のため，

$$P = p 〔全圧力＝血液密度（側圧）〕$$

となる．

---

plus α

理想流体の法則

粘りのない理想的な流体が流れるとき，その流れの中では，細い場所・太い場所・曲がっている場所・まっすぐな場所にかかわらず，かかる圧力は一定である．これを示したのが，

$$P = p + 1/2pv^2 + pgh$$

（ベルヌーイの定理）
である．

　左心室収縮時の動脈壁にかかる圧力を**収縮期血圧**（最高血圧，最大血圧），左心室弛緩時の動脈壁が受ける圧力を**拡張期血圧**（最低血圧，最小血圧）という．

　成人の血圧の基準範囲は，2014年日本高血圧学会「高血圧治療ガイドライン2014」成人における血圧値の分類（表2.5-10）による．同ガイドラインの診察室血圧に基づ

表2.5-9●バイタルサインの測定：血圧（blood pressure）　　　　　　　　　　　　　●血圧の測定〈動画〉

測定項目，測定方法とポイント	根　拠
測定には血圧計（アネロイド血圧計，電子血圧計，*水銀血圧計がある）を使用する． 血圧値の記載方法：Bp ＝ 収縮期血圧値／拡張期血圧値 ＿＿＿＿／＿＿＿＿mmHg **測定方法** ・血圧計，聴診器，アルコール綿を準備する．血圧への影響因子（運動・入浴・食事など）を避け，15分以上静かにしている． ●椅子に座位をとる場合	●血圧値への影響因子 **動脈硬化**：動脈血管壁が脂肪沈着により硬くなり，弾力性が低下して血管壁への抵抗が高まり，血圧上昇を招く． **交感神経亢進状態**：過度な飲酒，高温での入浴，喫煙，精神的緊張，過度な運動・活動などにより血管が収縮し，血圧上昇を招く． **食　事**：多量の塩分摂取は，水分再吸収を促進させ，循環血液量が増加し血圧上昇を招く． **体　位**：臥位から立位になる際，重力による血圧低下を生じる可能性があるが，筋交感神経が作用し，末梢血管抵抗を強めることで血圧低下を防止する．しかし自律神経活動が機能しない場合，起立性低血圧を招く．

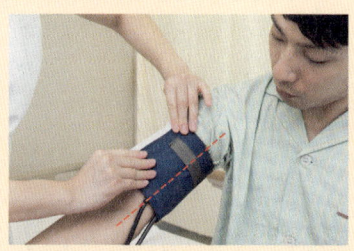
❶衣服の袖を上げ，マンシェットに空気が入っていないことを確認し，ゴム嚢の中央が上腕動脈（-----）の上にくるようにして腕に巻く．

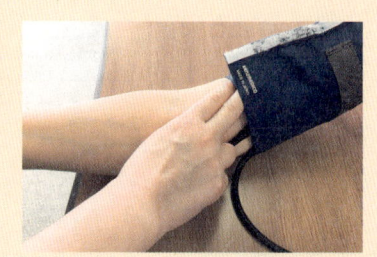
❷マンシェットの下縁が肘窩の上2～3cmになるよう，また巻いたマンシェット内に指が1～2本入るくらいのゆとりがあることを確認する．

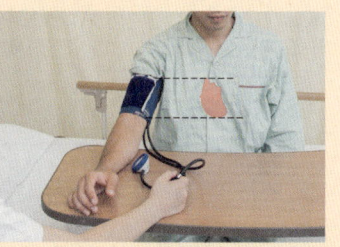
❸マンシェットを巻いた位置と対象者の心臓の高さを同じにする．

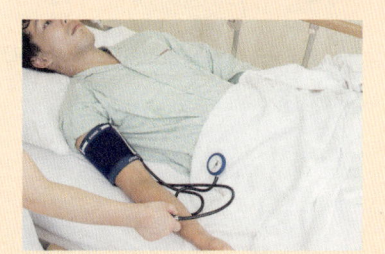
❹座位の場合は，❸のように高さを確認する必要があるが，仰臥位の場合は自然と同じ高さになる．

測定時の注意点

・成人の場合，マンシェットの幅は約13cm（JIS規格）である．幅が広いマンシェットを用いると測定値は低く，幅が狭いマンシェットを用いると測定値は高くなる．

・心臓の高さよりも測定部位のマンシェットの位置が高いと低い値，測定部位が低いと高い値になる．　　　　　　　　　　　　　　　　　　　・重力および静水圧による．

・対象者の血圧に関する情報がない場合，あるいは聴診法によって血圧測定が不可能な場合は，触診法を用いて収縮期血圧値を測る．触診法は，橈骨動脈に触れながら，もう片方で加圧し，脈が触れなくなったらさらに20mmHgくらい加圧する．徐々に下げ，脈が触れ始めた値を読む．

・次に聴診法で測定する（聴診法が可能な場合）．触診法で得られた収縮期血圧値に20mmHgくらい加圧する．脈拍ごとに2～4mmHg下がる速度で排気ネジを緩める．血流音が聴こえ始め（コロトコフ音Ⅰの初め）の値を収縮期血圧値，聴こえ終わったとき（コロトコフ音Ⅴの終わる直前）の値を拡張期血圧値として読む．

・マンシェットの空気を全部抜き，腕から外す．*水銀血圧計を使用した場合は，水銀槽に水銀を全部おさめ，コックを閉める．

・対象者の血圧値の情報がある場合，聴診法で測定し始めてもかまわない．

・脈拍ごとに2～4mmHg下がる速度で排気ネジを緩める理由は，早すぎると目盛りを読み落としやすく，遅すぎると末梢血がうっ血し，拡張期血圧が高値を示しやすくなるためである．

＊現在，水銀はその毒性が指摘され，使用が減っている．世界保健機関（WHO）は，2020年までに水銀を使った体温計と血圧計の使用をやめるとする指針を発表している．2017年8月16日に発効された「水銀に関する水俣条約」の趣旨に合わせ，世界で「水銀を使わない医療」の確立を目指す．日本でも，現在，水銀血圧計の製造は中止され，医療施設では水銀血圧計を廃棄する方向で，アネロイド式血圧計や電子血圧計を使用するように対応が進んでいる．移行期にある中で，日本高血圧学会では，水銀血圧計の使用を継続する場合，定期的なメンテナンスを推奨している．

いた心血管病リスクの層別化を表2.5-11に示す.

　低血圧症の統一基準はないが，一般的に，収縮期血圧値100mmHg以下，または，拡張期血圧値60mmHg以下で判断する．症状のない場合も多いが，立ちくらみ，めまい，失神，全身倦怠感などの症状がある場合は，その原因を探る必要がある.

表2.5-10●成人における血圧値の分類（mmHg）

分　類		収縮期血圧		拡張期血圧
正常域血圧	至適血圧	＜120	かつ	＜80
	正常血圧	120〜129	かつ／または	80〜84
	正常高値血圧	130〜139	かつ／または	85〜89
高血圧	Ⅰ度高血圧	140〜159	かつ／または	90〜99
	Ⅱ度高血圧	160〜179	かつ／または	100〜109
	Ⅲ度高血圧	≧180	かつ／または	≧110
	（孤立性）収縮期高血圧	≧140	かつ	＜90

日本高血圧学会. 高血圧治療ガイドライン2014.（2014年4月）

表2.5-11●診察室血圧に基づいた心血管病リスクの層別化

リスク層 （血圧以外の予後影響因子）	血圧分類　Ⅰ度高血圧 140〜159/ 90〜99mmHg	Ⅱ度高血圧 160〜179/ 100〜109mmHg	Ⅲ度高血圧 ≧180/ ≧110mmHg
リスク第一層 （予後影響因子がない）	低リスク	中等リスク	高リスク
リスク第二層 （糖尿病以外の1〜2個の危険因子，3項目を満たすMetS のいずれかがある）	中等リスク	高リスク	高リスク
リスク第三層 （糖尿病，CKD，臓器障害／心血管病，4項目を満たす MetS，3個以上の危険因子のいずれかがある）	高リスク	高リスク	高リスク

MetS（metabolic syndrome）：メタボリックシンドローム
　内臓脂肪型肥満（ウエスト周囲径：男性85cm以上，女性90cm以上）に加え，
①血清脂質異常（高トリグリセライド血症150mg/dL以上かつ／または低HDLコレステロール血症40mg/dL未満），
②高血圧（収縮期血圧130mmHg以上かつ／または拡張期血圧85mmHg以上），
③高血糖（空腹時血糖110mg/dL以上）
の2項目以上を有する場合を示す.
　MetSを合併した高血圧とは，内臓脂肪型肥満を合併した高血圧で，さらに高血糖，血清脂質異常の少なくとも1つを合併したものである.
3項目を満たすMetSは内臓脂肪型肥満と高血圧に加え，高血糖もしくは血清脂質異常のいずれか1つをもつもの，
4項目を満たすMetSはすべてを満たすものとなる.
CKD（chronic kidney disease）：慢性腎臓病.

日本高血圧学会. 高血圧治療ガイドライン2014より.（2014年4月）

（5）体　温 （表2.5-12，表2.5-13）

　体温中枢は間脳の視床下部にある．体内にある臓器では代謝活動が盛んであり，熱を**産生**（肝臓・心臓・運動時の骨格筋）する．皮膚に近いところでは熱が**放散**され，内部に比べ低い温度を示す．このように，体温は体内の熱の産生と放散のバランスにより，およそ37.0℃に保たれている．あらかじめ体温調節のための基準体温が設定されており，これをセットポイントという．発熱物質（主にインターロイキン：細菌感

plus α

核心温

環境温度の影響を受けにくい身体深部の温度（深部体温）.

表2.5-12●バイタルサインの測定：体温（body temperature）　　　　　　　　　　●体温の測定〈動画〉

測定項目，測定方法とポイント	根拠・留意点

測定部位

皮膚温の測定部位は腋窩がよく用いられる．核心温の測定部位は直腸，鼓膜，口腔内などが一般的である．

体温の記載方法：T＝得られた値_____℃

腋窩温の測定方法

・安静15分後に測定する.

・発汗がある場合はタオルで汗を拭き取る
（発汗があっても閉じた状態で温度が十分上がっていれば，測定前に無理に拭かずに測定してもよい）.

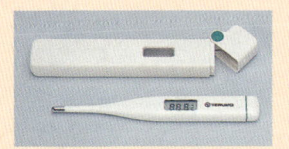

●腋窩体温計（予測式）

・体温計を前下方から後上方に向かって約30〜45°の角度で挿入する．体温計を挿入したら，挿入側の上肢を体側に密着させ，肘関節屈曲，前腕内転，手掌は自然に胸に当て，測定値が安定するまで待つ．測定終了の合図があったら体温計を取り，値を読み，アルコール綿で拭いて消毒し，ケースに収納する.

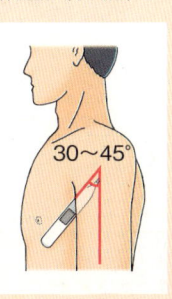

●**腋窩温測定の体位**

・仰臥位では同一側での測定が望ましく，麻痺がある場合は健側での測定が望ましい.
・側臥位では，上側になっている腋窩で測定するのが望ましい．つまり，体温とは本来「体幹深部の動脈血温度」を意味するため，血流のよい部位で測定する.
・経時的に体温の変化を観察する場合は，測定部位を同一にするのが望ましい.

口腔温の測定方法

・口腔用体温計を口腔内舌下中央部付近に挿入し，静かに口を閉じてもらう.

・測定前に冷たいものや温かいものを飲食しない.

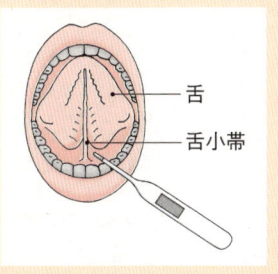

舌
舌小帯

直腸温の測定方法

・成人にはあまり使用されないが，乳幼児の場合は用いられる.
・最小限の露出で測定する.

・測定時の体位は，側臥位あるいはシムス位とする.
・刺入プローブの先端に，潤滑油を十分に付着させる.
・刺入プローブは指でしっかりはさみ，割れる危険性のある材質のものは使用しない.

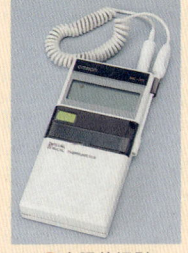

●直腸体温計

・挿入の長さは，成人約5〜6cm，新生児1〜1.5cm，乳児2〜3cmである．使用後は，体温計感温部の便や体液などの有機物を拭き取り，消毒をする.

根拠・留意点

・体温への影響があるため，運動・入浴・食事直後は避ける.
・腋窩の温度が十分上昇していると検温時間が短くてすむが，汗を拭くなどしていったん冷やしてしまうと，再び腋窩の温度が上昇するのに時間がかかる.

・大胸筋，広背筋，上腕三頭筋，上腕二頭筋で囲まれた部分の体温が最も高く，大胸筋側が広背筋側より高いことから，体温計の感温部が最も高くなっている部位に当たるようにするため.

上腕二頭筋
上腕三頭筋
広背筋
大胸筋

・口を動かしたり，開口したままの状態は危険を伴う.

・測定値に影響するため.

・直腸用の体温計を直接挿入するのは不快感や羞恥心を伴うため，成人にはあまり使われないが，乳幼児の場合は，短時間で正確な測定値が得られるため用いられる.

・肛門粘膜を傷つけないため.
・直腸粘膜を傷つけたり，対象者が動いてもそれ以上深く刺入されることを防ぐため.

- 鼓膜体温計のプローブにディスポーザブルカバーをかぶせ，耳に挿入しやすい体位をとってもらう.

- 成人の場合は，耳介を軽く後上方に引き，外耳道がまっすぐになるようにする．小児の場合は後下方に引くと外耳道がまっすぐになることが多く，正確な値が得られる.
- プローブの先端を鼓膜の方向に向け，測定開始ボタンを押す．測定後，使用したプローブカバーは廃棄する.
- 気温が低いときや水枕などを使用している場合は，他の方法で測定する．また，耳の疾患を有している場合は避ける.

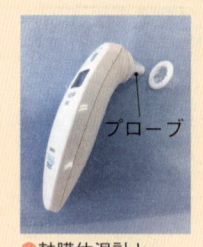

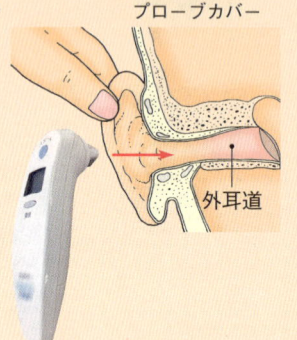

●鼓膜体温計と
　プローブカバー

- 感染防止のためにディスポーザブルカバーをかぶせる.

- 外耳道は2～3cmの長さでS状に曲がっているため.

- 鼓膜に赤外線を当て，その反射で測定値を得るため，外耳道がまっすぐになるようにする.
- 正確な値が得られないため.

表2.5-13●体温のアセスメント（成人）

基準範囲	基準逸脱範囲
・腋窩温で36～37℃	・平熱より1℃以上体温が上昇した場合，その人にとっての発熱状態という．体温が**高体温**（42℃以上）に達するとタンパク質が変性したり，体温調節中枢が機能しなくなり，継続的な身体障害を起こす可能性が高くなるため，積極的に熱を下げる必要がある． 逆に35℃以下（**低体温**）になると，体温調節機能が障害され始め，25℃以下では神経機能が障害され，死に至る可能性が高くなる.
・測定部位によって得られる値の差は，腋窩温＜口腔温＜直腸温・鼓膜温で，体内深部にいくほど温度が上がる.	
・性差：男性＞女性	●熱の出方に一定のパターンがある場合
・性周期：女性は黄体ホルモンの影響で，基礎体温が月経開始から排卵までの低温期と，排卵後から月経開始前の高温期に分かれる.	**稽留熱（けいりゅう）**：日内変動が1℃以内だが，38℃以上の高熱が持続する熱（重症の肺炎，腸チフス，発疹チフスなど）　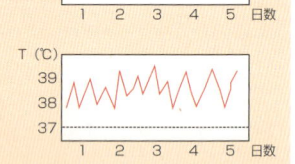
・年齢差：高齢者＜成人＜小児　体温1℃の上昇で，代謝が約10%上昇する.	**弛張熱**：日内変動が1℃以上であるが，37℃以下にはならない熱（敗血症，ウイルス性感染症，悪性新生物，結核など）　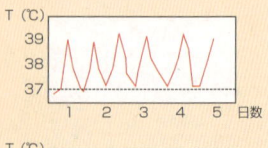
・日内変動：明け方が最も低く，夕方が最も高い.	**間欠熱**：高熱と平熱が一定期間で交互に現れる熱（マラリア，回帰熱など）　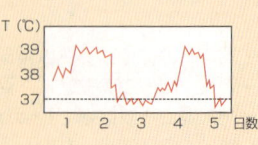
・その他の影響：運動時，食事摂取時，精神的緊張時，交感神経活動の亢進時，熱放散の抑制時	**波状熱・再発熱**：有熱期と無熱期が不規則に繰り返し出現する熱（ブルセラ症，マラリア，ホジキン病，胆道閉鎖症など）　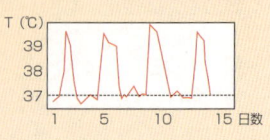
	周期熱：有熱期と無熱期が2，3日の周期で規則的に繰り返し出現する熱（マラリア，フェルティ症候群など）

バイタルサイン測定結果

意識レベル：呼びかけに反応あり・呼びかけに反応なし

呼びかけに反応がない場合：傾眠・嗜眠・半昏睡・昏睡・昏迷

JCS：＿＿＿＿－＿＿＿＿， GCS：＿＿＿＿＿＿点

呼　吸：＿＿＿＿回／分　　　性状：規則的・不規則（呼吸の型：＿＿＿＿＿＿）

（パルスオキシメータ　SpO_2：＿＿＿＿＿＿％）

脈　拍：＿＿＿＿回／分　　　性状：整・不整　（その他：強弱，硬軟の有無）

血　圧：＿＿＿＿／＿＿＿＿ mmHg

体　温：＿＿＿＿℃（平熱＿＿＿＿＿℃くらい）

熱の出方にパターンがある場合：

稽留熱・弛張熱・間欠熱・波状熱・再発熱・周期熱

図2.5-2●バイタルサイン測定の記載用紙の例

染・悪性新生物・自己免疫疾患などにより免疫系細胞から放出される物質）など，発熱の原因がありセットポイントが高く設定されたり，脳疾患によりセットポイントの設定が障害されたりすると，熱産生が促進され熱放散が抑制されて，体温が上昇する．

　バイタルサイン測定の記載用紙の例を図2.5-2に示す．

引用・参考文献

1）小野田千枝子監修．高橋照子ほか編．実践！フィジカル・アセスメント：看護者としての基礎技術．改訂第2版．金原出版，2001．

2）Barkauskas, V.H.ほか．ヘルス・フィジカルアセスメント．上巻．花田妙子ほか監訳．日総研出版，1998．

3）中村美知子編．ナースのためのフィジカルアセスメント：看護過程・看護診断に活用する．第2版．廣川書店，2001．

4）見藤隆子ほか総編集．看護学事典．日本看護協会出版会，2006，p.269

5）岡田定編．バイタルサインの見方・読み方：体温・脈拍・呼吸・血圧・意識．日野原重明監修．照林社，2005，（看護学生必修シリーズ）．

6）香春知永ほか編．基礎看護技術：看護過程のなかで技術を理解する．南江堂，2009，（看護学テキストシリーズNiCE）．

7）志自岐康子ほか編．基礎看護技術．第6版．メディカ出版，

2017，（ナーシング・グラフィカ，基礎看護学3）．

8）林正健二編．解剖生理学．第4版．メディカ出版，2016，（ナーシング・グラフィカ，人体の構造と機能1）．

9）日野原重明編．フィジカルアセスメント：ナースに必要な診断の知識と技術．第4版．医学書院，2006．

10）山内豊明．フィジカルアセスメントガイドブック：目と手と耳でここまでわかる．医学書院，2005．

11）三上れつほか編．演習・実習に役立つ基礎看護技術：根拠に基づいた実践をめざして．第3版．ヌーヴェルヒロカワ，2008．

12）古谷伸之編．診察と手技がみえる．第2版．メディックメディア，2007．

13）日本高血圧学会高血圧治療ガイドライン作成委員会．高血圧治療ガイドライン2014．日本高血圧学会．2014．

重要用語

問診	ドアノブクエスチョン	聴診
問診技法	視診	聴診器
言語的コミュニケーション	触診	高調音
非言語的コミュニケーション	打診	低調音
かかわり技法	直接打診法	一般状態
共感	間接打診法	バイタルサイン
正当化	叩打法	

系統別のアセスメント

3

! 考えてみよう　アセスメントの解答例

にきび（痤瘡）
頸部リンパ節腫脹
甲状腺腫大
鼻出血
視野欠損
急性気管支炎
むくみ（浮腫）
乳頭からの分泌
便　秘
外陰腟カンジダ症（カンジダ性腟炎）
急性淋菌性尿道炎
裂　肛
肩の痛み（肩こり）
ラムゼイハント症候群

1 | アセスメントの視点を身に付ける

やってみよう　その1

出会った瞬間から行われるフィジカルアセスメントの内容を知る

　見た瞬間からアセスメントは始まります.

　右の写真の人を見てください. この写真からあなたが観察できることを, すべて書き出してみましょう.

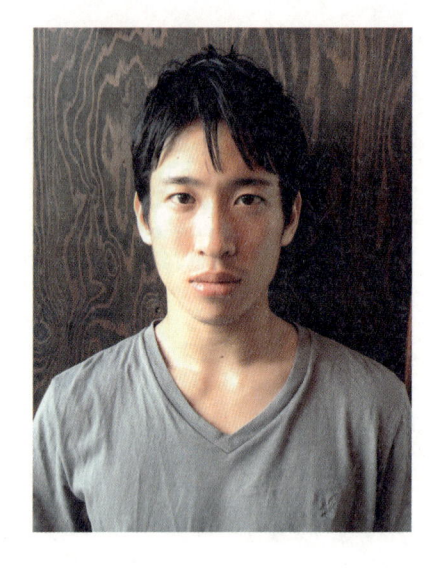

> 人種, 性別, 表情などから読み取れる状況:
>
>
>
> 体形, 衣類などから想定される経済状況:

やってみよう　その2

無意識に行っているフィジカルアセスメントを意識化する

　対象者を理解するためには, 自分の無意識のうちに感じている情報を, 看護に生かす客観的データとしてとらえることが大切である. 以下の場面では, 何が観察できるでしょうか.

> **場　面**:ドアをノックする音がしたので, 看護師であるあなたは「どうぞ」と声を掛ける. その合図を聞いて「失礼します」と部屋に入ってきたA山さん. あなたが, 「お名前を確認してよろしいでしょうか?」と尋ねると, 「はい, A山B子と申します」とA山さんは答えた. あなたが, 「どうぞこちらにお座りください」と椅子のほうを指すと, 「ありがとうございます」と言ってA山さんは椅子に座った.

　上記の場面を, 実際に患者役と看護師役になって実演してみよう. そうすることで, 文章にはない, A山さん自身が表している動作を視覚的に確認することができる.

　まず「ノックする」「歩く」「座る」という動きができ (動作・姿勢・体位), 「どうぞ」という看護師の声を聞くことができ (聴力), 「失礼します」「ありがとうございます」という発語およびコミュニケーションができ (言語能力・理解力), 指し示すことで椅子を確認でき (視力と理解力), 「A山B子と申します」と自分のプロフィールである氏名を言うことができている. さらに, 実際の場面では, 体臭や口臭, 動作の癖やこだわり, 物事のとらえ方など, 多くの情報を得ることができる. そのほか, 髪型, 衣服, 靴, 爪など生活環境に関連する情報をも得られ, さらにアセスメントす

るための多くの情報を得ることができる.

　このように，実は看護師は無意識のうちにアセスメントしていることが多く，これらは看護記録として記録されることは少ない．いま一度，対象者の「できる力」を知るためのフィジカルアセスメントを「無意識に」から「意識して」できるように，上記のような場面だけではなく，日常生活の中から観察できることを探し，意識的に実践してみよう．例えば，以下の人にアセスメントの内容を書き込んで埋めていってもいいだろう．

　2節以降で，系統的なフィジカルアセスメントを解説している．そこで得たアセスメントの視点をもとに，図に書き込みをしていくのも，一つの学習方法である.

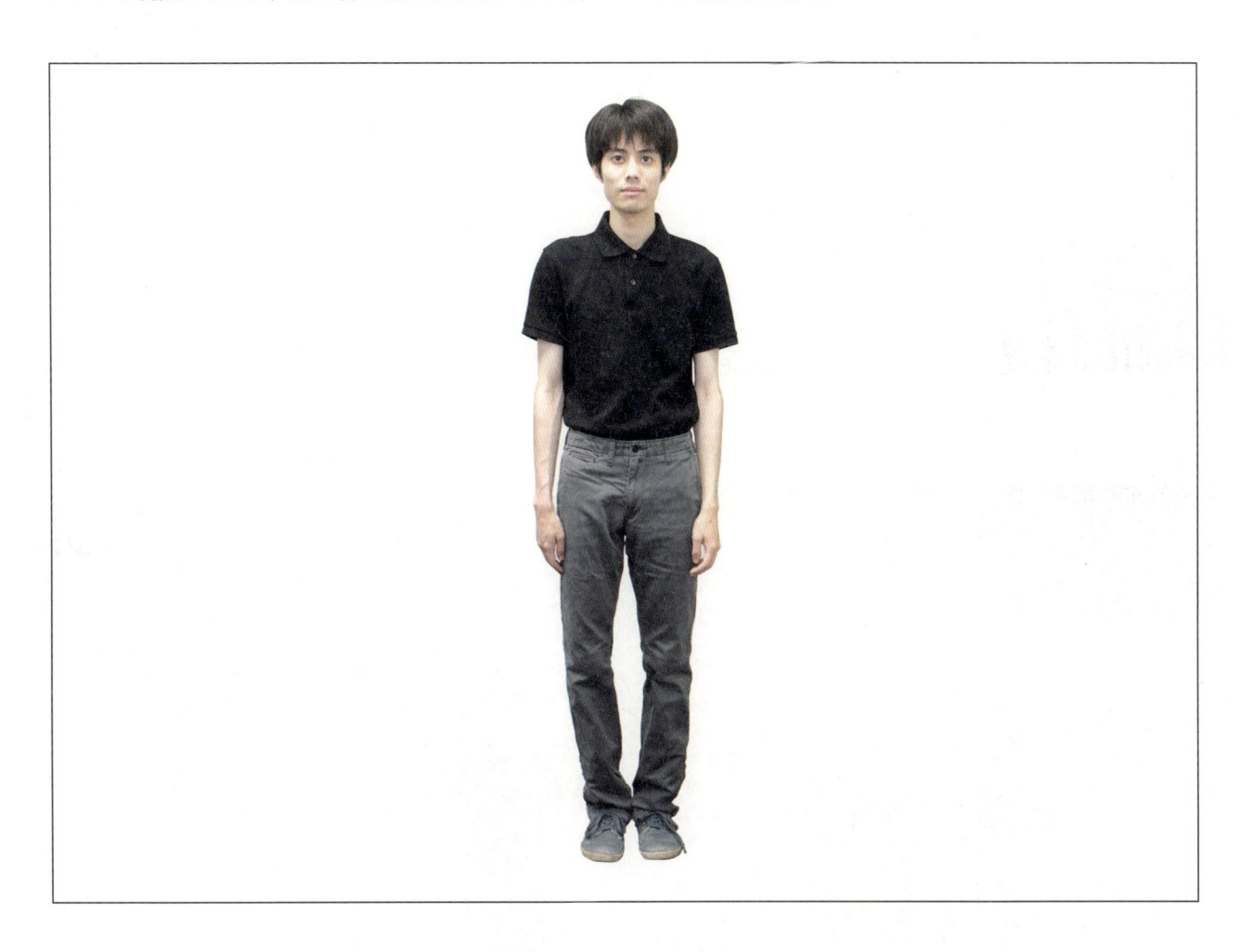

2 | 皮膚・爪・髪のアセスメント

- 皮膚・爪の構造と機能について説明できる.
- 皮膚・爪・髪のアセスメントが的確に実施できる.
- 皮膚・爪・髪のアセスメント結果を記録できる.

1 皮膚・爪・髪の構造と機能：アセスメントの根拠になる復習事項

（1）皮　膚

皮膚とは**表皮**と**真皮**のことをいう（図3.2-1）. 皮膚は部位によって厚さが異なるが平均約2mmの厚さで身体全体を覆っている. 成人の場合，重量は約3,000g，表面積は約1.6 〜 2.0m^{2}といわれている. 基底層から分裂増殖し角質層から垢として皮膚が脱落するまでの期間は，約35 〜 45日（このうち角化するまでは約14日）である.

●表皮の構造●

表皮は，**角化**（硬くて丈夫）しており，皮膚の保護に重要な役割を果たす. 血管はない. 表皮の上層から角質層・淡明層・顆粒層・有棘層・基底層（胚芽層ともいう）の順に細胞が層をなす（図3.2-1）.

細胞には，ケラチノサイト（角化細胞：角状の細胞）・メラノサイト（メラニン細胞）・ランゲルハンス細胞・メルケル細胞の4種類がある. 90％がケラチノサイトであり，ケラチン（線維性のタンパク質）を産生する. 約8％がメラニン細胞（黒褐色の色素）で，皮膚の色をつくり，有害な紫外線を吸収する.

---

plus α

角　化

基底層で分裂した表皮細胞が有棘層・顆粒層・淡明層へと表層に向かい，角質層に達して死滅し，無核の角質になるまでの過程をいう.

---

plus α

ランゲルハンス細胞

表皮にある樹状細胞で，抗原提示細胞として働く免疫細胞の一種.

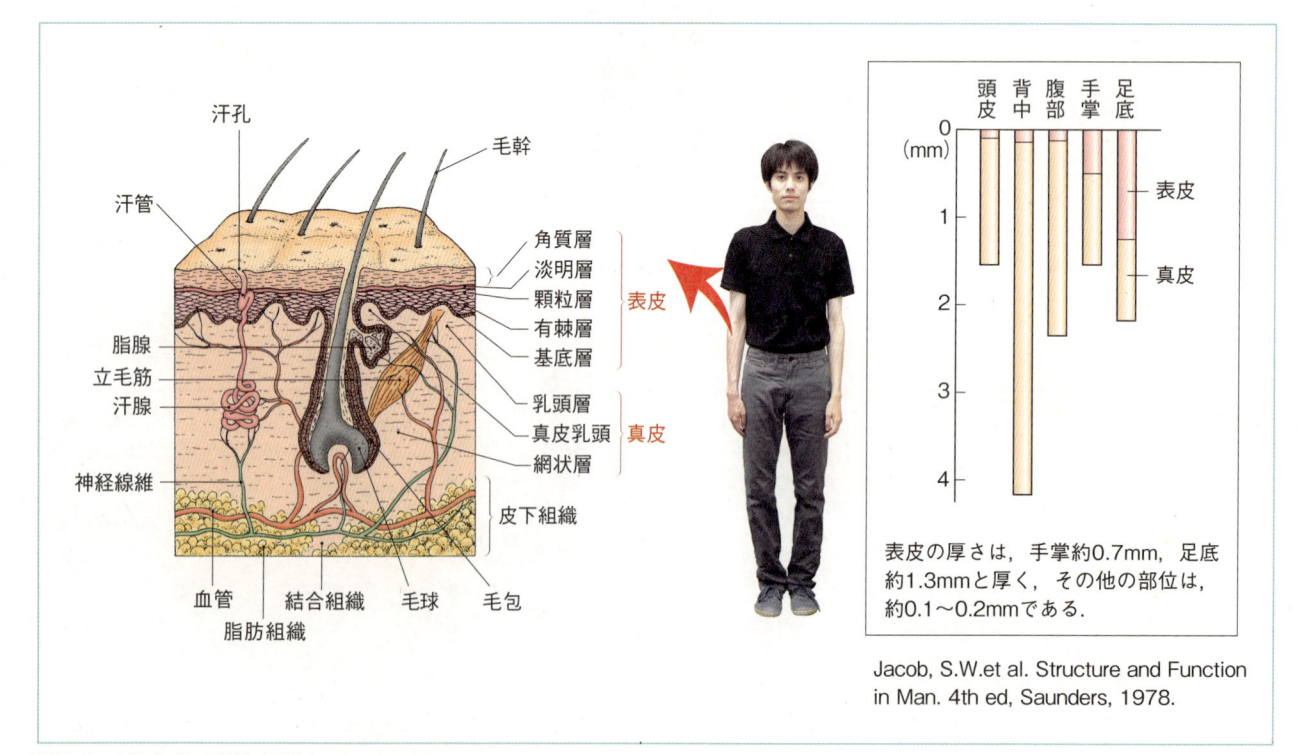

表皮の厚さは，手掌約0.7mm，足底約1.3mmと厚く，その他の部位は，約0.1〜0.2mmである.

Jacob, S.W.et al. Structure and Function in Man. 4th ed, Saunders, 1978.

図3.2-1 ●皮膚の構造と厚さ

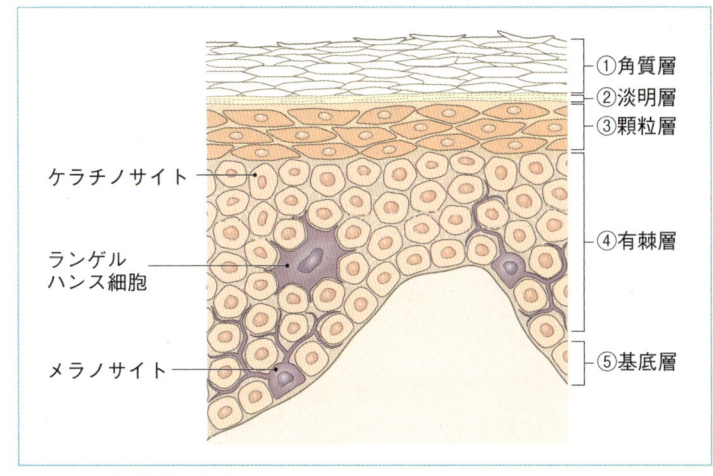

図3.2-2●手掌の表皮

- ①角質層
- ②淡明層
- ③顆粒層
- ④有棘層
- ⑤基底層

ケラチノサイト
ランゲル
ハンス細胞
メラノサイト

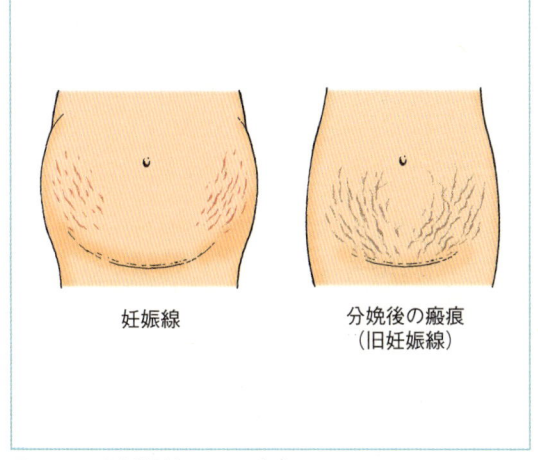

図3.2-3●妊娠線とその瘢痕

妊娠線　　　分娩後の瘢痕
（旧妊娠線）

表皮各層の特徴（図3.2-2）

①**角質層**：扁平な死んだ細胞が重なる層で，乾燥している．そのため微生物の増殖に適さない．耐水性はあるが防水性はない．

②**淡明層**：手掌・足底にある厚い皮膚にみられる層で，タンパク質のケラチンで満たされている．水虫の原因となる白癬菌は，このケラチンを栄養源とする．

③**顆粒層**：ケラトヒアリンやケラチンなどのタンパク質を大量産生する．

④**有棘層**：タンパク質からなる張細線維で，メラノサイト（メラニン顆粒産生）が多い．ランゲルハンス細胞が存在し，通過してきた病原体やがん細胞に対し免疫応答をする．

⑤**基底層**：メラノサイトが存在する．特に頬部・前頭部・乳頭・陰部に多く存在する．メルケル細胞（圧を感じると化学物質を放出し神経終末を刺激する）が存在し，触覚を感じる．表皮を深く損傷すると触覚を失う場合がある．

●真皮の特徴●

　膠原線維（コラーゲン：タンパク質）と**弾性線維**（エラスチン：タンパク質）からなり，柔軟性と弾力性を備えている．しかし，妊娠や急激な体重増加により真皮に過度なひずみが生じると，許容範囲を超え皮膚に溝が生じ，伸展痕（妊娠による場合は妊娠線と呼ばれる．図3.2-3）ができる．

①**乳頭層**：疎性結合組織からなり，毛細血管（表皮を栄養する）や感覚神経（乳頭層や表皮にある受容器につながる）が走っている．

②**網状層**：乳頭層の下にある．膠原線維や弾性線維の組み合わせによる密性交織結合組織からなり，血管，毛包，神経，汗腺，脂腺を取り囲む．皮膚の強度と柔軟性や弾力性を備えている部分である．加齢に伴いこれらの線維が薄くなったり，厚みを増して切れたりすることで柔軟性と弾力性が失われる．

●皮膚の機能●

　皮膚は全身を覆うことで，以下の機能を果たしている．

①**保護作用**：外からの刺激（物理的・化学物質・紫外線・水分・微生物など）に対して身体内部を守る．

②知覚作用：触覚・圧覚・振動覚，温覚や冷覚，疼痛があり外界の情報を感知する．

③体温調節への関与：発汗と不感蒸泄，皮膚血流の変化による体温調節を行う．

④排泄作用：水，微量の塩化ナトリウム（NaCl）・尿素・尿酸・アンモニア・乳酸などを含んだ汗で排泄を行う．

⑤ビタミンD産生：紫外線作用により，コレステロール誘導体からビタミンDが産生される．ビタミンDは小腸でのカルシウムやリンの吸収に必要で，十分な量があると損傷した骨の修復をしたり，骨の成長を促したりする．

⑥経皮吸収：ごくわずかに吸収機能をもつ．この機能を活用し，油性あるいは水溶性の薬剤（薬剤を含んだ粘着シート）を皮膚に貼る投薬方法がある．いったん貼用すると数日間有効であるため，スコポラミン（中枢神経に作用），ニトログリセリン（心筋の血流改善），エストロゲン（閉経期の女性の骨量減少予防），ニコチン（禁煙治療）などに用いられている．

● 加齢に伴う皮膚の変化（図3.2-4，表3.2-1）●

・基底層の活性低下に伴い表皮が薄くなるため，外傷・感染を受けやすくなる．

・ランゲルハンス細胞の数が約半分に減るため，免疫系が弱くなり皮膚の損傷・感染が広がりやすい．また，皮膚の修復速度が遅くなり，感染を繰り返す．

・ビタミンDの産生能力が約1/4減少するため，筋力・骨が弱くなる．

・メラノサイトの活性減少のため，皮膚の色が白くなるとともに日焼けをしやすくなる．

・脂腺分泌が減少するため皮膚が乾燥し，鱗状化しやすくなる．

・汗腺活動が不活発になるにつれ，真皮への血液供給が減少するため，体温を下げにくくなる（高齢者が屋内においても暑い環境下の場合，体温が上昇するのはこのためである）．

・真皮が薄くなり，膠原線維の数が減少して強度が失われ，弾性線維は厚みを増して擦り切れるため，皮膚の柔軟性と弾力性が衰え，しわやたるみが生じる．

　以上のことから高齢者の皮膚は乾燥しやすく，感染を起こしやすい．一度感染を起こすと繰り返しやすいことに注意し，皮膚を観察することが重要である．また，汗腺

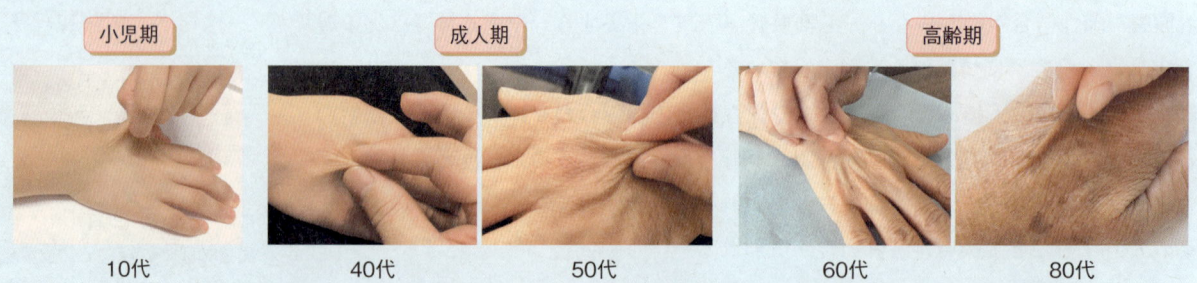

皮膚の弾力性のみかた：皮膚（前面部）を軽くつまみ，その弾力性をみる．つまんだ指を離した後の皮膚の戻り方も観察する．

小児期	成人期		高齢期	
10代	40代	50代	60代	80代

小児期・成人期：つまんだ指を離すとすぐ元に戻る（ツルゴール反応）．
高齢期：加齢に伴い皮膚組織が変化したり水分が失われていたりする場合，弾力性のない皮膚となる．つまんだ指を離しても，すぐには元に戻らない（ツルゴールの低下）．

図3.2-4● 各成長段階の皮膚の弾力

表3.2-1●加齢に伴う皮膚の変化

加齢による変化	影　響
表皮の乾燥	脂腺と汗腺の活性低下
メラノサイトの減少	肌の色の変化，陽光に対する耐性低下
毛包の活動低下	細くてまばらな毛
性ホルモンの低下	脂肪・毛の変化
表皮の菲薄化（ひはく）	修復が緩徐，ビタミンDの産生低下，ランゲルハンス細胞の減少
汗腺の活性低下	過熱傾向
真皮の菲薄化	線維の減少，たるみ・しわ
血液量の低下	治癒の遷延，熱を逃がす能力の低下

●2種類の汗腺●

汗腺の分泌活動は自律神経系とホルモンによって制御されているため，思春期になると体臭が強くなり，体温上昇時の発汗量の増加ばかりでなく，精神的緊張によっても汗をかく．

アポクリン汗腺

においのある粘液性（エクリン汗腺からの分泌液より脂肪酸・タンパク質が多い）の分泌物を産生し，毛包内に分泌物を放出する．特定の部位（腋窩，乳頭，外陰部）に存在し，思春期になると分泌を始める．産生された汗は細菌と反応し独特のにおいがする．この分泌液の中にフェロモンも含まれる．

エクリン汗腺

アポクリン汗腺よりも数が多く，広範囲に分布する（成人の場合は全身に約300万個，手掌に約500個/cm²）．真皮内に存在し，直接皮膚表面に分泌物を排泄する．分泌物は透明な液体（99％は水，1％はナトリウムと塩素，代謝産物，老廃物）である．エクリン汗腺が最大限分泌すると4L/hを超えるといわれ，猛暑日や激しい運動の際にはこまめに水分を補給する必要がある．また水分や電解質の排泄路となっているため，投与された薬剤の排泄路ともなる．また汗（pH4〜6の弱酸性）が分泌されることにより，体表に付着した有害化学物質を希釈したり，体表の微生物繁殖を阻止したりする．

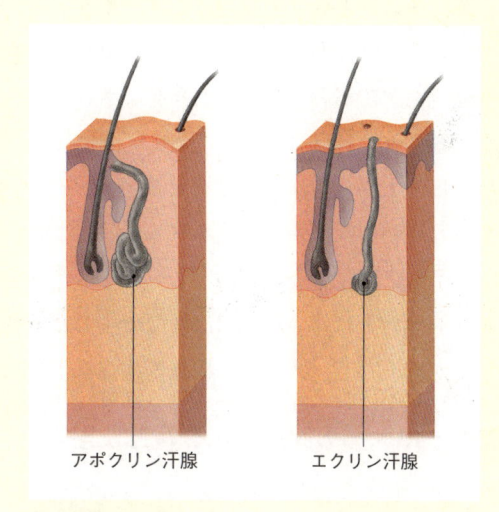

アポクリン汗腺　　エクリン汗腺

図●皮膚の汗腺

の分泌が不活発になることや，真皮への血流が減少することから体温の調節がしにくくなっており，皮膚も乾燥しやすいため，こまめに水分補給を促したり，保湿クリームを使用したりする必要がある．

(2) 爪

●爪の構造●

爪は皮膚の付属器官であり，角質層が変化したものである（図3.2-5）．

健康な爪（爪体（そうたい））の色は，光沢のあるピンク色（血管の色）である．爪半月部は血管が見えなくなるため白色である．見える部分の爪甲は約4カ月で入れ替わる．

爪根の深部で爪は成長する（100日で約1cmといわれる）．爪の伸び

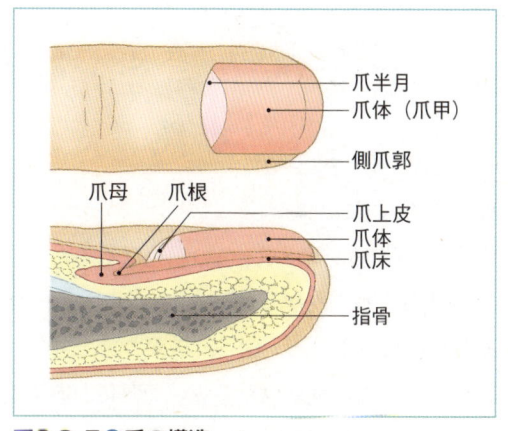

爪半月
爪体（爪甲）
側爪郭
爪母　爪根
爪上皮
爪体
爪床
指骨

図3.2-5●爪の構造

方には，手指の爪＞足の爪，男＞女，夏＞冬といった特徴がある
といわれる．また高齢者では伸びが遅くなり，肥厚して褐色調に
なる．

●爪の機能●

　手足の指先を保護し，物をつかんだり小さなものを巧みに操作
するときなどに，機械的な圧が加わっても指の変形を防ぐ重要な
役割を担う．

(3) 髪

●毛の構造と髪の特徴●

　毛は表皮が変形して真皮と皮下組織の中に入り込んだ角質器で
ある（図3.2-6）．手掌・足底・口唇以外，全身の皮膚に生えている．
ここでは特に頭髪について述べる．頭部には約10万本の毛がある
といわれ，1日0.33mmの割合で2〜5年にわたって伸び続ける．
健康な成人では1日約50本抜ける．100本以上抜けるときは，原
因を考える．一時的な脱毛の原因として，薬剤・食物・放射線・
高熱・ストレス・妊娠などが挙げられる．男性の場合，性ホルモ
ンの濃度変化による影響で脱毛が引き起こされる．

●髪の機能●

　頭髪は外傷・太陽光線から頭皮を保護する．眉毛・睫毛は目を守り，鼻孔内部の毛
は虫や小さな異物の吸入から鼻孔を守る．

●加齢に伴う髪の変化●

　性ホルモンの低下に伴い，第二次性徴で生じた毛や体脂肪が減少する．毛包の機能
が衰え，毛が細くなり，メラニン細胞の活性低下のため毛は白くなる．

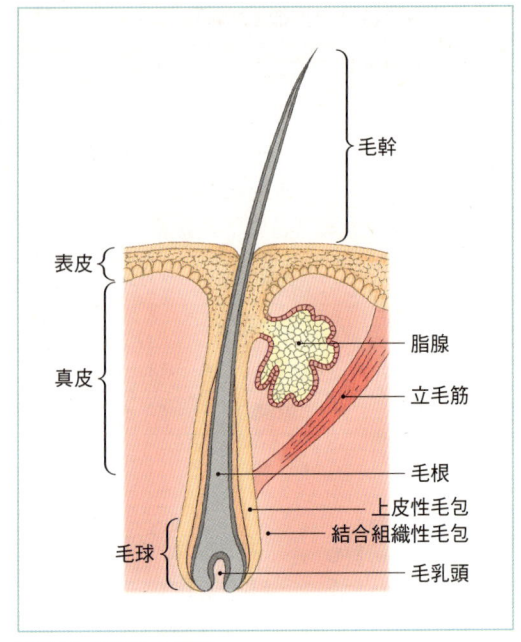

図3.2-6●毛の構造

（毛幹，表皮，真皮，脂腺，立毛筋，毛根，上皮性毛包，結合組織性毛包，毛乳頭，毛球）

2　皮膚・爪・髪の問診および視診，触診

> **必要物品**：バスタオル（肌温保持，不必要な露出を避ける），透明のスケール
> **環境調整**：室温の確認（肌を露出する場合があるため）
> **手　　順**：皮膚を観察する手順の基本は，問診，視診，触診の順である．
> 　①問診は**表3.2-2**（p.51）の問診項目を参考に聞く．同時に**表3.2-3**（p.52）で
> 　　示している色，形，大きさ，深さ，分布状況について視診を行う．
> 　②触診は皮膚温の確認，皮膚の湿潤，浮腫の確認の際に実施する．

(1) 問　診（表3.2-2）
●問診のポイント●

　皮膚の状態について，色の変化はあるか，皮膚表面より隆起または陥没していると
ころはあるか，皮膚が欠損しているところはあるか，皮膚そのものの変化であるか，
その色や大きさ，形，深さ，広がり方，部位について聴取する．爪は形や色，伸び方
について，髪は量やつやについて変化があるか聴取する．

　アセスメントの記載用紙の例を図3.2-7に示す．

表3.2-2●皮膚・爪・髪の問診

問診項目	問診の根拠，意味
①症状はありますか？（あり／なし） 　ありの場合：最もつらい症状〔かゆみ，痛み，腫れ（むくみを含む），その他〕はどのようなものですか？	皮膚の症状は以下のような機序で起こる． **かゆみ**：かゆみだけを伝達する神経は確認されておらず，疼痛の一種（軽いもの）とみられる．皮膚に過剰に産生された化学物質が神経終末を刺激して起こり，知覚神経によって中枢に伝達される．ある部分にかゆみを起こさせる刺激を与えるとかゆみに過敏な状態になり，わずかな刺激でもかゆみを感じるようになる．皮膚症状にはよく現れる． **痛み**：不快な知覚および情動体験，侵害刺激により損傷された組織細胞から生じた化学物質〔発痛物質には，カリウムイオン（K^+），ブラジキニン，水素イオン（H^+），セロトニン，ヒスタミンなど〕が局所的に真皮内にある痛覚神経終末に作用する．したがって，皮膚の損傷が真皮に達すると痛みが生じる． **むくみ（浮腫）**：全身的に尿量の減少，循環異常，血漿浸透圧低下，内分泌異常がある場合，または局所的に炎症があったり，何らかの障害による毛細血管の透過性亢進や内圧上昇があったり，リンパ液の流れが障害された場合，また細胞外液のうち間質液が過剰になると腫れる．細胞間隙の広い疎性結合組織にたまりやすく，特に上眼瞼や下肢の脛骨上・足の甲に浮腫が出やすいため，その部位を観察する．
②症状のある部位により，生活する上で不自由なことはありますか？	皮膚症状の発症部位によっては，生活に支障をきたしたり，精神的に影響を受けたりすることを念頭に置く．
③いつごろその症状に気付きましたか？ 　どのように悪く（広く）なりましたか，あるいはどのように対処していますか？	症状が時間の経過とともに悪化している場合は，専門医を受診することを勧める．
④症状を起こす原因に心当たりがありますか？ ⑤他の自覚症状はありませんか？	皮膚症状はさまざまな原因で出現するため，心当たりについて聞く．
⑥水分はこまめにとっていますか？ ⑦食事は毎日だいたい決まった時間に3食摂取していますか？	皮膚の成分は主にタンパク質であるため，栄養状態を反映する．また皮膚の乾燥・湿潤は，水分や脂質量に関係するため，摂取状況を聞く．
⑧爪の形，色，伸び方に変化はありますか？ 　どのような変化で，いつごろ気付きましたか？	爪の形状は末梢循環障害と関係するため，注意する．
⑨髪の量，つやなどに変化はありますか？ 　いつごろ，その変化に気付きましたか？	髪の成分は皮膚と同様タンパク質であるため，栄養状態を反映する．脱毛が多い場合は，原因を考えながら聞く．

皮膚・爪・髪の問診
　症状なし・症状がある（症状：　　　　　　　　　　　　　　　）
　　症状がある場合：部位（　　　　　　　　　），気付いた時期（　　　　　　）
　　原因となるようなことの心当たり（　　　　　　　　　　　　　　　）
　　水分や食事の摂取状況（　　　　　　　　　　　　　　　　　　）
皮膚・爪・髪の視診と触診
　顔色：普通・蒼白・紅潮・黄染・その他（　　　　　　　　　　）
　皮膚の状態：良好
　　　　　　　症状あり（乾燥・湿潤・浮腫・水疱・膿疱・結節・その他　　　　　）
　爪の状態：良好・症状あり（横に溝あり・スプーン様・その他　　　　　　）
　髪の状態：量（多い・普通・少ない），つや（あり・なし）
　その他，気付いたこと：

皮膚・爪・髪のアセスメント
　上記の観察結果から，皮膚・爪・髪の状態の判断を記載する

図3.2-7●皮膚・爪・髪のアセスメント記載用紙の例

表3.2-3●皮膚の視診

視診項目	視診の根拠，意味
了解を得て，①皮膚の色，②皮膚病変の形，③大きさ，④深さ，⑤発症部位をみる．	**皮膚の色**：真皮を流れる血液供給と，2種類の色素（メラニンとカロテン）の量によって決まる．血液供給が一時的に減少すると青白色，さらに血液供給が低下すると暗赤色（チアノーゼ）となる．カロテン（黄色の色素）は皮膚のケラチノサイトに含まれる．メラニン（黒色〜褐色色素）は基底層にあるメラノサイトで産生・貯蔵され，表層にいくほど薄い色になる．皮膚色には以下のものがある． 赤色：真皮の毛細血管拡張による血流量増加 紅斑：局所的な毛細血管拡張（圧迫すると色が退色） 紫斑：真皮・皮下組織に貯留した出血（圧迫しても退色しない） 蒼白：血流減少や貧血状態（皮膚のみではなく，眼瞼結膜の色も悪いか確認する） 暗赤色：赤血球ヘモグロビンの酸素飽和度低下 チアノーゼ：赤血球内のヘモグロビンに酸素ではなく二酸化炭素が結合している（還元ヘモグロビン）ため口唇・指先（爪色）が紫色 その他：みかん・にんじんの過剰摂取により皮膚が黄色（眼球結膜の色の変化なし） 　　　　肝障害により血液・組織のビリルビン色素が増加し黄色（眼球結膜の色も黄色になることに注意する） **皮膚病変の形**：環状，蝶形状，弓状，円形，線状，卵円形などの表現で表す． **皮膚病変の大きさ**：おおよその目安は1cm未満か，1cm以上かをみる（p.54 **図3.2-9**のように大きさを観察する）．数や配列によっても特徴がある．悪性黒色腫の場合は，直径6mm以上であるかが目安となる． **皮膚病変の深さ**：表皮でとどまっているか，真皮まで及ぶか，皮下組織までになるか，さらに深いかについてみる（p.55 **図3.2-9**の⑰⑱⑲⑳を参照）． **皮膚病変の発症部位（分布）**：限局性，汎発性，四肢末端のみかをみて，対称性，非対称性，露出部，被覆部，間擦部，機械的刺激を受けやすい部位かについてみる．

（2）視診および触診

●アセスメント時の注意点●

①明るい場所（自然採光または明るい電灯の下：1,000 lx以上）で行う．

②初めに衣類で隠れていない部位を見る．日焼けしていない部分（腕の内側など）が対象者の基準の皮膚の色であることを念頭に置き判別する．

③対象者に不快な思いをさせないように，看護師は自分の手を温めてから触診する．なかなか温まらないときは，「手が冷たいのですが，触れさせてください」と告げてから実施する．

●アセスメント方法●

①皮膚の色，皮膚病変の有無，病変がある場合はその色，形，大きさ，深さ，発症部位をみる（表3.2-3）．

②衣類で隠れていない皮膚面に触れて，弾力性・湿潤の程度・温度・浮腫の有無・痛みの有無・腫脹の有無などを観察する．必要に応じて，対象者の了解を得て，衣類で隠れている部分の皮膚もアセスメントする．

③皮膚温は手背で触診する（手掌側は手背に比べ温度感覚が鈍いため）．

④浮腫は，指で圧を加えて皮膚の戻りがない場合，陥没の深さを表示する（表3.2-4）．

⑤年齢による皮膚の弾力の差は，図3.2-4（p.48）に示すとおりである．

⑥髪は，量・質・色・清潔さを視診する．必要であれば，髪をつまんでこすり，捻髪

表3.2-4●皮膚・爪・髪のアセスメント：正常範囲と正常逸脱範囲

	正常範囲	正常逸脱範囲
皮膚	症状なし，発疹・発赤なし 肌色である 適度に乾燥している（皮脂と水分がうまく混じり合う程度で） 皮膚の色，なめらかさ，体毛の生え方は左右対称 弾力性あり 浮腫なし	症状あり（かゆみ，痛み，むくみ，その他） 赤色（炎症など），暗赤色，チアノーゼ かさついている，湿潤・汗ばんでいる 皮膚が冷たい，熱感がある 弾力性なし 浮腫 ＋1：2mm程度の陥没あり 　　　＋2：4mm程度の陥没あり 　　　＋3：6mm程度の陥没あり 　　　＋4：8mm程度の陥没あり
爪	丸みがあり，真横から見ると平らで凹凸がない 爪体（爪甲）色：ピンク色 角度：爪の基底に対し約160°（図3.2-8）	横溝あり，凸凹している，割れ目がある 爪体（爪甲）色：紫色，黒紫色 角度：約180°以上のばち状指（図3.2-8）
髪	つやがある 適当量である 清潔である	ぱさついている 量が少ない 汚れている シラミがいる

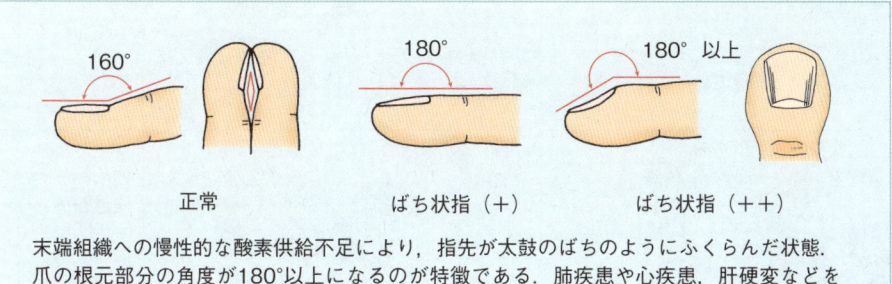

末端組織への慢性的な酸素供給不足により，指先が太鼓のばちのようにふくらんだ状態．
爪の根元部分の角度が180°以上になるのが特徴である．肺疾患や心疾患，肝硬変などを
鑑別診断に挙げる．

図3.2-8●ばち状指

音を聞く．また，白っぽいものを見つけたら指ではじいてみる．動かない場合はシラ
ミの卵，動く場合はふけのことが多い．
⑦爪を視診し，爪板（爪床＋爪根）は縦溝があっても滑らか，かつ平らで，ピンク色
をしていること，斜め横からの視診ではきれいな丸みを帯び，真横から見ると平らで
あることをアセスメントする．爪体（爪甲）の色，形態，伸び方は長期にわたる呼吸
器疾患，あるいは血液疾患などの末梢循環障害や代謝異常の影響を受けやすいため，
よく見る．

> **！ 考えてみよう**　皮膚のアセスメント：にきび（痤瘡）
>
> 機序：　　問診：　　視診：　　看護援助：　　　　　　　　　　→アセスメントの解答例はp.193.

3　さらに，どのようにアセスメントを進めていくか

●皮膚症状●

常に全身状態との関連の有無を考えながらアセスメントする（図3.2-9）．

名称・特徴		病状	名称・特徴		病状
①正常 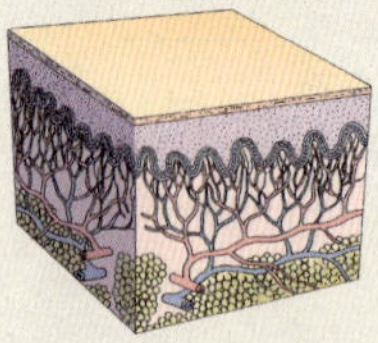					
原発性の皮膚病変	平坦	②小斑 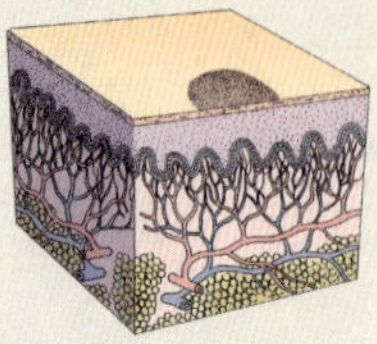 平坦で触診できない，色の変化（茶・赤・白・黄褐色など）がある．直径1cm未満	そばかす（雀斑）平らな母斑 風疹・麻疹	③斑点 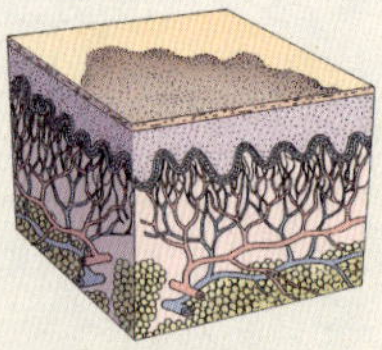 平坦で触診できない，直径1cm以上の不整な斑点で小斑より大きい．形は不規則	白斑 ポートワイン 血管腫 蒙古斑 カフェオレ斑点
	大きさ1cm未満	④丘疹 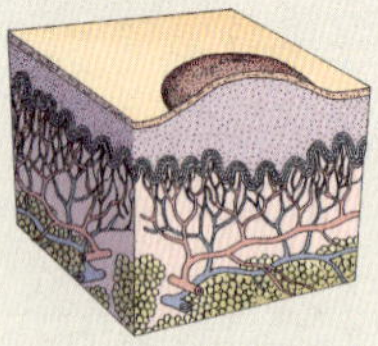 触診可能で，硬く境界のある隆起．直径1cm未満．色は茶・赤・ピンク・黄褐色など	いぼ(疣贅) 薬疹 色素性母斑	⑤小水疱 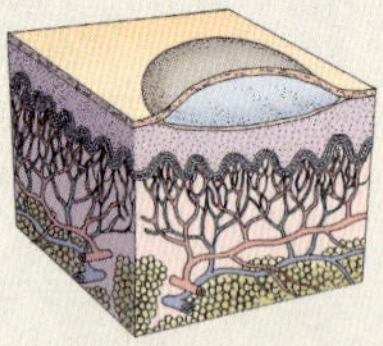 境界不明瞭な表皮の隆起．漿液で満たされている．直径1cm未満	水疱 水痘 帯状疱疹（1個）
	隆起 大きさ1cm以上	⑥プラク 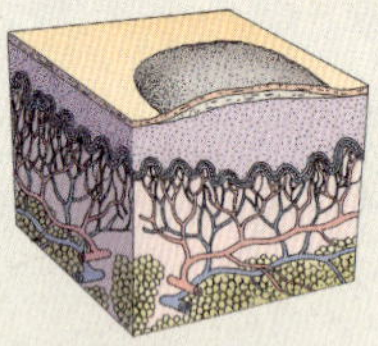 平たい隆起で表面が硬く粗い丘疹．直径1cm以上．癒着していることあり	乾癬 脂漏性 光線性角化症	⑦腫瘍 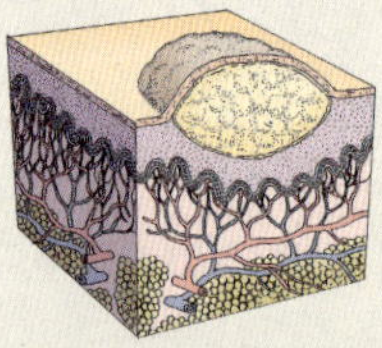 隆起し，硬い．境界は明瞭でないこともある．真皮に至る．直径2cm以上．色は皮膚の色と同じ場合と異なる場合とがある	新生物 良性腫瘍 脂肪腫 血管腫
		⑧結節 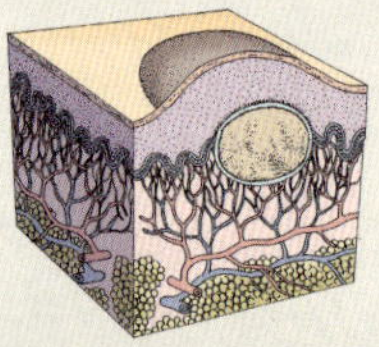 境界が明瞭で硬く触診可能な隆起．丘疹よりも深く真皮に至る．直径1～2cm	結節性紅斑 脂肪腫	⑨水疱 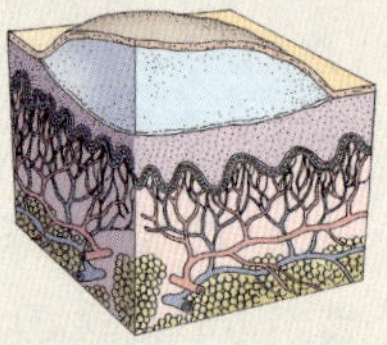 直径1cm以上の水疱	水疱 尋常性天疱瘡
	大きさ さまざま	⑩嚢胞 境界が明瞭．触診可能な被疱性の隆起．液体か半固体で満たされている	皮脂嚢胞 嚢胞性痤瘡	⑪膨疹 皮膚の浮腫にみられる不整な隆起．硬く一過性で，大きさが変わることがある．直径は人によってさまざま（じんましん 虫さされ） ⑫膿疹 表皮の隆起．小水疱に似ているが膿液で満たされている	膿痂疹 痤瘡（アクネ：にきび）

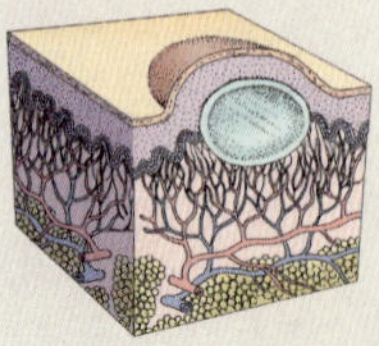

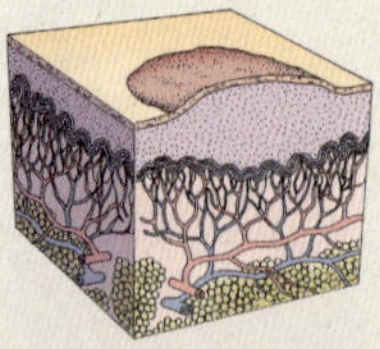

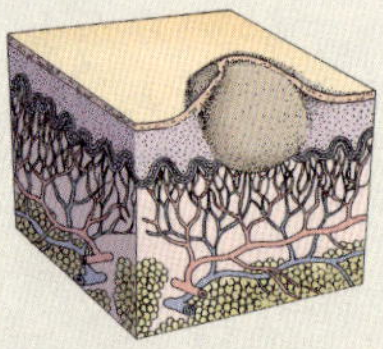

図3.2-9●原発性と続発性の皮膚病変

表皮が変化するもの	⑬鱗屑 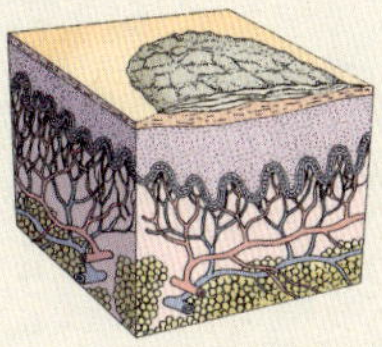 角質化した細胞の堆積. 薄いか厚い片状の落屑で大きさはいろいろ. 乾燥しているか油っぽい. 色は銀・白・黄褐色など	乾癬 猩紅熱後の皮膚の落屑 剥離性皮膚炎	⑭苔癬化 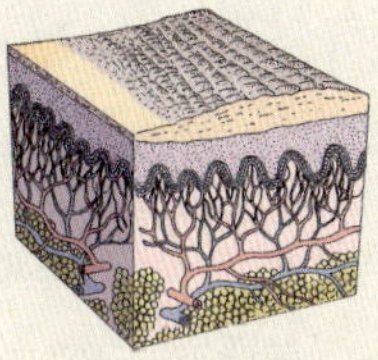 粗い肥厚した表皮で, 摩擦・刺激によってひどくなる. 大きさは不整で四肢の屈曲面に見られることが多い	慢性の皮膚炎
受傷後の表皮が変化するもの	⑮ケロイド 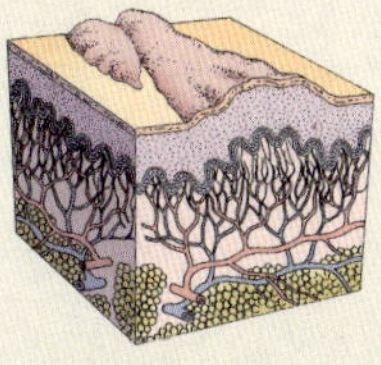 皮膚より隆起し, 発達して広がっている瘢痕. 創傷の周囲に沿って生じる. 創傷治癒期のコラーゲンの異常増殖により生じる. 瘢痕形成異常	創傷に沿ってできる皮膚隆起	⑯瘢痕 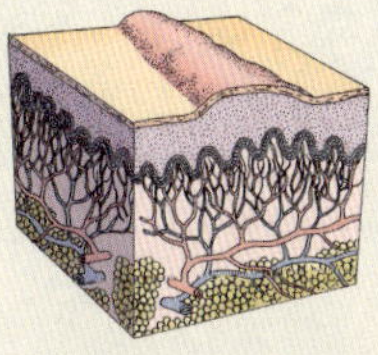 肉芽組織の上に表皮が形成されたもの. 光沢あり, 汗孔なし. 不整でピンク色. 萎縮または肥厚している	創傷の治癒した後 切開創の治癒した後
表皮を欠損するもの	⑰びらん 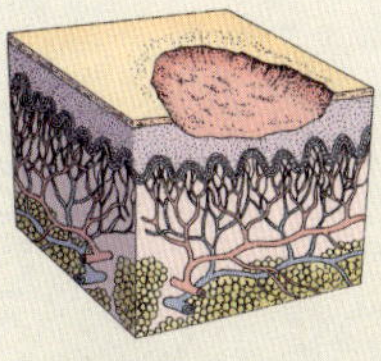 表皮欠損を伴う, 線状または凹面状の陥没. 真皮が露出し, 漿液で湿潤し光沢がある	水痘・痘瘡の後の破裂	⑱擦過傷 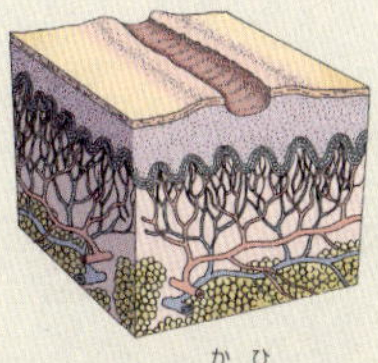 表皮の欠如, 線状または痂皮で覆われた部分が剥離して起こる. 真皮が露出する	表皮剥離 ひっかき傷 疥癬
表皮・真皮を欠損するもの	⑲亀裂 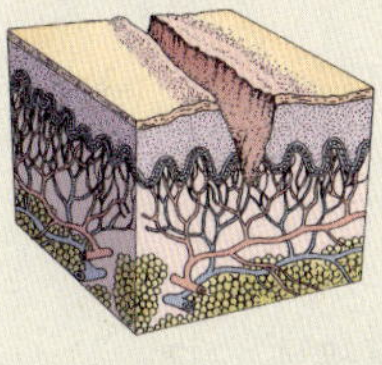 表皮の深層から真皮に達する細く深い裂け目	足白癬（水虫） あかぎれ 口角のひび	⑳潰瘍 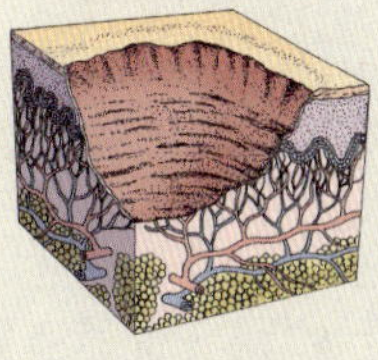 表皮と真皮の欠如, 凹面状に陥没. 大きさはさまざま. 滲出性. 色は赤または赤みを帯びた青	褥瘡部の潰瘍 うっ滞性潰瘍

左端縦見出し：続発性の皮膚病変

Barkauskas, V.H. et al. Health and physical assessment. ed. 3. Mosby, 2002, p.199-203を参考に作成.

図3.2-9●原発性と続発性の皮膚病変（つづき）

①皮膚病変が皮膚に限局し, 全身との関連がない〔そばかす（雀斑）, にきび（アクネ）など. 図3.2-9の②⑫〕.

②病変は皮膚に限局しているが, 全身に影響する（重症熱傷など. 図3.2-9の⑰⑳）.

③皮膚と全身の変化を同じように考える必要がある（膠原病, リンパ腫など）.

④皮膚病変は内的異常の結果を表している（内臓の腫瘍, 皮膚転移, 黒色皮膚腫など）.

●爪の色・形態・伸長速度●

　爪は, 末梢循環障害や代謝異常の影響を受けやすい.

●形態の異常（p.53 図3.2-8, 図3.2-10）

　爪体（爪甲）の横溝, 剥離症, 時計皿爪（時計文字盤状に丸く隆起した形）, 匙形爪甲（スプーン状爪）などは, 全身疾患との関連や爪母, 爪床部位のト

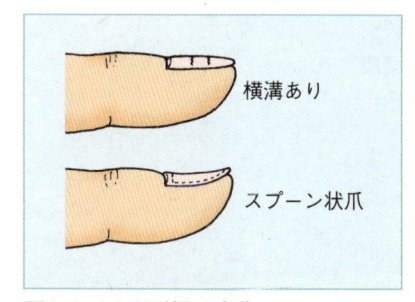

横溝あり

スプーン状爪

図3.2-10●爪板の変化

ラブルなどを示唆する.

●爪の色の異常

黒色，黄色，白色，爪の下の紫斑などは全身疾患に関連する場合と，局所的な変化を示す場合がある．アセスメントする際は，以下のことを考えながら行う．

①爪自体の要因による（局所的）ものか．②先天的異常によるものか．

③皮膚疾患に関連しているものか．④全身性疾患に関連しているものか．

●爪の伸長速度の異常

爪は早く伸びる場合より遅い場合，以下のことを念頭にアセスメントする．

①爪周囲の皮膚炎の有無，②血行不良（冷え症など），③爪かみの癖（ストレスによる），

④全身疾患（肺疾患，心臓疾患，糖尿病，リンパ系障害など）．

●毛●

毛は頭髪のみでなく眉毛，ひげ，体毛，陰毛などがあり，数・色・形の異常により疾患が分類される．全身疾患と関連するのは毛の色や形より，数の多少によるものが多い．ここでは頭髪を主にアセスメントする．

●毛の数の減少

通常，健康な成人の場合，毎日約50本程度の脱毛があるが，100本以上の脱毛がある場合は何らかの原因が考えられる．主に以下のことを考えながらアセスメントする．

①後天性脱毛症

瘢痕や皮膚病変を伴わない脱毛：円形脱毛症，男性型脱毛症，薬物による脱毛症，外傷性の脱毛症，内分泌異常に伴う脱毛症，分娩後の脱毛症など．

皮膚病変や病的な皮膚にみられる脱毛：感染による脱毛，炎症による脱毛など．

②先天性脱毛症

●毛の数の増加

多毛症：後天性生毛性多毛症，医原性多毛症，他の全身疾患による影響，母斑性多毛症など．

引用・参考文献

1）武田多一ほか．"皮膚と膜"．解剖生理学．第4版．林正健二編．メディカ出版，2016，（ナーシング・グラフィカ，人体の構造と機能1）．
2）F. H. マティーニほか．カラー人体解剖学．井上貴央監訳．西村書店，2003，p.84.
3）Barkauskas, V.H. et al. Health and physical assessment. ed. 3. Mosby, 2002, p.199-203.

重要用語

表皮	膠原線維（コラーゲン）	エクリン汗腺
真皮	弾性線維（エラスチン）	ばち状指
角化	アポクリン汗腺	

3 | リンパ系のアセスメント

● 各部位のリンパ系のアセスメントが的確に実施できる.

● リンパ系のアセスメント結果を記録できる.

1 リンパ系の構造と機能：アセスメントの根拠になる復習事項

　リンパ系は，全身に張り巡らされたリンパ管およびリンパ節，その中を流れるリンパ液，および脾臓，胸腺，扁桃などのリンパ性器官からなる（図3.3-1右）.

　体内の組織液は細静脈で静脈系に入るが，一部はリンパ管に集められ，静脈に戻る. リンパ液の流れは一方通行で，頭部・胸郭の右側，右上肢からのリンパ液は右リンパ本幹に集まり，右鎖骨下静脈に注ぐ. その他の部位から流れてきたリンパ液は胸管に集まり，左鎖骨下静脈に注ぐ（図3.3-1左）.

　また，リンパ系は免疫系においても重要な役割をもっている. リンパ節は関所のような存在で，特に頸部（図3.3-2），腋窩（図3.3-3），鼠径部（図3.3-4）に集中しており，

plus α

細静脈

毛細血管からの血液が流れ込む静脈の始まりの部分. 心臓から拍出された血液は，大動脈→動脈→細動脈→毛細血管→細静脈→静脈→大静脈と流れ，心臓に戻る.

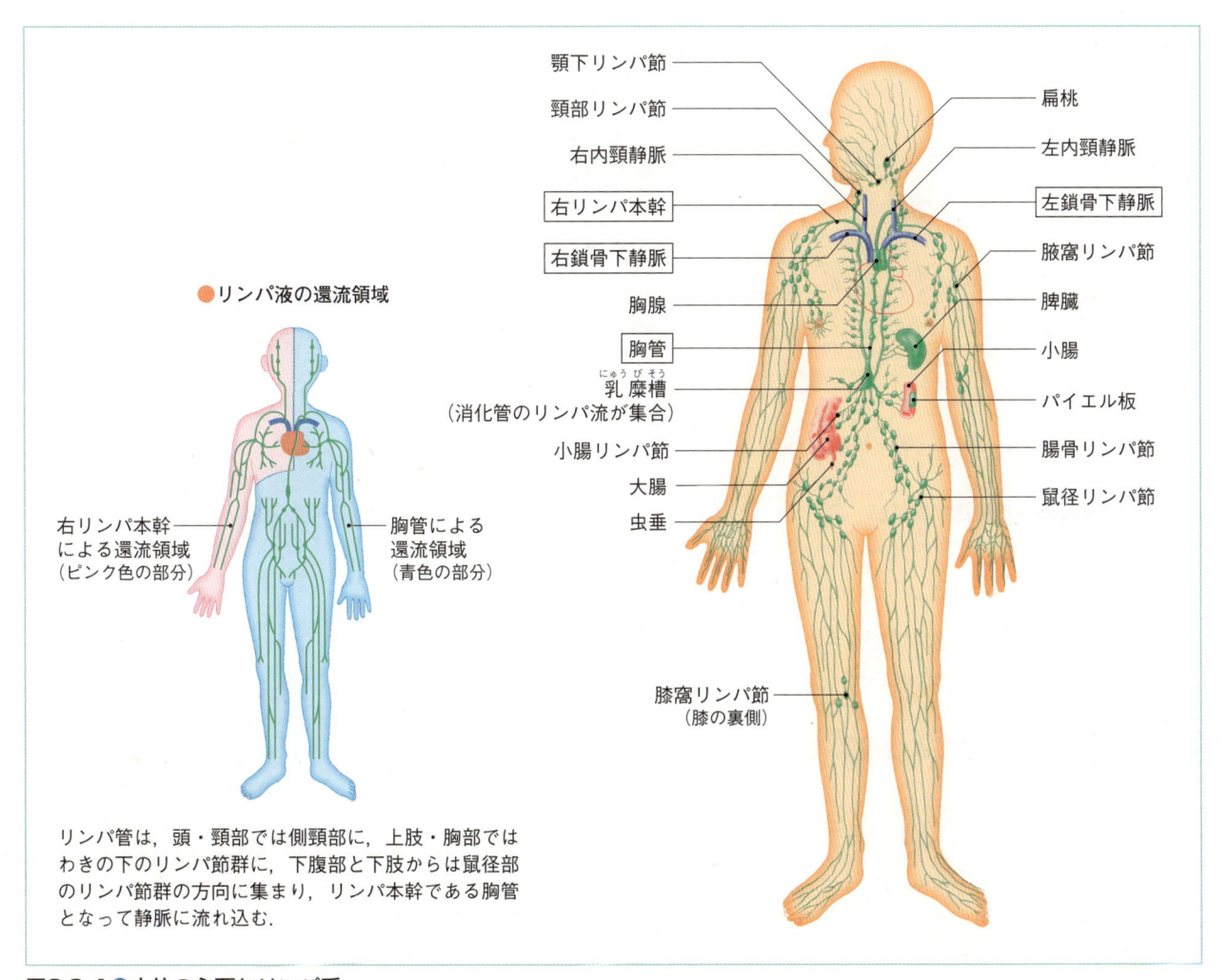

● リンパ液の還流領域

右リンパ本幹
による還流領域
（ピンク色の部分）

胸管による
還流領域
（青色の部分）

頸下リンパ節
頸部リンパ節
右内頸静脈
右リンパ本幹
右鎖骨下静脈
胸腺
胸管
乳糜槽
（消化管のリンパ流が集合）
小腸リンパ節
大腸
虫垂

扁桃
左内頸静脈
左鎖骨下静脈
腋窩リンパ節
脾臓
小腸
パイエル板
腸骨リンパ節
鼠径リンパ節

膝窩リンパ節
（膝の裏側）

リンパ管は，頭・頸部では側頸部に，上肢・胸部ではわきの下のリンパ節群に，下腹部と下肢からは鼠径部のリンパ節群の方向に集まり，リンパ本幹である胸管となって静脈に流れ込む.

図3.3-1●人体の主要なリンパ系

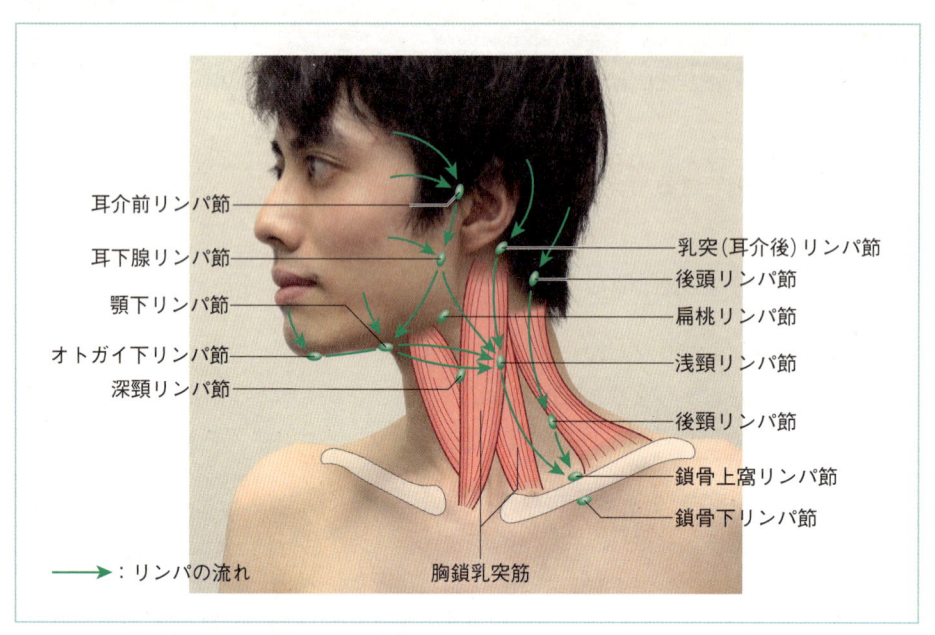

図3.3-2●頭頸部のリンパ節とリンパ液の流れ

耳介前リンパ節
耳下腺リンパ節
顎下リンパ節
オトガイ下リンパ節
深頸リンパ節

乳突(耳介後)リンパ節
後頭リンパ節
扁桃リンパ節
浅頸リンパ節
後頸リンパ節
鎖骨上窩リンパ節
鎖骨下リンパ節

→：リンパの流れ
胸鎖乳突筋

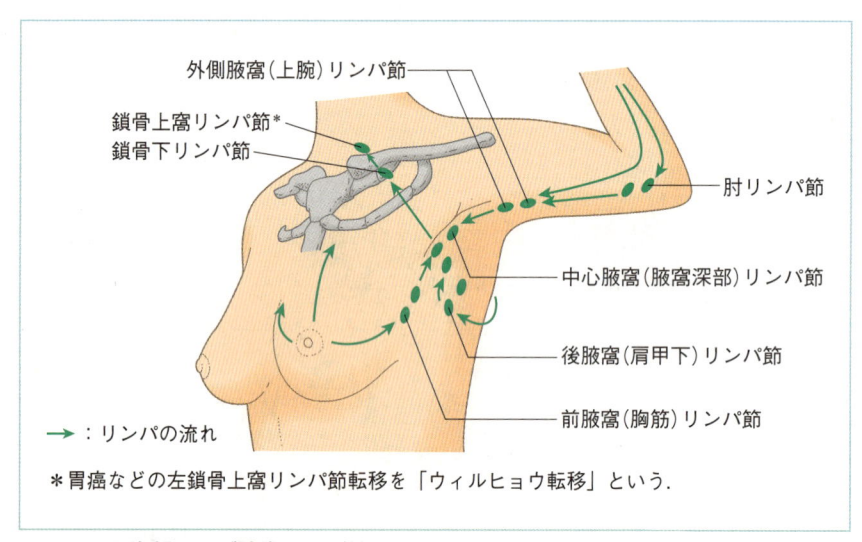

外側腋窩(上腕)リンパ節
鎖骨上窩リンパ節*
鎖骨下リンパ節
肘リンパ節
中心腋窩(腋窩深部)リンパ節
後腋窩(肩甲下)リンパ節
前腋窩(胸筋)リンパ節

→：リンパの流れ
*胃癌などの左鎖骨上窩リンパ節転移を「ウィルヒョウ転移」という.

図3.3-3●胸部および腋窩リンパ節

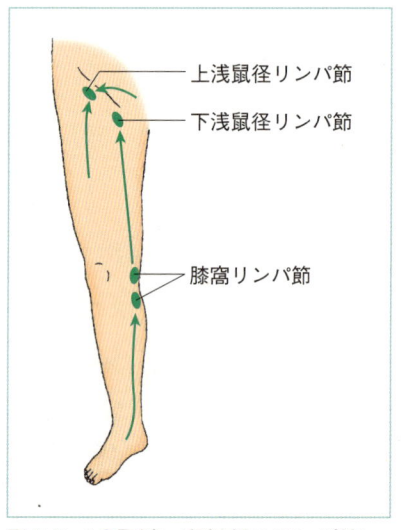

上浅鼠径リンパ節
下浅鼠径リンパ節
膝窩リンパ節

図3.3-4●下肢・鼠径部のリンパ節

体内から自己に不利益な病原体や腫瘍を排除しようとする．大きさは通常1cm未満で，健常者では視診や触診では観察されないが，感染，炎症，リンパ腫，腫瘍の転移などがあると腫脹する．浅在性のリンパ節が腫脹すると，触診できる．

2 リンパ系の問診および視診，触診

必要物品：バスタオル，メジャー
環境調整：十分な照明，快適な温度，プライバシーの確保
手　　順：問診のあと，全身の表在リンパ節を頭部から膝窩まで順番に，視診と触診をほぼ
　　　　　同時に行っていく.

plus α

ウィルヒョウ転移
腹腔内からのリンパは左鎖骨上で左静脈角から静脈系に入るため，胃癌など腹腔内のがんが左鎖骨上窩リンパ節に転移する場合がある．これをウィルヒョウ(Virchow)転移という.

（1）問　診（表3.3-1）

●問診のポイント●

　身体のどこかに感染が起こり，リンパ節にとらえられる病原体や異物が多かったり増殖機能が強い場合は，炎症を起こしてリンパ節が腫脹する．感染の徴候をできるだけ把握できるよう問診する．

表3.3-1●リンパ系の問診

問診項目	問診の根拠，意味
①リンパ節の腫れや痛み，発赤がありますか？ 　〈ある場合〉 　どの部位ですか？　いつからですか？ ②発熱や疲労，体重の変化はありますか？ 　〈ある場合〉 　いつからですか？　どの程度ですか？ ③最近，かぜ，その他の感染症にかかりましたか？	**現病歴** • 感染や炎症，リンパ節腫脹などの自覚症状の有無を確認する． • 感染が疑われる場合，さらに詳しい症状を聴いていく．病原体の感染経路を知る手掛かりにもなる． • 問診により何らかの変化が疑われる場合，その部位をより重点的にアセスメントする． 後に，視診および触診によってリンパ節腫脹の所見がみられた場合には，問診での情報が，その原因疾患を考える際に重要となる．
④これまでに感染症，リンパ腫，悪性腫瘍にかかったことがありますか？ ⑤大きな外傷，手術，輸血の経験がありますか？ ⑥ある一定期間，薬による治療を受けたことがありますか？	**既往歴** 感染症や悪性腫瘍の既往がないかを確認する．ある場合は，詳しい病状と治療を含めた経過を把握する．
⑦どのような仕事をされていますか？ ⑧これまでにどのようなスポーツをしましたか？	**生活様式** 感染や炎症，悪性腫瘍などが生じるリスクを把握する．
⑨家族の中に感染症，悪性腫瘍の人はいますか？	**家族歴** 同上

（2）視診および触診（表3.3-2，図3.3-5，表3.3-3）

●アセスメント時の注意点●

①全身検査なので，露出を最小限にし，対象者のプライバシーに配慮する．

②看護師の手を温めてから触診する．触診の際は，皮膚の上からやわらかくすべらせるように指を動かすとよい．

●アセスメント方法●

①座位または仰臥位で行うのが望ましい．アセスメントをする部位の筋肉の緊張をとるとリンパ節が触診しやすいため，楽な姿勢をとってもらう．

②全身の表在リンパ節を頭部から膝窩（しっか）まで，順番に調べる．

③1～3本（第2・3・4指）の指の腹を使い，皮膚の上からそっと円を描くようにして，左右同時に触診していく．強く押さえすぎると，リンパ節をより深い組織へ押しやってしまい，触れなくなることがある．

●頭頸部

　前方または後方より左右同時に触診していく．頸部を前屈してもらうか，検査する側に頭を傾けてもらうと，筋の緊張が少なくなり，触診しやすい．鎖骨上窩リンパ節は，対象者に鎖骨を上に持ち上げて溝をつくってもらい，そこに指を軽く挿入して触診する．

表3.3-2●リンパ系の視診および触診

視診および触診項目	視診および触診の根拠，意味
• 各表在リンパ節の触知の有無 　触知した場合は，その部位・対称性，数，大きさ，形状，可動性，硬さ，圧痛の有無 • リンパ節周囲の皮膚の発赤・熱感の有無	**部位** • 原因疾患により，リンパ節腫脹を生じる部位がおおよそ決まっているため，リンパ節の所見により原因疾患が予測される． 　例）左鎖骨上窩リンパ節の腫脹は，胸部または腹部の悪性腫瘍の転移の可能性がある． • 腫脹したリンパ節の数や分布により，限局性疾患か全身性疾患かの判断基準，また病状の進行度の診断基準となる． **可動性・硬さ・圧痛** • 可動性があり，孤立した圧痛のない小さなリンパ節は，健常者にも認められる場合がある． • 圧痛のあるリンパ節は，感染が疑われる． • 硬く組織に固定したリンパ節は，悪性腫瘍が疑われる． • いくつかのリンパ節が癒合している場合は，結核や悪性リンパ腫，悪性腫瘍の転移などが考えられる． • リンパ節周囲の発赤・熱感は，急性化膿性炎症の場合にみられる．
頭部 乳突（耳介後）リンパ節，後頭リンパ節，耳介前リンパ節，耳下腺リンパ節，扁桃リンパ節，顎下リンパ節，オトガイ下リンパ節 **頸部** 浅頸リンパ節，深頸リンパ節，後頸リンパ節，鎖骨上窩リンパ節	• 頭頸部には特に多くのリンパ節が分布しており，かぜなどの感染，頭皮の湿疹，鼻やのどの炎症によっても腫れることがある． • 頸部リンパ節に転移する悪性腫瘍の原発巣は主として耳鼻咽喉だが，遠隔転移や全身性疾患の場合もある． • 主なリンパ節腫脹部位と原疾患の例 　扁桃リンパ節→扁桃炎など 　耳介後リンパ節→頭皮の湿疹，風疹などのウイルス感染 　顎下リンパ節→口内炎，舌癌など
腋窩・上肢 外側腋窩（上腕）リンパ節，後腋窩（肩甲下）リンパ節，中心腋窩リンパ節，前腋窩（胸筋）リンパ節，上腋窩（鎖骨下）リンパ節，肘リンパ節	• 上肢の外傷や感染，悪性腫瘍（乳癌）などの場合にリンパ節腫脹がみられる． • 乳癌の腋窩リンパ節転移の有無は，進行度の診断上重要である． • 悪性リンパ腫の初発部位としては，頸部に次いで腋窩に多い．
鼠径部・下肢 上浅鼠径リンパ節，下浅鼠径リンパ節，膝窩リンパ節	• 下肢の外傷や感染，性感染症，悪性腫瘍（直腸，外陰部など）の場合に，鼠径部のリンパ節腫脹がみられる． • 白血病では全身のリンパ節腫脹がみられるが，特に頸部，腋窩，鼠径部に多くみられる．

●腋　窩

　片方ずつ対象者の腕を持ち，看護師の空いている手で触診する．適宜，対象者の腕を前後上下に動かし，胸筋の緊張をとりながら触診する．対象者にとって不快な検査なので要領よく行う．

→乳房・腋窩のアセスメント p.116参照．

●上　肢

　対象者の腕を90°曲げ，看護師が片方の腕で保持しながら肘の内側を触診する．

●鼠径部

　仰臥位で，検査する側の膝を曲げてやや外転してもらい（くぼみができる），鼠径部の筋肉の緊張を除きながら触診する．対象者のプライバシーの保護に気を配る．

●下　肢

　膝を曲げてもらい，周囲の筋肉を弛緩させて，膝蓋骨裏面を触診する．

④通常，健常な成人では視診や触診によってリンパ節は観察されない．リンパ節を見付けたら，位置・対称性・数・大きさ・形状・硬さ・圧痛の有無を調べ，記録しておく．

plus α

米粒大の小さなリンパ節が触れたら

可動性があり孤立した圧痛のない小さなリンパ節を認めても，ほかに症状がない場合は特に心配はいらない．しかし，経過観察をするため，自己検診の方法，サイズや形状，硬さなどに変化がみられた場合の受診の必要性を指導する．

●耳介前リンパ節

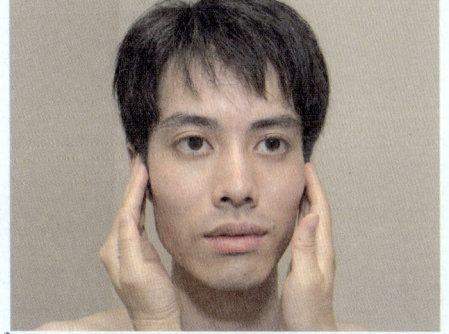

耳珠の前に指を置き，そっと回転させるように触れる.

●オトガイ下リンパ節

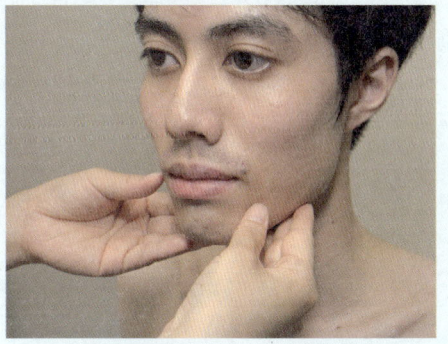

下顎骨の裏側を探るように触れる.

●浅頸リンパ節

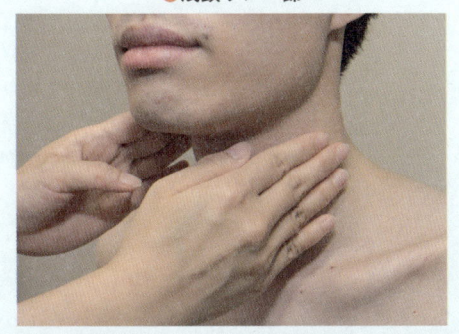

胸鎖乳突筋の表面に沿って，滑らかに円を描くように触れる.

●深頸リンパ節

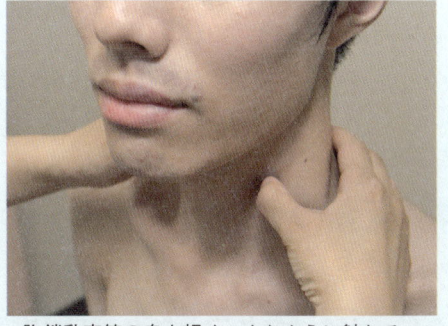

胸鎖乳突筋の奥を軽くつまむように触れる.

●鎖骨上窩リンパ節

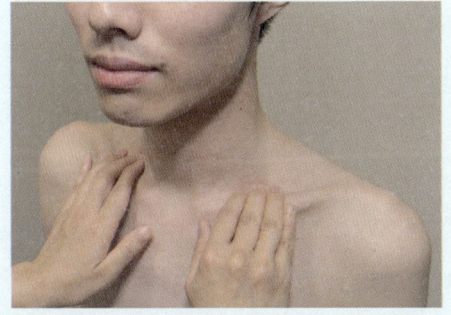

鎖骨のくぼみに指を軽く差し込むようにして触れる.

●腋窩リンパ節

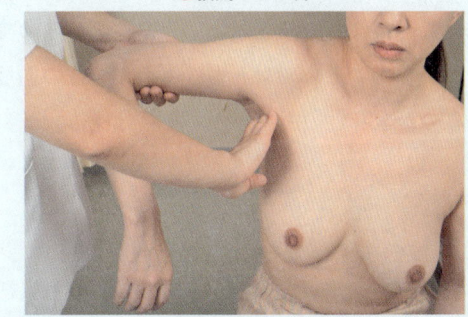

指を腋窩に挿入し，胸壁に密着させて動かしながら触れる.

●肘リンパ節

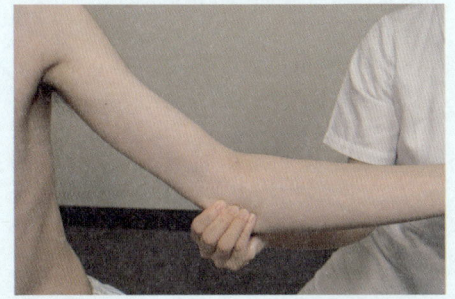

手を支えて力を抜いてもらい，肘の内側を触診する.

●鼠径リンパ節

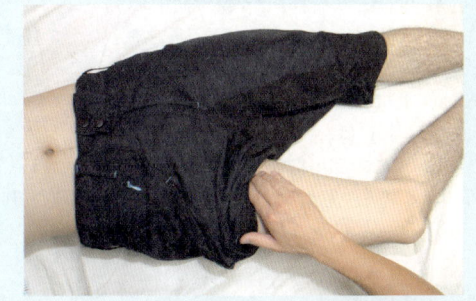

膝を軽く曲げて外転させ，足の付け根部分を触診する.

図3.3-5●リンパ節の触診

表3.3-3●リンパ節のアセスメント：正常範囲と正常逸脱範囲

項 目	正常範囲	正常逸脱範囲
リンパ節	通常，観察できない 通常，触知しない	腫脹
大きさ	（触知しても）1cm未満	1cm以上
形 状	丸い	境界が不規則．癒合している
可動性	あり	組織に固定されている
硬 さ	軟らかい	硬い
圧 痛	なし	あり（悪性疾患に伴うものは，圧痛がないものもある）

⑤指でリンパ節を動かしてみて，可動性をみる．組織に固定されていないかどうか，またいくつかのリンパ節が癒合していないかを調べる．

⑥リンパ節周囲に発赤・熱感がないかをみる．

⑦腫脹したリンパ節があれば，その領域に感染や悪性腫瘍の所見がないかを合わせて調べる．

> **plus α**
>
> ### センチネルリンパ節
> センチネル（sentinel）とは「見張り」の意味で，悪性腫瘍からのリンパの流れを最も早く受けるリンパ節のこと．このリンパ節に転移がなければ，それ以上のリンパ節への転移はないと考え，手術におけるリンパ節郭清を縮小化する方法がある．

❗ 考えてみよう　リンパ系のアセスメント：頸部リンパ節腫脹

問診：　　視診：　　触診：　　　　　　　　　　　　→アセスメントの解答例はp.193.

3　さらに，どのようにアセスメントを進めていくか

　リンパ節の腫脹，圧痛などの所見を認めた場合は，問診やその他のアセスメント結果と合わせて疑われる原因を考え，そのリンパ節の支配する領域に感染や悪性腫瘍の所見がないかを再アセスメントする．そして他の領域も注意深くアセスメントし，局所の所見なのか全身性の所見なのかを見分ける．

やってみよう

1. 自分の全身の表在リンパ節を触診してみよう．
2. 全身の表在リンパ節を，もれなくスムーズに視診，触診できるように練習しよう．

引用・参考文献

1）小野田千枝子監修，高橋照子ほか編．"頭頸部のアセスメント"．実践！フィジカル・アセスメント：看護者としての基礎技術．改訂第2版．金原出版，2001，p.39-54.

2）前掲書1），"乳房・腋窩のアセスメント"．p.101-108.

3）Barkauskas, V.H. ほか．"リンパ系"．ヘルス・フィジカルアセスメント．上巻．増山敬祐訳．日総研出版，1998，p.166-182.

4）藤崎郁．フィジカルアセスメント完全ガイド．学習研究社，2001，p.31-39.

5）前掲書4），"胸部（乳房・リンパ系）のフィジカルイグザム"．p.77-84.

6）Bickley, L.S. Bates' Guide to Physical Examination and History Taking 10th ed. Lippincott Williams & Wilkins, 2009, p.238-240, 475-476.

7）Seidel, H.M. Mosby's Guide to Physical Examination 7th ed. Mosby, 2011, p.218-237.

重要用語

リンパ系	腋窩リンパ節	鼠径リンパ節
リンパ節	頸部リンパ節	

4 ｜ 頭部・顔面・頸部のアセスメント

学習目標

● 頭部・顔面・頸部の構造と機能について説明できる．
● 頭部・顔面・頸部のアセスメントが的確に実施できる．
● 頭部・顔面・頸部のアセスメント結果を記録できる．

1 頭部・顔面・頸部の構造と機能：アセスメントの根拠になる復習事項

　ここでは，頭蓋，頭皮，顔面，副鼻腔，頸部，甲状腺のアセスメントについて取り扱う．

　頭蓋は，脳頭蓋および顔面頭蓋で構成され，脳，視覚・聴覚などの感覚器官を保護している（図3.4-1）．さらに頭蓋は頭皮および毛髪によって覆われている．また頭部・顔面には表情筋，咀嚼筋などの筋肉がある．

　副鼻腔とは，鼻腔周囲の骨の内部にある空洞で，前頭洞，上顎洞，篩骨洞，蝶形骨洞がある（図3.4-2）．鼻腔とつながっているため，鼻粘膜の炎症が波及し，副鼻腔炎や蓄膿症を起こしやすい．

　頸部は頸椎，気管，甲状腺，筋肉，靱帯，血管によって構成される（図3.4-3）．**甲状腺**は頸部の下方に位置する内分泌腺で，蝶形をしており，右葉と左葉が中央の峡部でつながっている（図3.4-4）．甲状腺ホルモンのトリヨードサイロニン（T_3）とサイロキシン（T_4），およびカルシウム代謝に関与するカルシトニンを分泌している．

　甲状腺ホルモンの働きには次のようなものがある．①ほとんどの臓器に対して酸素消費を刺激して代謝を亢進し，熱を産生する，②身体や脳の発育，骨格の成長に関与

→その他の器官については，鼻・耳・口腔／咽頭のアセスメント p.70，眼（視覚）のアセスメント p.80，神経系のアセスメント p.168を参照．

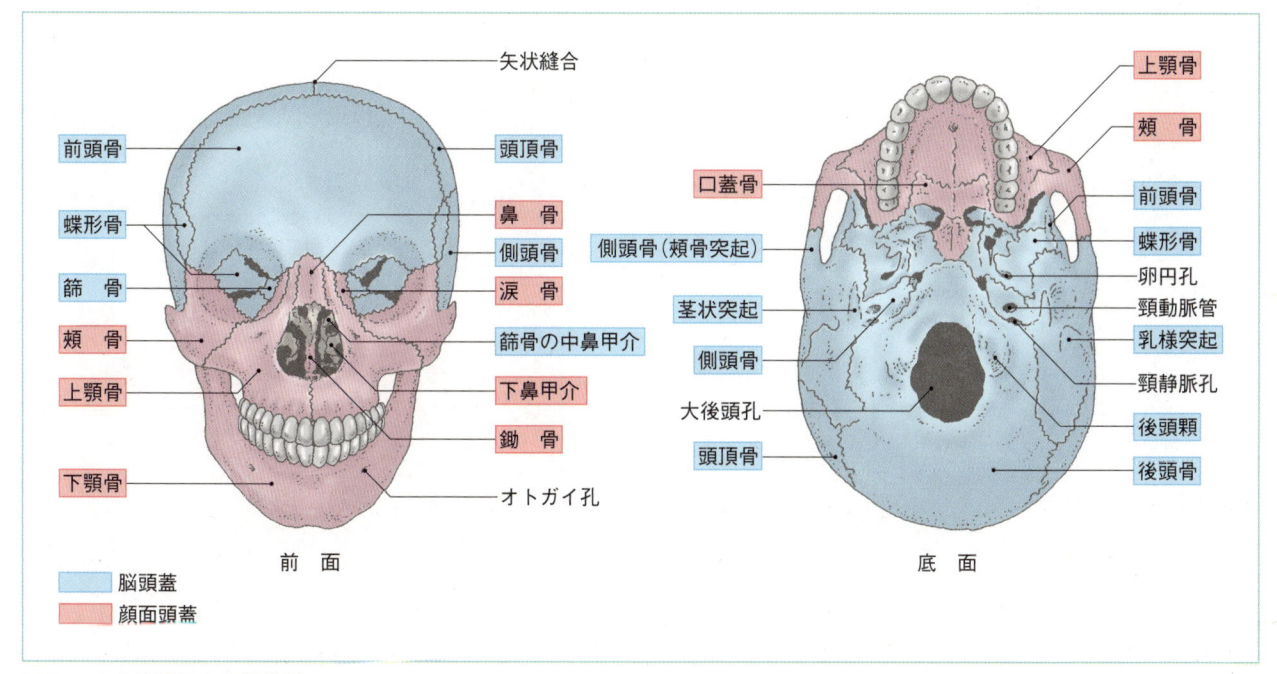

図3.4-1●脳頭蓋と顔面頭蓋

前面の図のラベル：矢状縫合，前頭骨，頭頂骨，蝶形骨，鼻骨，側頭骨，篩骨，涙骨，頬骨，篩骨の中鼻甲介，上顎骨，下鼻甲介，鋤骨，下顎骨，オトガイ孔

底面の図のラベル：上顎骨，頬骨，口蓋骨，前頭骨，側頭骨（頬骨突起），蝶形骨，卵円孔，茎状突起，頸動脈管，側頭骨，乳様突起，大後頭孔，頸静脈孔，頭頂骨，後頭顆，後頭骨

■ 脳頭蓋
■ 顔面頭蓋

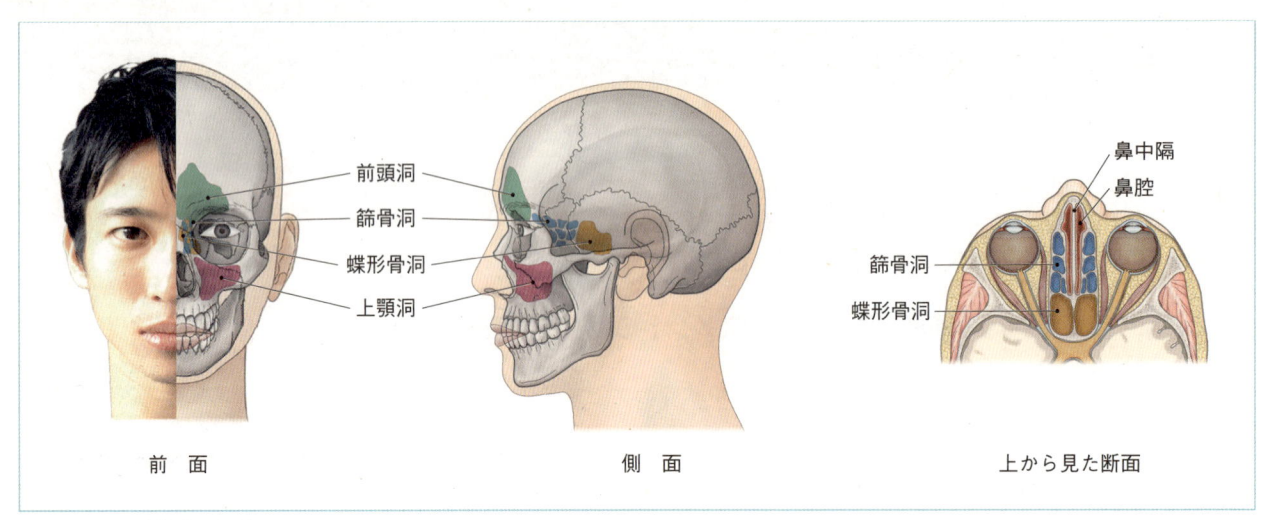

図3.4-2●副鼻腔の部位

前　面　　　　　側　面　　　　　上から見た断面

鼻中隔
鼻腔
前頭洞
篩骨洞
蝶形骨洞
上顎洞

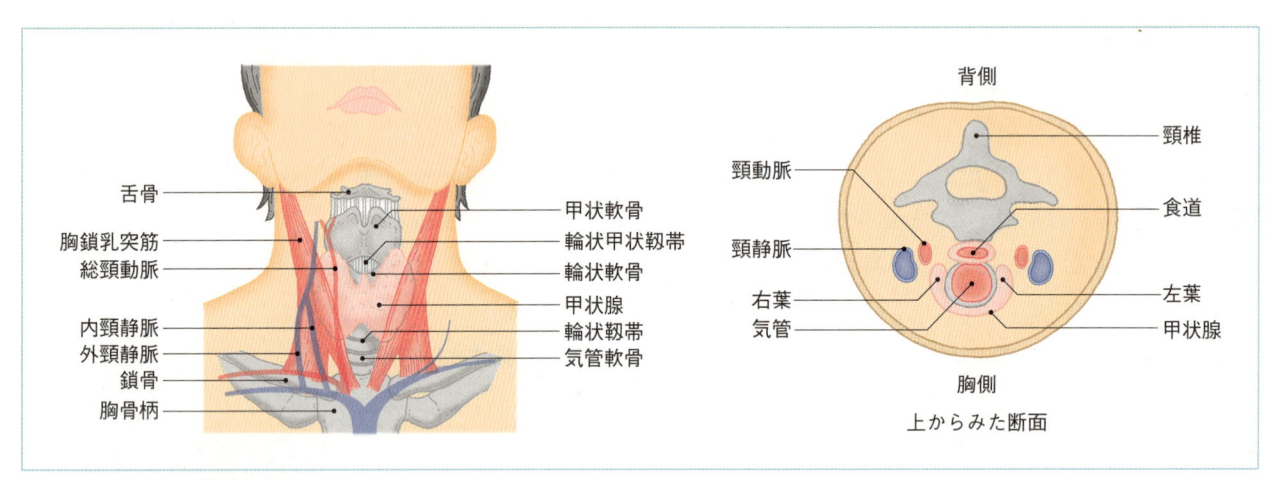

図3.4-3●正中前頸部の構造

舌骨
胸鎖乳突筋
総頸動脈
内頸静脈
外頸静脈
鎖骨
胸骨柄

甲状軟骨
輪状甲状靱帯
輪状軟骨
甲状腺
輪状靱帯
気管軟骨

背側
頸動脈
頸静脈
右葉
気管
頸椎
食道
左葉
甲状腺
胸側

上からみた断面

する，③血糖値の上昇，コレステロールの分解を促進する．また，甲状腺の背側には上皮小体（副甲状腺）が四つあり，副甲状腺ホルモン（パラソルモン）が分泌され，カルシウムとリンの代謝を調節する．

●甲状腺・上皮小体（副甲状腺）〈アニメーション〉

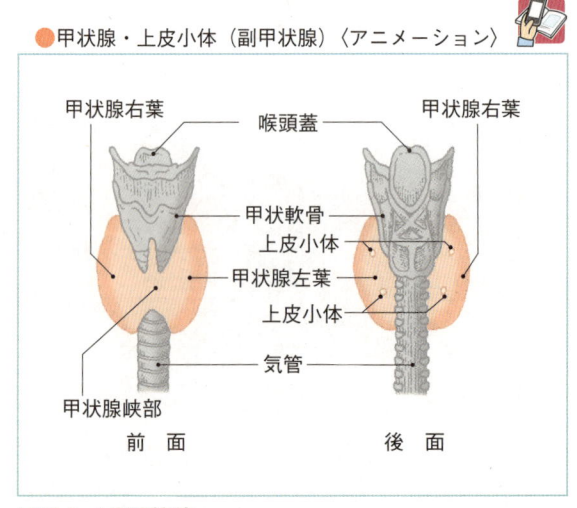

甲状腺右葉
喉頭蓋
甲状腺右葉
甲状軟骨
上皮小体
甲状腺左葉
上皮小体
気管
甲状腺峡部

前　面　　　　　後　面

図3.4-4●甲状腺

2 頭部・顔面・頸部の問診および視診，触診，打診，聴診

> 必要物品：メジャー，聴診器，コップの水（甲状腺の視診で必要時）
>
> 環境調整：十分な照明，快適な温度，静かでプライバシーが確保できる環境
>
> 手　順：まず問診と同時に顔面の視診も行う．それから順に頭部の視診，触診，顔面の視診，触診，副鼻腔の視診，触診，打診，頸部の視診，触診，甲状腺の視診，触診，聴診を行う．

（1）問　診（表3.4-1）

●問診のポイント●

　頭部・顔面・頸部の異常は全身に影響を及ぼすため，自覚症状の確認を十分に行う．例えば頭痛について聞く場合，痛みの有無だけでなく，痛む部位や痛みの性状（どのような痛みか），どうしたら痛みが軽減するか，または悪化するかなどについて，掘り下げて聞いていくことが必要である．

　問診の時点から視診は始まっている．顔貌，表情，顔色などから全身状態，精神状態の変化を見つけることもあるため，注意深く行う．

表3.4-1●頭部・顔面・頸部の問診

問診項目	問診の根拠，意味
①頭痛，めまい，吐き気がありますか？ ②頭部・顔面・頸部に外傷や腫れがありますか？ ③最近，かぜ，その他の感染症にかかりましたか？ 〈ある場合〉どのような症状がありますか？ ④動悸，発汗がありますか？ ⑤首の痛みはありますか？	**現病歴** ・頭頸部に異常が生じると自覚症状として気付きやすく，また全身に影響を及ぼすため，問診内容が異常の早期発見・治療をする上で重要である． ・何らかの症状があれば，発症時期，部位，持続時間，特徴などを詳しく聞くことで，今何が起こっているのかをアセスメントするヒントになる． ・頭痛，頭部・顔面の外傷，副鼻腔の炎症の有無，甲状腺疾患，頸椎および頸部筋肉疾患，頸部リンパ節の異常のサインがないか調べる．
⑥頭部外傷，頸部外傷，交通事故または手術の経験がありますか？ ⑦意識を失ったことがありますか？ ⑧甲状腺の病気にかかったことがありますか？	**既往歴** ・頭頸部の外傷や手術の既往は，頭蓋や顔面の外観や意識レベルにも影響を及ぼす． ・症状，治療経過，障害の有無や程度を詳しく聞く．
⑨どのような仕事をされていますか？ ⑩これまでにどのようなスポーツをしましたか？	生活様式に関する情報を得ることにより，外傷，頭痛やその他の症状を起こす原因やリスクを判断する手掛かりとなる．
⑪家族の中に悪性腫瘍，甲状腺疾患のある人はいますか？	**家族歴** ・悪性腫瘍にかかるリスクを把握する． ・甲状腺機能亢進症／低下症は家族内に多発することがある．

(2) 視診，触診，打診，聴診 (表3.4-2)

●アセスメント時の注意点●

①左右対称性や片側への偏位を調べるため，また嚥下時に甲状腺がよく観察できるため，座位で行うのが望ましい．

②看護師の手を温めてから触診する．

③頸部損傷がある場合は，首を動かさないようにする．

●アセスメント方法●

●頭部の視診・触診

　頭部全体の視診と同時に触診も行う．頭蓋の大きさ，外形，対称性を観察し，圧痛の有無をみる．頭髪を数カ所のパーツに分け，頭髪・頭皮の状態，外傷の有無を観察する．

●顔面の視診・触診

　対象者に会った瞬間から，アセスメント終了時まで継続して，顔貌，表情，顔色，動きを観察する．視診と同時に触診も行い，外形，対称性，表情の変化の状態，不随意運動の有無，病変の有無，疼痛の有無をみていく．

●副鼻腔の視診・触診・打診

　副鼻腔（p.64 図3.4-2）は，直接見ることはできないが，前頭洞および上顎洞を触診および打診することにより，炎症の有無を予測できる．圧痛の有無，打診音，左右差を調べる．

plus α

バセドウ病

バセドウ病（グレーブス病ともいう）は，甲状腺機能亢進症の一つで，その症状の中で甲状腺腫，頻脈，眼球突出をメルセブルグの3徴候という．

表3.4-2●頭部・顔面・頸部の視診，触診，打診，聴診

視診・触診・打診・聴診項目	視診・触診・打診・聴診の根拠，意味
頭部の視診・触診 　頭蓋の大きさ，外形，対称性，圧痛の有無，頭髪・頭皮の状態，外傷の有無	・水頭症や外傷による頭蓋骨陥没，頭皮の病変や，外傷や脱毛の状態などを確認する． ・本人も気付いていない場合があるため，注意する．
顔面の視診・触診 　顔貌，表情，顔色 　外形，対称性，表情の変化の状態，不随意運動の有無，病変の有無，疼痛の有無	・顔貌，表情には全身状態，精神状態が反映される． ・疾患に特有な顔貌もある． 例）パーキンソン病による仮面様顔貌：顔面筋の緊張増加により表情が乏しくなり視線も固定した状態
副鼻腔の視診・触診・打診 　前頭洞および上顎洞における圧痛の有無，打診音，左右差	・急性副鼻腔炎では圧痛・叩打痛がある． ・触診・打診の際は力加減に注意する．
頸部の視診・触診 　外観，対称性，動き，気管の位置，甲状腺腫大・病変の有無	・気管の偏位は肺疾患，縦隔疾患，頸部腫瘤の場合にみられる．
甲状腺の視診・触診・聴診 　外観，位置，硬度，腫大の有無，大きさ，結節の有無，圧痛の有無（p.68 図3.4-7）	・甲状腺は通常は触知できないが，腫大していれば直接視診・触診ができる唯一の内分泌腺である．なお，視診で腫大が確認されなくても触診で発見されることがあるため注意する． **甲状腺腫大の疾患別特徴** バセドウ病：びまん性，表面平滑で軟らかく，比較的大きい，ときに血管雑音あり 悪性腫瘍：結節性で硬い 橋本病：びまん性でやや硬い 亜急性甲状腺炎：硬く圧痛あり，左右非対称

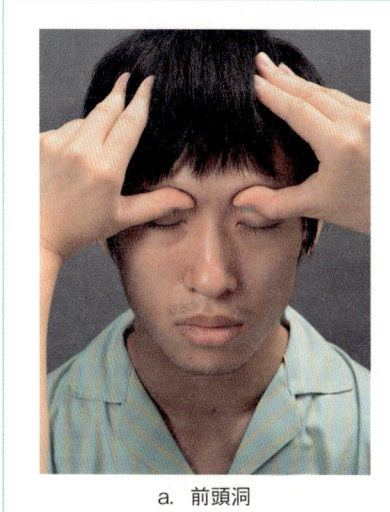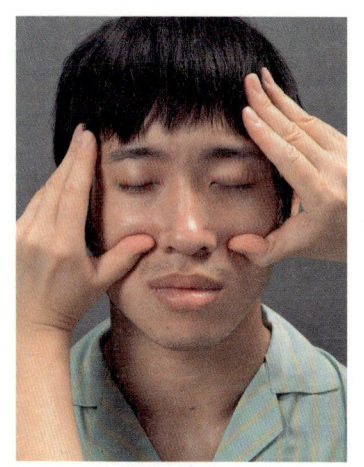

a. 前頭洞　　　　　b. 上顎洞

図3.4-5●副鼻腔の触診

●前頭洞の触診（図3.4-5a）・打診

　両母指を眉の下に当て，下から押し上げるようにする．このとき眼球を圧迫しないように注意する．打診は，両眉毛中央部の上を，片方ずつ示指または中指で直接軽く叩く．

●上顎洞の触診（図3.4-5b）・打診

　両母指を頬骨の下縁に当て，下から押し上げるようにする．打診は，両頬部を片方ずつ示指または中指で軽く叩く．

●頸部の視診・触診

　対象者に首と肩の力を抜いて，自然に正面を向いてもらう．看護師は正面および側面から，外観，対称性，動き，気管の位置，甲状腺腫大・病変の有無を観察する．

●甲状腺の視診・触診（図3.4-6）・聴診

　視診および触診により外観，位置，硬度を調べ，腫大，結節，偏位，圧痛の有無をアセスメントする．普通の状態では，甲状腺がはっきり見えず触知できない．以下のようなアプローチを用いると，嚥下時に甲状腺が上下に移動するため，腫大している場合はよく触知できる．

〈前方からの視診・触診〉

　対象者に正面を向いて軽く頸部を伸展してもらい，甲状腺の位置を確認する．水か唾液を飲み込んでもらい，甲状腺とその周囲の上下の動きを観察する．

〈背部からの触診〉

　対象者に頭を右側前方に少し傾けてもらい，左手指で甲状腺を軽く右に押す（図3.4-6の←印）．水か唾液を飲み込んでもらい，その間に右手指で甲状腺の右葉を触診する．左葉も上記の左右を替えて同様に触診する．

　甲状腺の腫大（図3.4-7）がある場合は，聴診器のベル側で甲状腺両葉を聴診する．甲状腺の血流の増加により，雑音が生じる．

→頸動脈・頸静脈については，心臓・血管系のアセスメント p.108，頭頸部のリンパ節については，リンパ系のアセスメント p.57を参照．

頭部・顔面・頸部のアセスメントにおける，正常範囲と正常逸脱範囲を表3.4-3に示す．

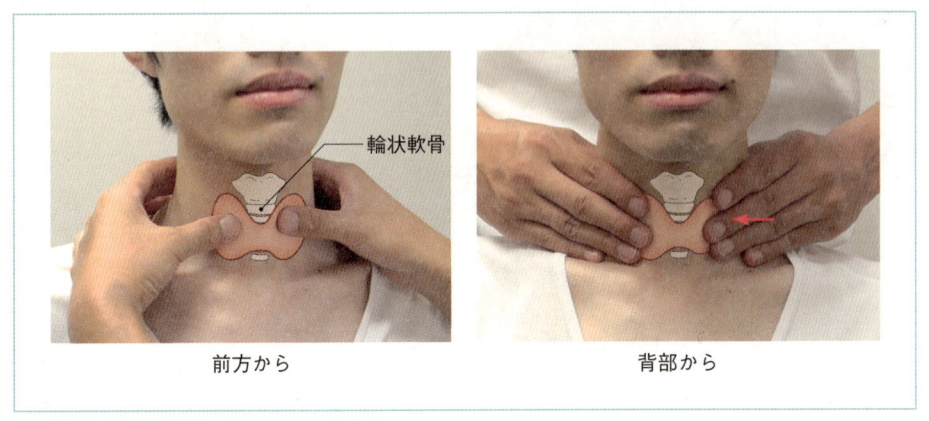

| 前方から | 背部から |

図3.4-6●甲状腺の触診

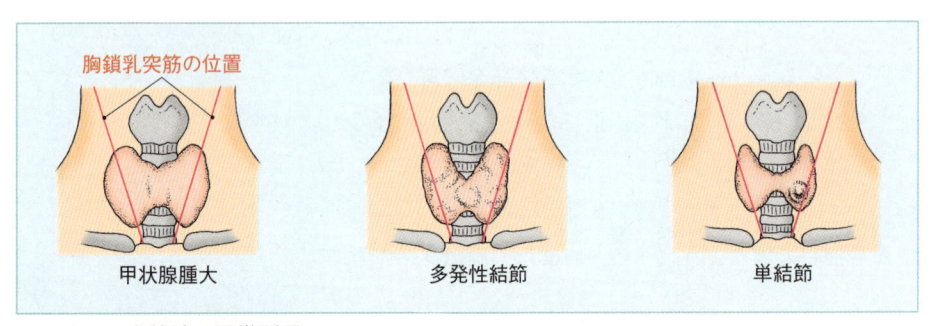

| 甲状腺腫大 | 多発性結節 | 単結節 |

図3.4-7●甲状腺の異常所見

表3.4-3●頭部・顔面・頸部のアセスメント：正常範囲と正常逸脱範囲

	アセスメント項目	正常範囲	正常逸脱範囲
頭蓋	大きさ 圧痛	左右対称 なし	変形・こぶ・傷跡 あり
頭皮	鱗屑 腫脹・腫瘍 その他の病変の有無	なし なし なし	あり あり あり
顔面	顔貌・表情・顔色 外形 不随意運動 疼痛	表情が適切に変化する 顔色良好 左右対称 なし なし	表情が乏しい，無表情 顔色不良，蒼白，チアノーゼ 黄疸，紅斑 左右非対称，浮腫，膨張あり あり あり
副鼻腔	腫脹 圧痛 打診による音	なし なし 共鳴音	あり（炎症の可能性あり） あり（炎症の可能性あり） 濁音，鈍音，圧痛を伴う
頸部	外観 気管 動き	左右対称 正中にまっすぐに位置している 可動域が正常範囲内 円滑に動く	左右非対称 偏位あり 可動域が小さい 痛みを伴う
甲状腺	外観・位置	正中，突出はみられない	腫大，結節，偏位あり

！考えてみよう 甲状腺のアセスメント：甲状腺腫大

問診：　　視診：　　触診：　　聴診：　　　　　　　　　　　　→アセスメントの解答例はp.193.

3 さらに，どのようにアセスメントを進めていくか

　頭頸部の異常は，他の器官や全身への影響が大きいため，ここでみられた正常逸脱所見は，後に続く他系統のアセスメントの際にも重要な情報として生かす．例えば，甲状腺の視診・触診で腫大が認められた場合は，眼の症状がないか，脈拍は正常か，皮膚が湿っていないかなどに注意する．問診を含めたフィジカルアセスメントで甲状腺の機能不全が疑われる場合，最終的な診断は甲状腺機能検査の結果と合わせて下される．一つひとつの所見を単独でとらえず，頭の中で他の所見と関連付けてみていくことで，大切な情報を見落とすことなく，より効果的なアセスメントができる．

plus α

甲状腺機能検査
甲状腺機能を最も鋭敏に示す甲状腺刺激ホルモン（TSH）をはじめ，遊離サイロキシン（FT$_4$），遊離トリヨードサイロニン（FT$_3$）などの項目を測定し，甲状腺機能の低下症や亢進症を診断する．

●甲状腺機能亢進症と甲状腺機能低下症の症状●

甲状腺機能亢進症
甲状腺腫大，頻脈，眼球突出，多汗，体重減少，易疲労性，神経過敏，下痢など

甲状腺機能低下症
顔面や四肢の浮腫，皮膚乾燥，体重増加，体温低下（手足の冷え），便秘など

やってみよう

前頭洞と上顎洞の触診をする際の手指の当て方を練習し，確認してもらおう．

引用・参考文献

1）小野田千枝子監修，高橋照子ほか編．"頭頸部のアセスメント"．実践！フィジカル・アセスメント：看護者としての基礎技術．改訂第2版．金原出版，2001，p.39-54.
2）Barkauskas, V. H. ほか．ヘルス・フィジカルアセスメント．上巻．花田妙子ほか監訳．日総研出版，1998，p.89-108.
3）藤崎郁．"頭頸部のフィジカルイグザム"．フィジカルアセスメント完全ガイド．学習研究社，2001，p.31-39.
4）遠藤健司．"骨格系"．解剖生理学．第4版．林正健二編．メ
ディカ出版，2016，（ナーシング・グラフィカ，人体の構造と機能1）．
5）Bickley, L.S. Bates'Guide to Physical Examination and History Taking 10th ed. Lippincott Williams & Wilkins, 2009, p.195-245.
6）Seidel, H.M. Mosby's Guide to Physical Examination 7th ed. Mosby, 2011, p.238-262.

重要用語

副鼻腔	蝶形骨洞	輪状軟骨
前頭洞	甲状腺	胸鎖乳突筋
上顎洞	甲状腺腫大	
篩骨洞	甲状軟骨	

5 ｜ 鼻・耳・口腔／咽頭のアセスメント

学習目標

● 鼻・耳・口腔／咽頭の構造と機能について説明できる.
● 鼻・耳・口腔／咽頭のアセスメントを的確に実施できる.
● 鼻鏡・耳鏡を正しく扱い，内部を正確に把握することができる.
● 鼻・耳・口腔／咽頭のアセスメント結果を記録できる.

1 鼻・耳・口腔／咽頭の構造と機能：アセスメントの根拠になる復習事項

（1）鼻

●鼻の構造●

鼻は顔面のほぼ中央に位置し，外鼻と鼻腔（内鼻）からなる. 外鼻の上部 1/3は鼻骨で，下部 2/3は軟骨によって支えられている. 鼻根（鼻の付け根）から鼻背，鼻尖と顔面中央の直線上に連なり，鼻尖から左右に鼻翼が広がる（図3.5-1）.

鼻腔は中央に位置する鼻中隔で二分され，鼻尖方向の開口部は鼻孔のある鼻前庭，後方の開口部（咽頭側）を後鼻孔という（図3.5-2）. 鼻前庭部には毛が生えており，この部位までは皮膚に分類される. 鼻中隔前部の粘膜で密な血管網を形成しているところはキーゼルバッハ部位と呼ばれ，鼻出血の好発部位である.

鼻腔外側壁は粘膜で覆われた上，中，下三つの鼻甲介に分けられ，鼻腔に突出している（図3.5-3，p.73 図3.5-9参照）. 嗅覚は，天蓋および鼻中隔上方 1/3の嗅部にある嗅覚受容体により知覚する.

副鼻腔は頭蓋骨内の空洞である. 粘膜に覆われており，鼻腔に開口している. 左右一対ずつあり，前頭洞，上顎洞，篩骨洞，蝶形骨洞の四つからなる（p.64 図3.4-2参照）.

●鼻の機能●

鼻には，呼吸（外呼吸）の入り口としての機能と嗅覚機能，さらに発声した音を反

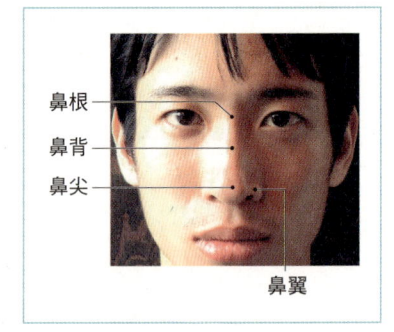

図3.5-1●外鼻の名称

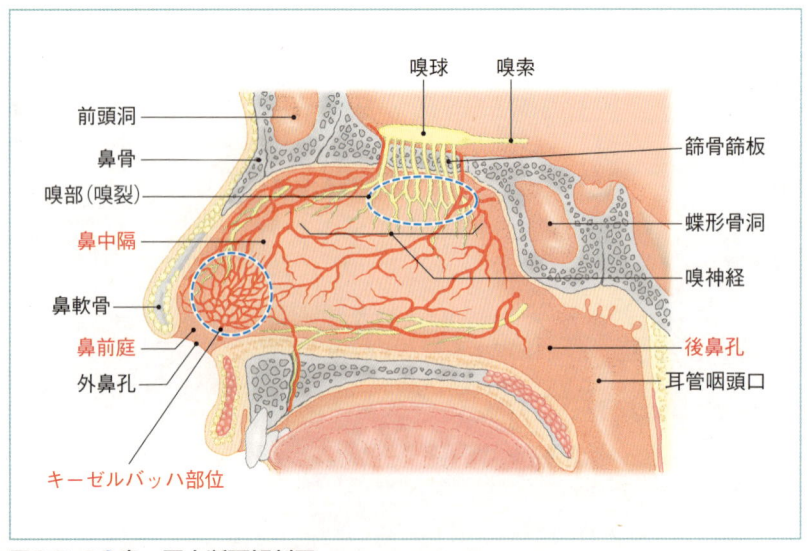

図3.5-2●鼻：正中断面解剖図

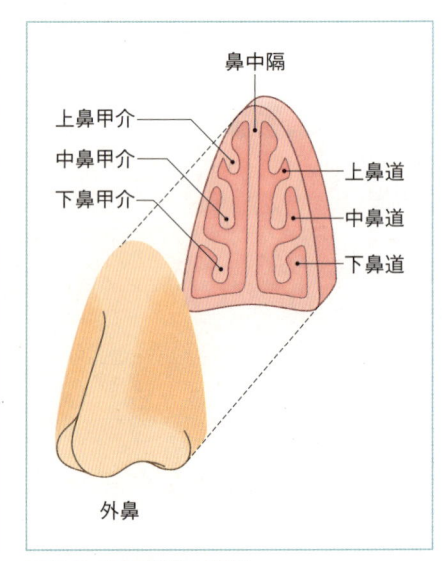

図3.5-3●鼻腔の構造

響させる機能がある．気道の入り口として塵埃など外界からの異物の侵入を防ぎ，外気を適度に加湿，加温する役割を担っている．鼻は嗅覚をつかさどる感覚器でもあるため，鼻疾患により嗅覚麻痺を生じうる．また，音声を反響させる器官であることから，鼻腔の閉塞や変形，変性により声音の変化をきたす．

(2) 耳

●耳の構造●

耳は，外耳，中耳，内耳からなる．外耳は皮膚で覆われた軟骨である耳介と，軟骨が外側を囲む外耳道からなる（図3.5-4）．外耳道は約2.5cmあり，緩やかに弯曲して中耳との境界である鼓膜（図3.5-5）をその終点とする．中耳は鼓膜，耳小骨（ツチ骨，キヌタ骨，アブミ骨），鼓膜張筋とアブミ骨筋，咽頭に開放する耳管によりなる（図3.5-6）．内耳は骨半規管，前庭，蝸牛からなる骨迷路と，骨迷路内に似た形の膜迷路，さらに聴覚を伝える蝸牛神経，平衡覚の情報を伝える前庭神経からなる内耳神経で構成される．膜迷路内は内リンパ液で満たされ，膜迷路と骨迷路の間（外リンパ隙）

plus α

骨迷路と膜迷路

骨迷路は，蝸牛・前庭・骨半規管の三つの部分に分けられる．蝸牛の中の膜迷路は蝸牛管であり，聴覚に関わる．前庭の中の膜迷路には球形嚢と卵形嚢がある．骨半規管の中には膜半規管があって，ともに平衡覚に関与する．

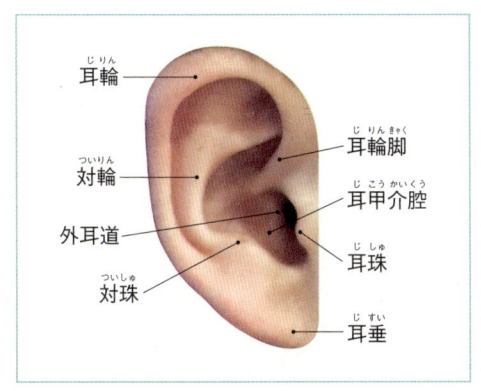

図3.5-4●外耳の名称

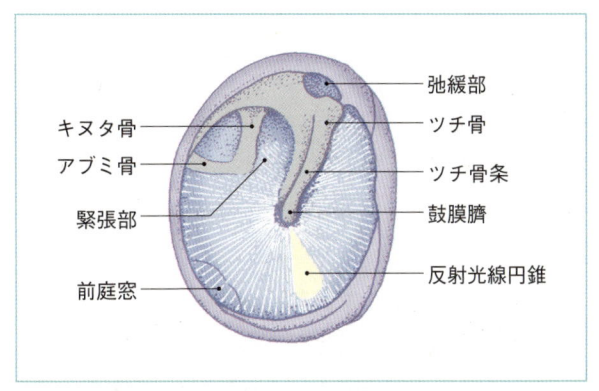

図3.5-5●鼓膜の解剖図（右，外側面）

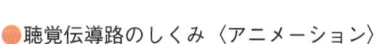
●聴覚伝導路のしくみ〈アニメーション〉

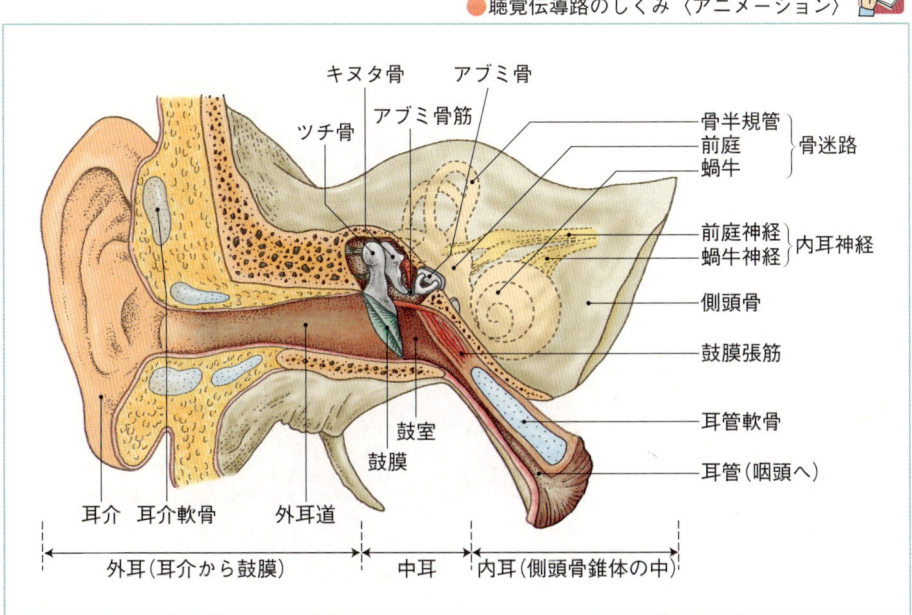

図3.5-6●外耳・中耳・内耳の前頭断面解剖図

71

は外リンパ液で満たされている．両リンパ液の電解質組成は異なり，互いに交通はない．

●耳の機能●

耳には，聴覚機能と平衡覚機能がある．聴覚機能は外耳・中耳からなる伝音部と，内耳の蝸牛からなる感音部により維持されている．また平衡覚機能は，三半規管と球形嚢，卵形嚢の二つの嚢からなる平衡器（前庭部）により維持されている．

(3) 口腔／咽頭

●口腔／咽頭の構造●

口腔は口唇をその開口部とし，口唇と頬，歯と歯肉に囲まれた空間を口腔前庭，歯より内側の空間を固有口腔という．固有口腔の口唇側天井部を硬口蓋，後方の天井部を軟口蓋と呼び，軟口蓋後縁から垂れ下がっている突起を口蓋垂（こうがいすい）という．固有口腔の底部を口腔底と呼び，舌と口腔底は舌小帯でつながっている．歯は象牙質でできており，歯冠部分の表面はエナメル質で覆われている．成人では上下顎合わせて32本の永久歯がある（図3.5-7）．

口腔内には耳下腺，舌下腺，顎下腺の3対の大唾液腺があり，さらに粘膜には無数の小唾液腺が存在し，唾液を分泌している（図3.5-8）．

咽頭は上咽頭（咽頭鼻部），中咽頭（咽頭口部），下咽頭（咽頭喉頭部）の三つに区分される（図3.5-9）．成人では約12cmある上咽頭は鼻腔の後方（後鼻孔）から軟口蓋下縁まで，中咽頭は軟口蓋下縁から喉頭蓋上縁まで，下咽頭は喉頭蓋上縁から食道入口部までを指す．第6頸椎の高さの位置を咽頭と食道の境としている．

●口腔／咽頭の機能●

口腔は消化器官の入り口となる部位であり，外界から取り込んだ食物を咀嚼して細かく砕き，消化吸収しやすい形態へと変化させるところである．また，唾液を分泌することで消化作用，口腔内浄化作用も果たしている．

咽頭は口腔に続く消化器官であると同時に，鼻腔・口腔から気管につなぐ呼吸器官

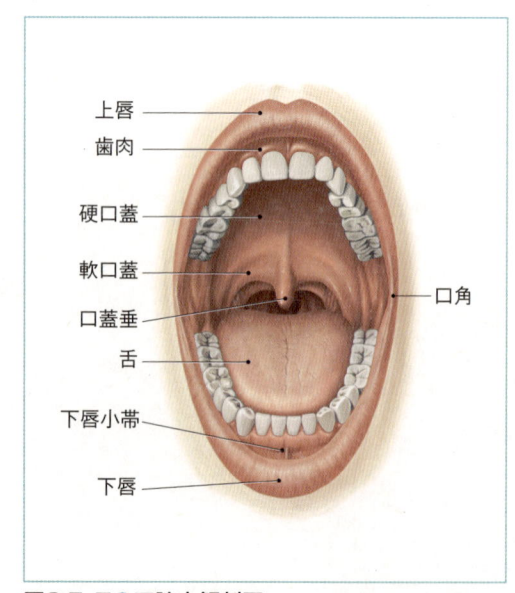

図3.5-7●口腔内解剖図

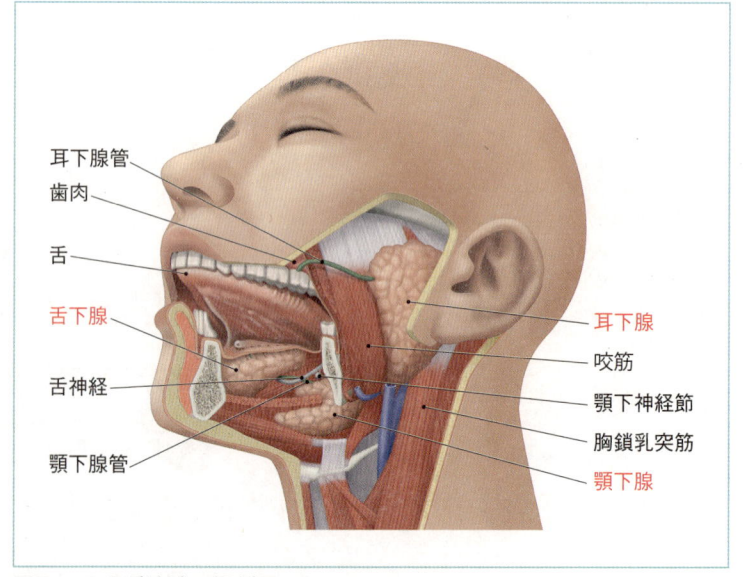

図3.5-8●唾液腺の解剖図

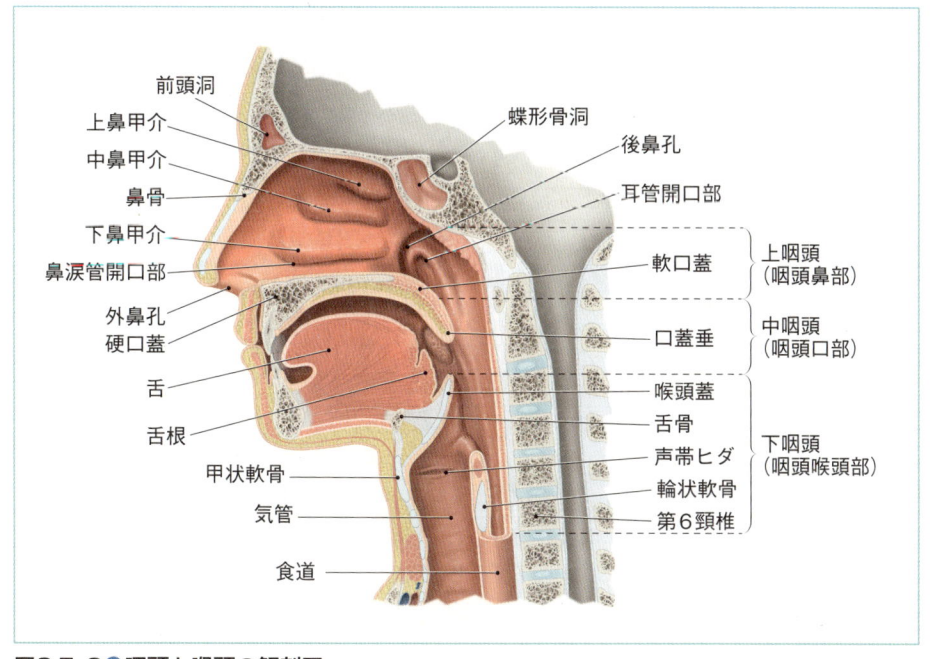

図3.5-9●咽頭と喉頭の解剖図

でもある．食物の嚥下時には通過を促し，呼吸時には通気路としての機能を果たす．さらに，発声時には音声を反響させる機能を果たす．咽頭は，食物と空気の通路としての役割と誤嚥防止機能を果たすとともに，外部から取り入れる大気の加温，加湿，扁桃における生体防御機能など，さまざまな機能を有する．

2　鼻・耳・口腔／咽頭の問診および視診，触診

必要物品：鼻腔鏡，においのする液体（コーヒー，緑茶など）
　　　　　音叉，耳鏡
　　　　　舌圧子，ペンライト，ディスポーザブル手袋

環境調整：適切な照明（自然光または自然光に近い照明），適切な室温（22〜24℃），騒音のない静かな環境（聴力検査時）

手　　順：表3.5-1（p.74）に示す問診項目を参考に聞く．その後，表3.5-2（p.75）に示す項目について耳，鼻，口腔・咽頭の順に視診，触診ののち，その他の検査（聴覚，嗅覚）を行う．

（1）問　診 （表3.5-1）

●問診のポイント●

　皮膚および粘膜の状態について，色や形状の変化の有無を問い，変化がある場合は部位，色，形，大きさ，深さ，広がり方，滲出液・出血の有無，いつから変化が生じたか，考えられる原因について聴取する．

（2）視診および触診 （表3.5-2）

●アセスメント時の注意点●

①鼻鏡，耳鏡はあらかじめ充電し（あるいは電池を用意し），十分な採光が得られることを確認しておく．

表3.5-1●鼻・耳・口腔／咽頭の問診

	問診項目	問診の根拠，意味
鼻	①鼻の外傷あるいは手術経験はありますか？（時期，内容） ②鼻づまりはありますか？ ③鼻血が出ることがありますか？（頻度） ④鼻炎になりやすいですか？（頻度，内容） ⑤アレルギー性鼻炎を指摘されたことがありますか？（時期）	・既往症により，粘膜の変化，充血，炎症，形状変化を生じている可能性があるため，視診・触診の前にあらかじめ確認する. ・最近，鼻出血を生じた場合には，痂皮を形成している可能性もあるため，特に視診，触診時に注意する. ・アレルギーや感冒症状など鼻炎症状の原因となる情報を得る.
	⑥点鼻薬（ナザールスプレー）は使用していますか？（頻度，用途） ⑦においはわかりますか，最近嗅覚に変化がありましたか？	・嗅覚異常をもたらす嗅粘膜障害，嗅覚神経障害，脳疾患のアセスメントにつながる情報を得る. ・嗅覚の変化を自覚していない可能性もあるため，味覚変化についても合わせて問診を行う.
	⑧副鼻腔の痛み，炎症を経験したことはありますか，蓄膿症といわれたことはありますか？（時期，対処） ⑨鼻の分泌物，後鼻漏はありますか？	・副鼻腔炎，アレルギー性鼻炎などにより慢性的に鼻汁が分泌することで後鼻漏を生じる可能性もあるため，アレルギー性鼻炎の有無などと合わせて情報を統合し，視診，触診を行う.
耳	①耳の外傷，手術経験はありますか？ ②中耳炎，外耳炎にかかったことはありますか？（時期，頻度） ③耳に痛みはありますか？（部位，時期，痛みの性状） ④耳漏（耳だれ）はありますか？ ⑤どのような耳垢が出ますか？（性状） 耳掃除はどのくらいの頻度で，何を使って行っていますか？	・既往症や過去の治療内容を把握することで，外耳，中耳，内耳の形状変化を予測する. ・症状がある場合には，部位，自覚する症状の程度と性状から原因を想定し，視診の際，特に注意深く観察すべき箇所を特定する．耳掃除は使用用具，頻度により外耳道を傷つけている可能性もあるため内容を確認し，適切な方法を指導するとともに，視診時のスペキュラム挿入時の留意点とする.
	⑥耳はよく聞こえますか，聞こえにくいと感じることがありますか？（時期，聞こえにくい音） ⑦補聴器を使用していますか？ ⑧耳鳴りはしますか？ ⑨めまいはありますか，随伴症状として悪心・嘔吐はありますか？（時期，程度，対処） ⑩抗生物質などの薬(内耳神経毒性薬)を最近使用しましたか？（時期，内容） ⑪日ごろ大きな音にさらされていますか？（職場／家庭環境，内容） ⑫最後に聴力検査をしたのはいつですか？（時期，結果）	・聴覚はコミュニケーションの要であるため，自覚する聴力変化を十分にアセスメントする．また，聴力低下をもたらす環境，治療による曝露の有無や他の症状を確認することで，原因を予測する. ・耳鳴りにめまいを伴う場合は，メニエール病など三半規管に異常をきたしている可能性もあるため，合わせてアセスメントを行う.
口腔／咽頭	①口唇に痛みや潰瘍，ヘルペスなどの異常はありますか？（部位，内容，発症時期） ②う歯，歯肉炎，歯槽膿漏など歯科の問題はありますか？（内容，治療の有無） ③義歯を使用していますか？（部位，本数） ④歯磨きは1日何回行っていますか，何を使っていますか？（回数，内容） ⑤歯肉からの出血はありますか？ ⑥口腔内に口内炎，その他の異常はありますか？（部位，内容，発症時期） ⑦舌に痛み，潰瘍，腫瘤などの異常はありますか？（部位，内容，発症時期）	・口唇および口腔内の症状は，食物摂取に影響を及ぼし，長期化することで低栄養状態をもたらしうる．そのため，自覚する症状とその症状による食生活への影響について，丁寧に情報を収集する. ・疲れやストレスなどで抵抗力が弱まると口唇ヘルペスや口腔内アフタができやすくなる．抗生物質，ステロイド使用で粘膜が侵されると，カンジダ症が口内炎を引き起こすこともある. ・口腔衛生習慣について把握し，歯槽膿漏の傾向についても確認する.
	⑧これまでどのような口腔内・口唇の病気，手術をしましたか？（時期，内容） ⑨嚥下困難はありますか？（内容，発症時期） ⑩味覚が変化したと感じますか？（内容，発症時期） ⑪声がかすれたり，発声しにくいと感じることはありますか？（内容，発症時期）	・既往症や過去の治療内容を把握することで，口腔内の形状変化を予測する. ・嚥下困難，味覚変化，発声の変化はさまざまな原因で生じるため，自覚症状と心当たりについて確認する.

表3.5-2●鼻，耳，口腔／咽頭の視診・触診項目

視・触診項目	視・触診の根拠，意味
了解を得て，色・形・大きさ・深さ・部位についてみる．	・鼻，耳，口腔／咽頭の皮膚，粘膜について視診を行う． ・皮膚については皮膚色が他の部位と比べ蒼白（血流減少），あるいは赤色（毛細血管拡張による血流量増加）ではないか，紫斑（皮下出血）がないかを確認する． ・粘膜については，発赤，腫脹，滲出などの炎症所見のほか，発疹，びらん，潰瘍の有無を確認する．これらが確認される際には，対称性，大きさ（直径），深度を確認する．
了解を得て，触診可能な口腔内の部位について触診を行う．	・触診が可能な部位については，体液に直接触れないよう必ず手袋を着用し，触診を行う． ・腫瘤がみられる場合には，大きさと可動性，深さを確認するとともに，圧痛の有無，近隣のリンパ節の腫脹と圧痛の有無を調べ，炎症反応を確認する．

②鼻鏡，耳鏡を使用する際には，対象者の鼻腔，外耳道のサイズに合ったスペキュラムを選択する．またスペキュラムで鼻腔，外耳道を損傷しないよう，視診時には鼻鏡・耳鏡を保持している手の第4指，第5指を対象者の頬あるいは頭部にしっかりと当て，鼻鏡・耳鏡位置を固定して行う．頬，頭部に手を固定できない場合には，誤ってスペキュラムが奥に挿入されないよう十分に注意し，鼻鏡／耳鏡を保持する．対象者にも，検査中に頭部を動かさないよう伝えておく．

③鼻腔，外耳道に異物が確認されるときは，スペキュラムを挿入してはならない．

④特に聴力検査の際には，他の雑音で検査が妨げられないよう静かな環境で行う．

●アセスメント方法●

●鼻

・対象者の正面に座り，鼻の外観および鼻腔の対称性を見る．対象者には正面もしくは軽く上を向いてもらう．

・鼻中隔をはじめ，鼻は痛みを感じやすい部位であるため，触診の際には強く触らないようにする．

・鼻腔内は鼻鏡を用いて視診する（図3.5-10a）．

・通気性は，一側の鼻腔をふさぎ反対側の鼻腔から呼気を出すよう説明して確認する．

・嗅覚検査は，まず片方の鼻腔をふさぎ，閉眼してもらう．ふさいでいない鼻腔の前に誰もが判断できるもの（コーヒー，緑茶など）を差し出し，何のにおいかを答えてもらう．

・副鼻腔の触診は，p.67 図3.4-5のようにして行う．

●耳

・対象者の正面から左右対称性を見る．

・耳介，乳様突起を順次触診する．

・耳道，鼓膜の視診には耳鏡を用いる（図3.5-10b）．

・グロスの聴力検査（図3.5-10c）：対象者の斜め後方30cmくらいの所からささやき声が聞こえるか，あるいは時計の秒針音が5cm後方から聞こえるか否かを確認する．

・ウェーバーテスト（図3.5-10d）：対象者の頭頂部に振動させた音叉を置き，左右で聞こえ方に相違があるか否かを確認する．

・リンネテスト（図3.5-10e）：気伝導時間（air conduction：AC）と骨伝導時間（bone

plus α

スペキュラムの選択

スペキュラムは，挿入して痛みを感じない最大のものを選ぶ．

コンテンツが見られます（p.2参照）

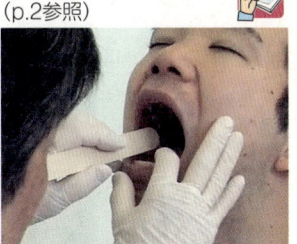

●口腔／咽頭の視診・触診
〈動画〉

plus α

気伝導と骨伝導

気伝導（気導）とは，音が外耳道，鼓膜，耳小骨を経て内耳に伝わる音波の伝わり方．骨伝導（骨導）は，音波が頭蓋骨を通じて内耳へ伝達される伝わり方をいう．

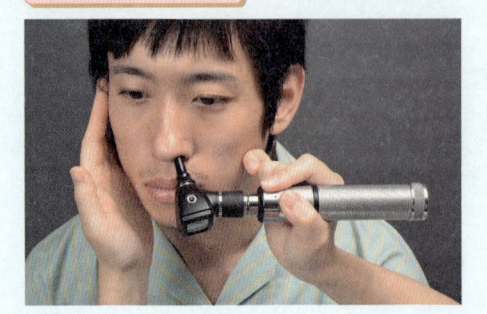

a. 鼻鏡を用いた視診

第4指，第5指を対象者の頬あるいは頭部にしっかり固定して，鼻鏡を保持する．

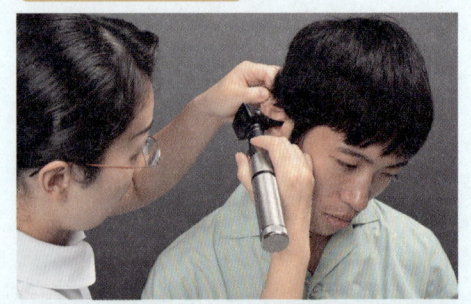

b. 耳鏡を用いた視診

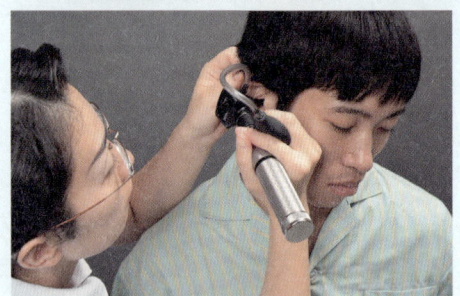

診察中に誤って耳鏡が奥に挿入されないよう，耳鏡を持つ手を対象者の顔面あるいは頭部に固定する．
耳介は，外耳道を見やすいよう斜め上に引き上げる．

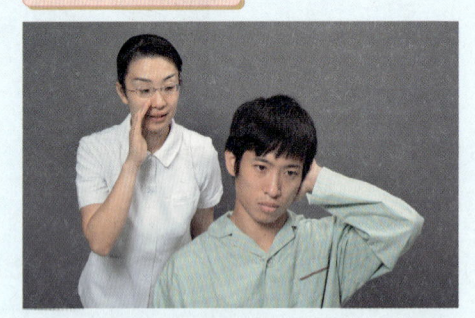

c. グロスの聴力検査

斜め後方30cmくらいの所からささやき声が聞こえるか，あるいは時計の秒針音が5cm後方から聞こえるかを確認する．

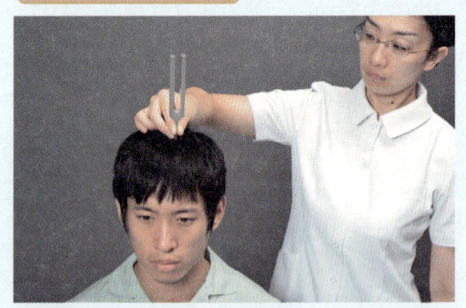

d. ウェーバーテスト

振動させた音叉を頭頂部に置き，左右の聞こえ方に違いがあるかを確認する．
音叉の振動部には触れないよう注意する．

e. リンネテスト

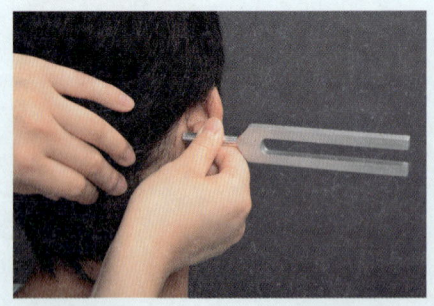

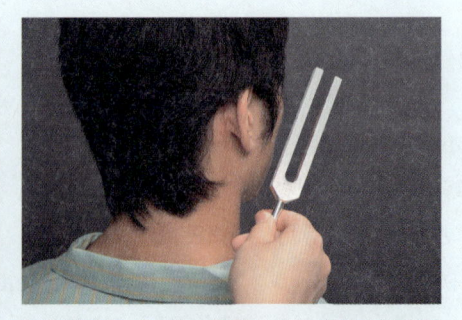

骨伝導時間（BC）：振動させた音叉を乳様突起に当て，音が聞こえなくなるまでの時間を測る．

気伝導時間（AC）：振動させた音叉を耳の前に置き，再び音が聞こえなくなるまでの時間を測る．

図3.5-10●鼻・耳のアセスメント方法

conduction：BC）を比較する．まず，振動させた音叉を乳様突起に置き，音が聞こえなくなるまでの時間（BC）を測定する．次に音叉をそのまま耳の前に置き，再び聞こえなくなるまでの時間（AC）を測定する．

●口腔／咽頭

・除去可能な義歯は，視診前に取り外すよう対象者に伝える．

・必ず手袋を装着して視診，触診を行う．

・口腔内を観察するときは，舌圧子（ぜつあつし）を用いて十分な視野を確保する．

・歯が不足している場合は，抜歯，あるいは先天的欠損の有無を問う．

・扁桃切除の有無について，確認する．

●正常範囲と正常逸脱範囲●

鼻・耳・口腔／咽頭のアセスメントにおける，正常範囲と正常逸脱範囲を表3.5-3，表3.5-4，表3.5-5に示す．

表3.5-3●鼻のアセスメント：正常範囲と正常逸脱範囲

項　目	正常範囲	正常逸脱範囲
色	顔の皮膚と同じ．	結節，病変，紅斑がある．
形	左右対称．	左右非対称．
鼻　孔	左右対称． 変形・腫脹・閉塞・痂皮なし，鼻中隔正中，圧痛なし．	左右非対称，発赤・滲出液・痂皮がある． 鼻中隔偏位，圧痛がある．
鼻腔内	粘膜はピンク色，無色透明の鼻汁で湿潤している．	粘膜は顕著な赤色，乾燥・傷がある，部分的に変色している，ポリープ・腫瘤がある．
鼻甲介	中・下鼻甲介が確認できる，粘膜と同色（ピンク色），湿潤している．	浮腫・閉塞のために鼻甲介が確認できない，灰色あるいは顕著な赤色．
鼻中隔	左右対称．	ポリープ・病変・多量の鼻汁・出血・穿孔・偏位がある．
通気性	両鼻腔ともに通気性あり，呼気時に雑音を生じない．	一側，あるいは両側の鼻腔で通気が障害されている，あるいは呼気時に雑音を生じる．
嗅　覚	嗅覚あり．	一側，あるいは両側の鼻腔で嗅覚がない．
副鼻腔	前顎洞，上顎洞の触診で痛みがない．	触診で痛み，あるいは不快感がある．

> ！ 考えてみよう　鼻のアセスメント：鼻出血
>
> 機序：　　問診：　　視診：　　看護援助：　　　　　　　→アセスメントの解答例はp.194.

表3.5-4 ● 耳のアセスメント：正常範囲と正常逸脱範囲

項 目	正常範囲	正常逸脱範囲
外 観	左右同じ大きさ，形である． 左右対称位置にある． ピンク色，圧痛なし．	左右非対称な形，大きさ．耳介上縁が目尻より低い，左右の位置が非対称．紅斑，浮腫，結節，変色がある． 耳介・乳様突起に痛みがある．
耳 道	耳垢は黒色，暗赤色，灰色あるいは茶色，無臭． 耳道はピンク色． 耳介操作あるいはスペキュラム挿入による痛みはわずか，あるいはほとんどない．	耳垢で鼓膜が見えない，悪臭・滲出液がある，耳道に病変，異物，紅斑，浮腫がある． 耳介操作あるいはスペキュラム挿入で中程度〜強い痛みがある．
鼓 膜	真珠色，光沢があり半透明，嚥下時に可動． 耳鏡の送気球で空気を入れると鼓膜弛緩部が揺れる． 反射光線円錐，ツチ骨条，ツチ骨隆起が確認できる．	濁った色彩，青色（血液）あるいはピンク色・赤色（炎症），穿孔，瘢痕がある，不動． 鼓膜が後退し，ツチ骨条などの耳小骨が目立つ，鼓膜が突き出し，左記の指標が部分的に確認できない．
聴 力	グロスの聴力検査：ささやき声，あるいは時計の秒針の音が聞こえる．左右差がない． ウェーバーテスト：双方の耳で同様に音が聞こえる． リンネテスト：AC＞BC 気伝導時間は骨伝導時間の約2倍．	ささやき声，秒針の音が聞こえない． 聞こえ方に左右差がある． 聞こえ方に左右差がある． 患側耳で振動音がよく聞こえる（伝音性難聴）． 健側耳で振動音がよく聞こえる（感音性難聴）． BC≧AC 骨伝導時間が気伝導時間と同じか長い（伝音性難聴）． 気伝導時間が骨伝導時間より長いが2倍未満である（感音性難聴）．

表3.5-5 ● 口腔／咽頭のアセスメント：正常範囲と正常逸脱範囲

部 位	正常範囲	正常逸脱範囲
口 唇	ピンク色，適度な湿度．	蒼白あるいはチアノーゼ，乾燥している． 亀裂・結節・潰瘍，腫瘤等の病変がある．
口腔内	粘膜ピンク色． 口臭なし． 耳下腺開口部白色．	粘膜は蒼白・チアノーゼ・あるいは発赤がある． 潰瘍・乾燥粘膜・出血あるいは白斑がある． 口臭あり． 顕著な発赤がある．
歯 肉	ピンク色，適度な湿度があり境界明瞭．	蒼白あるいは顕著な発赤，黄色，褐色，黒色． 乾燥・浮腫・潰瘍・出血・白斑，圧痛がある．
歯	32本，ぐらつきなし，表面・辺縁は滑らか，象牙色，光沢あり．	欠損歯・う歯・ぐらつき・折れ歯がある． 暗い茶色，黒色，黄褐色．
舌	ピンク色，左右対称，湿潤しており，乳頭突起・正中溝がある，動きはスムーズ．	顕著な発赤・白斑，蒼白，乾燥，舌苔，結節，潰瘍，腫瘤がある． 乳頭突起・正中溝がない，左右非対称，痙攣・一側性の運動．
舌 下 口腔底	ピンク色もしくはわずかに蒼白，顎下腺開口部に発赤なし，小帯は中心に位置．	顕著な発赤・チアノーゼあるいは極度に蒼白，病変，潰瘍，結節，腫瘤がある．顎下腺開口部に肥厚・石灰のたまりがある．
硬口蓋	蒼白，不規則な横襞．	極端に蒼白，白斑，あるいは顕著な発赤箇所がある．
軟口蓋	ピンク色． スポンジ様に柔らか，発声時に左右対称に上昇．	病変がある． 発声時に軟口蓋が上昇しない，あるいは動きが左右非対称．
咽 頭	ピンク色，扁桃は左右対称で滲出液なし，口蓋垂は正中にあり発声時に上昇．	顕著な発赤，あるいは粘膜が灰白色． 扁桃肥大，滲出液がある，左右非対称である，口蓋垂は正中から偏位している． 浮腫・潰瘍・病変がある．

3　さらに，どのようにアセスメントを進めていくか

　鼻・耳・口腔／咽頭症状については，常に全身状態との関連の有無を考えながらアセスメントする．鼻・耳・口腔／咽頭の一部に限局した症状あるいは形状変化であれば，時間の経過とともに症状が軽減するのを待つ．一方で，粘膜の腫脹に伴う鼻閉感，口内の瘙痒感と腫脹は全身性のアレルギー症状の出現の可能性も含んでおり，重症化すると気道閉塞による呼吸困難を生じうる．そのため，症状の広がりと経時的変化に注意してアセスメントを行う．

　また，口腔内の粘膜症状が薬の副作用，あるいは免疫力低下による場合，同様の症状が全消化管にわたり出現している可能性があるため，腹部症状の有無や排便の状況についても，合わせてアセスメントする．

　さらに，歯肉出血，鼻出血は血液凝固能低下による可能性もあるため，局所の症状のみならず血液データも参照し，出血傾向を確認する．

やってみよう

　風邪症状で咽頭痛があるときと平常時とで，口腔や咽頭粘膜にどのような違いがみられるか比べてみよう．

引用・参考文献

1）今本喜久子．"感覚系"．解剖生理学．第4版．林正健二編．メディカ出版，2016，（ナーシンググラフィカ，人体の構造と機能1）．
2）前掲書1），明石惠子ほか．"消化器系"．
3）前掲書1），武田裕子．"呼吸器系"．
4）Bickley, L.S. ベイツ診察法：Bates' Guide to Physical Examination and History Taking. 9th ed. 福井次矢ほか日本語版監修．メディカルサイエンスインターナショナル，2008.
5）Weber, J.R. Nurses' Handbook of Health Assessment. 2 nd ed. Lippincott Williams & Wilkins, 1992.
6）小野田千枝子監修，高橋照子ほか編．実践！フィジカル・アセスメント：看護者としての基礎技術．改訂第2版．金原出版，2001.
7）藤崎郁．フィジカルアセスメント完全ガイド．学習研究社，2001.
8）福井次矢監訳．写真でみるフィジカル・アセスメント．医学書院，1997.
9）中村美知子編．ナースのためのフィジカルアセスメント：看護過程・看護診断に活用する．第2版．廣川書店，2001.
10）川本利恵子編著．フィジカルアセスメント①：診査技術編．メヂカルフレンド社，1997.
11）高橋長雄監修．からだの地図帳．講談社，1999.
12）Barkauskas, V.H. ほか．ヘルス・フィジカルアセスメント．上巻．花田妙子ほか監訳．日総研出版，1998.

重要用語

鼻中隔偏位	感音性難聴	扁桃肥大
副鼻腔炎	気伝導（気導）	
伝音性難聴	骨伝導（骨導）	

6 | 眼（視覚）のアセスメント

1 眼の構造と機能：アセスメントの根拠になる復習事項

（1）外眼構造 （図3.6-1）

●眼瞼・睫毛●

眼瞼や睫毛は，眼球を保護し光を遮る役割がある．閉眼には眼輪筋が働き，開眼には上眼瞼挙筋が働く．眼瞼の皮下組織は脂肪をほとんど含まない疎性結合組織からなるため，間質液が貯留しやすく，炎症や浮腫などが生じると腫れやすい．

眼瞼の内部には瞼板があり，皮脂を分泌するマイボーム腺が埋まっている．マイボーム腺から眼瞼縁の後ろに分泌された皮脂は，睫毛の皮脂腺から分泌された皮脂とともに眼瞼の縁を滑らかにし，瞬目の抵抗を少なくする．また，閉眼時に上眼瞼と下眼瞼を密着させ，角膜の乾燥を防ぐ．

眼球と接する眼瞼結膜は血管と神経を多く含んでおり，貧血などの視診の指標として用いられる．眼瞼結膜は，眼瞼の奥で折り返して眼球結膜となる一続きの膜である．

●涙器官●

涙腺で産生された涙は導管により結膜円蓋に分泌され，眼球全面を潤し，目頭にあたる内眼角にたまる．眼瞼縁の内側には涙点があり，瞬目ごとに涙は涙小管に吸引される．次いで涙嚢に集められ，鼻涙管から下鼻道へ流れ出る．鼻涙管が狭窄・閉塞している場合は，鼻涙管を皮膚の上から押すと，涙点から涙が逆流する現象がみられる．

（2）眼 球 （図3.6-2）

眼球は直径約2.5cmの球形の器官である．眼球の前方1/6を占める角膜は，血管はなく透明であり，三叉神経由来の知覚神経線維が密集しているため痛覚に非常に敏感な組織である．角膜に刺激が加わると瞬時に目を閉じる角膜反射が起こる．角膜の内部には前眼房があり，角膜は前眼房から浸潤してくる眼房水によって養われている．

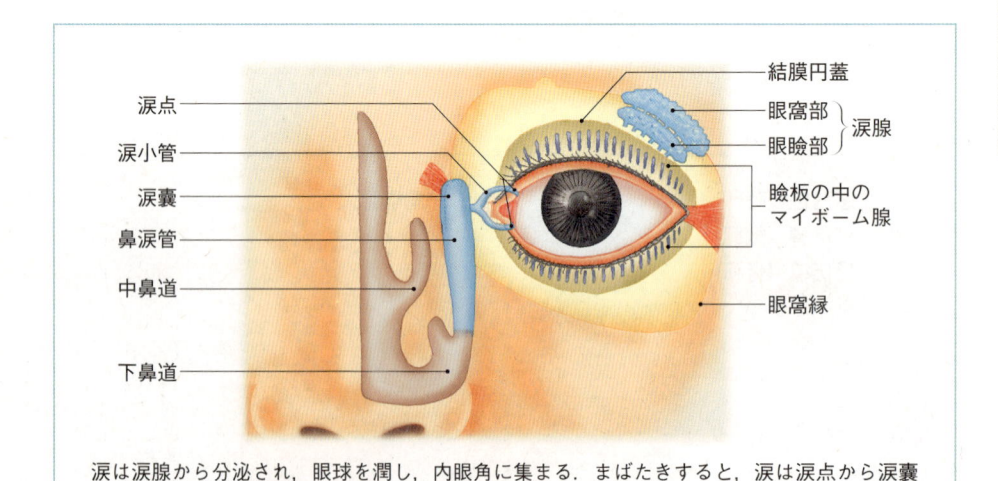

涙点
涙小管
涙嚢
鼻涙管
中鼻道
下鼻道

結膜円蓋
眼窩部
眼瞼部 } 涙腺
瞼板の中の
マイボーム腺
眼窩縁

涙は涙腺から分泌され，眼球を潤し，内眼角に集まる．まばたきすると，涙は涙点から涙嚢へと吸引され，鼻涙管から下鼻道に流出する．

図3.6-1●涙腺と涙器

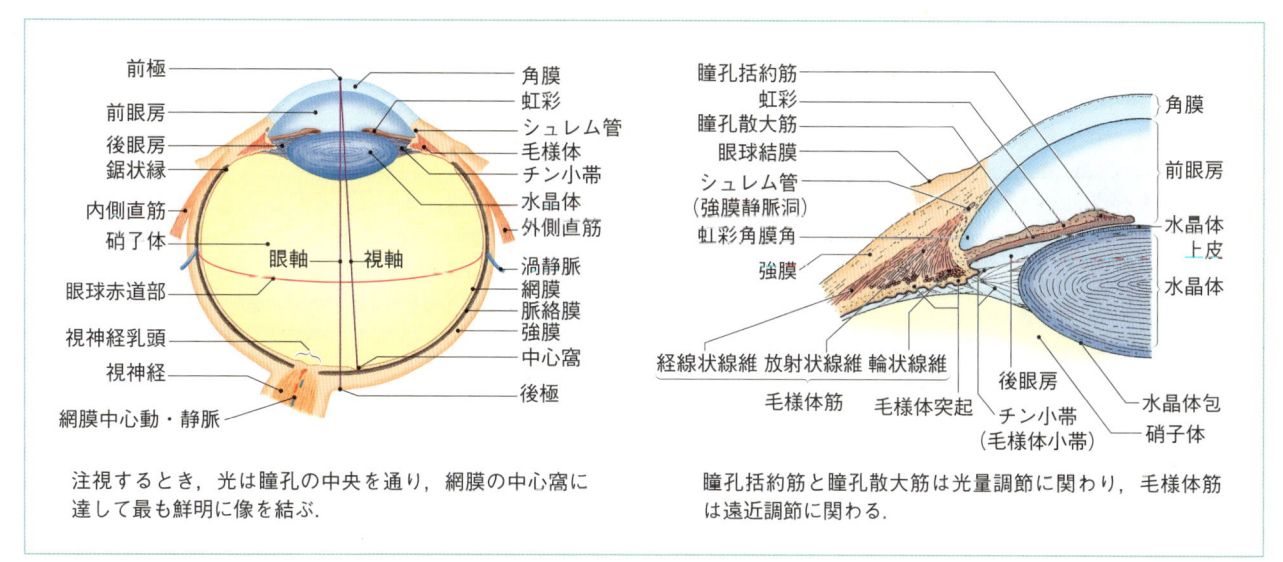

図3.6-2●右眼球の水平断と前眼部の模式図

　強膜は，眼球の後方5/6を占め，血管が少ないため白色不透明の組織である．眼球結膜が透明に近いため，外部からは白目として強膜が見える．

　虹彩は，毛様体から続く輪状の膜で，カメラの絞りのように瞳孔へ入る光の量を調整している．虹彩の絞りの動きは，瞳孔括約筋と瞳孔散大筋で行われている．瞳孔は，光の量が多いときや近くのものを見るとき，虹彩の絞りが増して小さくなる（縮瞳）．暗所では散大して（散瞳），瞳孔に入る光を多くするよう虹彩が働く．

　水晶体は，凸レンズの形をした透明で弾力のある物体であり，チン小帯によって支えられており，チン小帯は毛様体に付いている．近くのものを見るときは，水晶体の厚みを増すよう毛様体筋が収縮する．水晶体は，加齢などに伴い弾力性が失われてくると，厚みを調節する機能が働きにくくなり，近くのものに焦点が合いにくくなる（老視）．また，加齢などに伴い水晶体は白濁し白内障となる場合がある．

（3）眼球の血管系

　眼球の内部には網膜がある（図3.6-3）．網膜には動脈，静脈が張り巡らされ，視細胞に栄養を送っている．眼球内の眼房水の排出が悪く眼圧が亢進すると，動脈からの血液の流入低下と視細胞の障害による失明の危険がある（緑内障）．また，血管の欠損箇所や網膜の剝離でも該当箇所の映像が欠損する．

（4）外眼筋

　眼球は，6種類の外眼筋によって，眼球運動がなされている（図3.6-4）．

（5）視覚の伝達路

　外界から瞳孔，水晶体を通して入ってきた映像は，網膜にある視細胞が感受し，視覚情報として視神経に伝達する．視神経は，視神経交叉で内側半分の線維が交差し，視索を通り視床の外側膝状体を経て，大脳皮質後頭葉へと情報を

plus α

白内障

透明な水晶体が混濁したものを指す．濁った水晶体を摘出し，水晶体包に眼内レンズを埋め込むか，特別の眼鏡を用いると視力を回復できる．

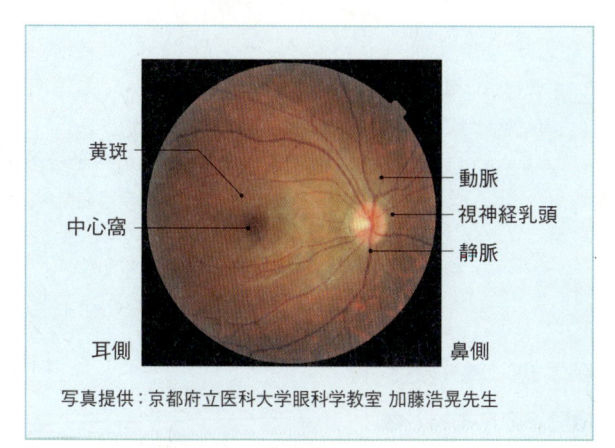

写真提供：京都府立医科大学眼科学教室 加藤浩晃先生

図3.6-3●網膜の構造（右眼底）

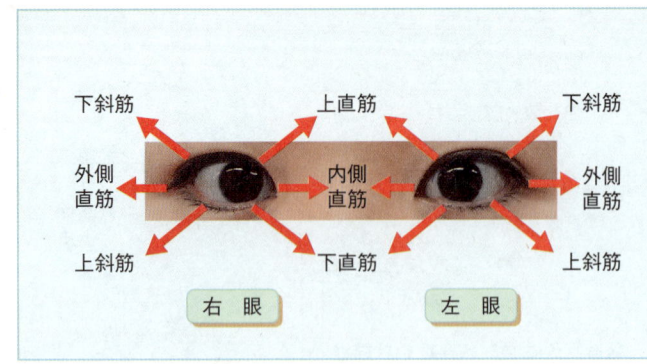

外眼筋	眼球運動	脳神経
上直筋	上方運動（上転，内転，内旋）	第Ⅲ脳神経
下直筋	下方運動（下転，内転，外旋）	第Ⅲ脳神経
内側直筋	鼻のほうへ動かす（内転）	第Ⅲ脳神経
外側直筋	側方へ動かす（外転）	第Ⅵ脳神経
上斜筋	外下方運動（下転，外転，内旋）	第Ⅳ脳神経
下斜筋	外上方運動（上転，外転，外旋）	第Ⅲ脳神経

図3.6-4●外眼筋の動きと神経支配

●視野欠損と視覚路の障害部位〈アニメーション〉

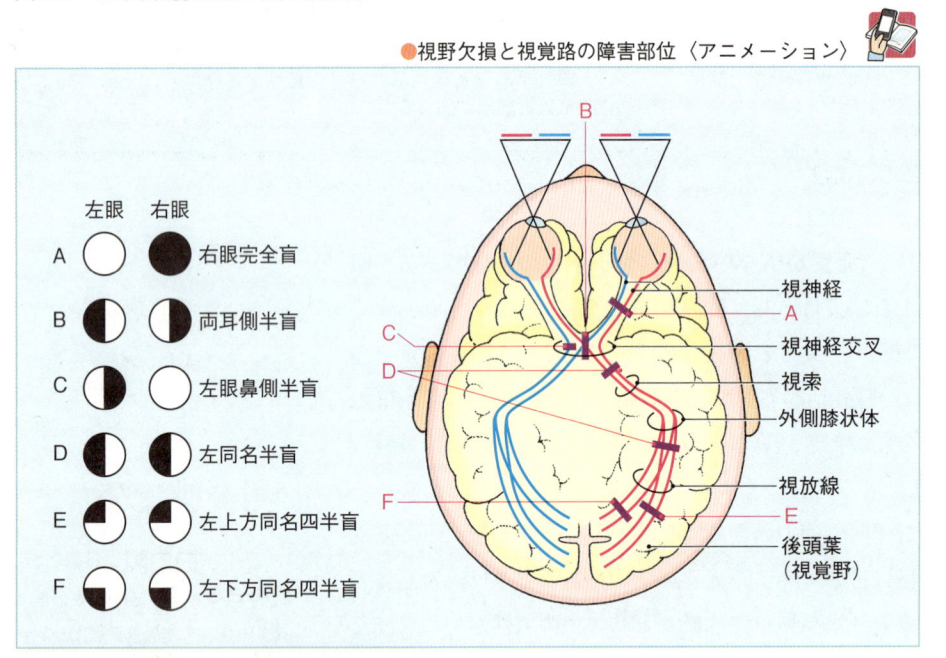

図3.6-5●視野欠損と視覚路の障害部位

伝達する．これらの視覚路に障害が起こると，その部位によって見え方が異なる視野欠損が生じる（図3.6-5）．

2 眼の問診および視診，触診

必要物品：視力表（ランドルト環など），目をふさぐカード，鉛筆，ペンライト，検眼鏡
環境調整：眼底検査時に，部屋を暗くできるようにする．
手　順：眼を観察する手順の基本は，問診，視診，触診の順である．
　　　　①問診は，表3.6-1（p.83）の問診項目を参考に聞く．
　　　　②視診，触診は，表3.6-2（p.83）の項目を行うが，眼を刺激しない項目（視力測定）から始め，ほかの観察に影響を与えないよう涙器官の触診などは後半に行う．また，眼底検査の黄斑部の観察はまぶしいので最後に行う．

（1）問　診（表3.6-1）

●問診のポイント●

視力・視野など視覚に障害がある場合は，緑内障などの眼の疾患のほかに糖尿病，

---

plus α

緑内障

眼房水の排出障害や過少産生などによって眼圧が上がり，眼圧亢進の状態が続くと視野が欠損して失明に至る．飛蚊症に代表されるように，何か浮遊物が見える症状がある場合は，すぐに受診するよう勧める．近年，眼圧が正常範囲（10～21mmHg）であるにもかかわらず，緑内障性の変化が起こる正常眼圧緑内障が40歳以上の約50人に1人の割合で出現しているといわれている．

表3.6-1●眼の問診

問診項目	問診の根拠，意味
①眼鏡やコンタクトレンズを使用していますか？（あり／なし）ありの場合：いつから使用していますか？　使用することで困っていることはありますか？	・視力障害の有無や，障害がいつからあるかを確認する．
②眼の症状がありますか？（右眼／左眼）（見えにくい，視界がかすむ，羞明感，斑点や浮遊物，痛み，瘙痒感，乾燥感）いつごろその症状に気が付きましたか？	・次のような状態が考えられるため，視診や触診に問診での情報を生かす． 見えにくい：視力低下，複視，視野狭窄 視界がかすむ：水晶体の混濁，眼圧の亢進 羞明感：結膜・角膜・虹彩の炎症，瞳孔の大きさや対光反射の異常，白内障 斑点や浮遊物：飛蚊症，網膜剝離 痛　み：眼内の炎症，コンタクトレンズ障害，角膜・眼瞼結膜，異物 瘙痒感：感染症やアレルギー性の炎症 乾燥感：長時間のパソコンやゲーム，運転
③眼の手術，高血圧・糖尿病の既往がありますか？	・眼の手術（網膜剝離など）後に白内障などを発症する場合がある． ・高血圧や糖尿病の既往がある場合，網膜に障害が現れる可能性がある．
④家族の中で白内障や緑内障に罹患した人，また失明した人はいますか？	・白内障や緑内障，色覚異常などは遺伝素因を含むため，もし遺伝素因が考えられるようであれば，注意して次の視診，触診に進む．

plus-α

複　視

眼筋麻痺が原因で起こることが多い．斜視の状態となり，一つのものが二つに見える．

表3.6-2●眼の視診，触診

視診・触診項目	視診・触診の根拠，意味
①視力，視野，色覚	視覚の機能をみるために重要な項目であり，注意して観察する．
②外眼筋機能	眼球運動の障害があるとき，複視となっている可能性がある．眼球運動をつかさどる第Ⅲ，Ⅳ，Ⅵ脳神経の異常を予測することができる．
③外　観	眼球および眼瞼・睫毛，涙器官の異常を観察する．
④眼　底	網膜の状態を観察することで，視覚の異常となる網膜の出血や虚血状態，血管走行の異常，網膜の剝離，および高血圧や動脈硬化，糖尿病などの疾患を予測することができる．

高血圧，神経疾患との関連も考えられるため，眼のアセスメントだけでなく全身のアセスメントも注意して行う．

（2）視診および触診 （表3.6-2）

●アセスメント時の注意点●

①最初に視力測定を行う（ほかのアセスメントテクニックを用いると，眼を刺激し，涙流出増加の原因になるため）．

②感染予防のため，アセスメント前に必ず手洗いをする．

③アセスメントに必要な道具（視力表，目をふさぐカード，鉛筆，検眼鏡）の準備を完了させておく．検眼鏡（図3.6-6）は，部屋を暗くして検眼鏡のスイッチを入れ，白色の大きな光源になるようにセットする．レンズをのぞきながら自分の顔の前に置

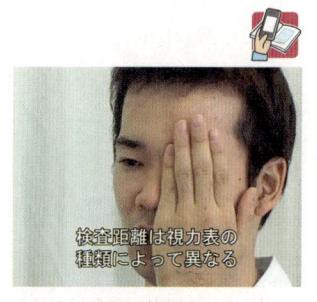
検査距離は視力表の種類によって異なる
●視力の測定 〈動画〉

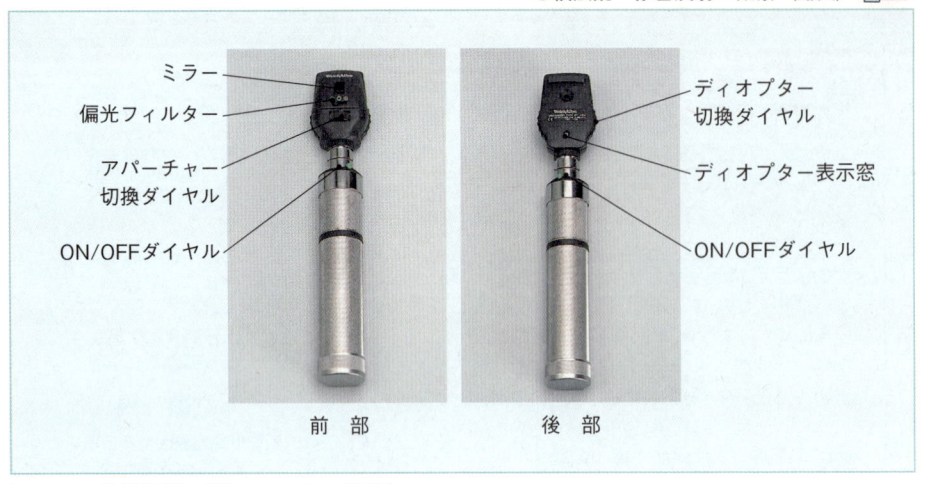

ミラー
偏光フィルター
アパーチャー
切換ダイヤル
ON/OFFダイヤル

ディオプター
切換ダイヤル
ディオプター表示窓
ON/OFFダイヤル

前 部　　　　　　　　後 部

図3.6-6●検眼鏡（Welch Allyn社製）

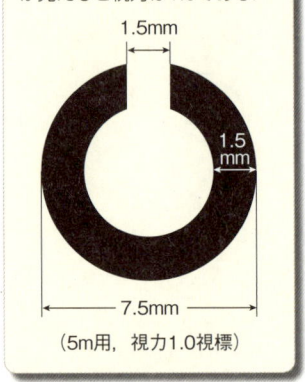

plus-α

ランドルト環

視力を測定するための標準指標. 一部が切れた円であり，切れ目の位置を申告してもらう. 例えば，5m離れた場所から，直径7.5mmの円の1.5mmの切れ目が見えると視力は1.0である.

1.5mm

1.5
mm

7.5mm

（5m用，視力1.0視標）

plus-α

視 野

一点を固視した状態で同時に見ることのできる範囲.

plus-α

色 覚

色相・彩度・明度を感じ取り，色を識別する感覚. 赤・緑・青のおのおのに反応する3種類の錐体が関与しているとされる.

いた手掌を見て，手掌のしわが最も鮮明に見えるダイヤルを選択する.

●アセスメント方法●

●視力・視野・色覚

①視力：明るい部屋で，視力表（ランドルト環など）を用いて実施する. 矯正しているときは眼鏡をかけて測定する.

②視野：対象者と約60cm離れ，眼の高さを同じにして向き合う. 両者とも向き合う片眼を手で覆い，互いに視線を合わせて，看護師はもう片方の手を正面，上方，下方，側頭，鼻の方向に動かす. 両者が互いに片側の眼を合わせた状態で，看護師の手の動きが見える範囲を観察する（p.85 図3.6-7a）.

③色覚：色覚検査で調べる.

●外眼筋機能

①6個の外眼筋運動：対象者と45cm離れて座り，まっすぐ前を向いてもらう. 顔を動かさず，看護師が持つ鉛筆や指を眼で追ってもらう. 鉛筆は（1）左右，（2）上下，（3）右上→左下，（4）左上→右下，（5）極端右，（6）極端左の順に動かす. 極端右および極端左で鉛筆を止め，眼振がないか観察する（図3.6-8）.

②角膜光反射（眼の動きを固定したときの両眼の安定性・相似性）：まっすぐ前を向いて座ってもらい，角膜表面から反射する部屋の電灯などの光の点が，左右の眼に同じ位置に同じ形であるかを観察する.

③眼位（外眼筋の安定性，カバー・アンカバーテスト）：対象者に遠くを見てもらい，瞳孔が大きくなったところで片方の眼を覆い，覆っていないほうの眼球の動き（眼振）を観察する. 次にカバーを取ったときの眼球の動きを観察する. 両眼とも実施する（図3.6-7b）.

●外 観

①眼瞼・睫毛：対象者に眼を閉じてもらう. 腫脹・浮腫・瘤・下垂の有無，睫毛の方向，瞼の閉じ具合を観察する.

②涙器官：対象者に眼を開けてもらい，涙腺，涙動（涙点・涙小管・涙囊・鼻

●外眼筋運動の観察〈動画〉

看護師は指や鉛筆を左右・上下・斜めの方向に動かす.

図3.6-8●眼球運動の評価

a. 視野検査

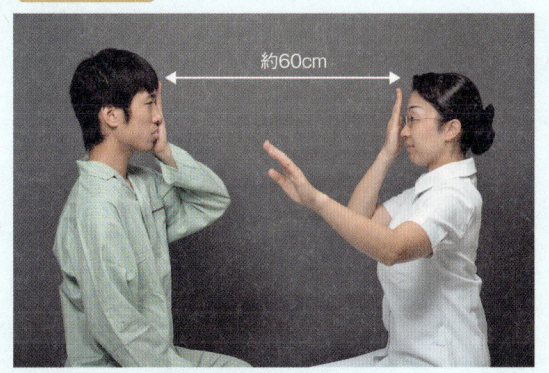

約60cm

両者とも向き合う片眼を手で覆い，視線を合わせる．
看護師はもう片方の手を正面，上方，下方，側頭，鼻の
方向に動かす．
両者が眼を合わせた状態で，看護師の手の動きが見える
範囲を観察する．

b. カバー・アンカバーテスト

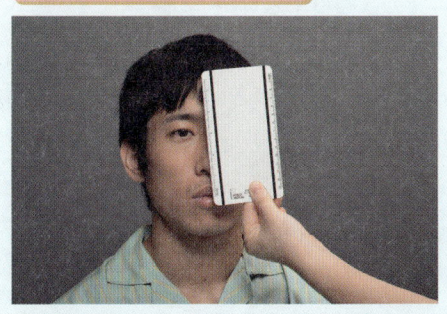

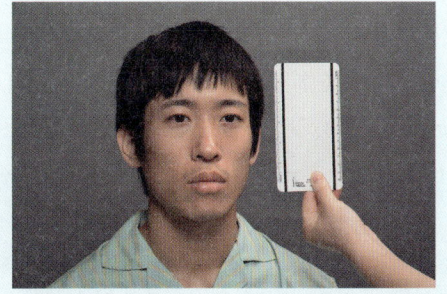

遠くを見てもらい，瞳孔が大きくなったところ
で片方の眼を覆う．
覆っていないほうの眼球の動き（眼振）を観察する．

次に，カバーを取ったときの眼球の動きを観察する．
両眼とも実施する．

c. 眼瞼結膜の視診

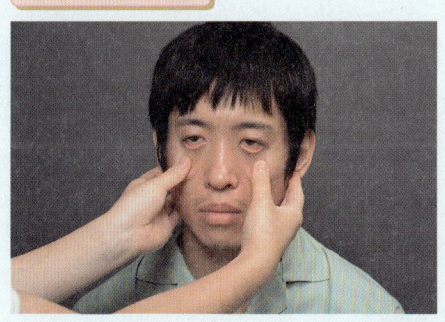

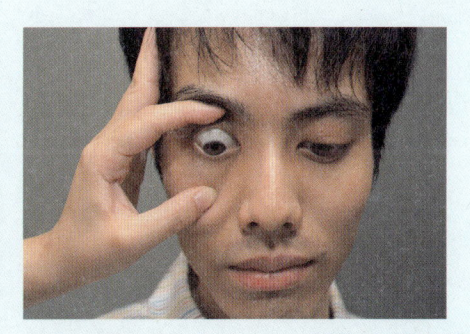

対象者に目を開けて上方を見てもらい，看護師
は親指を下眼瞼の睫毛の下に当て，下眼瞼を下
げ，下側の結膜を観察する．

上側の結膜を観察するときは，看護師は親指を対
象者の頬に置き，人差し指を眉毛部下に置いて上
眼瞼を押し上げ，対象者に下方を見てもらう．

図3.6-7●眼のアセスメント方法

涙管）を触診する．涙腺の腫脹・圧痛，涙の過多または乾燥の有無，涙点の腫脹・発
赤・圧痛の有無，鼻涙管の圧痛の有無を観察する．
③眼瞼結膜：眼瞼結膜（上下）の色・腫脹・分泌物の有無を観察する（図3.6-7c）．
④虹彩，角膜・前眼房，強膜・水晶体，瞳孔：ペンライトで光を斜めから当て，虹彩の
色・形・左右対称性，角膜や前眼房の色・混濁の有無・角膜周囲の白色の輪（老人環）

plus α

眼　振

眼球の不随意的往復運動で，内
耳，脳幹，小脳などの疾患で生
じる．眼球の方向は，水平（水
平性眼振），垂直（垂直性眼振），
回旋（回旋性眼振）がある．

の有無，前眼房の厚み，強膜や水晶体の色・混濁の有無，瞳孔のサイズ・形・左右対称性を観察する．

⑤瞳孔反射：対象者に遠くを見てもらい，瞳孔を散大させる．片眼にペンライトの光を外側から内側に向かって当て，光を当てた側の瞳孔が収縮し，光を外すと散大するのを観察する（直接対光反射）．さらにペンライトの光を片眼に当て，光を当てた眼と反対側の眼の瞳孔が収縮するのを観察する（共感性対光反射）．対光反射は，片眼に光を当てても，両眼ともに反射が生じる．最後に，遠くを15秒間見つめてもらい瞳孔が散大することを観察し，次に鉛筆を鼻の先に持っていき，その先を見つめたときの瞳孔の収縮を観察する（近点）．

●眼底検査

①赤色反射：瞳孔が自然に開くように部屋を暗くする．検眼鏡のスイッチを入れ，対象者の頭部を固定し，光を見ないように正面を向いてもらう．看護師は観察する対象者の眼と同じ側の眼に検眼鏡を密着させる（対象者の右眼を見るなら，看護師も右眼で検眼鏡を使う）．検眼鏡の光を斜め（どちらの眼でもやや耳側）から当てて近づき，瞳孔に赤色反射（red flex）があることを観察する．両眼とも観察する．

②視神経乳頭，血管（網膜動脈，網膜静脈）：赤色反射を確認したら，さらに眼から数cmのところまで近付き，レンズ選択盤を回して焦点を合わせ網膜血管を探し，色，太さ，動脈の血柱反射や交叉現象を観察する．より太い血管のほうを観察するように検眼鏡の角度を微妙に変えると，放射状に走っている血管の起始部に視神経乳頭が見える．乳頭の境界の鮮明さ・色・混濁・出血・浮腫の有無を観察する．

③網膜，黄斑部：網膜全体を見て，色の均一性・出血・白斑の有無を観察する．やや耳側に無血管の黄斑部が見える．黄斑部に光を当てるとまぶしいため，黄斑部の観察は最後に行う．

●正常範囲と正常逸脱範囲●

　眼のアセスメントにおける，正常範囲と正常逸脱範囲を表3.6-3に示す．

> ！ 考えてみよう　眼のアセスメント：視野欠損
>
> 機序：　　問診：　　視診：　　看護援助：

3　さらに，どのようにアセスメントを進めていくか

(1) 外　観

　常に全身状態との関連の有無を考えながらアセスメントする．

①眼瞼下垂：上眼瞼が下がる現象で，筋肉や神経の障害で起こる．眼瞼は眼瞼挙筋によって上がっているが，この筋肉は動眼神経によって支配されている．そのため，動眼神経の障害や，重症筋無力症などの筋肉の疾患で眼瞼下垂が起こる．

②眼球の突出状態：上下の眼瞼は，虹彩にややかかっていることが普通であるが，虹彩と上下の眼瞼の間に白い強膜がある場合は，眼球突出や眼瞼が上方に牽引されている可能性がある．両眼球突出の状態は，甲状腺機能亢進症や外眼筋の炎症などが考え

plus α

老人環

角膜の縁よりわずかに内側にみられる幅1〜2mmの白濁した輪．加齢によるものであり，コレステロールなどの脂質が沈着しているもの．治療は必要としない．

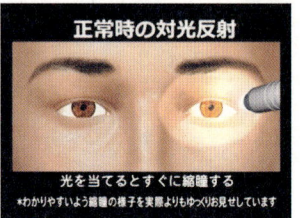

正常時の対光反射

光を当てるとすぐに縮瞳する

＊わかりやすいよう縮瞳の様子を実際よりもゆっくりお見せしています

●対光反射〈動画〉

plus α

血柱反射

眼底検査で血管を観察したとき，血管内の血液に照明が反射し，血管の中央が輝いて見える現象．

plus α

交叉現象

動静脈の交差部において動脈が静脈の上を横切る．長期の高血圧では，交差部で血管の狭窄化や先細りが出現する．

→アセスメントの解答例はp.194.

表3.6-3●眼のアセスメントの正常範囲と正常逸脱範囲

アセスメント項目	正常範囲	正常逸脱範囲
問　診	眼の症状なし	眼の症状あり（見えにくい，視界がかすむ，羞明感，斑点や浮遊物，痛み，瘙痒感，乾燥感）
視　力	視力表の文字や記号が明瞭に見える	視力表の文字や記号が見えない
視　野	子の動きが，看護師の見える範囲で見える	視野が狭い（見えない範囲がある）
色　覚	色覚検査表の数字が見える	色覚検査表の数字が見えない
外眼筋運動	両眼が同じ動きをする	片方の眼に偏位がある
角膜光反射	角膜光反射が左右同じ位置，形にある	角膜光反射が左右同じでない
眼　位	両眼球は不随意的に動かない	眼振がある
眼　瞼	腫脹・浮腫・瘤なし，瞼は閉じる，眼瞼下垂なし	腫脹・浮腫・瘤あり，眼瞼下垂あり
睫　毛	睫毛内反（逆さまつげ）なし	睫毛内反あり
涙液器官	涙腺・涙点の腫脹・圧痛なし，涙点白色，涙液適当	涙腺・涙点の腫脹・圧痛・発赤あり，鼻涙管圧痛あり
眼瞼結膜	ピンク色または赤色，腫脹なし，分泌物なし	白色（貧血の可能性）
虹　彩	均等な色（日本人は茶褐色），円形，平坦，左右対称	前へ突出
角膜・前眼房	無色（高齢者は角膜周囲に白色の輪：老人環がある），混濁なし，左右対称，前眼房の厚みが十分ある	混濁あり
強　膜	白色，混濁なし	赤色：出血，黄褐色：黄疸の可能性
レンズ	無色透明	白色混濁（白内障の可能性）
瞳　孔	サイズは3〜5mm，円形，左右対称	サイズが3mm以内または5mm以上
瞳孔反射	対光反射（直接，共感性）は瞳孔が'迅速'に収縮，近点で瞳孔が鼻側に寄り収縮し変化は左右対称	対光反射の収縮が'緩徐'または'消失'（第Ⅲ脳神経異常の可能性），近点で瞳孔の変化は左右非対称
赤色反射	赤色反射あり	赤色反射なし（白内障・視力障害の可能性）
視神経乳頭	淡褐色，乳頭の境界は鮮明	蒼白（視神経萎縮の可能性），混濁，出血，浮腫
血　管 （網膜動脈，網膜静脈）	動脈：静脈より明るい赤色，血柱反射あり 静脈：動脈より色が暗い 　　　動脈と静脈の太さ比＝2：3	動脈：白っぽい．動静脈交叉部の静脈が細くなっている（高血圧・動脈硬化症の可能性），視神経乳頭寄りの血管が細い

られる．片眼の眼球突出は，眼窩内の炎症や腫瘍などが考えられる．また，強度の近視では，眼球の直径が大きくなるため眼球が突出しているようにみえるが，眼球突出ではない．

③眼振：眼球の不随意的往復運動で，内耳，脳幹，小脳などの疾患で生じる．

④結膜：黄色を呈しているときは，肝臓・胆嚢の疾患で黄疸が出ている可能性がある．

（2）眼　底

①血柱反射の亢進や動静脈交叉現象：高血圧の状態が長期間続くと動脈硬化が起き，血管壁が厚くなり，反射の屈折率が変化して，血柱反射の幅が普通よりも太く見える（血柱反射の亢進）．また，動脈硬化により動脈は弾力を失って硬くなり，静脈と交差する部分で静脈を圧迫し，静脈が狭窄する現象がみられる．

②高血圧性網膜症：高血圧により網膜に異常が起きている場合，網膜に出血斑や血液成分が滲み出す滲出斑，虚血した部分に白斑がみられる．虚血した部分には破れやす

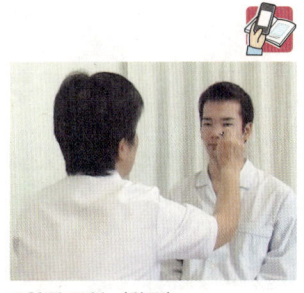

●瞳孔反射〈動画〉

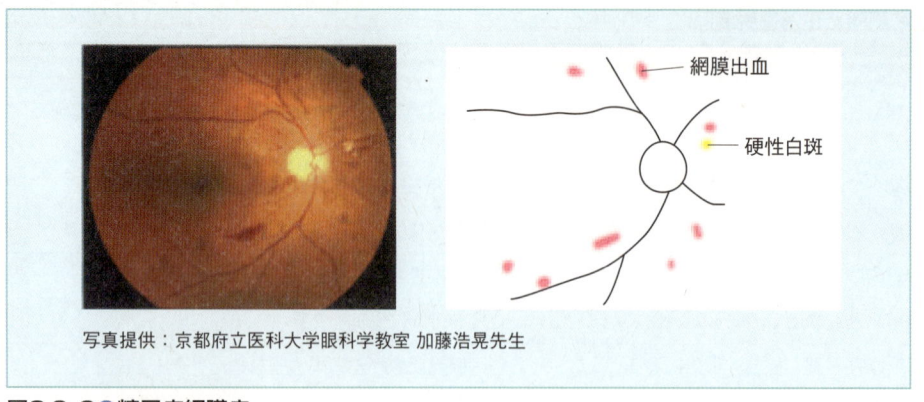

図中ラベル：網膜出血／硬性白斑

写真提供：京都府立医科大学眼科学教室 加藤浩晃先生

図3.6-9●糖尿病網膜症

い新生血管が伸び増殖網膜症となり，この出血によって網膜剥離に至り失明する可能性がある．

③糖尿病網膜症（図3.6-9）：長期の高血糖状態によって血管がもろくなり，毛細血管瘤や出血，血栓のある場所に白斑や破れやすい新生血管ができ，高血圧性網膜症と同様に新たな出血が起こり失明に至ることがある．

やってみよう

1. 涙腺から分泌される涙の経路を考えながら，眼を視診してみよう．
2. 泣くとどうして鼻水が出てくるのかについて，考えてみよう．
3. ペンライトを使用して対光反射（直接・共感性）を観察し，瞳孔の大きさを測定してみよう．
4. 角膜の凹凸の観察をしてみよう．
5. 眼球運動はスムーズか観察してみよう．
6. 視野の狭窄がないか検査してみよう．
7. 赤色反射を見てみよう．
8. 眼底検査で，血管の走行を末端から視神経乳頭へ向けて追って見てみよう．

引用・参考文献

1）今本喜久子．"感覚系"．解剖生理学．第4版．林正健二編．メディカ出版，2016，（ナーシング・グラフィカ，人体の構造と機能1）．
2）中村紀夫監訳．ビジュアル機能解剖3：頭頸部．文光堂，1995．
3）金子丑之助原著．日本人体解剖学．下巻．第19版．南山堂，2000．
4）佐伯由香ほか編．カラーで学べる人体の構造と機能．ヌーヴェルヒロカワ，2004．
5）小川鼎三ほか．分担 解剖学3：感覚器学・内臓学．第11版．金原出版，1982．
6）Barkauskas, V. H. et al. Health and physical assessment. ed. 3. Mosby, 2002, p.251.

重要用語

視力	外眼筋機能	対光反射（直接・共感性）
視野	眼底検査	赤色反射

7 | 肺（呼吸器系）のアセスメント

学習目標

● 肺（呼吸器系）の構造と機能について説明できる．
● 肺（呼吸器系）のアセスメントが的確に実施できる．
● 肺（呼吸器系）のアセスメント結果を記録できる．

1 肺（呼吸器系）の構造と機能：アセスメントの根拠になる復習事項

●気管と気管支，肺の構造●

　気管は，喉頭に続いて頸の前部を通り胸腔に入る管腔臓器である（図3.7-1）．長さ約10cm，直径約2cmの細長い管であり，気管後面は食道に接している．第5胸椎の高さの気管分岐部で左右の主気管支に分岐する．左主気管支は約5cmあり，右主気管支の倍の長さとなっている．気管支の分岐角は約60°であり，左右の主気管支は正中より右25°，左35°となっているため，誤嚥したとき分岐角度の小さい右側に落下しやすい．左右の主気管支は肺門から肺内に入る．気管支は肺内に入ると葉気管支，区域気管支，細気管支，終末細気管支，呼吸細気管支へと分岐を続け，気管支の末端部である肺胞（直径0.1～0.2mm）に達する（図3.7-2）．肺胞の総数は両肺で約3～5億，

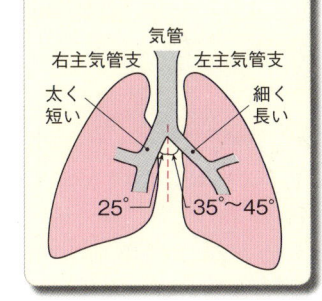

plus-α

気管支の分岐角

気管支の分岐角は平均60°であるが，吸気時や臥位では10～15°増加する．したがって，左主気管支の角度は35～45°くらいの幅がある．

気管
右主気管支　左主気管支
太く短い　細く長い
25°　35°～45°

●肺〈3D回転モデル〉

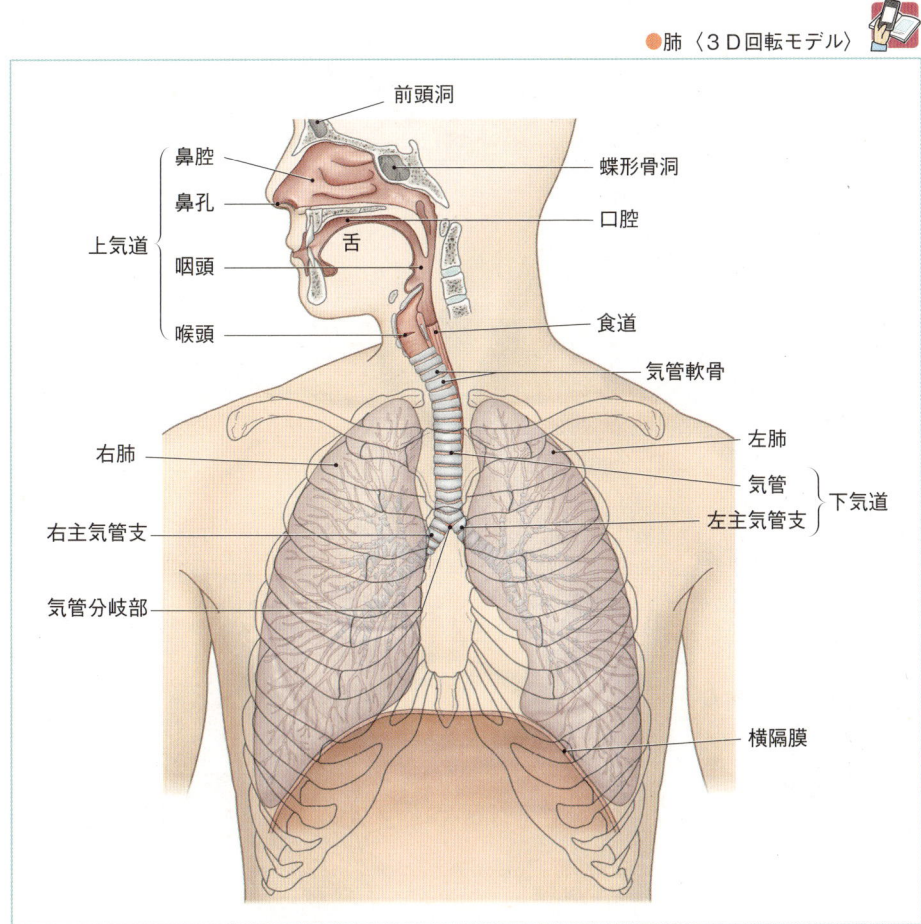

上気道
　前頭洞
　鼻腔
　鼻孔
　蝶形骨洞
　咽頭
　口腔
　舌
　喉頭
　食道
　気管軟骨

右肺
左肺
気管　下気道
左主気管支

右主気管支

気管分岐部

横隔膜

図3.7-1●呼吸器系器官の構造

全表面積は80〜100m²といわれている.

　肺は肋骨に囲まれた胸腔内にある一対の円錐状の実質臓器であり，外側は胸膜で覆われている．上部を肺尖，下部を肺底と呼び，肺底は横隔膜に接している（図3.7-3）．内側中央部には肺門があり，気管支，肺動脈，肺静脈が通る．心臓が正中より左側に位置するため，右肺のほうが左肺に比べ容積が大きい．右肺は上葉，中葉，下葉の3葉に，左肺は上葉，下葉の2葉に分かれ，さらに気管支の分岐に応じて右肺は10区域，左肺は8区域に区分される（図3.7-4）．

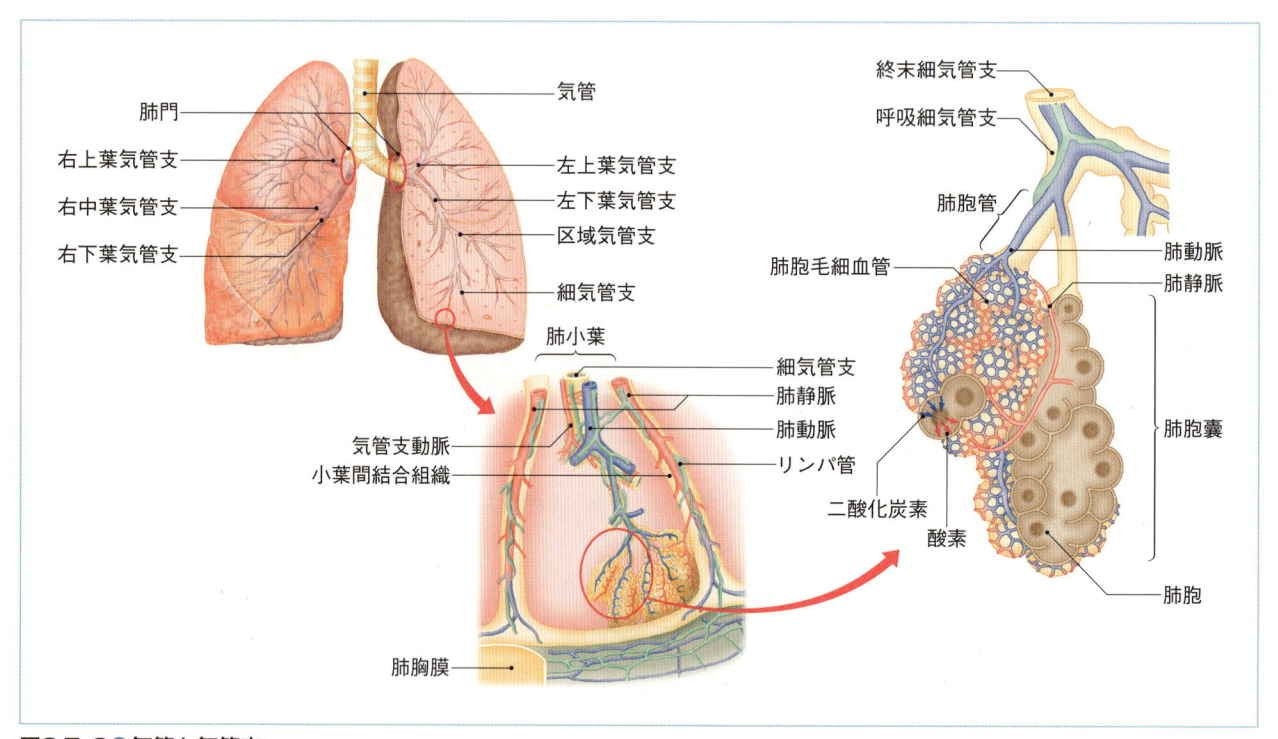

図3.7-2●気管と気管支

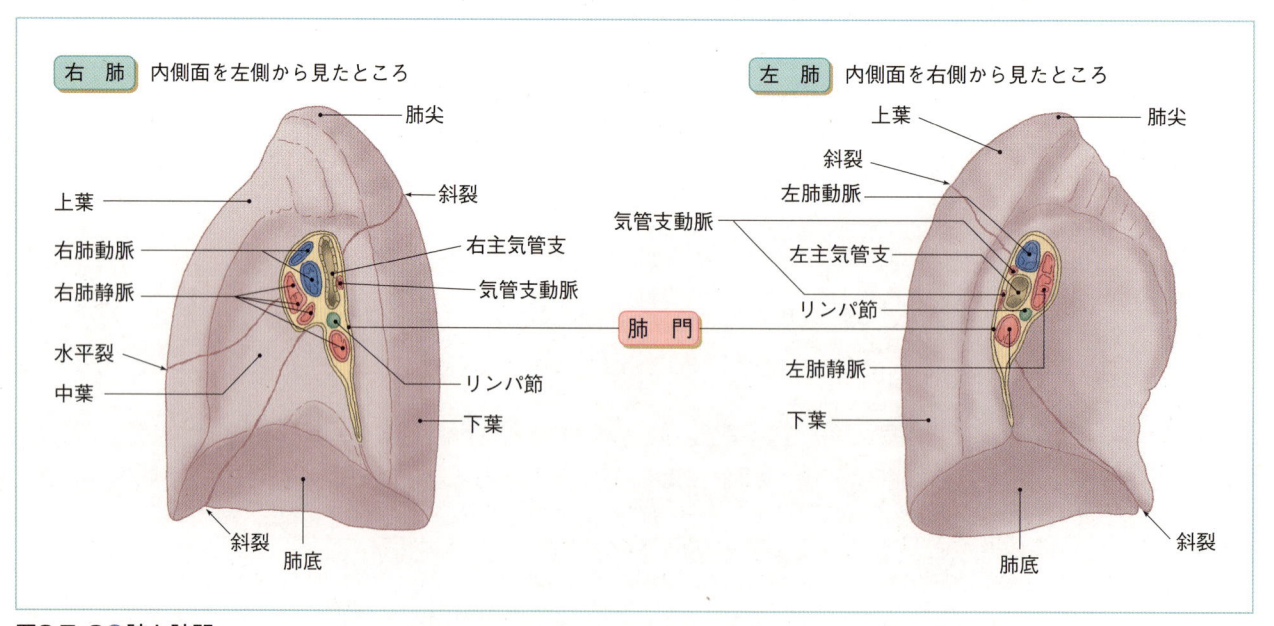

図3.7-3●肺と肺門

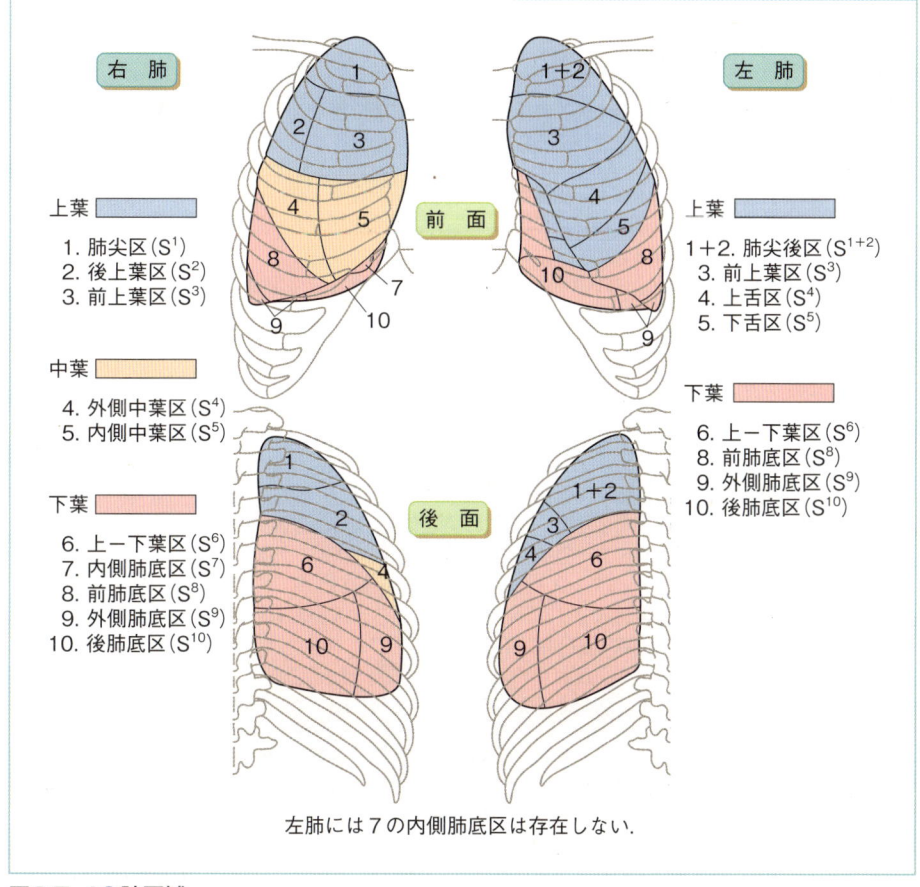

左肺には7の内側肺底区は存在しない.

図3.7-4●肺区域

●肺（呼吸器系）の機能●

　呼吸器系とは上気道（鼻，咽頭，喉頭）と下気道（気管，気管支）および肺を指す（p.89 図3.7-1参照）．呼吸には外呼吸と内呼吸があり，呼吸器系で行われるガス交換を外呼吸という．気道を通過し肺胞に取り込まれた空気は，肺胞毛細血管を介して酸素と二酸化炭素が交換される．これが外呼吸である．一方，外呼吸により血液中に取り込まれた酸素は血液循環により全身の組織に運ばれ，血管から間質液を介して細胞に取り込まれる．細胞から放出された二酸化炭素は間質液を介して血液中に取り込まれる．ここでのガス交換を内呼吸と呼ぶ（p.90 図3.7-2参照）．

2　肺の問診および視診，触診，打診，聴診

必要物品：聴診器，印をつけるテープ・マーキングペン（皮膚鉛筆），透明のスケール，消毒綿（スケールの消毒，マーキングの消去などに使用），バスタオル（肌温保持，不必要な露出を避ける）

環境調整：適切な室温（22〜24℃），騒音のない静かな環境

手　順：問診は循環器疾患，呼吸器疾患の既往の有無を確認し，表3.7-1（p.92）の問診項目を参考に聞く．あわせて表3.7-2（p.93）に示す視診・触診・打診・聴診項目について，聴診，打診，触診の順で行う．診察は必ず左右対称に行い，左右差がないか比較する．

表3.7-1●肺（呼吸器系）の問診

問診項目	問診の根拠，意味
①胸部の外傷，手術の経験はありますか？（時期，内容）	・既往症，過去の治療歴により胸郭の形状変化や呼吸機能変化を生じている可能性があるため，あらかじめ確認する．
②咳はよく出ますか，どのような咳ですか？ 　（湿性咳嗽，乾性咳嗽の有無） ③痰は出ますか？（頻度，量，性状） ④呼吸器系のアレルギーを指摘されたことはありますか？ ⑤呼吸困難や息切れを感じることはありますか， 　それはどのようなときですか？（休息時，労作時） ⑥呼吸をするときに胸部痛はありますか？ ⑦呼吸をするときに雑音（ゼーゼー，ヒューヒューなど） 　がありますか？（内容，発症時期） ⑧喘息，気管支炎，肺気腫，肺結核，肋膜炎の既往はありますか？（時期） ⑨喀血をしたことがありますか？（時期，対処） ⑩現在，呼吸器系で使用している薬はありますか？ 　（内容，使用開始時期）	・さまざまな呼吸器系疾患に特徴的な咳，痰，呼吸音の有無を確認する． ・問診の結果から呼吸器系疾患の罹患が疑われる場合は，速やかな受診行動を促す． ・感染性呼吸器疾患の可能性を常に考え，感染源への曝露を想定し予防行動をとる． ・対象者に呼吸器系感染症が疑われた場合は，マスクを着用し感染拡大を防ぐよう指導する． **各症状から疑われる疾患** 痰：膿性痰は気道内感染，非膿性痰で粘性が高いものは気管支喘息，漿液性のものは肺胞上皮癌など． 喀血（血痰含む）：気道の慢性炎症，肺炎，気管支結核，肺結核，肺癌，血液疾患，心疾患（肺水腫でピンクの泡沫状血痰）など． 咳：急性咳はウイルス・細菌感染，自然気胸，心不全，肺血栓塞栓症など．慢性咳（8週間以上持続する咳）は後鼻漏，喫煙，気管支喘息，慢性閉塞性肺疾患（COPD）など． このほか，反復する咳による筋肉痛，肋骨の疲労骨折による痛み，帯状疱疹による肋間神経痛，胸膜炎（肋膜炎）による胸膜痛，横隔膜痛などもある．
⑪職場，家庭環境で大気汚染物質（化学物質，煙霧）にさらされていますか？（内容） ⑫たばこを吸いますか？（量と年数） ⑬同居している人に喫煙者はいますか？ 　職場での受動喫煙はありますか？ ⑭最後に胸部X線（レントゲン）写真を撮ったのはいつですか？（時期，結果） ⑮最後に痰の検査をしたのはいつですか？（時期，結果）	・大気汚染，喫煙（受動喫煙を含む）は気道内分泌物の量を増加させ，同時に気道粘膜の繊毛運動を阻害し，分泌物を貯留させる． ・大気汚染物質，たばこの副流煙による発がん性も考慮し，胸部X線写真，痰の検査結果の時期と内容を確認する．

（1）問　診（表3.7-1）

●問診のポイント●

　呼吸音や呼吸運動，分泌物（痰）の変化の有無を問い，変化がある場合にはその自覚症状がいつから生じているか，症状の程度，考えられる原因，痰の量，性状の具体的変化について聴取する．

　湿性の咳は喀痰を伴い，気道感染によって誘発される．深呼吸によって増強する胸痛では肺の疾患が考えられる．喫煙はがんや虚血性疾患・呼吸器疾患との関連が知られており，喫煙者の煙を吸う受動喫煙による罹患率の増加が問題になっていることを念頭に置き丁寧に問診を行う．

（2）視診，触診，打診，聴診（表3.7-2）

●アセスメント時の注意点●

①胸郭の運動が妨げられないよう，アセスメントの際は，まず対象者を座位にして前面，背面，側面から診察を行う．側面の触診・打診・聴診は臥位で行う．

②診察していない部分の露出を最小限にするよう，バスタオルで覆うなど配慮する．

③胸部の指標線（図3.7-5），胸骨，鎖骨，肋骨の位置を確認しながら診察を行う．

plus-α

肺気腫

体動時の呼吸困難，呼吸音減弱，強制呼気時のラ音（ヒューヒュー音）を特徴とする．喫煙により肺胞が破壊され，肺胞同士が癒合し，末梢の気腔が異常に拡大した状態となる．喫煙歴，労作時呼吸困難の有無，胸郭の形状（釣り鐘状）を呼吸音と合わせてアセスメントすることが重要である．

表3.7-2●肺（呼吸器系）の視診，触診，打診，聴診

視診・触診・打診・聴診項目	各診察の根拠，意味
・了解を得て胸郭の形，対称性，呼吸時の動きをみる. ・声音振盪は手のひらに神経を集中させ，左右の対称性や部位による響きの相違を確認する. 対象者に深呼吸を促し，用手的に胸郭の動きを確認する. ・聴・打診時は，指標となる胸骨，肋骨，胸椎の位置を確認し，左右の対称性と臓器の位置，異常音の有無を確認する.	・胸郭の形状を確認し，左右の対称性と呼吸時の動きを視・触診することで，奇異呼吸の有無を確認する. ・触診・聴診・打診時は，常に胸郭内の臓器の位置を想定し，どの臓器のどの部位を聴診，打診しているかを意識しながら診察する.

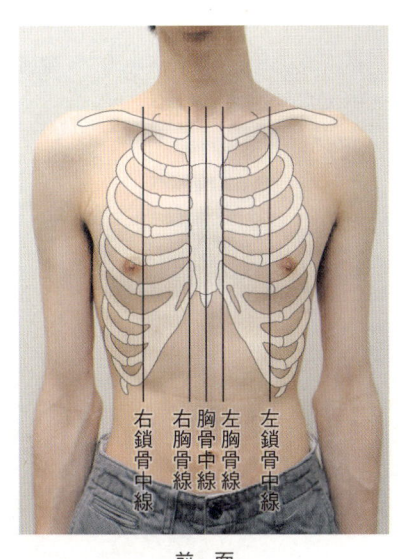
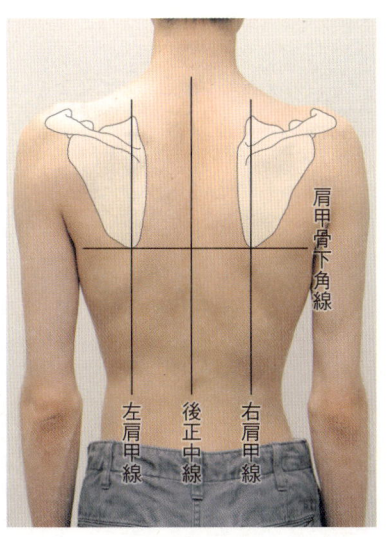
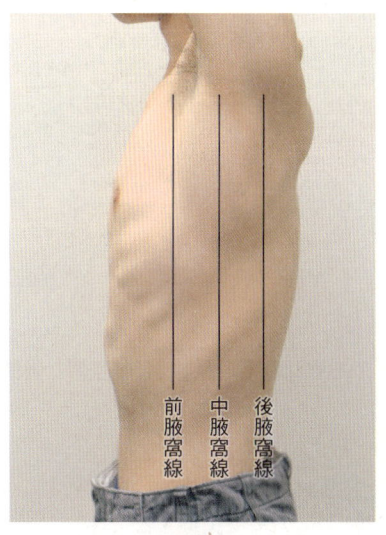

図3.7-5●胸部の指標線

④対象者が寒さで震えたりしないよう室温を調整し，看護師の手や聴診器のヘッド部分を事前に温めておく.

⑤聴診の際には一般には聴診器の膜側を用いるが，状況や対象に応じてベル側，膜側を使い分ける.

●アセスメント方法●

●視　診（図3.7-6）

①前胸部，背面，側面について視診を行う.

●触　診（p.95 図3.7-7a）

①触診は指腹や手掌の柔らかい部位を用いて行う. 背面を触診する際は，対象者に前胸部前で腕を組み，やや前傾姿勢をとってもらい肺を拡張させる.

②声音振盪は対象者に「ナインナイン」や「ひとーつ」と発声させ，肺野全域の振盪を触知する.

③胸郭拡張の触診は背面では第10肋間に，前面では肋骨下縁に両方の母指を置き，ほかの手指と手掌で胸郭を包むように置く. 母指の間には若干皮膚のたるみをもたせる.

plus α

声音振盪

音声振盪ともいう. 喉頭で発せられた音声による胸壁の振動. 気管支や空洞の周囲に線維化があるときには増強し，胸水貯留，気胸，肺気腫では減弱する.

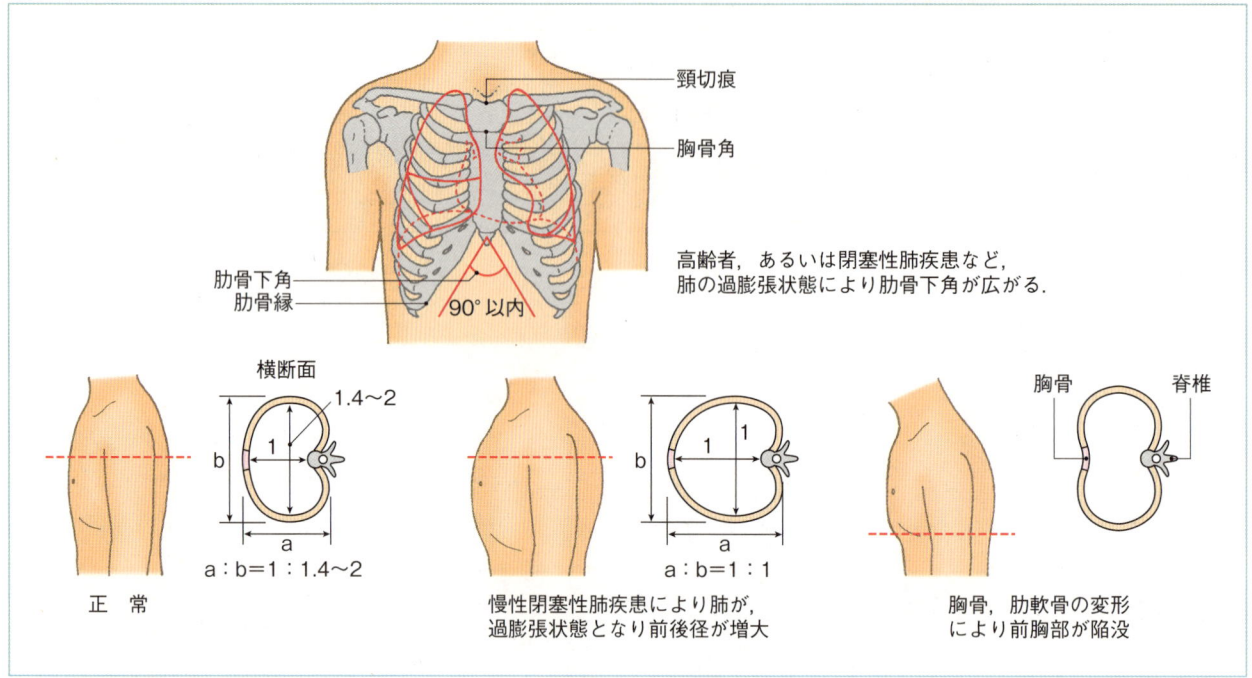

図3.7-6●肋骨下角と前後径（正常，異常）

●打　診

①肺尖部から肺底部までの全肺野について肋間を打診する．打診位置が肺のどの部位にあたるのか，各指標を確認する（図3.7-7b）．

②背面では横隔膜可動域を測定する（図3.7-7c）．

③正常音と異常音を判別する（p.96 図3.7-8）．正常肺では共鳴音が左右対称に確認され，腫瘍，胸水貯留部位では濁音が確認される．骨部では無共鳴音が，心臓や肝臓などの実質器官部位では濁音，胃・腸などの中空器官では鼓音が確認される．

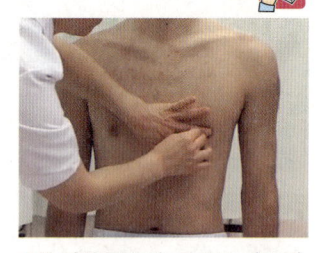

●肺（呼吸器系）の打診〈動画〉

●聴　診

①聴診器の膜側を用いて肋間の聴診を行う．

②対象者に１回ずつゆっくり開口して深呼吸するよう説明し，左右対称位置で肺尖部から肺底部まで胸郭を聴診する．ただし，過呼吸にならないよう注意する．

③聴診部位は打診位置に同じ（図3.7-7b）．

④異常音の有無を聴診する（表3.7-3）．異常音が確認されたら，まず対象者に咳嗽させ，それによって異常音が消失するか否かを聴取する．

⑤これまでのアセスメントで何らかの異常が疑われる部位で，声音を聴取する．通常は肺に空気が充満しているため，発声音が遮られて不明瞭な音として聴取されるが，無気肺，肺の硬化などにより音の振動が伝達されると，明瞭な音声が聴取される．

表3.7-3●連続性ラ音と断続性ラ音

連続性ラ音	断続性ラ音
類鼾音（るいかん）（rhonchi） 低調性連続性副雑音 太い気管や気管支の狭窄で生じるいびきのようなグーグー，ギーギーとした音	捻髪音（ねんぱつ）（fine crackles） 細かい断続性副雑音 吸気相の後半で聴取されるプツプツとした音，肺線維症など拘束性肺障害で聴取
笛音（てき）（wheezes） 高調性連続性副雑音 細気管支の狭窄で生じるピーピー，ヒューヒューとした音	水泡音（すいほう）（coarse crackles, rales） 粗い断続性副雑音 気管支拡張症，肺炎など気道内の分泌物の増加時に聴取されるブツブツ，プツプツとした音，呼気・吸気相で聴取

a. 胸郭拡張の触診

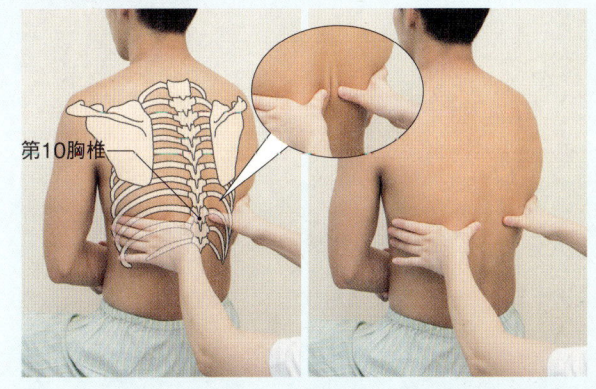 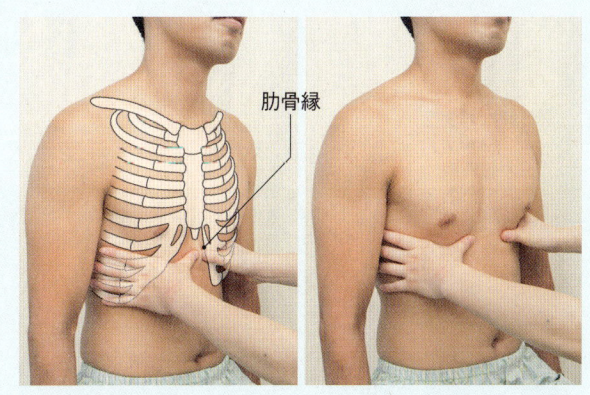

第10胸椎

肋骨縁

背面：第10胸椎を挟むように母指を置く．母指の間には皮膚の
たるみをあらかじめもたせておく．対象者に大きく息を
吸ってもらい，母指および胸郭全体の動きを見る（左右対
称性）．次に，ゆっくり息を吐き出してもらい，母指の動
き（元に戻るかどうか）を観察する．

前面：母指を肋骨縁に置き，背面と同様に，手掌全体で胸部を
包み込むように手を置く．呼気，吸気時の母指および胸
郭の動きを観察する．

b. 打診・聴診部位と順序

● 呼吸音の聴取部位
〈アニメーション〉

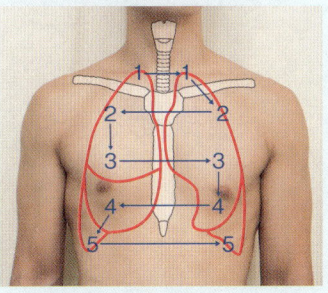 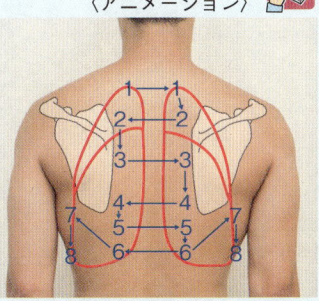

前　面　　　　　背　面

肺尖部（1）から順に，肋骨，肩甲骨を避けて肋間を打診する．前面は，左右の
上葉（2：第1肋間，3：第3肋間），左上葉，右中葉（4：第4肋間），左右の下葉
と肺底部（5：第5，第6肋間）の順に行う．下葉は側胸部，背面からのアセスメ
ントが重要である．

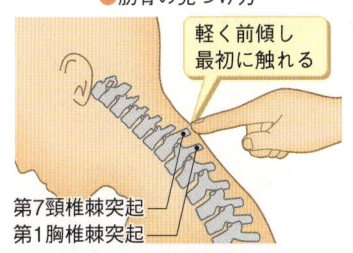

● 肋骨の見つけ方

軽く前傾し
最初に触れる

第7頸椎棘突起
第1胸椎棘突起

第7頸椎を基準に位置を確認する．頭部を軽
度前傾し最初に触れる突起が第7頸椎，その
下に触れる突起が第1胸椎棘突起である．こ
の第1胸椎に隣接する第1肋骨の位置から順に
下へ，肋骨，肋間の位置を把握する．

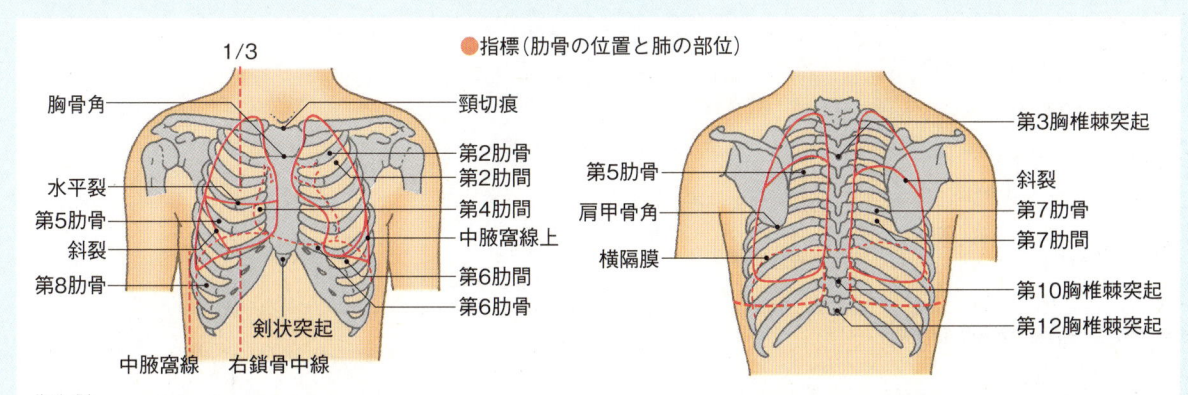

1/3　　　　　● 指標（肋骨の位置と肺の部位）

胸骨角　　　　　　　　　　　　頸切痕

水平裂　　　　　　　　　　　　第2肋骨
　　　　　　　　　　　　　　　第2肋間
第5肋骨　　　　　　　　　　　第4肋間
斜裂　　　　　　　　　　　　　中腋窩線上
第8肋骨　　　　　　　　　　　第6肋間
　　　　　　　　　　　　　　　第6肋骨
　　　　　剣状突起
中腋窩線　　右鎖骨中線

第3胸椎棘突起

第5肋骨　　　　　　　　　　　斜裂
肩甲骨角　　　　　　　　　　　第7肋骨
横隔膜　　　　　　　　　　　　第7肋間

　　　　　　　　　　　　　　　第10胸椎棘突起
　　　　　　　　　　　　　　　第12胸椎棘突起

頸切痕(けいせっこん)（咽頭隆起から約3横指下の首の下のくぼみ）から真下に2cmほど下がっ
たところに触れる突起部分が胸骨角で，その真横に触れるのが第2肋骨である．
この位置を基準に肋骨を数える．第2肋骨の下が第2肋間である．

肩甲骨角は第7肋骨・肋間にあたる．

図3.7-7●肺（呼吸器系）のアセスメント方法

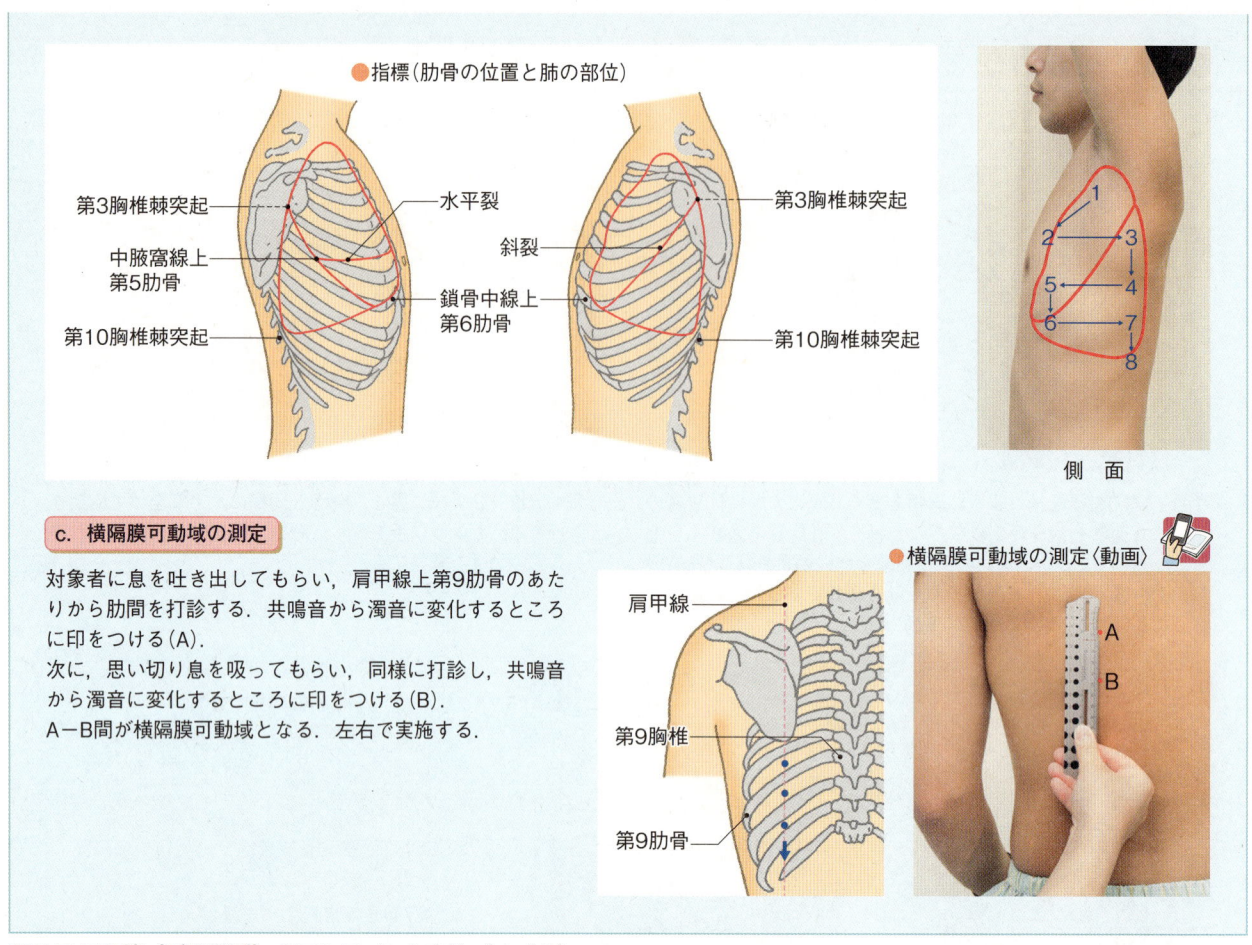

● 指標（肋骨の位置と肺の部位）

第3胸椎棘突起 — 水平裂

中腋窩線上 第5肋骨

斜裂

第10胸椎棘突起

鎖骨中線上 第6肋骨

第3胸椎棘突起

第10胸椎棘突起

側　面

c. 横隔膜可動域の測定

対象者に息を吐き出してもらい，肩甲線上第9肋骨のあたりから肋間を打診する．共鳴音から濁音に変化するところに印をつける（A）．
次に，思い切り息を吸ってもらい，同様に打診し，共鳴音から濁音に変化するところに印をつける（B）．
A−B間が横隔膜可動域となる．左右で実施する．

● 横隔膜可動域の測定〈動画〉

肩甲線

第9胸椎

第9肋骨

A
B

図3.7-7● 肺（呼吸器系）のアセスメント方法（つづき）

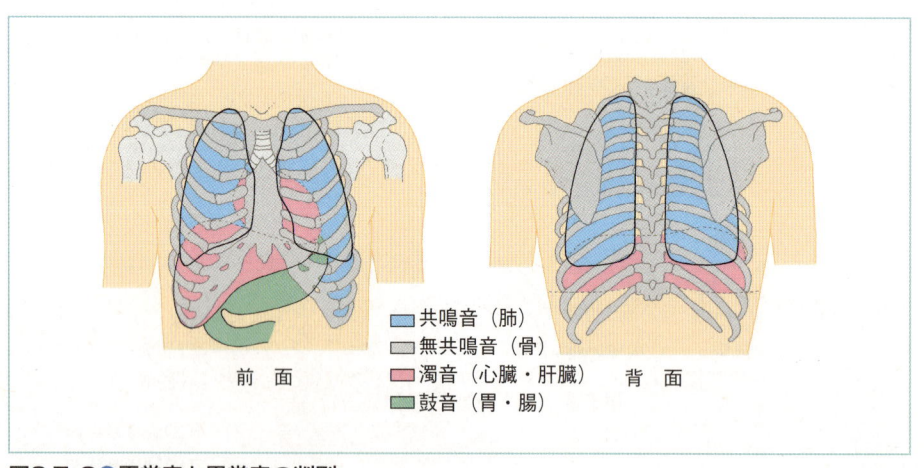

■ 共鳴音（肺）
■ 無共鳴音（骨）
■ 濁音（心臓・肝臓）
■ 鼓音（胃・腸）

前　面　　　　背　面

図3.7-8● 正常音と異常音の判別

！ **考えてみよう**　肺（呼吸器系）のアセスメント：急性気管支炎

機序：　　問診：　　視診：　　聴診：　　看護援助：

→アセスメントの解答例はp.194.

3　さらに，どのようにアセスメントを進めていくか

　呼吸不全を生じると全身の臓器への酸素供給が不十分となり，循環，呼吸，脳神経，消化，代謝，排泄，運動機能の維持に必要な酸素が不足し，生命維持が困難となる．

　呼吸不全には，急性呼吸不全と慢性呼吸不全がある．急性呼吸不全は，異物などによる急激な気道閉塞やアナフィラキシーショックなど，発症が急激であることが特徴であり，迅速な対応を求められる．

　患者の呼吸機能をアセスメントする指標として，パルスオキシメータ（図3.7-9）を用いて経皮的動脈血酸素飽和度（SpO2）を測定する方法がある．手指あるいは足指にクリップ型のプローブを装着するだけで，非侵襲的かつ簡便に測定ができる．SpO2の値は動脈血酸素飽和度（SaO2）とほぼ一致することから，パルスオキシメータを用いたモニタリングは患者の酸素化の程度を把握するために有効である．

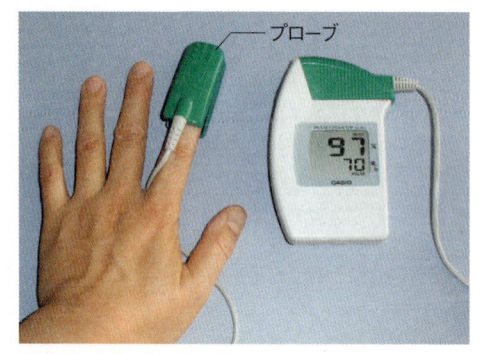

図3.7-9●パルスオキシメータ

　一方，慢性閉塞性肺疾患（COPD）のような慢性呼吸不全は進行がゆっくりであり，緩やかな変化の過程で体が適応し，重篤化せずバランスを保つ特徴がある．そのため，動脈血ガス分析値が低値であっても，本人が呼吸苦などの自覚症状を訴えることは少なく，対象者の自覚症状とアセスメント所見が一致しない可能性がある．慢性呼吸不全が疑われる場合は，近日の変化と近年の自覚症状の変化，労作との関係性を合わせてアセスメントし，さらに可能であれば動脈血酸素飽和度を測定し，呼吸音や呼吸運動，自覚症状と統合して評価することが肝要である．呼吸不全の場合は，意識障害や貧血症状を呈することもあるため，問診時の言動やチアノーゼの有無も注意深く観察する．

　結核やウイルス性呼吸器感染症が疑われる場合は，咳や痰の性状を確認するとともに，渡航歴，家族など身近な人の感染の有無を確認する．

●正常範囲と正常逸脱範囲●

　肺のアセスメントにおける，正常範囲と正常逸脱範囲を表3.7-4に示す．

やってみよう

　身近にいるさまざまな年代の人を対象に，平常時と上気道感染罹患時の呼吸音を比較してみよう．

表3.7-4●肺のアセスメント：正常範囲と正常逸脱範囲

正常範囲	正常逸脱範囲
皮膚はピンク色（他の部位と同色） 肋間隙は均等で弛緩している 胸郭は左右対称 肋骨下角は90°未満 呼吸は規則的，14〜20回／分，非努力様	皮膚が蒼白，チアノーゼ 肋間隙が突出，後退している 胸郭が左右非対称 肋骨下角が水平，あるいは90°以上 呼吸が不規則，努力様，12回／分未満または20回／分以上，浅表性，深い
前後径と左右径の比は1：1.4〜2 （1：2を目安にするとわかりやすい） 胸骨位置は肋骨レベルと同じ 気管は正中に位置 深呼吸時に胸郭が左右対称に拡張する	前後径が拡大し1：1に近い（樽状胸） 胸骨位置が陥没している，突出している 気管が片側に偏位 胸郭の拡張が左右非対称
疼痛，圧痛部位なし 声音振盪は末梢の肺野で減少し，中心部で増強，左右差はなし 共鳴音が確認される	疼痛，圧痛部位あり 肺組織の硬化部位では声音振盪が亢進，気道閉塞部では減少 肺気腫の部位で共鳴亢進，腫瘤あるいは胸水部位で濁音が確認される
横隔膜は第10胸椎位置（最大呼気時）から第12胸椎位置（最大吸気時）まで3〜6cm下方に可動，左右の可動域はほぼ等しい	横隔膜の可動域が3cm未満，あるいは6cm以上，可動域が左右非対称
気　　管：気管支（細気管支）呼吸音が気管で聞かれる， 　　　　　呼気＞吸気 主気管支：気管支肺胞音が主気管支部位（鎖骨〜肩甲骨の間）で聞かれる，呼気＝吸気	気管支呼吸音が肺末梢部で聞かれる 気管支肺胞音が肺末梢部で聞かれる
肺末梢部：肺胞呼吸音（柔らかい風のような音）が肺末梢部で聞かれる，呼気＜吸気	呼吸音が減弱もしくは消失
肺音は共鳴音で，呼気，吸気時に異常音が聞かれない	いずれかの部位でラ音が聴取される
声音聴取 • 気管支声「ナインナイン」「ひとーつ」などの発声が不明瞭に聞こえる • 囁音胸声「ワンツースリー」などのささやき声が言葉として聴取されない • 山羊声「イー」と発した声が「イー」と聴取される	気管支声が大きく，明瞭に聞こえる 囁音胸声が大きく，明瞭に聞こえる 山羊声が「アイ」と聞こえる

引用・参考文献

1）武田裕子．“呼吸器系”．解剖生理学．第4版．林正健二編．メディカ出版，2016，（ナーシング・グラフィカ，人体の構造と機能1）．
2）横山美樹ほか編．成人看護学：ヘルスアセスメント．ヌーヴェルヒロカワ，2005．
3）Bickley, L.S. ベイツ診察法：Bates' Guide to Physical Examination and History Taking. 9th ed. 福井次矢ほか日本語版監修．メディカルサイエンスインターナショナル，2008．
4）Weber, J.R. Nurses' Handbook of Health Assessment. 2nd ed. Lippincott Williams & Wilkins, 1992.
5）小野田千枝子監修，高橋照子ほか編．実践！フィジカル・アセスメント：看護者としての基礎技術．改訂第2版．金原出版，2001．
6）藤崎郁．フィジカルアセスメント完全ガイド．学習研究社，2001．
7）福井次矢監訳．写真でみるフィジカル・アセスメント．医学書院，1997．
8）中村美知子編．ナースのためのフィジカルアセスメント：看護過程・看護診断に活用する．第2版．廣川書店，2001．
9）川本利恵子編著．フィジカルアセスメント①：診査技術編．メヂカルフレンド社，1997．
10）高橋長雄監修．からだの地図帳．講談社，1999．
11）Barkauskas, V.H.ほか．ヘルス・フィジカルアセスメント．上巻．花田妙子ほか監訳．日総研出版，1998．

重要用語

呼吸音	肋骨下角	慢性閉塞性肺疾患
声音振盪	横隔膜可動域	

8 | 心臓・血管系のアセスメント

学習目標

● 心臓・血管系のアセスメントの視点を説明できる．
● 心臓・血管系のアセスメントが的確に実施できる．
● 心臓・血管系のアセスメント結果を記録できる．

1　心臓・血管系の構造と機能：アセスメントの根拠になる復習事項

（1）心　臓

　心臓は，左右の肺の間に正中線よりやや左寄りに位置し，成人では重さ約300gの握りこぶし大の臓器である．全身と肺から血液を受け取り，再び全身と肺に送るポンプの働きをしている．

●心臓の構造●

　心臓は，心筋と呼ばれる特殊な筋肉からできており，左右の心房・心室の四つの部屋に分かれている．心房と心室の間には房室弁（僧帽弁・三尖弁）が，心室と動脈の間には動脈弁（大動脈弁・肺動脈弁）があり，血液の逆流を防いでいる（図3.8-1）．心房には，心房性ナトリウム利尿ペプチドと呼ばれる，血圧や血流量を抑制するホルモンを分泌する筋細胞がある．

　心臓を収縮させポンプ作用を担うのは固有筋と呼ばれる心筋細胞であり，この細胞が損傷すると心筋の収縮力が低下する．また，特殊心筋は調律を作り出すペースメーカーの役割と興奮を伝える役割を担っており，この心筋の集まりが刺激伝導系と呼ばれる（図3.8-2）．右心房の上大静脈との境界近くに洞房結節があり，ここで発生した刺激が右心房と右心室の境界にある房室結節，ヒス束（房室束），左右の脚，プルキ

> **plus α**
>
> ### 心筋と骨格筋の違い
>
> 筋組織は横紋筋と平滑筋に分類され，横紋筋はさらに心筋と骨格筋に分類される．心筋は血液を循環させるポンプ機能を担い，骨格筋は主として骨格系と共同して体幹部や四肢の運動を担う．心筋は単核の心筋細胞と結合組織からなり，自律神経の支配を受ける不随意筋である．骨格筋は多くの核をもつ細胞（筋線維）と結合組織からなり，意識的に動かすことのできる随意筋である．

●刺激伝導系〈アニメーション〉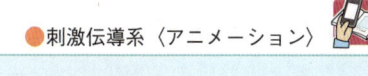

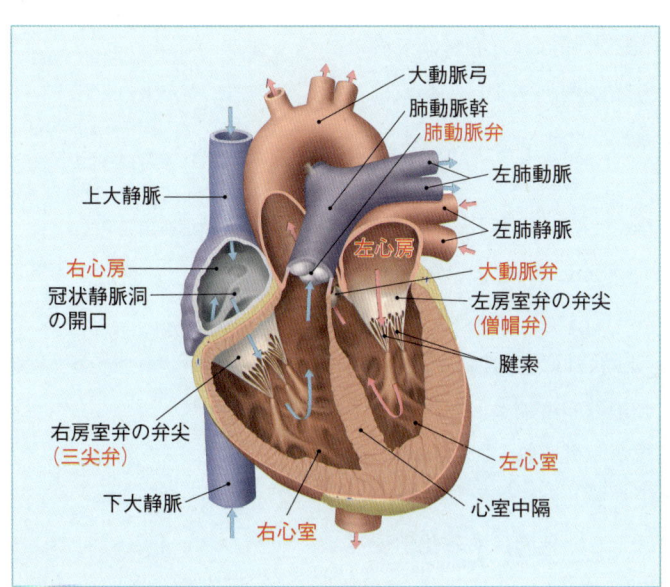

図3.8-1●心臓の構造

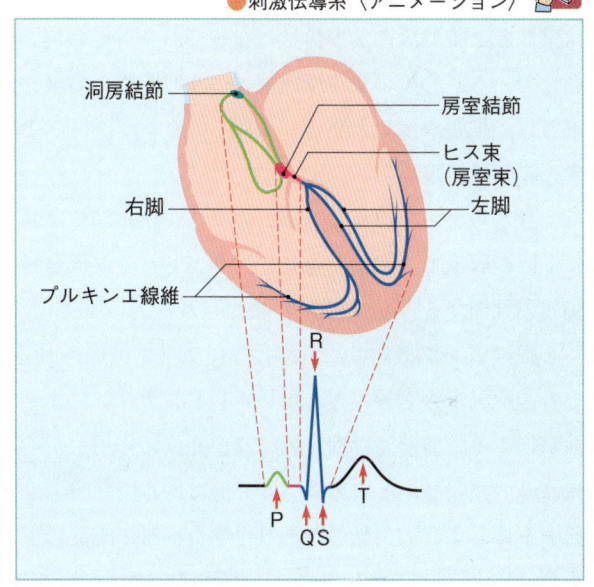

図3.8-2●刺激伝導系

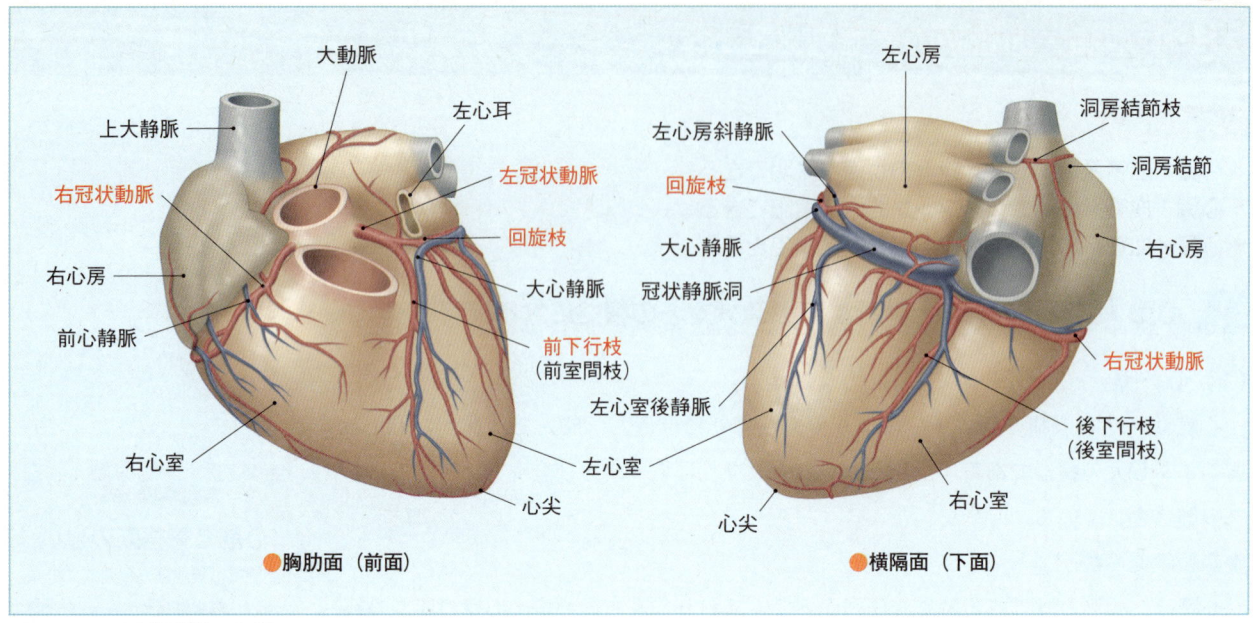

図3.8-3●冠状動脈の走行

ンエ線維を経由して伝えられる．洞房結節からの刺激が心房・心室に伝達されずに生じる心臓の収縮を，不整脈という．

　心筋へ酸素や栄養分を供給するのは，冠状動脈である（図3.8-3）．冠状動脈は大動脈起始部から左右に分岐し，左冠状動脈はさらに2本に大きく分かれる．心臓の前面を下り，心臓の前壁，中隔の前方2/3，心尖部に血液を供給するのが前下行枝，左心房と左心室の間を側面へ向かい，左側壁，左後壁に血液を供給するのが回旋枝である．右冠状動脈は，右心室の大部分，左心室の後壁，中隔の後方1/3に血液を供給している．これらの血管が動脈硬化などにより狭窄すると，心筋は虚血に陥る．

　心臓は，線維性心膜と，心臓を直接包む漿膜性心膜で覆われている．漿膜性心膜は壁側膜と臓側膜の2層構造になっており，その間が心膜腔と呼ばれ，心嚢液で満たされている．心膜の炎症や血液により心膜腔への液体の貯留が増加すると，心臓は圧迫され，拡張が困難となる．これを心タンポナーデという．

●心臓の機能●

　全身から戻った血液は，肺でのガス交換を経て，再び全身へ送り出される．安静時に1回の収縮で心臓から全身に送り出される血液量は60〜80mLであり，1分間60〜80回の収縮で5〜6Lの血液が拍出される．

　心臓のポンプ機能は，自律神経によって調節される．運動時は交感神経が興奮し，その神経終末から放出されたノルアドレナリンによって心拍数の増加と心収縮力の増強が起こる．安静時は副交感神経が優位に作用し，心拍数が制御される．心拍数の増減には，頸動脈洞と大動脈弓，心房にある圧受容器が血圧を感じとること，また，頸動脈小体および大動脈弓にある化学受容器が酸素分圧の低下を，延髄にある化学受容器がpHの低下と二酸化炭素分圧の上昇を感じとることが関与する．

　心拍出量（L／分）は，**心拍出量＝1回の拍出量×心拍数**の式で示される．

plus-α

心タンポナーデ

心膜腔（心嚢内）に多量の液体が貯留し，心膜腔内圧が上昇することによって特に右心房や右心室の拡張が制限された状態．結果として心拍出量が減少し，ショックや冠血流低下による突然の心停止を引き起こす．頸静脈の怒張，低血圧，心音減弱，奇脈等が特徴的な症状．

　1回の拍出量が低下するのは，心臓に戻る血液
量が少ない，心筋の収縮力が弱い，動脈に送り出
された血液が逆流する，動脈へ血液を送り出す際
の抵抗が強い場合である．また，心拍数が減少す
ることによっても心拍出量は低下する．心拍出量
が減少すると，心臓から送り出す血液量を増やす
ために，心臓自体と交感神経の興奮，液性因子の
活性化により心肥大・心拡大，心拍数の増加，心
収縮力の増大，血管を収縮させて心臓に戻る血液
量を増やす，水・ナトリウムを保持して循環血液
量を増やすなどの代償機構を働かせる．

（2）血　管

　血管は，血液が通る管であり，動脈・静脈・毛
細血管に分類される．心臓から末梢に向かって遠
心性に血液を送る血管が動脈であり，毛細血管か
ら心臓のほうへ求心性に血液を送る血管が静脈で
ある．静脈は動脈に伴走するような形で走行して
いる．動脈と静脈をつなぎ，ガス交換，栄養分・
老廃物の運搬等を行うのが毛細血管である．

　全身の循環経路は体循環系と肺循環系に分けら
れる（図3.8-4）．体循環系は，大動脈に始まり，
組織に動脈血を送り，組織からの静脈血を右心房
に戻す経路である．肺循環系は右心房に戻った血
液が右心室・肺・左心房を経由し，左心室に戻る
経路である．

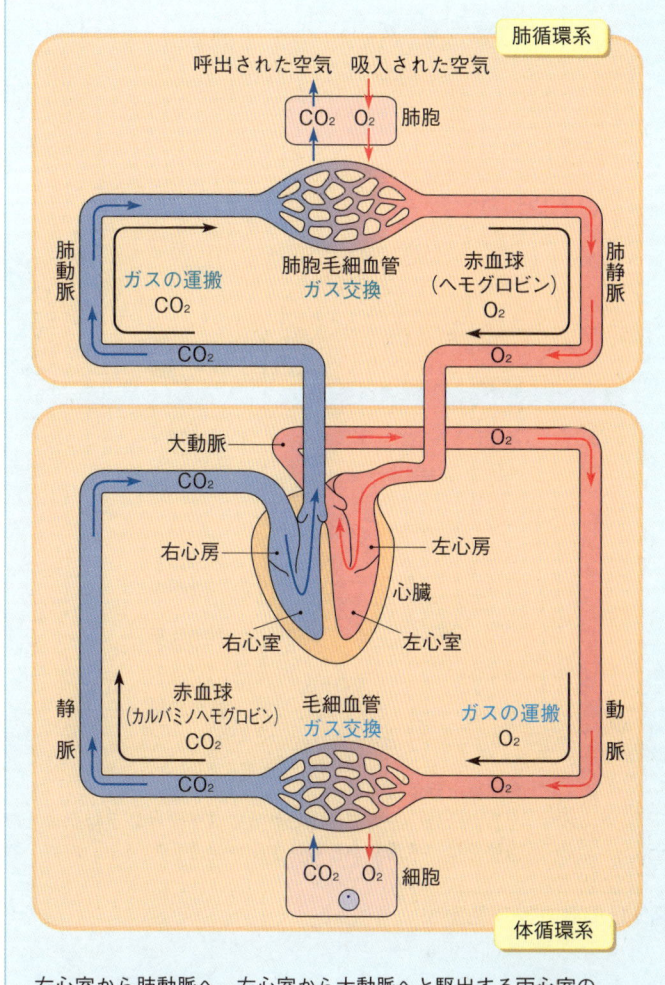

右心室から肺動脈へ，左心室から大動脈へと駆出する両心室の
1回拍出量は，ほぼ等しい．

図3.8-4●肺循環系と体循環系

●血管の構造●

　血管は，内膜・中膜・外膜の3層構造である（図3.8-5）．内膜は内皮細胞，中膜は
平滑筋と弾性線維，外膜は結合組織からなり，大動脈や頸動脈などの太い動脈は弾性
線維が発達している．細い動脈は平滑筋が発達し，交感神経の興奮によって血管の内
径を変化させ，血液量を調節する．内皮細胞の損傷や血液中の脂質が血管壁内へ透過
すると，内膜に脂質が沈着し，これを排除するために内膜にマクロファージや平滑筋
細胞が集まって，粥腫を形成する．この状態を**動脈硬化**という．動脈硬化が大動脈で
起こると大動脈瘤，大動脈解離をきたすことがある．冠状動脈や脳動脈では内腔の狭
窄・閉塞を生じることがある．

　静脈も動脈と同様に3層構造であるが，中膜が薄く弾性に乏しい．大静脈を除く大
部分の静脈には弁がついており，逆流を防いでいる．加齢などにより弁の機能が低下
すると，静脈血が滞り，静脈瘤を生じることがある．

　毛細血管は内皮細胞1層からなり，表皮，角膜・水晶体，軟骨以外の全身の組織に
存在する．

---

plus α

粥　腫

血管の内皮細胞の損傷や脂質異
常症により血液中の脂質が血管
壁内へ透過すると，動脈の内膜
に酸化低比重リポタンパクが沈
着する．この沈着を除去するた
めにマクロファージが内膜に集
まり，酸化低比重リポタンパク
を取り込んだ泡沫細胞となる．
また，中膜の平滑筋細胞も内膜
に集まり，これらが粥状のかた
まり（粥腫）を作る．粥腫はア
テロームとも呼ばれる．粥腫に
より動脈の内腔は狭くなり，粥
腫が崩壊すると，多量の血栓に
よって血管の内部が閉塞する．

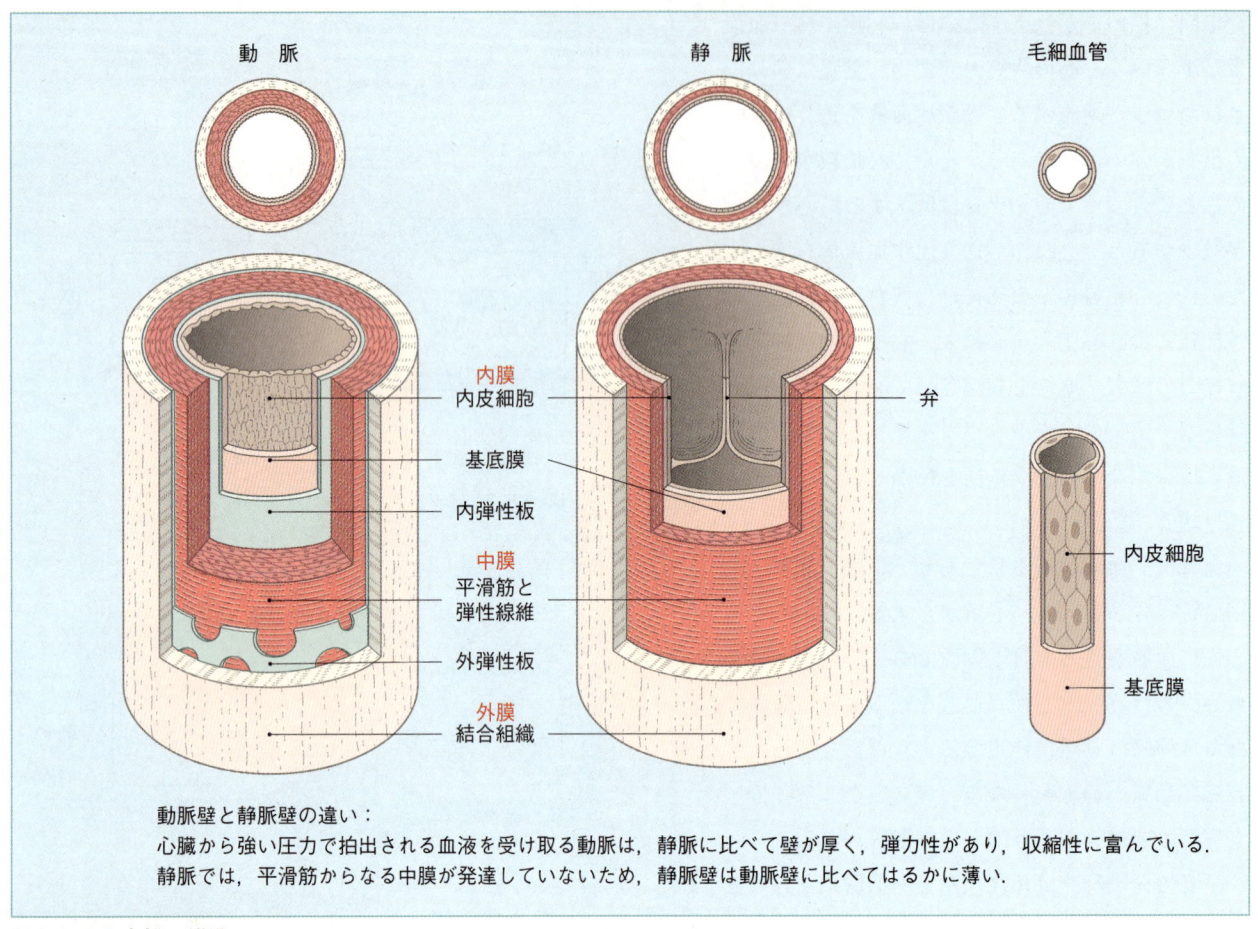

図中ラベル：

動脈　　静脈　　毛細血管

内膜
内皮細胞
基底膜
内弾性板
中膜
平滑筋と
弾性線維
外弾性板
外膜
結合組織

弁

内皮細胞

基底膜

動脈壁と静脈壁の違い：
心臓から強い圧力で拍出される血液を受け取る動脈は，静脈に比べて壁が厚く，弾力性があり，収縮性に富んでいる．
静脈では，平滑筋からなる中膜が発達していないため，静脈壁は動脈壁に比べてはるかに薄い．

図3.8-5●血管の構造

●血管の機能●

　動脈は，体循環では左心室から臓器や組織に栄養と酸素を運び，肺循環では酸素に乏しい血液を右心室から肺に運ぶ．静脈は，体循環では組織，臓器から出された老廃物を腎臓，肝臓に運び，さらに右心房に戻す．肺循環では，酸素に富んだ血液を肺から左心房に運んでいる．血管は交感神経により支配され，交感神経終末部から出されるノルアドレナリンが血管平滑筋を収縮させる．静脈系では交感神経の支配が弱い．毛細血管は，血中物質を細胞間質へ拡散または濾過（ろか）して移動させる．また，酸素と二酸化炭素を拡散によって移動させる．

　このほか血管は，体内の水分量の調節，発汗による体温の調節，感染防御，止血などの働きもしている．さらに，一酸化窒素やエンドセリンなどの神経伝達物質を分泌している．

2 心臓・血管系の問診および視診，触診，打診，聴診

必要物品：聴診器，定規，心電計，電極，ペースト（カルジオクリーム），アルコール綿，
　　　　　　ウェットティッシュ，バスタオル（肌温保持，不必要な露出を避ける）

環境調整：室温の確認（肌を露出するため）

手　　順：心・血管系を観察する際は，問診，視診，触診，打診，聴診の順が基本であるが，
　　　　　　四肢，頸部，胸部に分けてそれぞれ行ってもよい．あるいは，アセスメントの
　　　　　　目的ごとに行うと判断しやすい．
　　　　　　①問診は，**表3.8-1**（p.104）の問診項目を参考に聞く．
　　　　　　②**表3.8-2**（p.105）の視診項目を基に，四肢の皮膚色，右内頸静脈の拍動・右
　　　　　　　外頸静脈の怒張，胸部の形，心尖拍動等について視診を行う．
　　　　　　③**表3.8-2**の触診項目を基に，四肢の冷感および浮腫の有無，脈拍の触知，心尖
　　　　　　　拍動の位置・範囲，振動の有無について触診を行う．
　　　　　　④視診・触診で心尖拍動がわからない場合は，打診により濁音界を知る．
　　　　　　⑤**表3.8-2**の聴診項目を基に，心音，頸動脈の血管音を聴取する．
　　　　　　⑥触診で不整脈が疑われる場合は，心電図をとる．

（1）問　診（表3.8-1）

●問診のポイント●

　心臓・血管系の状態は，よほど病状が進まないかぎり外観を視診しただけではとらえにくい．また，虚血性心疾患や不整脈などは，突然その症状が現れ，重篤な状態に陥ることもある．問診により，危険性や徴候をとらえることが重要である．

（2）視診，触診，打診，聴診（表3.8-2）

●アセスメント時の注意点●

①頸静脈の視診を行う際は，明るい場所で行うか，ペンライトを使用する．
②触診や聴診器を当てる際は，看護師の手や聴診器の面を温めてから行う．
③聴診は静かな場所で行う．

●アセスメント方法●

●四肢の循環

①皮膚色（蒼白，チアノーゼの有無），浮腫，指の変形（ばち状指）の有無を自然光の下でみる．
②看護師の手背で，四肢末梢の冷感の有無をみる．
③視診で浮腫が認められたら，脛骨前面，足背を看護師の親指で少し強めに5〜10秒間圧迫し，圧痕の深さをみる（図3.8-6）．浮腫が軽度の場合は30秒圧迫し，圧痕の深さをみる．

●血　管

①座位・臥位で患者の右頸部に看護師の視線を水平に合わせ，内頸静脈の拍動をみる．
②頸動脈（下顎角直下2cmの部位）にベル型の聴診器を当て，血管性雑音の有無を聞く（図3.8-7）．

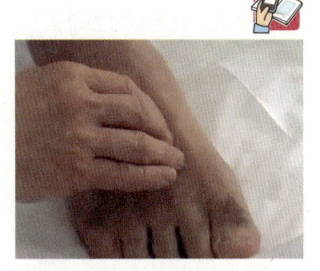

●四肢の動脈〈動画〉

plus α

**圧痕性浮腫と
非圧痕性浮腫**

皮下組織（間質）に水分のみが貯留した場合，下腿の前脛骨部を指で圧迫すると圧痕が残る．このように軽い圧迫により圧痕を残す浮腫を圧痕性浮腫という．間質に水分とともにタンパク質やムコ多糖類が沈着したり，炎症細胞が浸潤すると，圧迫により痕が残らない浮腫（非圧痕性浮腫）を生じる．

表3.8-1●心臓・血管系の問診

問診項目	問診の根拠，意味
①胸部の痛みや胸部の不快感がありますか？ ②上記を経験したことがありますか？ ③（上記症状がある場合，経験したことがある場合）それは 　どの部位ですか？ 　どのようなことがきっかけで起こりましたか？ 　急に起こりましたか／徐々に起こりましたか？ 　どれくらいの時間続いていますか（続きましたか）？ 　症状は変化していますか？（悪化／軽快／持続） 　（変化した場合）どのようなことで変化しましたか？ 　顎・歯・肩・上腕に痛みはありますか？ ④上記症状のほかに症状はありますか？ 　悪心，嘔吐，発汗（冷汗），動悸，息苦しさ，失神など	・胸痛は心臓，大動脈，肺，胸膜，上腹部臓器の疾患などによって起こる．痛みの誘因や性質を聞くことで，原因を推測することができる． 　　咳嗽や運動で生じる：呼吸器疾患 　　長期臥床後・術後の歩行開始時に生じる：肺梗塞 　　嘔吐後に生じる：食道疾患 　　体動で増強する：肋間神経痛，筋肉痛，肋骨骨折など 　　運動時に生じる：労作性狭心症 　　早朝・安静時に生じる：異型狭心症 　　急激に生じ30分以上続く：急性心筋梗塞，不安定狭心症， 　　　　　　　　　　　　　　　　　大動脈解離，自然気胸など ・心臓に由来する痛みは，同一脊髄分節の部位にも痛みをきたすことがある（関連痛／放散痛）． ・内臓痛が持続すると自律神経反応により悪心・嘔吐などを生じることがある．
⑤次の症状はありますか？ 　息切れ，咳嗽，痰，夜間の排尿の増加，上下肢のむくみ 　（指輪や靴がきつい）など	・左心不全では肺うっ血により呼吸困難，起座呼吸，咳嗽，漿液性の痰などがみられる． ・心機能が低下すると，就寝時に臥位をとることで腎血流量が増加し，夜間の排尿が増加する． ・右心不全では，体静脈のうっ血により四肢の浮腫などを生じる．
⑥次の症状はありますか？ 　下肢の疼痛・潰瘍，それらの経験の有無，間欠性跛行， 　めまい	・閉塞性動脈硬化症では，下肢の血流障害によって下肢痛と間欠性跛行を生じる． ・下肢の静脈血栓症では下肢痛・浮腫・腫脹を生じる． ・長期臥床，降圧薬などの内服により自律神経反射が低下すると，体位変換後に脳血流の低下によるめまいを生じる．
⑦　①⑤⑥の症状の原因に思いあたることはありますか？	
⑧次の病気の既往はありますか？ 　リウマチ熱，川崎病，原因不明の発熱の持続，梅毒	・リウマチ熱は僧帽弁疾患，梅毒は大動脈弁疾患，川崎病は動脈瘤の原因となりやすい．
⑨ご家族に次の病気の方はいますか？ 　高血圧，脂質異常症（高脂血症），糖尿病，心疾患，脳血管 　障害など	・遺伝・生活環境が動脈硬化の要因となるため，3親等内に動脈硬化性疾患に罹患している者がいないか聴取する．
⑩上記症状により生活上，不自由なことはありますか？	・心機能低下が進行すると，労作時の呼吸困難等で日常生活や社会生活に制限・制約を生じる．
⑪生活のことについてお聞かせください． 　ストレスの強い環境にないですか？ 　ストレスを感じたらどのように対処していますか？ 　肉体を酷使するような仕事に就いていませんか？ 　規則的な生活を送っていますか？ 　休息や睡眠は十分にとることができますか？ 　決まった運動をしていますか？ 　どのような運動をどれくらいしていますか？	・ストレスは交感神経を刺激し動脈硬化の要因となるばかりでなく，虚血性心疾患の発作誘発要因となる． ・心負荷の大きい仕事は心機能の障害を進める． ・不規則な生活，休息の不足は心負荷となり心機能障害を進める． ・運動不足は肥満・脂質異常症（低HDLコレステロール血症）の原因となりやすく，動脈硬化を進める．
⑫嗜好・食事のことについてお聞かせください． 　喫煙していますか？　いつから，1日何本ですか？ 　間接喫煙の機会はありますか？ 　アルコールは摂取しますか？ 　アルコールを摂取する頻度と量はどれくらいですか？ 　普段よく摂取する食事の内容と量はどうですか？ 　調理法・味付け・食品の好みはどうですか？	・喫煙は血管内皮細胞の損傷，低HDLコレステロール血症をきたしやすく，動脈硬化を進める．また，血管を収縮させ，組織の虚血の誘因となる． ・アルコールの多飲は心機能障害を引き起こす． ・塩分・カロリー・脂質の多い食事，不規則な食事は肥満・脂質異常症の原因となりやすく，動脈硬化を進める．

表3.8-2●心臓・血管系の視診，触診，打診，聴診

視診項目	視診の根拠，意味
①四肢の色（蒼白，チアノーゼ），浮腫，ばち状指の有無をみる．	・循環障害があると皮膚色が変化する． ・慢性的な循環障害は，手指の形状に影響する．
②右内頸静脈の拍動	・右内頸静脈の拍動は，循環血液量や右房圧を反映する． ・右内頸静脈は右心房や上大静脈から直線的に伸びているため，右房圧を正確に反映する．
③胸部 　胸郭の奇形・変形，呼吸時の胸郭の動き，左右対称性，心尖拍動の位置・強さ	・極端な胸郭の変形は心機能に影響を及ぼす． ・心尖拍動は，収縮時に心臓がやや回転し，心尖部が胸壁に当たって生じる． ・心尖拍動の位置と振幅は，心臓の大きさを反映する．

触診項目	触診の根拠，意味
①四肢の皮膚冷感の有無	・循環障害があると皮膚温が低下する．
②浮腫の有無・程度	・心疾患による浮腫は重力の影響を受け，四肢末梢や，臥位では背部に生じやすい．
③動脈の触知・左右差 　心拍との不一致の有無	・動脈の触知は心臓からの血液の拍出状態を反映する． 　橈骨動脈で触知できない　　　　　　：70～80mmHg以下 　上腕動脈で触知できない　　　　　　：60mmHg以下 　大腿動脈・頸動脈で触知できない：40～50mmHg以下 ・動脈の触知により血管の狭窄・閉塞を推測することができる．
④心尖拍動の位置・範囲・強さ	・心尖拍動の位置や振幅は，心臓の大きさを反映する．
⑤振動（スリル）	・スリルは弁疾患・動脈の狭窄・中隔欠損などにより，血流の乱れがあるレベル以上であることを示す（p.107 **図3.8-10**）．

打診項目	打診の根拠，意味
①心臓の大きさ（濁音界）	・視診・触診により心尖拍動がわからない場合に行う． ・肺部は共鳴音，心臓の部位は濁音となる．

聴診項目	聴診の根拠，意味
①心音 　Ⅰ音・Ⅱ音の同定，Ⅰ音・Ⅱ音の減弱・亢進の有無，Ⅰ音・Ⅱ音の分裂の有無，過剰心音の有無 心音の聴取部位（図3.8-11）	・心音は心室・心房・大血管の振動に伴って発生する聴取可能な短いノイズで，Ⅰ音（S1）とⅡ音（S2）がある．　※S：Soundの略． ・Ⅰ音は僧帽弁・三尖弁の閉鎖時に発生する． ・Ⅱ音は大動脈弁・肺動脈弁の閉鎖時に発生する． ・僧帽弁領域・三尖弁領域でⅠ音＜Ⅱ音の場合，Ⅰ音の減弱かⅡ音の亢進があることを示す． ・大動脈弁領域・肺動脈弁領域でⅠ音＞Ⅱ音の場合，Ⅰ音の亢進かⅡ音の減弱があることを示す． ・Ⅰ音・Ⅱ音の減弱・亢進は，弁の開閉障害，心室の収縮力（心室圧）の変化，心嚢水の貯留，胸水の貯留などにより生じる． ・Ⅰ音・Ⅱ音の分裂は，左右の弁の開閉のタイミングがずれていることを示す． ・過剰心音は，Ⅰ音・Ⅱ音以外の心音をいう． 　・Ⅲ音は，主として心拡大により心室壁の伸展性が低下し，拡張早期に血液流入による衝撃を逃すことができない場合に生じる． 　・Ⅳ音は，心室の収縮機能低下により代償的に心房が収縮し，心室に駆出された血液が心室壁にぶつかることで生じる．
②心雑音の有無	・心雑音は，弁疾患・動脈の狭窄・中隔欠損などにより血流の乱れがあることを示す．
③頸動脈の血管性雑音の有無	・大動脈弁疾患，動脈の狭窄，動脈瘤などがあると血液が逆流し，血管性雑音を生じる．

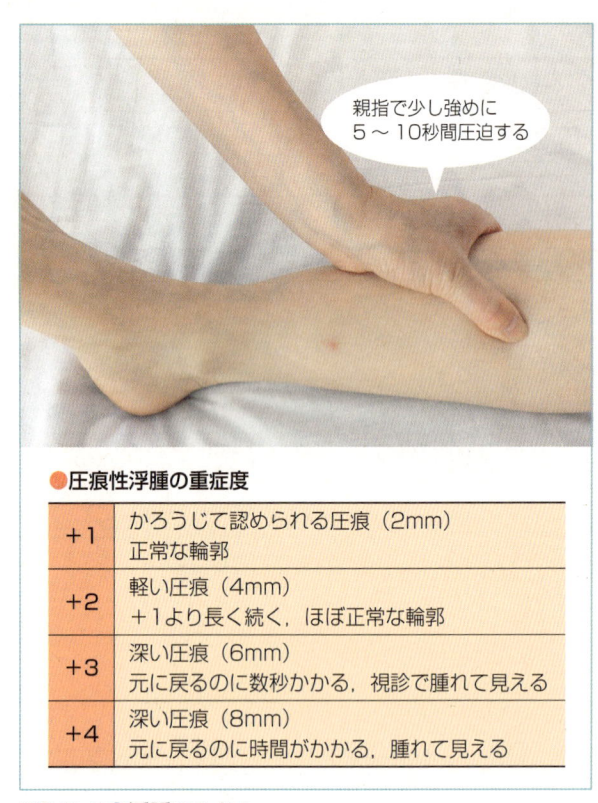

親指で少し強めに
5 〜 10秒間圧迫する

図3.8-7●頸動脈の聴診

下顎角直下2cm
のところに聴診
器を当てる

● 圧痕性浮腫の重症度

+1	かろうじて認められる圧痕（2mm） 正常な輪郭	
+2	軽い圧痕（4mm） ＋1より長く続く，ほぼ正常な輪郭	
+3	深い圧痕（6mm） 元に戻るのに数秒かかる，視診で腫れて見える	
+4	深い圧痕（8mm） 元に戻るのに時間がかかる，腫れて見える	

図3.8-6●浮腫のみかた

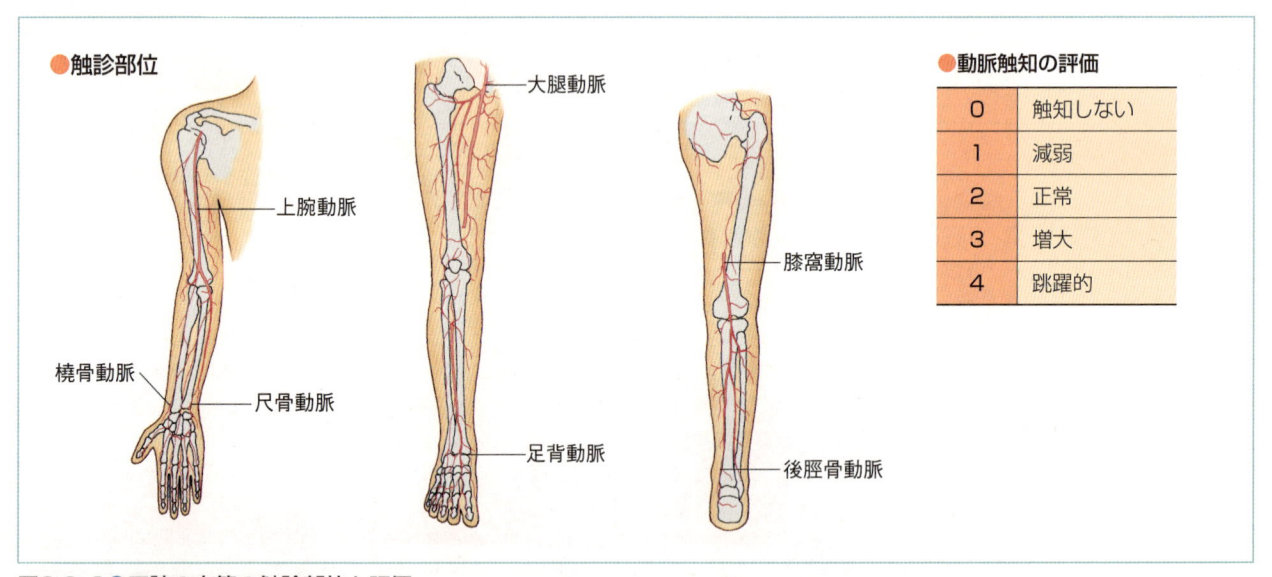

● 触診部位

大腿動脈
上腕動脈
膝窩動脈
橈骨動脈
尺骨動脈
足背動脈
後脛骨動脈

● 動脈触知の評価

0	触知しない
1	減弱
2	正常
3	増大
4	跳躍的

図3.8-8●四肢の血管の触診部位と評価

③頸動脈の雑音がないことを確認した上で，左右の頸動脈を**片方ずつ**軽く押さえるように触診する．甲状軟骨の高さで示指・中指・薬指の3本の指腹を使って触診する．
④橈骨動脈，上腕動脈，大腿動脈，膝窩動脈，後脛骨動脈，足背動脈を3本の指腹を使って触診し，触知の強度，左右差の有無をみる（図3.8-8）．

●胸　部

①胸郭の形状（胸郭の奇形，変形，左右対称性）を見る.

②心尖拍動の位置・振幅を胸部接線方向から見る（図3.8-9）. よく見えない場合は左側臥位で行う.

③心尖拍動の位置を手掌の指関節基部で触れ，最強点と振幅を指先で確認する. 仰臥位でよく触れない場合は左側臥位で行う. 胸骨正中からの距離を測定する.

④手掌の指関節で四つの弁の領域を触れ，振動（スリル）の有無をみる（図3.8-10）.

⑤左第5肋間を腋窩方向から打診し，共鳴音から濁音に変わる部位を確認し，心臓の大きさ（濁音界）をみる.

⑥心音を聴取する（表3.8-3）. はじめに膜側で5領域（図3.8-11）を聴取し，次にベル側で聴取する.

●正常範囲と正常逸脱範囲●

　心臓・血管系のアセスメントにおける，正常範囲と正常逸脱範囲を表3.8-4に示す.

●心尖拍動〈動画〉

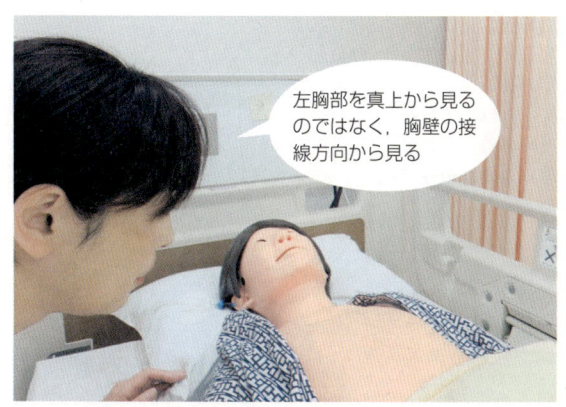

左胸部を真上から見るのではなく，胸壁の接線方向から見る

図3.8-9●心尖拍動のみかた

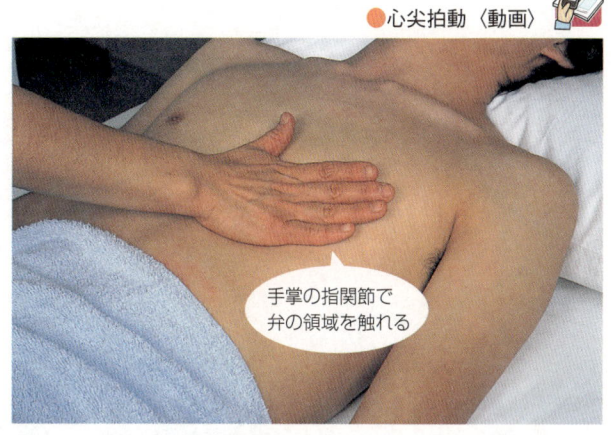

手掌の指関節で弁の領域を触れる

図3.8-10●スリルの触診

表3.8-3●心雑音の程度（Levineの分類）

1/6	特別な手技や周波数があった時のみ聴こえる.
2/6	微弱であるがよく聴こえる.
3/6	強く聴こえるが振動は伴わない.
4/6	振動を伴うが，聴診器を胸壁につけていないと聴こえない.
5/6	聴診器を胸壁より部分的に離しても雑音が聴こえる.
6/6	聴診器を胸壁からすべて離しても聴こえる. 振動が触れる.

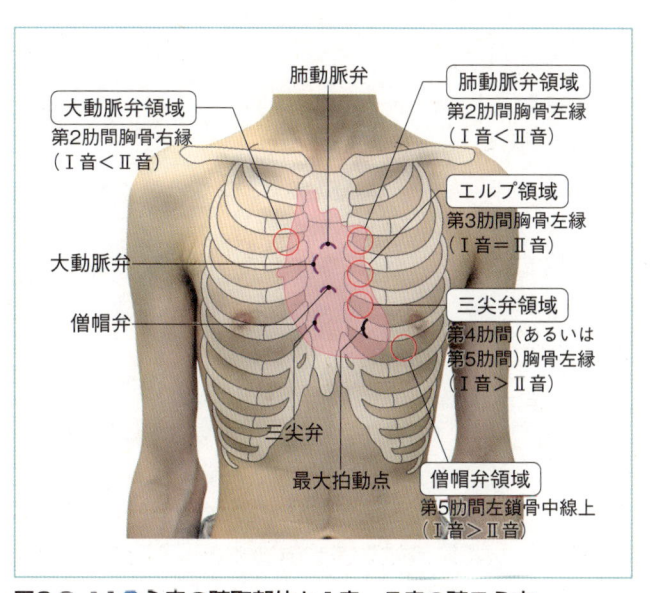

肺動脈弁

肺動脈弁領域
第2肋間胸骨左縁
（I音＜II音）

大動脈弁領域
第2肋間胸骨右縁
（I音＜II音）

エルプ領域
第3肋間胸骨左縁
（I音＝II音）

大動脈弁

三尖弁領域
第4肋間（あるいは
第5肋間）胸骨左縁
（I音＞II音）

僧帽弁

三尖弁

最大拍動点

僧帽弁領域
第5肋間左鎖骨中線上
（I音＞II音）

図3.8-11●心音の聴取部位とI音・II音の聴こえ方

表3.8-4●心臓・血管系のアセスメント：正常範囲と正常逸脱範囲

	正常範囲	正常逸脱範囲
四肢	・皮膚色は肌色である. ・四肢は温かい. ・浮腫はない.	・皮膚色は蒼白, チアノーゼを呈し, 冷感がみられる 　→末梢循環障害 ・ばち状指がある 　→末梢循環障害が長期間持続している ・皮膚を押すと痕が残る　→圧痕性の浮腫 　局所性で, 圧痕の戻りがゆっくりである　→静脈閉塞 　全身性で, 圧痕の戻りがゆっくりである　→心不全, 腎不全, 　　静脈閉塞, 薬剤性, 妊娠・月経前など 　全身性で, 圧痕の戻りが速やかである　→肝硬変, 低栄養, 　　ネフローゼ症候群, 悪性腫瘍など 　全身性または局所性で, 圧痕の戻りがゆっくりである　→血管炎, 　　炎症, アレルギー, 血管性, 熱傷など ・皮膚表面がテカテカしていて痕は残らない浮腫　→非圧痕性浮腫 　全身性　→甲状腺疾患 　局所性　→悪性リンパ腫, リンパ節郭清術後
頸部の血管	・臥位では内頸静脈の拍動を認めるが, 座位では認めない. 右頸静脈の左側からペンライトを当てると, 胸鎖乳突筋の走行に沿って頸部が動く状態が確認できる ・下顎角直下2cmの部位で血管性雑音は聴取されない. ・頸動脈で心拍に一致し, 適度の弾力性と緊張のある脈拍が触知される.	・座位でも外頸静脈の怒張が認められる 　→心房圧の上昇（右心不全, 心タンポナーデなど） ・臥位で内頸静脈の拍動が認められない 　→循環血液量減少（脱水, 出血など） ・血管性雑音の聴取 　→弁の異常・大動脈の狭窄 ・心拍との不一致（欠損） 　→期外収縮, 大動脈炎症候群など
四肢の血管	・適度の弾力性と緊張のある脈拍が触知される. ・左右差はない.	・動脈の触知困難　→心拍出量の低下, 動脈の狭窄など ・上肢の動脈触知の左右差　→大動脈炎症候群など
胸部	・胸郭の形状は左右対称で隆起・陥没はない. ・前後径 ＜ 左右径である. ・心尖拍動は左第4ないし第5肋間・鎖骨中線のやや内側に, 2cm程度の拍動を認める. ・胸骨中線から心尖拍動部位までの距離は10cm以内である. ・スリルは触知されない. ・打診音は, 左鎖骨中線のやや内側, 心尖拍動点のあたりで共鳴音から濁音に変わる.	・左前胸部の突出 　→心肥大, 心嚢水の貯留など ・心尖拍動部位の移動 　→心拡大, 胸水貯留, 胸膜癒着, 縦隔腫瘍, 気胸など ・心尖拍動振幅の拡大 　→左室の肥大・拡大 ・スリルの触知 　→弁の異常・中隔欠損, 上行大動脈瘤など ・濁音界の拡大・増大 　→腹水・腹膜炎などによる横隔膜挙上, 心嚢水貯留, 弁膜症など ・濁音界の減少 　→肺気腫など

| 心音 | ・心音はⅠ音・Ⅱ音が聴取される.
　僧帽弁領域　：S1＞S2
　三尖弁領域　：S1＞S2
　エルプ領域　：S1＝S2
　肺動脈弁領域：S1＜S2
　大動脈弁領域：S1＜S2

・Ⅰ音・Ⅱ音の分裂がない.
　ただし，吸気時にⅡ音の分裂を聴取することもある.
・過剰心音は聴取されない.
　ただし，若年者では僧帽弁領域でⅢ音を聴取することもある.
・雑音は聴取されない. | ・Ⅰ音の亢進
　→甲状腺機能亢進症，貧血，発熱など
・Ⅰ音の減弱
　→拡張型心筋症，心筋炎，心筋梗塞など
・Ⅱ音の亢進
　→高血圧，大動脈弁閉鎖不全，肺高血圧症，肺塞栓症など
・Ⅱ音の減弱
　→大動脈弁狭窄，肺動脈弁狭窄など
・Ⅰ音の分裂
　→脚ブロック
・Ⅱ音の病的分裂
　→脚ブロック，心室中隔欠損，心房中隔欠損など
・Ⅲ音・Ⅳ音の聴取
　→うっ血性心不全，僧帽弁閉鎖不全，肥大型心筋症，高血圧など
・雑音の聴取
　→弁狭窄，弁の閉鎖不全，動脈管開存症，心房中隔欠損・心室中隔欠損など |

図中ラベル：
大動脈弁領域 第2肋間胸骨右縁（Ⅰ音＜Ⅱ音）　肺動脈弁　肺動脈弁領域 第2肋間胸骨左縁（Ⅰ音＜Ⅱ音）　エルプ領域 第3肋間胸骨左縁（Ⅰ音＝Ⅱ音）　大動脈弁　僧帽弁　三尖弁領域 第4肋間（あるいは第5肋間）胸骨左縁（Ⅰ音＞Ⅱ音）　三尖弁　最大拍動点　僧帽弁領域 第5肋間左鎖骨中線上（Ⅰ音＞Ⅱ音）

!　**考えてみよう**　心臓・血管系のアセスメント：むくみ（浮腫）

機序：　　問診：　　視診：　　触診：　　聴診：　　看護援助：　　　　　　　　　→アセスメントの解答例はp.195.

3　さらに，どのようにアセスメントを進めていくか

●浮腫が認められる場合●

　圧痕性浮腫の原因を判別するには，圧痕の戻り方をみる.10秒間，5mmの深さで圧迫し，元に戻る時間を測定する.40秒以内に戻れば fast edema，40秒以上かかれば slow edema である.静水圧の上昇の場合，間質には水のみが移動し，戻り方はゆっくりである.低アルブミン血症の場合も水のみが移動するが，戻り方は速やかである.血管透過性の亢進による場合は，水とタンパク質が移動し，戻り方はゆっくりである.

●外頸静脈の怒張が認められる場合●

　座位でも内頸静脈の拍動が著明もしくは，外頸静脈の怒張（どちょう）があるときは，右房圧の上昇が疑われる.その際は，頸静脈圧を測定する.

　対象者を45°座位にし，胸骨角（胸骨柄と胸骨体の結合部で隆起しているところ）に定規を立て，胸骨角から内頸静脈の拍動点までの高さを測定する（図3.8-12）.測定し

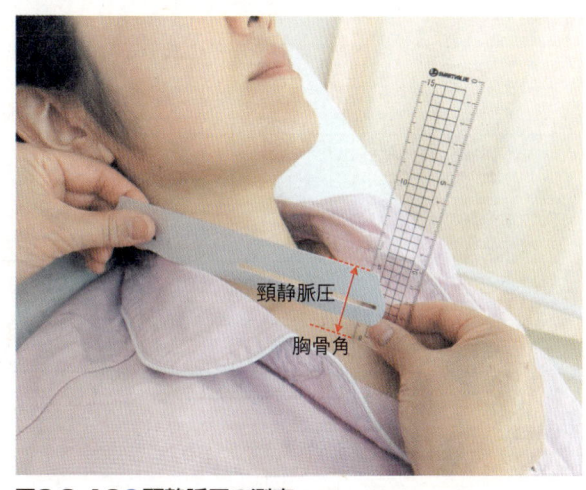
頸静脈圧　胸骨角

図3.8-12●頸静脈圧の測定

た高さに右房の中心から胸骨角までの5cmを加えた値が静脈圧（中心静脈圧）となる．測定した高さが4〜4.5cm以内であれば正常，それを超えればうっ血性心不全や心タンポナーデなどの可能性がある．

4 心電図によるアセスメント

（1）不整脈のアセスメント

　成人の場合，心臓は1分間に60〜80拍で規則的に収縮する．これに反したもの，すなわちリズムが規則的でない，リズムは規則的でも拍動数が多い，または少ない場合を**不整脈**という．脈拍をとり，不整脈と判断した場合は，心音との比較を行う．脈拍の性状および心拍との比較からは，表3.8-5のような不整脈が推察できる．これらを確認するためには**心電図**をとる．

　モニター心電図の場合，リード線の赤を（−），緑を（＋），黄をアースとするⅡ誘導で用いることが多い．心臓の調律が洞房結節によってコントロールされ，正常の刺激伝導系を介して伝達される（洞調律）と図3.8-13のような波形となる．1分間に60〜100回で調律される場合を，正常洞調律という．心電図の基本的な波形は，P，QRS，T波からなる．P波は心房の興奮，QRS波は心室の興奮，T波は心筋興奮の回復を表す．

　心電計の電極を装着後，以下の点を観察する．

リズム：R−R間隔が一定かどうかをみる．平均R−R間隔から20％を超える変動がある場合は，洞性不整脈である．

心拍数：25mm（5マス）1秒の速さで紙送りをしている場合は，次のように1分間に換算して心拍数を求める．

表3.8-5●不整脈のアセスメント

アセスメント項目	絶対性不整脈	脈拍の欠損がある（結滞）	
脈拍の性状	間隔に規則性がない	リズムがずれる	リズムは一定
心拍との比較	脈拍と心拍は不一致		
考えられる不整脈	心房細動	上室性期外収縮	心室性期外収縮

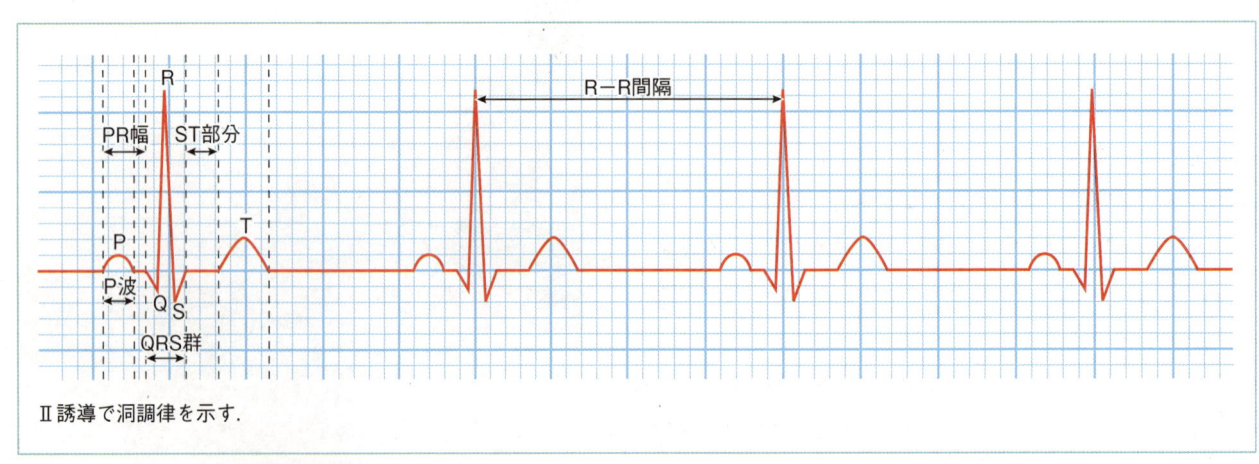

Ⅱ誘導で洞調律を示す．

図3.8-13●モニター心電図の波形

①Rから次のRまでのマス数を数え，300を割る．
　4マスなら，300÷4＝75回／分となる．
②Rから次のRまでの長さ（mm）を図り，1,500を割る．
　25mmなら，1,500÷25＝60回／分となる．
③5秒間（25マス中）にQRSがいくつあるか数え，12をかける．
　6個なら6×12＝72回／分となる．

　心拍数が1分間に50回未満であれば**徐脈**，100回以上であれば**頻脈**である．PとQRSが1：1で対応していれば，それぞれ洞性徐脈，洞性頻脈と呼び，健康な人でもみられることがある．

P波・QRS波：P波があるか，PとQRSが対応しているか，QRSの幅をみる．QRSの幅が0.10秒以下であれば正常な刺激伝導系を介して心室が興奮していることを示し，幅が広い（0.12秒以上）のであれば，右脚・左脚，左脚の前枝・後枝のいずれかに伝導障害があることを示す．

　代表的な不整脈の心電図波形をp.112 図3.8-14に示す．

●期外収縮●

　洞房結節以外の場所で心筋の興奮が起き，本来の洞調律より早いタイミングで心筋に興奮が伝わるものを**期外収縮**という．心房内および房室接合部付近で興奮が起こった場合（上室性期外収縮）は本来の洞調律より早くにP波がみられ，心室内で興奮が生じた場合（心室性期外収縮）はP波がなく幅の広いQRSが認められる．心室性期外収縮で正常な興奮と異所性の興奮を交互に繰り返すものを2段脈といい，2回の正常な興奮に1回の異所性興奮を繰り返すものを3段脈という．心筋梗塞に併発した心室性期外収縮の重症度はLown分類（ローン分類，表3.8-6）で評価し，グレード3以上のものは医師の指示により早急に対処が必要な，危険な期外収縮とされる．

表3.8-6●Lown分類

Grade 0	心室性期外収縮なし
Grade 1	散発（30個／時間以内）
Grade 2	頻発（30個／時間以上）
Grade 3	多形性（期外収縮波形の種類が複数ある）
Grade 4a	2連発
Grade 4b	3連発以上
Grade 5	R on T

●徐脈性不整脈●

　徐脈を示す心電図のうち，P波が突然脱落し，R－R間隔がもとのR－R間隔の整数倍になっているものを**洞房ブロック**，整数倍でないものを**洞停止**という．洞房ブロックや洞停止は洞不全症候群の一部である．房室伝導部の障害によって徐脈となるものは**房室ブロック**という．

　房室ブロックは，障害の程度によりⅠ度・Ⅱ度・Ⅲ度に分類される．Ⅰ度の房室ブロックは，P波とQRSの間隔が延長（0.20秒以上）するものである．Ⅱ度の房室ブロックは，ウェンケバッハ（Wenckebach）型とモビッツ（Mobitz）Ⅱ型に分類される．ウェンケバッハ型は心房から心室への刺激伝導時間が徐々に延長し，ついにはQRSが脱落するものであり，モビッツⅡ型はQRSが突然脱落するものである．Ⅲ度のブロック（完全房室ブロック）は心房と心室の収縮時期が連動しておらず，P－P間隔，R－R間隔はそれぞれ一定であるが，P波とQRS波は対応していない．洞不全症候群，

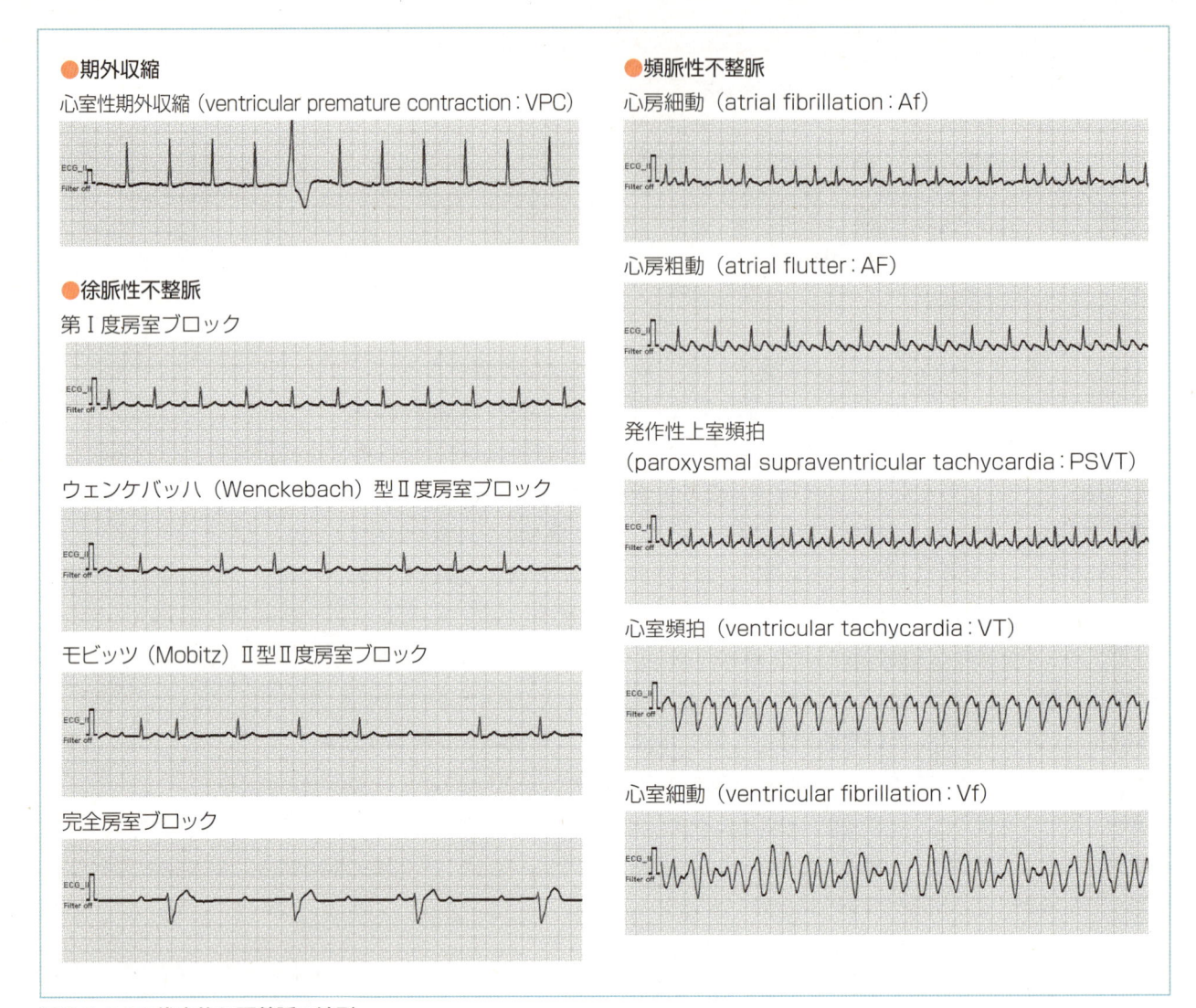

●期外収縮

心室性期外収縮 (ventricular premature contraction：VPC)

●徐脈性不整脈

第Ⅰ度房室ブロック

ウェンケバッハ (Wenckebach) 型Ⅱ度房室ブロック

モビッツ (Mobitz) Ⅱ型Ⅱ度房室ブロック

完全房室ブロック

●頻脈性不整脈

心房細動 (atrial fibrillation：Af)

心房粗動 (atrial flutter：AF)

発作性上室頻拍
(paroxysmal supraventricular tachycardia：PSVT)

心室頻拍 (ventricular tachycardia：VT)

心室細動 (ventricular fibrillation：Vf)

図3.8-14●代表的な不整脈の波形

MobitzⅡ型およびⅢ度の房室ブロックを生じると，心拍出量が減少し，めまいや失神を起こすこともあるため，ペースメーカーの適応となる．

●**頻脈性不整脈**●

　頻脈のうち，P波がなく規則的に幅の狭いQRSがみられるものは，**上室頻拍**と呼ばれる．P波がなくR－R間隔が不規則であれば**心房細動**，心室へ2：1，3：1，4：1というように一定の比率で興奮が伝わるものを**心房粗動**という．P波がなく比較的安定した幅の広いQRSがみられるものは，**心室頻拍**である．P波，QRS，T波の区別のつかない無秩序な波形は**心室細動**といい，心停止を示す心電図の一つである．心室頻拍と心室細動は緊急の除細動の適応となる．**自動体外式除細動器（AED）**は，心室細動の波形を判別し，除細動の必要性を音声メッセージで伝える．

ST：ST－Tの変化は，心筋虚血の判別にしばしば用いられる．STの低下は一過性の心筋虚血，STが上昇しないタイプの虚血性心疾患でみられるが，左室肥大，ジギタリスの作用，低カリウム血症など虚血のない場合でも認めることがある．STの

上昇は，貫壁性の心筋梗塞や異型狭心症，急性心内膜炎，急性心筋炎，たこつぼ型心筋障害などでみられる．心筋梗塞のごく早期にはSTの変化に先行してT波の残高（尖鋭化）がみられることもある．また，陳旧性心筋梗塞や一過性の高度の心筋虚血では，陰性T波がみられる．

（2）心筋虚血のアセスメント

胸部症状がある，モニター心電図でSTの変化があるなど，心筋の虚血が疑われる場合は，虚血部位を明らかにするために，**12誘導心電図**をとる．12誘導心電図では，虚血部位のほか，モニター心電図でははっきりしない不整脈や期外収縮の起源を明らかにすることができる．12誘導心電図の正常波形は図3.8-15のとおりである．心筋に虚血がある場合，部位によって表3.8-7のような変化を生じる．これにより，責任血管を推測することができる．

●12誘導心電図のとり方●

電極の装着方法

①靴下・ストッキングは脱いでもらう．

②四肢（上肢は手首から腋，下肢は足首から鼠径までの間であれば可能）および胸部の電極を付ける部位の皮膚をアルコール綿で拭き，電極用クリーム（カルジオクリーム）を塗布する．胸部では隣の装着位置の電極用クリームがつながらないように注意する．

③電極の接触面に，薄くカルジオクリームを塗る．

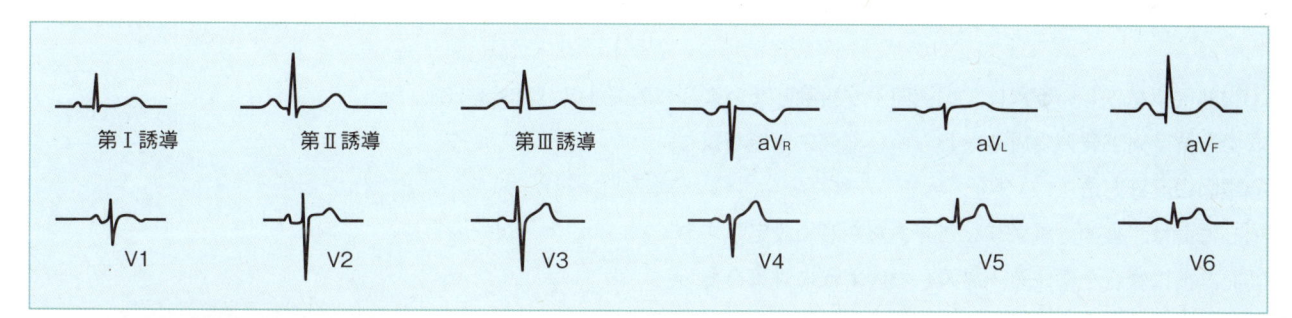

図3.8-15●12誘導心電図の正常波形

表3.8-7●心筋虚血部位と心電図変化

心筋虚血部位	I	II	III	aVR	aVL	aVF	V1	V2	V3	V4	V5	V6
中隔梗塞							●	●				
前壁梗塞								●	●	●		
前壁中隔梗塞							●	●	●	●		
広範前壁梗塞	●				●		●	●	●	●	●	
前壁側壁梗塞	●				●				●	●	●	
側壁梗塞	●				●						●	●
下壁梗塞		●	●			●						
後壁梗塞							(●)	(●)				

●の部位に心電図変化（ST変化，異常Q波）が現れる．（●）はR波残高．

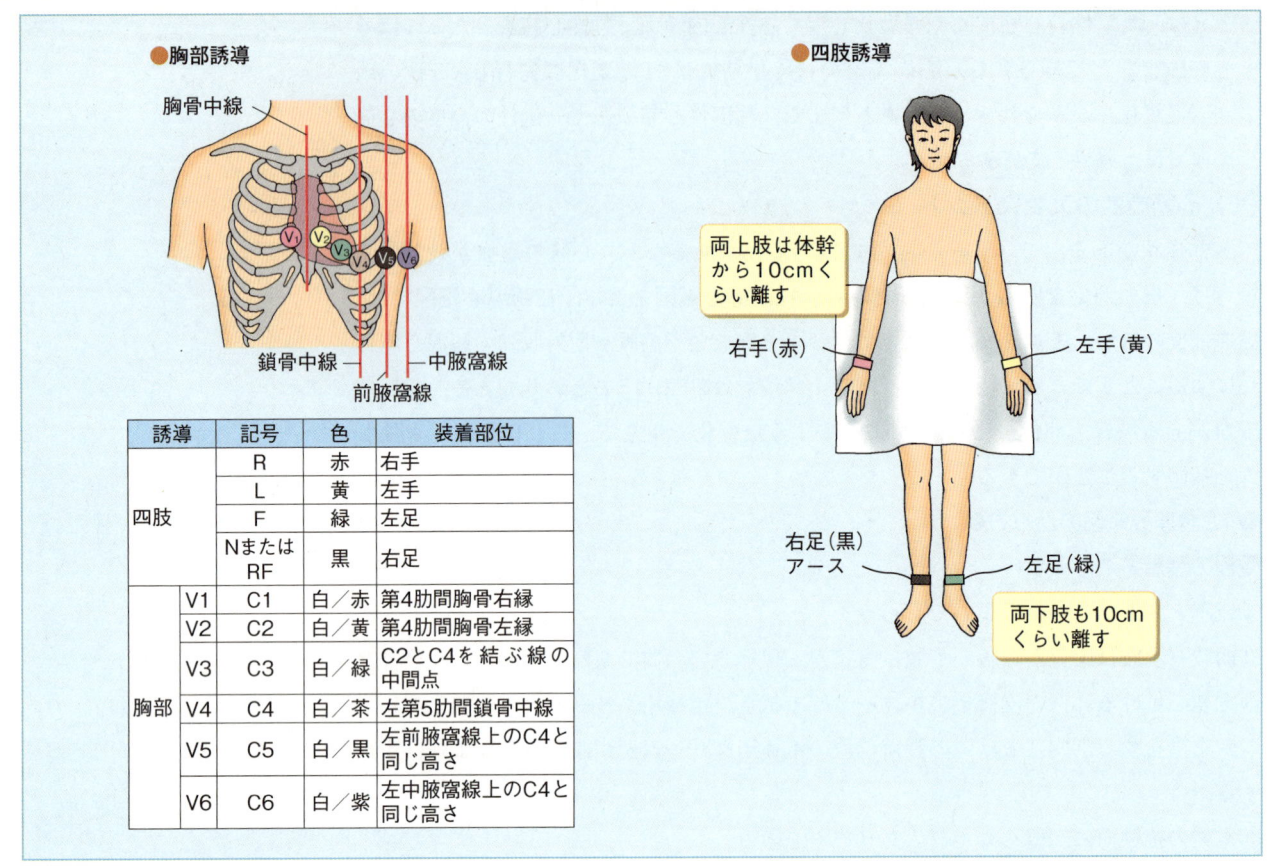

●胸部誘導

胸骨中線

鎖骨中線 — 中腋窩線

前腋窩線

●四肢誘導

両上肢は体幹から10cmくらい離す

右手（赤）　左手（黄）

右足（黒）
アース　　左足（緑）

両下肢も10cmくらい離す

誘導		記号	色	装着部位
四肢		R	赤	右手
		L	黄	左手
		F	緑	左足
		NまたはRF	黒	右足
胸部	V1	C1	白／赤	第4肋間胸骨右縁
	V2	C2	白／黄	第4肋間胸骨左縁
	V3	C3	白／緑	C2とC4を結ぶ線の中間点
	V4	C4	白／茶	左第5肋間鎖骨中線
	V5	C5	白／黒	左前腋窩線上のC4と同じ高さ
	V6	C6	白／紫	左中腋窩線上のC4と同じ高さ

図3.8-16●電極の装着位置

④胸部電極を正しい位置に，電極同士が接触しないように装着する（図3.8-16）.

⑤両上肢，両下肢の皮膚のやわらかい部分に電極を挟む.

心電図の記録方法

①心電計は，振幅，紙送りなどをあらかじめ設定しておく.

②記録前に雑音を確認し，混入しないように対策をとる.

③筋電図の混入を避けるため，リラックスするように声をかける.

④記録が終了したら電極を外し，電極用クリームを拭き取る.

やってみよう

1. 座位・座位前屈位・仰臥位・左側臥位など，体位を変えて心尖拍動の見やすさ・触れやすさを比べてみよう.
2. バルサルバ操作（深呼吸後，口を閉じ10〜15秒間息を止めて力んでもらう）を行って右外頸静脈の怒張した状態を観察してみよう.
3. 年齢の異なる5人の心音を聴いてみよう.
4. 心音が収録されているCD，生体シミュレータを使って，Ⅰ音・Ⅱ音の異常（亢進，減弱，分裂），過剰心音，心雑音を聴いてみよう.

引用・参考文献

1 ）山内豊明ほか．"循環器系"．解剖生理学．第4版，林正健二編．メディカ出版，2016，（ナーシング・グラフィカ，人体の構造と機能1）．

2 ）佐伯由香ほか編．呼吸機能障害／循環機能障害．第3版，メディカ出版，2014，（ナーシング・グラフィカ，健康の回復と看護1）．

3 ）小野田千枝子監修，高橋照子ほか編．実践！フィジカル・アセスメント：看護者としての基礎技術．改訂第3版，金原出版，2008．

4 ）Barkauskas, V.H.ほか．ヘルス・フィジカルアセスメント．上巻．花田妙子ほか監訳．日総研出版，1998．

5 ）沢山俊民．CDによる聴診トレーニング：心音編．改訂第2版，南江堂，1994．

6 ）Fuller, J. et al. Health Assessment. 3rd ed. Lippincott, 2000.

7 ）黒川顕編．患者のみかた．エマージェンシーナーシング新春増刊．メディカ出版，1997．

8 ）奈良信雄編．写真とイラストでみる身体所見のとり方．羊土社，2001．

9 ）古谷伸之編．診察と手技がみえる vol.1 第2版，メディックメディア，2012．

重要用語

動脈硬化の危険因子	Ⅰ音　Ⅱ音　Ⅲ音　Ⅳ音	肺動脈弁領域
頸静脈の怒張	僧帽弁領域	心雑音
動脈の触知	三尖弁領域	血管性雑音
心尖拍動	エルプ領域	不整脈
スリル	大動脈弁領域	

- 乳房・腋窩の構造と機能を説明できる.
- 乳房・腋窩のアセスメントを実施できる.
- 乳房・腋窩のアセスメント結果から，正常逸脱の判断が行える.
- 乳房・腋窩のアセスメント所見を記録できる.
- 乳房自己検診法について指導できる.

1 乳房・腋窩の構造と機能：アセスメントの根拠になる復習事項

（1）乳 房

　乳房は一対の皮脂腺が変形したもので，図3.9-1に示すように，脂肪を含む線維性組織（脂肪層とまばらな胞状腺組織）からなり，前胸壁で大胸筋の上を覆う皮下筋膜の中に存在し，神経，血管およびリンパ節を含んでいる．乳房の位置は，一般に前胸郭壁前方，縦は鎖骨下第2肋間から第6肋間に位置する．各乳房は15〜20の乳腺を有し，1個の乳腺葉は20〜40の小葉からなり，さらに小葉は10〜100の腺房を有する．乳房は可動的であるが，皮下の結合組織層とクーパー靱帯によって支えられている．クーパー靱帯は多重の線維性索状物で，乳房の皮下結合組織から始まり乳房内を縦走して筋膜に付着している．皮下および乳腺後部の脂肪組織または脂肪が，乳房の大部分を包んでいる．これらの構成要素の比率は年齢，全身の栄養状態，妊娠，外因性のホルモン使用によって変化する．女性の乳房は，女性ホルモンの中でもエストロゲンによって刺激され，思春期から大きさを増し，月経や老化によって変化する．

　男性の乳房は，主に小さい乳頭および乳輪からなる．未発達の乳房組織で円盤状を

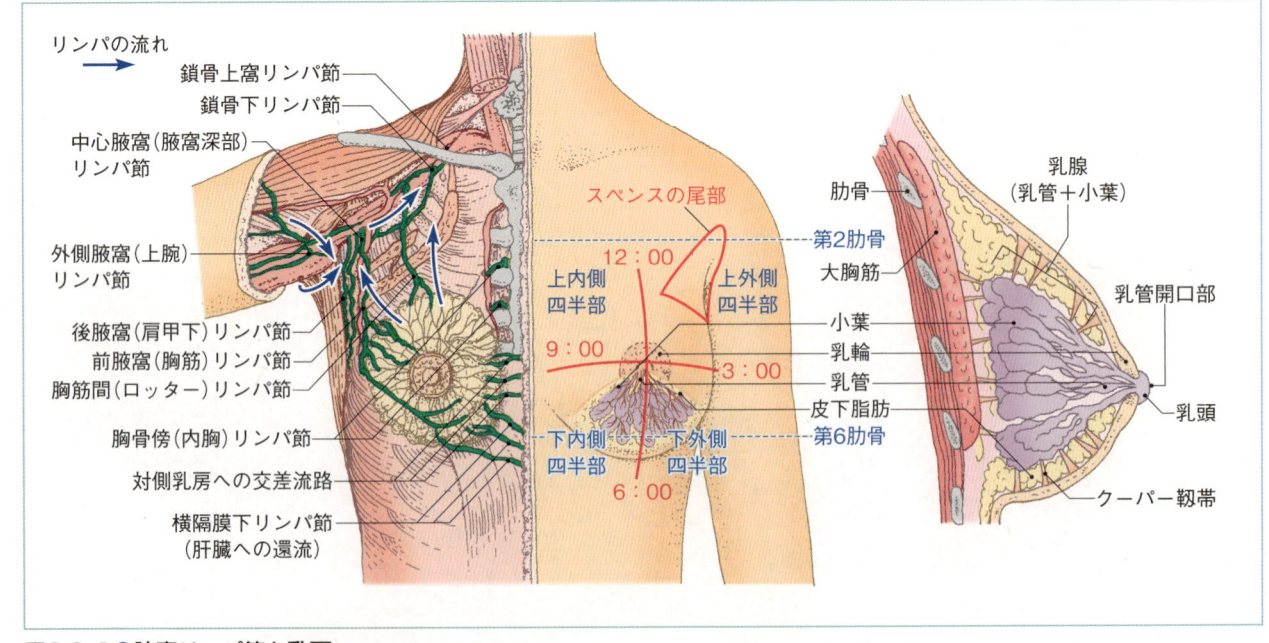

図3.9-1●腋窩リンパ節と乳房

しており，臨床的には周囲の組織と識別できない．成人男性のおよそ3分の1で，乳頭後部に硬いボタン状の乳房組織が直径2cm以上触れるとされているが，その正常範囲はまだ明らかにされていない．

(2) 乳　腺

乳腺は，発生学的には皮膚の一部である汗腺が変化した外肺葉性上皮である．乳腺は男女ともにみられるが，通常その機能が発揮されるのは女性においてである．乳腺の生物学的役割は新生児を養う母乳を分泌することであり，実質的に乳腺の働きが重要となるのは児が出生した時点以降である．

乳腺は，胸郭の胸筋の腹側にある皮膚で覆われた球状の乳房内に存在する．乳腺の内部は，乳頭周囲に放射線状に存在する15〜20の乳腺葉に分かれ，乳腺葉の多くの小葉は，乳輪や乳頭の表面に開いている母乳を生成する管や副管に通じている．また，乳房の外側上縁には乳腺が集まっている部位（スペンスの尾部）がある．

乳房の中央やや下方の色素沈着した部分を乳輪といい，乳輪の中央に突起した隆起を乳頭という．乳輪の表面は脂肪腺，汗腺，副乳輪腺から形成され，小さく丸い隆起がある．乳頭は線維組織の中に少量の平滑筋を含み，色素が沈着した皮膚からなる．

授乳期間は，平滑筋によって管状構造の乳管から内容物を絞り出すことで，乳頭と乳輪から十分な母乳が分泌される．特に新生児や乳児の 吸 綴^{きゅうてつ}は，拍動性プロラクチンの放出を起こす刺激として，また持続的に乳汁を産生する刺激として働いている．

(3) 乳房・腋窩のリンパ節

乳房からのリンパの流れ（流出経路）は，乳癌の主な転移経路となる．実際，乳房からの流出経路は多数のリンパ節につながっており，大部分のリンパは腋窩リンパ節へ集結する．以下，乳房のリンパ節と腋窩リンパ節について示す．

●乳房のリンパ節 （図3.9-1）●

乳房のリンパ節は，表在リンパ節から深部リンパ節まで多岐にわたっており，多数のリンパ節群へと流れている．乳房からのリンパの流れは，腋窩リンパ節，胸骨傍（内胸）リンパ節，胸筋間（ロッター）リンパ節，横隔膜下リンパ節（肝臓への流路），対側乳房への交差流路に至る．その大半は腋窩リンパ節へと流れる．

●腋窩リンパ節 （図3.9-1）●

①中心腋窩リンパ節：胸壁，乳房，上肢からのリンパの流れを受ける．つまり，前腋窩（胸筋）リンパ節，外側腋窩（上腕）リンパ節，後腋窩（肩甲下）リンパ節からリンパが中心腋窩リンパ節に流入している．腋窩リンパ節の中では，最も触診しやすい．リンパの流れとしては，中心腋窩リンパ節を流出した後，鎖骨上窩，鎖骨下リンパ節へと流れる．通常，腋窩の高さで，前後の腋窩襞の中間にある．

②前腋窩（胸筋）リンパ節：乳房，胸郭の前壁と側壁，臍より上部の腹壁の皮膚および筋肉から流れを受ける．前方で，前腋窩襞の内側にある大胸筋下の境界に沿って位置する．

③後腋窩（肩甲下）リンパ節：胸郭後壁，頸部後下方からのリンパの流れを受ける．肩甲骨の外側面に沿って位置し，後腋窩襞の深部に触れる．

④外側腋窩（上腕）リンパ節：上肢，三角筋領域，一部の胸郭前面からリンパの流れを受ける．上腕骨に沿って位置する．

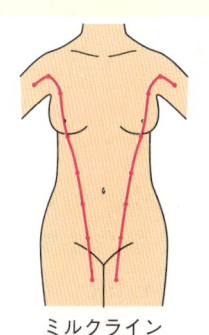

必要物品：バスタオル（肌温保持と不必要な露出を避ける），バスタオルまたは枕（仰臥位触診時に肩下に置き乳房を平たくする），ティッシュ（腋窩の汗や乳頭からの分泌物を拭き取る）

環境調整：上半身を露出するため，寒気を感じない程度に室温を保つ．

手　順：乳房・腋窩のアセスメントは，問診，視診，触診の順に行う．
　　①問診は，**表3.9-1**（p.119）の問診項目や，**表3.9-3**（p.121）の乳癌のリスクファクターを参考に聞く．
　　②視診は，**表3.9-4**（p.122）の3つの姿勢を対象者に実施してもらいながら，乳房の大きさや乳頭の高さの左右差，乳頭の陥没や乳房の引きつれの有無を確認する．
　　③触診は，まず座位で**表3.9-5**（p.123）に示す4つの腋窩リンパ節の触診を行い，次に仰臥位で肩下にバスタオル等を当て，**表3.9-6**（p.124）のように乳房の触診を行い，乳房のしこりの有無，乳輪の異常の有無，乳頭からの分泌物の有無とその性状を確認する．

（1）問　診（表3.9-1）
●問診のポイント●

　既往歴として，乳房・乳頭・乳輪の大きさや形態の変化（左右対称性），腫瘤や硬結，疼痛・圧痛の有無，乳頭からの分泌物の量，性状（血性，膿性など）と持続性の有無，腋窩のしこりの触知や疼痛の有無などについて確認する．対象者から症状の訴えがあった場合には，その症状の発現時期，増悪要因と寛容要因（月経周期に関連した乳房腫脹の軽減など）の有無，現時点での対処方法についても情報を得る．また，既往歴，家族歴，乳癌のリスクファクター（**表3.9-3**），乳房の自己検診方法（時期と頻度）についても情報を得る．

plus α

陥没乳頭
乳頭の全部あるいは一部が乳房内に埋まっている状態．乳頭に刺激を与えると乳頭が突出する仮性陥没乳頭と，刺激を与えても突出しない真性陥没乳頭とに区分される．この陥没は先天的に存在する場合と，がんの進行過程に特徴的な反応として後天的に起こる場合がある．

表3.9-1●乳房・腋窩の問診

問診項目	問診の根拠，意味
現病歴 ①最近，急に胸の左右差が大きくなったり，胸にしこりや腫れ，くぼみのような変化，あるいは痛みがあったりしますか？ ②腋の下にしこりや腫れのような変化や痛みがありますか？	• 乳房の多少の左右差は正常範囲内であるが，急激に片側性に乳房が増大する場合，乳房内の腫瘤，あるいは炎症が起こっている可能性がある． • 乳房・乳頭の異常所見（**図3.9-2**）を以下に挙げる． 　腫瘤：発生機序・因子などの原因には関係なく，組織・臓器にみられる増殖・腫大に対し，確定診断が得られるまでの総称として用いる．乳房の腫瘤には線維腺腫（良性腫瘍），囊胞，乳癌の3種類がある． 　腫脹・浮腫：臓器が固有の細胞成分の増加によらず，同じ形状のままふくらんで体積を増している状態で，タンパク質を増やすことによって細胞が大きくなる肥大とは明確に区別される． 　陥没：乳癌の進行に伴い線維（瘢痕組織）が生じる．この組織の萎縮は乳房のえくぼ形成，輪郭の変化，乳頭の陥没または変位を生じる． 　皮膚の浮腫：リンパの流れが損なわれることによって生じる．拡大した孔をもつ肥厚した皮膚を橙皮様所見（オレンジの皮様徴候）という．乳房または乳輪の下部で最初にみられることが多い． • 本人の訴えによる腋窩周辺の「しこり」には，腫瘤だけではなく脂肪腫も含まれていることを念頭に置いておく．
③胸や腋の下にできものができた，皮膚の色が急に変化したなど，何か気付いたことがありますか？	発疹および皮膚病変の有無を確認する．
④近ごろ，乳首の形が変わったり，分泌物が出ることがありますか？	• 乳房・乳頭の異常所見（**図3.9-2**参照） • 乳管は常に湿潤している状態であるので，「分泌物がある＝異常」とはならない（**表3.9-2**）．
⑤乳頭からの分泌物がある場合には，どこから，どの程度，どんな色で，どれぐらいの期間，どのようにしたときに出ますか？	• 乳頭からの分泌液については，以下の情報を収集する．分泌物が自発的で，片側性，単孔性，血性で量が多い場合には精査が必要となる． ①自発性（自然に分泌される）か非自発性（マッサージや圧迫によって分泌される）か，②片側性か両側性か，③単孔性か多孔性か，④非乳漏性か乳漏性か，⑤持続性か一過性か，⑥分泌物の性状：漿液性，血性，膿性，白色，水様．
既往歴 ⑥これまでに，ご自身の乳房について何か病気だと診断されたことはありますか？	• 慢性囊胞性疾患・線維性囊胞性疾患，線維腺腫の既往をもつ場合は，乳癌のリスクが高い．これらの良性疾患の既往がある女性では乳腺上皮の増殖性病変，特に異型上皮が存在する確率が高いため乳癌のリスクが高いと考えられる．
⑦胸の手術を受けたことがありますか？	• 手術の内容と時期，その後の経過についても情報を収集する． • 乳房切除術を受けている場合は，術後の瘢痕周辺状態や，腫瘤，色調変化，腫脹，発疹，刺激部位，リンパ浮腫の有無を確認する．
⑧今までに月経や更年期障害で薬を飲んでいたことはありますか？	• エストロゲンとプロゲステロン等のホルモン療法を数年以上続けていると，乳癌のリスクは上昇することが報告されている．
家族歴 ⑨あなたの家族や親族の中に乳癌の方はいますか？ ⑩あなたの家族や親族の中に乳房の良性疾患にかかったことがある人はいますか？	• 第一度近親者（親子，きょうだい）に乳癌患者がいる場合には乳癌リスクは2倍，第一度近親者に閉経前に両側性の乳癌患者がいる場合は9倍，第一度近親者に2人以上の乳癌患者がいる場合には5倍程度，乳癌リスクが高いといわれている．
乳癌自己検診の実施状況の確認 ⑪乳癌自己検診をしたことがありますか？ 　行っている場合，どれくらいの頻度で行っていますか？ ⑫どのような場所で，いつ，どのような方法で自己検診をしていますか？	• 頻度は月に1回，実施時期は，月経終了後数日内に行っているか確認をする． 　＊文献によっては，月経開始後7～10日や月経後5～7日と設定しているものもあるが，実際には，触診時ホルモンの影響によって乳房が張っている状態でない時期を選択することが重要である．閉経後は毎月日にちを決めて実施することが推奨されている． • 適切な環境で自己検診を実施しているか確認する．なお，乳房の自己検診の実施方法については，乳房のアセスメントを終えた時点で説明する．

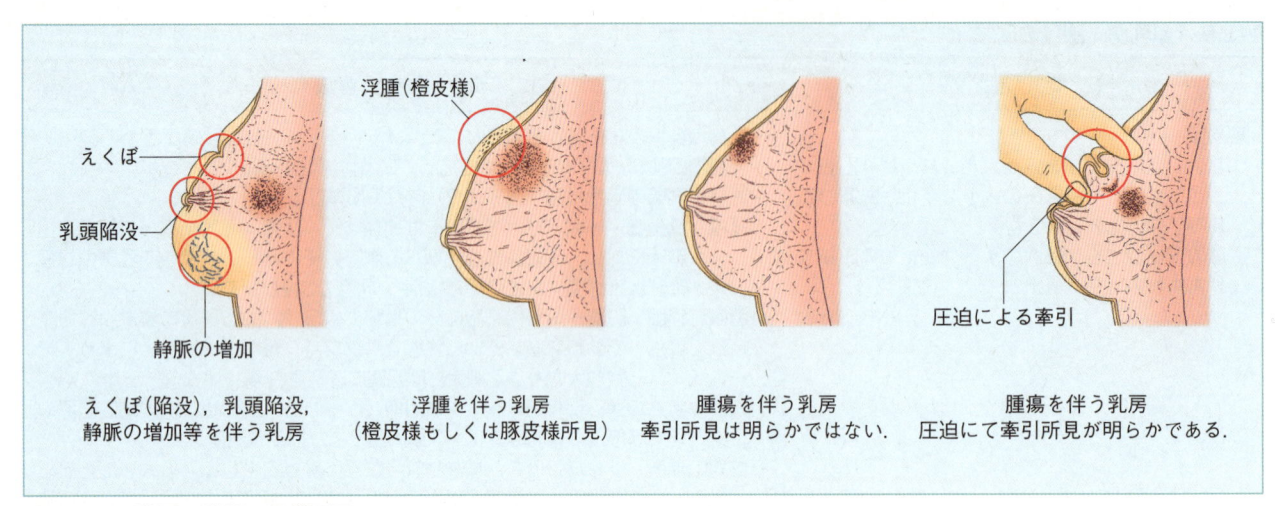

えくぼ
乳頭陥没
静脈の増加
浮腫（橙皮様）
圧迫による牽引

えくぼ（陥没），乳頭陥没，
静脈の増加等を伴う乳房

浮腫を伴う乳房
（橙皮様もしくは豚皮様所見）

腫瘍を伴う乳房
牽引所見は明らかではない.

腫瘍を伴う乳房
圧迫にて牽引所見が明らかである.

図3.9-2●乳房・乳頭の異常所見

表3.9-2●乳汁分泌の三つの分類

①乳漏症	妊娠や授乳とは無関係に両側性かつ多孔性の乳汁分泌を認めるもので，思春期前の少女にも起こることがある．特発性，薬剤性（経口避妊薬，三環系抗うつ薬，降圧薬，フェノチアジン，大麻など），内分泌疾患性（多くは下垂体腺腫，まれに甲状腺機能低下症または甲状腺機能亢進症），胸部外傷後性などがある．薬歴，プロラクチン測定，甲状腺機能検査，必要ならば頭部CTなどの精査が必要である．乳漏症を外科的に治療してはいけない．
②生理的乳頭分泌	通常両側性，非自発性で乳房マッサージ時にのみみられる．漿液性またはねばねばして緑色やミルク色であり，多孔性であることが多い．外科的処置の対象とはならない．
③外科的乳頭分泌	片側性，自発性，単孔性，間欠的または持続性の乳頭分泌は，外科的処置の対象と考えるべきである．分泌液の性状は血性，漿液血性，漿液性，透明性などさまざまである．外科的に検索された病因の中でも最も多いのが乳管内乳頭腫（42〜67%）であり，そのほかに乳癌（6〜33%），炎症（8%）などが報告されている．

田代英哉. "乳頭異常分泌症例の診断の進め方と留意点". 乳癌診断のコツと落とし穴. 霞富士雄編集. 中山書店, 2004, p.92の本文をもとに作成.

表3.9-3●乳癌のリスクファクター　　　　　　　　　　　　　　　　（　　）内はエビデンスグレード．「確実」を中心に掲載．

●リスク ── 生活習慣と環境因子	
①肥満 　閉経前女性（可能性あり） 　閉経後女性（確実）	日本人を対象とした研究では，閉経前女性では肥満が乳癌発症のリスクを増加させる可能性が示され，閉経後女性では乳癌発症のリスクを増加させることは確実としている．
②成人期の高身長（確実）	WCRFの2007年の報告で閉経前では「ほぼ確実」，閉経後では「確実」なリスク要因とされ，その後の報告でも同様としている．大規模コホート研究（約130万人）において閉経前後にかかわらずリスク増加が報告されていることから，閉経前後にかかわらず高身長が乳癌発症リスクを増加させることは確実である．
③出産経験がない（確実） 　初産年齢が低い（リスク減少確実） 　初産年齢が高い（確実）	出産経験がない女性は，出産経験のある女性と比較して，乳癌発症リスクが高いことは確実とされている．初産年齢が低い女性ほど，乳癌発症リスクが減少し，初産年齢が高い女性では，乳癌発症リスクが増加することは確実とされている．
④授乳経験がない（確実） 　授乳期間が長い（リスク減少確実）	授乳経験のない女性は，授乳経験のある女性と比較して，乳癌発症リスクが高いことは確実であり，授乳期間が長くなるほど乳癌発症リスクが減少することは確実とされている．
●リスク ── 既往歴と家族歴	
①放射線被曝 　高線量（確実）	高線量の被曝が，乳癌発症リスクを増加させることは確実であり，そのリスクは若年期に被曝した場合に最も高い．特に10歳未満でのリスクが，最も高いことが示されている．被曝線量の増加とともに，乳癌発症頻度が増加する報告もある．
②良性乳腺疾患（確実）	病理学的に，非増殖性病変では乳癌発症リスクは増加しないが，増殖性病変が乳癌発症リスクを増加させることは確実である．特に異型過形成（atypical hyperplasia）をはじめとする，異型を伴う増殖性病変では，乳癌発症のリスクは高いとされている．今後は日本人を対象とした研究結果を踏まえて，検討が必要とされている．
③乳癌家族歴（確実）	家族に乳癌の罹患者がいた場合，乳がんの発症リスクは増加し，その血縁が遺伝的に近く，人数が多いほどリスクは増加する．
●リスク ── 既往治療や併用薬	
①閉経後のホルモン補充療法 　（確実～証拠不十分）	合成黄体ホルモンを用いた「エストロゲン＋黄体ホルモン併用療法」では，長期投与により，乳癌発症リスクを増加させることは確実とされている． 5年未満のエストロゲン単独療法では，乳癌発症リスクを増加させないことが示唆されているが，長期施行の影響については結論づけられていない．

日本乳癌学会監修．科学的根拠に基づく乳癌診療ガイドライン2 疫学・診断編．2015年版．金原出版，2015を参考に作成．

（2）乳房・腋窩の視診および触診

●アセスメント時の注意点●

①乳房のアセスメントでは両方の乳房を同時に比較することが重要であるが，特に女性にとって胸部を露出することは羞恥心を伴うため，十分に配慮しながら，対象者の協力を得てからアセスメントを始める．

②上半身裸で寒気を感じないように室内の温度は24±2℃にする．また，乳房のくぼみなどを確実に視診するために，自然光もしくは電灯を用い，明るい場所（1,000lx以上）で行う．

③対象者に了解を得て上半身を露出してもらうが，できるだけ露出を最小限にするため，背部からバスタオルを掛ける．

●アセスメント方法●

①対象者に三つの姿勢を説明し，座位（または立位）で視診を行う（表3.9-4）．

②対象者に不快な思いをさせないように，看護師は手を温めて触診を行う．手が冷たい場合には，直前に両手をこすり合わせて摩擦したり，温タオルを入れたビニール袋を準備しておき，それを握ったりして温める．どうしても温まらない場合には対象者に手が冷たいことを告げ，了解してもらってから触診を始める．

③座位（仰臥位でも可）で腋窩リンパ節の触診を行う（表3.9-5）．腋窩が発汗している場合には，タオルまたはティッシュを手渡し，清拭できるよう準備や配慮を行う．

④乳房の触診（表3.9-6）では仰臥位になってもらい，肩の下にバスタオルを入れる

表3.9-4●乳房の視診　　　　　　　　　　　　　　　　　●乳房・腋窩のアセスメント〈動画〉

	腕を下げている姿勢（安静時）	両手を上げる姿勢	胸を突き出し反らせる姿勢
視診項目	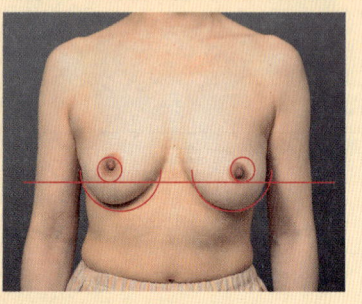 ①乳房の大きさの左右差 ②安静時の左右の乳頭の高さ ③乳頭の変形，異常の有無 ④血管の怒張の有無	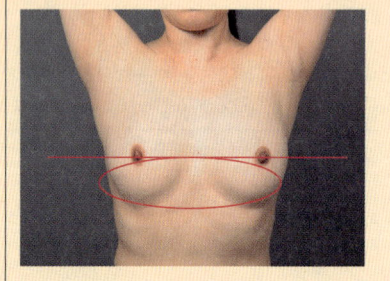 ①上肢挙上時の乳頭の高さ 　＊安静時と比較する． ②乳房下部の異常の有無	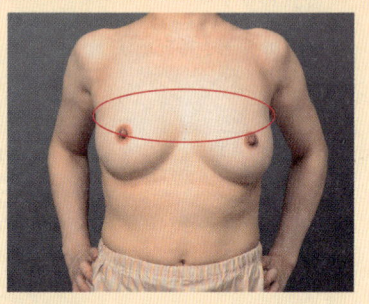 ①手を腰に当てた状態で肘を前後にゆっくり動かしながら，乳頭上部のくぼみや引きつれを確認する．
視診の根拠・意味	①安静時の乳頭の基準ラインとなるのでしっかり位置を確認する． ②乳房の左右差がある場合には，問診内容に加え，利き腕やスポーツ経験の有無，授乳時の状況を確認する． ＊乳房の大きさが正常範囲であっても左右差を生じる場合がある．変化がいつから起こったのかを確認する．急激な変化である場合には異常の可能性も考えられる．	①腕を下げたときと上げたときに，左右の乳頭の高さに違いがある場合，乳房内の腫瘤が乳房の基底部組織に固定され，組織の可動性が障害されたことによって差を生じている可能性があるため，十分に観察する必要がある． ②両手を挙上することで，乳房の下部が伸展され観察しやすくなる．	①胸を反らせることで，乳房上部の組織を伸展させ，観察を容易にしている．

＊乳房が大きく垂れている場合には，腕を水平前方に伸ばし，前傾した状態でアセスメントする．

表3.9-5●腋窩リンパ節の触診

部位	①中心腋窩リンパ節（中心腋窩腺上）	②外側腋窩（上腕）リンパ節（上腕骨内側）	③後腋窩（肩甲下）リンパ節（後腋窩襞の深部）	④前腋窩（胸筋）リンパ節（前腋窩襞内側）
触診方法	腕を支え，腋と腕の付け根を持ち上げるように腋窩の奥へ手を押し込み，指を徐々におろしていく．	腕を支え，腋窩後壁の部位を触れる．背部から触診を行うこともできる．	腕を支え，上腕骨頸部と長骨の内側の部位を触れる．背部から触診を行うこともできる．	母指と他指で前腋窩襞をつまむ．指で胸筋の境界内を触診する．同時にスペンスの尾部も触診する．
触診項目	• リンパ節の腫脹の有無とリンパ節の大きさ • 腫瘤の有無と形状と大きさ • 圧痛の有無と部位 • 触診部位の熱感や発汗の有無			
触診の根拠・意味	• 中心腋窩リンパ節は最も触れやすく，②③④のリンパ節からリンパが流れ込む場所でもあるため，最初に触診を行う． • 不快感を伴いやすい部位でもあるため，必要時声を掛けてから実施する．	• 中心腋窩リンパ節が腫脹している場合，乳房のどの部位からの影響なのかを明らかにするため，各乳房の領域からリンパの流れを受ける②③④のリンパ節の触診が必要になる． ＊リンパ節と乳房のリンパの流れの関係については，p.117「1. 乳房・腋窩の構造と機能：アセスメントの根拠になる復習事項」の【腋窩リンパ節】を参照のこと．		

などして，胸壁に乳房全体が広がり十分に触診できるように体位を整える．

⑤指3本の指腹を合わせて乳房を触診する．看護師の手と対象者の肋骨の間で乳房を挟むように触診する．乳腺（硬い組織）は脂肪組織（柔らかい組織）で包まれているため，乳腺を注意深く触診することが重要となる．対象者の乳房が大きい場合には，必要に応じて座位になってもらい，看護師の両手で乳房を挟むようにして触診を行う．

⑥乳房の深部や辺縁，スペンスの尾部にも腫瘤がありえることを念頭に置きながら，丹念に，かつ痛みを伴わないように，乳房全体を連続的に触診する．

⑦乳輪部を上下・左右・斜めにつまみ，乳頭の分泌物の有無を確認する．分泌物がある場合には，放射線状になっている乳腺のどの部分を圧迫すると分泌されるかを確認する．

⑧月経前で乳房が腫脹していて触診時に痛みを伴う場合には，無理をせず，月経後に再度実施する．

⑨対象者が乳房切除術を受けている場合は，悪性変化を伴うことがあるので，術後の瘢痕（はんこん）周辺を観察する．具体的には腫瘤，色調変化，腫脹，発疹，刺激部位，筋肉欠損

plus α

生理的な結節

成人女性の乳房は柔らかいが，しばしば顆粒状，結節状，またはしこり様の感触がある．均一でないのは正常であり，生理的な結節と呼ばれる．通常，結節は両側性であり，乳房全体，または局所に起こる．しばしば乳房が大きくなり，圧痛や疼痛を伴う月経前に，この結節が大きくなることがある．

表3.9-6●乳房の触診

	準 備	乳 房	乳輪・乳頭
触診方法	肩の下に枕やバスタオルを入れ乳房をできるだけ平たくする.	図に示すような流れで乳房全体を触診する. 3本の指腹を用い, 同心円状に触診を行う.	
触診項目		• 乳房周囲, スペンスの尾部（乳腺の尾部）の腫瘤の有無 腫瘤があった場合には, 形状, 大きさ, 硬さ, 可動性, 位置を確認する • 圧痛の有無と部位 • 触診部位の熱感の有無	• 乳輪・乳頭の結節の有無 • 乳輪・乳頭の弾力性 • 圧痛の有無 • 乳頭分泌物の有無 どの部位を圧迫したら分泌物がみられるかを確認する.
触診の根拠・意味	• 枕やバスタオルを入れることで胸筋の張りをゆるめ, 乳房を平らに広げることができる.	• 乳房の深部や辺縁, スペンスの尾部にも腫瘤がありえる. • 現在, 触診の流れとして上下垂直パターンが胸部腫瘤発見に最も適しているとされている. 矢印に示すように, 腋窩からブラジャーの下部にあたるところまで直線的に移動させる. • 腫瘤に可動性がみられる場合, 腕を脱力すると固定する場合は肋骨と内肋間筋に癒着しており, 腰に手を押しつけたときに固定される場合は胸筋筋膜に癒着している. • 男性の乳房触診は結節発見のために行う. 乳房の肥大がある場合, 肥満による軟らかい脂肪組織なのか, 女性化乳房といわれる硬い円盤状の腺腫大なのかを鑑別する必要がある.	• 乳頭からの分泌物が自発性で, 片側性, 単孔性, 血性, 量が多い場合には精査が必要となる.

やリンパ浮腫を観察する.

⑩対象者が乳房再建術, 豊胸術, 腫瘤摘出術を受けている場合は, 視診は通常どおり行い, 瘢痕組織や新生の組織を観察する.

●**正常範囲と正常逸脱範囲**●

　乳房・腋窩のアセスメントにおける, 正常範囲と正常逸脱範囲を表3.9-7に示す.

●**記録方法**●

　乳房のアセスメントの記録方法を, p.126 図3.9-3に示す.

plus α

女性化乳房

男性の乳腺が増殖肥大し, 女性の乳房のように腫大した病態. 硬結・腫瘤が乳輪下に小円盤状に触れるものから, 半球上に膨隆するものまである. エストロゲンとプロゲステロンが不均衡であることが考えられ, 病因には内分泌疾患, 薬物との関連, 原因不明のものがある.

表3.9-7●乳房・腋窩のアセスメント：正常範囲と正常逸脱範囲

	正常範囲	正常逸脱範囲
乳房	〈乳　房〉 大きさ：ほぼ左右同じ（軽度の左右差は他症状がなけれ 　　　　ば正常範囲内に含まれる） 皮膚の変色なし 発赤・湿疹・潰瘍・浮腫なし 乳房に陥没，えくぼなし 乳房の皮膚血管の怒張なし（授乳期怒張あり） 乳腺触知可能 弾力性あり（年齢に伴って変化する） 副乳なし 生理的結節（左右対称）あり 腫瘤なし 圧痛なし （月経直前の月経前症候群で乳房の腫れがある場合や，出 　産直後の乳房触診時には，圧痛を感じる場合がある） ＊男性の場合：乳頭直下に結節なし	〈乳　房〉 大きさの極端な左右差あり 皮膚の変色あり 発赤・湿疹・潰瘍・浮腫あり 陥没，えくぼあり 乳房の皮膚血管の怒張あり 非対称性の腫瘤あり 弾力性なし（年齢に伴って変化する） 圧痛あり 副乳あり ＊男性の場合：乳頭直下に小円盤状の結節あり
	〈乳　輪〉 円形で隆起なし 色素沈着あり 発赤・湿疹・潰瘍・浮腫なし 圧痛なし	〈乳　輪〉 境界不明瞭 著しく不均一な色素沈着あり 発赤・湿疹・潰瘍・浮腫あり 圧痛あり
	〈乳　頭〉 円形で隆起あり 潰瘍なし 色素沈着あり 圧痛なし 生理的乳汁分泌 （非自発性，少量，両側性，多孔性，一過性）	〈乳　頭〉 非円形，陥没あり 潰瘍あり 著しく不均一な色素沈着あり 圧痛あり 乳頭から分泌物あり（自発性，多量，片側性，単孔性，持続性）
腋窩	〈腋　窩〉 皮膚の変色なし 発赤・湿疹・潰瘍・浮腫なし 乳腺触知可能（前腋窩リンパ節・スペンス尾部） 副乳なし	〈腋　窩〉 皮膚の変色あり 発赤・湿疹・潰瘍・浮腫あり 副乳あり（ミルクライン以外の部位では異常の副乳となる）
	〈腋窩リンパ節〉 腋窩リンパ節触知しない 圧痛なし 熱感なし	〈腋窩リンパ節〉 腋窩リンパ節触知する 圧痛あり 熱感あり

！ 考えてみよう　乳房のアセスメント：乳頭からの分泌

　Aさん，24歳女性．昨日，乳癌自己検診を自宅で初めて行った際に，両側の乳頭から極少量の白色透明のものがみられたとの訴えがあった．この状況のAさんを問診，視診，触診を用いてアセスメントしよう．

乳頭分泌について確認すること：①　　②　　③　　④　　⑤

問診：　　視診：　　触診：

→アセスメントの解答例はp.195.

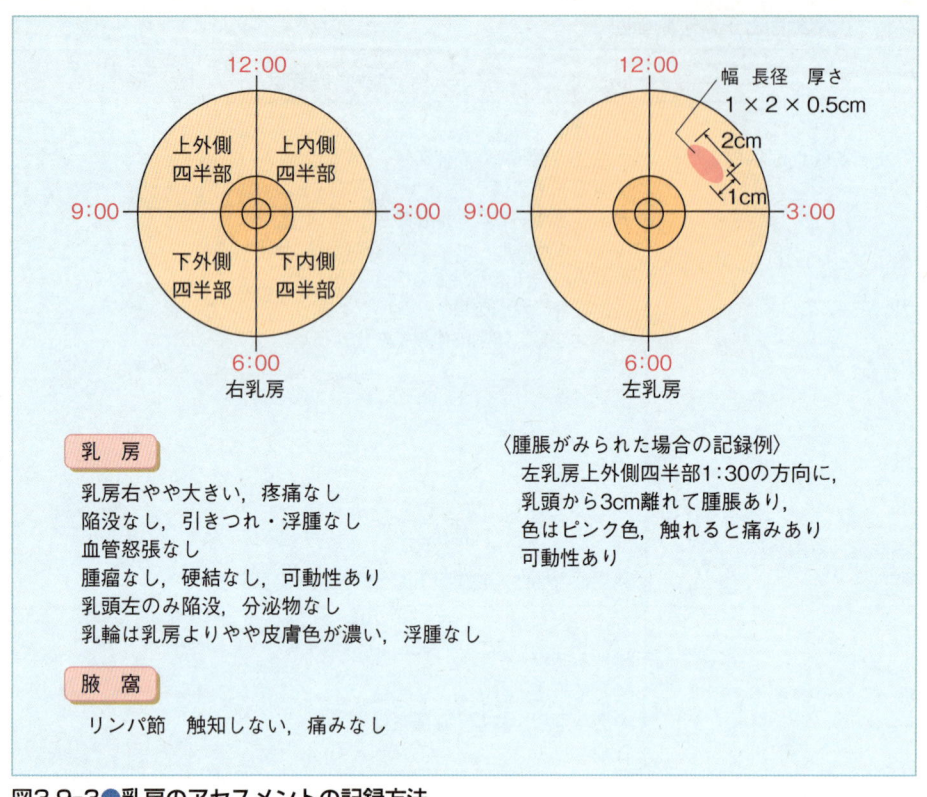

図3.9-3●乳房のアセスメントの記録方法

3 さらに，どのようにアセスメントを進めていくか

　乳房・腋窩のアセスメントは乳房の疾患，特に乳癌の早期発見に有用である．乳癌の早期発見のアセスメントに欠かせない重要事項を以下に述べる．

（1）乳房の腫瘤を確実に触知する

●看護師が触診する場合●

　看護師は，触診によって乳腺と腫瘤の識別が行えることが必須である．乳房は個人差が多彩であり，大きさや色素沈着について正常範囲なのか，逸脱している状況なのかは判断が困難である．同様に，乳腺の発達状況も個人差があり，月経周期や加齢によって差が生じる．実質的な乳腺は硬いもので乳頭から放射状に触れるが，看護師が初心者の場合，皮下脂肪部分に注意がいき，硬く触れる乳腺を腫瘤と勘違いしてしまうことがある．乳房の皮下脂肪と乳腺の解剖学的な位置，および乳腺の左右対称を確認しながら触診を行い，乳腺の触知に習熟することが第一に重要となる．

●対象者本人が触診をする場合●

　乳房の自己検診法を行っている場合や，これから伝える場合には，視覚的に乳房の解剖図を示し，必ず対象者自身が乳腺を触知し，脂肪組織と乳腺の識別が確実にできているか確認する．

（2）腫瘤の位置を念頭に置いて腋窩リンパ節を触診する

　乳房に腫瘤が触知された場合，その腫瘤の部位のリンパ経路から想定される腋窩リンパ節を念頭に置き，触診を行う．各腋窩リンパ節は，中心腋窩リンパ節にリンパが

流れ込む経路となっている．通常，腋窩リンパ節は触知できないため，乳房の異常がある場合，中心腋窩リンパ節が最も触れる可能性の高い腋窩リンパ節となる．

（3）乳頭分泌物の異常サインを見逃さない

乳癌の初期症状として，対象者が気付かないうちにブラジャーに血液が付着している場合などがある．乳管は常に湿潤しているが，通常，非授乳期には乳頭からの分泌はない．乳頭から分泌物が出る場合，それが正常範囲内であるのか逸脱しているのか，さらに関連する情報を収集する必要がある．具体的には，非自発性（圧迫等により分泌），少量，両側性，多孔性，一過性の場合は正常範囲とされる場合が多く，乳頭からの分泌物が，自発性（自然に分泌），片側性，単孔性，血性，持続性，量が多い場合には精査が必要となる．

（4）精神的状況も同時にアセスメントする

乳房・腋窩は臓器自体を触知できるため，視診・触診によるアセスメントを行うことができる．その一方で，腫瘤が発見され，その腫瘤の確定診断を受けるまでの期間（場合によっては確定診断を受けた後も），対象者は精神的に不安定な状況に陥る可能性がある．また，家族や近親者が乳癌で死亡している場合に，「自分も乳癌になるのではないか」という不安をもっている場合もある．看護師は，乳房・腋窩のアセスメントと並行して，腫瘤が触れた場合の本人の表情や思い，また家族歴やリスクファクターから乳癌に対する不安をもっていないかどうかについても，同時にアセスメントを行う．

やってみよう

入浴前などに自分自身で乳房の視診・触診を体験してみよう．また，女性は月経前後の乳房の変化も見てみよう．

引用・参考文献

1）田代英哉．"乳頭異常分泌症例の診断の進め方と留意点"．乳癌診断のコツと落とし穴．霞富士雄編．中山書店，2004，p.92.

2）山口直人．"乳癌の危険因子と予防策"．乳癌診断のコツと落とし穴．霞富士雄編．中山書店，2004，p.246.

3）武谷雄二ほか編．改訂 高齢女性の健康増進のためのホルモン補充ガイドライン．メディカルレビュー社，2004，p.15.

4）Barkauskas, V.H.ほか．"乳房"．ヘルス・フィジカルアセスメント．上巻．花田妙子ほか監訳．日総研出版，1998，p.183-207.

5）小野田千枝子監修．"乳房・腋窩のアセスメント"．実践！フィジカル・アセスメント：看護者としての基礎技術．改訂第2版．金原出版，2001，p.95-102.

6）福井次矢ほか日本語版監修．"乳房と腋窩"．ベイツ診察法．メディカル・サイエンス・インターナショナル，2008，p.337-357.

7）日本乳癌学会監修．科学的根拠に基づく乳癌診療ガイドライン．2 疫学・診断編．2015年版．金原出版，2015.

重要用語

乳癌のリスクファクター　　　　乳房の触診法　　　　　　　乳癌自己検診法
乳房の視診法　　　　　　　　　腋窩リンパ節

10 | 腹部（消化器系）のアセスメント

学習目標

- 腹部臓器（胃，小腸，大腸，肝臓，膵臓，脾臓など）の解剖生理が理解できる．
- 腹部のアセスメントが，問診→視診→聴診→打診→触診をとおして，系統立てて行える．
- 腹部のアセスメント内容（所見）を記録できる．

1 | 腹部（消化器系）の構造と機能：アセスメントの根拠になる復習事項

一般に腹部とは横隔膜直下から骨盤までの範囲をいい，上縁は胸部臓器と横隔膜で仕切られ肋骨の内側まで，下縁は骨盤底まで達している．腹部臓器とは，本来そこに存在する臓器の総称であり生殖器系の臓器なども含まれるが，ここでは消化・吸収を担う胃・小腸・大腸の管腔臓器，および肝臓，腎臓，脾臓の実質臓器を対象とする（図3.10-1）．

（1）腹部体表区分法

腹部の体表区分は，便宜上4区分もしくは9区分の領域が用いられる（図3.10-2）．4区分では正中線と臍を通る水平線によって分けられる4領域，9区分では左右の鎖骨中線を垂直線とし，左右の肋骨弓と上前腸骨棘（きょく）をそれぞれ結んだ2本の線を水平線とし9領域に分ける．それぞれ分けられた領域に存在，あるいは一部存在する腹部臓器を意識してアセスメントを進めていく．

（2）臓器の特徴（図3.10-3）

●胃●

食道に続く消化管の一部であり，成人では

● 消化器系〈3D回転モデル〉

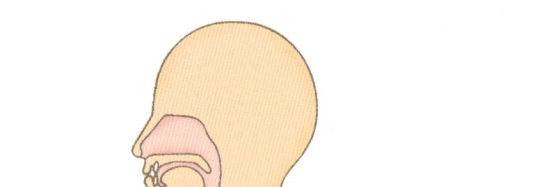

食道
肺
横隔膜
肝臓
胆嚢
十二指腸
上行結腸
回腸
盲腸
虫垂
脾臓
胃
膵臓
横行結腸
空腸
下行結腸
S状結腸
直腸

図3.10-1●腹部の臓器

1.2～1.4Lの容量がある（胃内に残留物がない場合は50mL程度）．上腹部，横隔膜の下に位置し，上部より噴門部（噴門腺から粘液を分泌），胃体部（胃底腺からペプシノーゲン，塩酸，粘液などを分泌），幽門部（幽門腺からガストリンを分泌）に分けられ，胃壁は粘膜，筋層，漿膜（しょう）の3層構造となっている．

胃の蠕動運動は副交感神経（迷走神経）によって促進され，交感神経によって抑制される．食物の固さ，温度，塩分濃度を調整し，腸から吸収・消化されやすい状態にする機能をもっている．胃の機能は副交感神経によって亢進するが，さらにガストリンというホルモンによっても胃酸分泌は亢進され，神経とホルモンの両者で調節されている．

胃では水とアルコールが吸収されるが，主たる機能は機械的・化学的消化である．

plus-α

漿 膜

腹部臓器や肺，心臓の内面や内臓器官の表面を覆う薄い膜状の組織．臓器の活動に伴う周辺組織との摩擦を少なくするため表面は滑らかで，臓側漿膜（臓器側を覆っている膜）と壁側漿膜（体腔側を覆っている膜）の間には少量の漿液が含まれている．

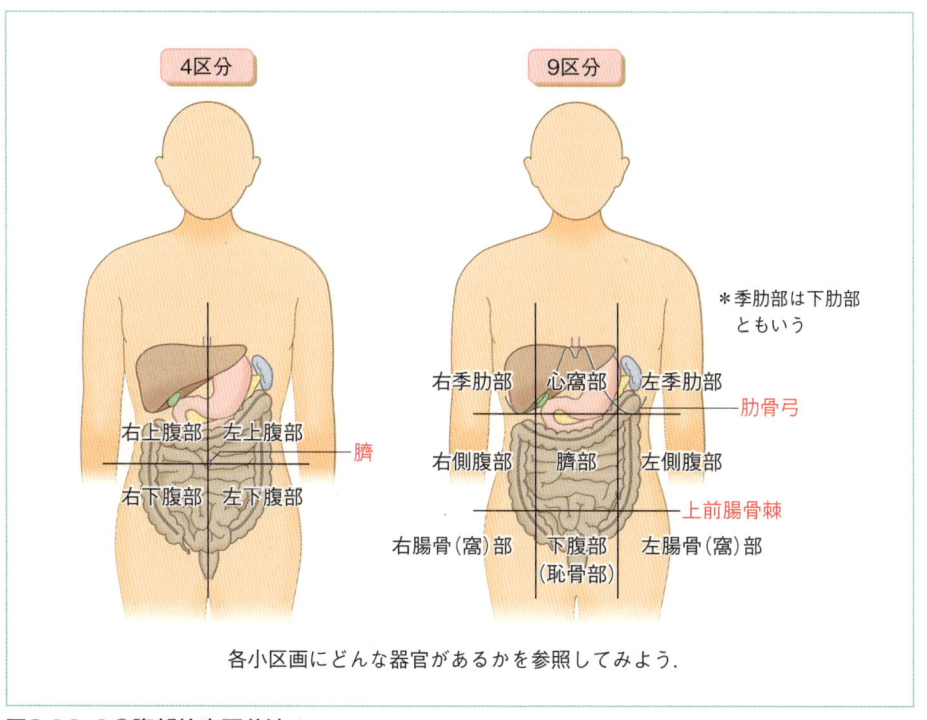

図3.10-2●腹部体表区分法

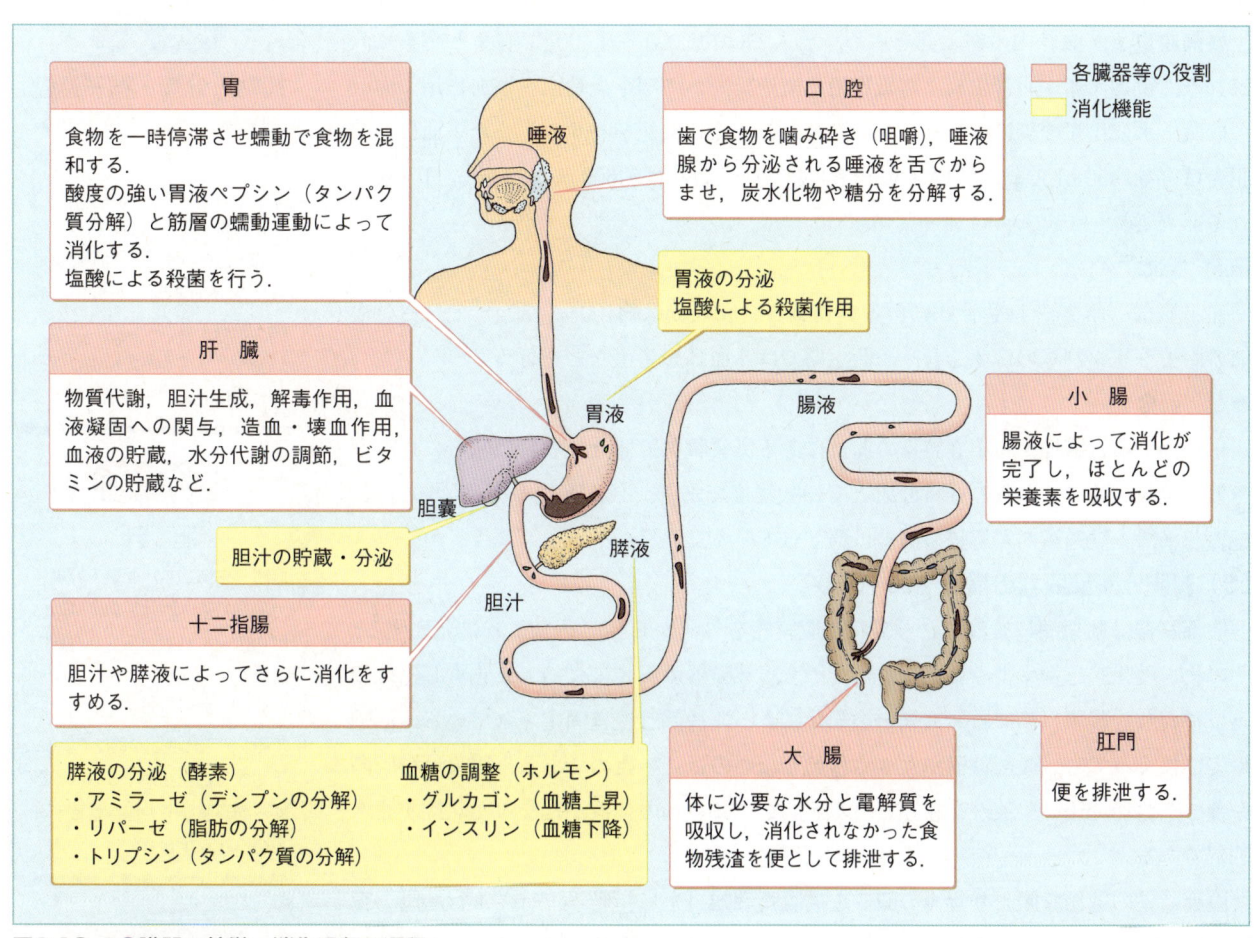

図3.10-3●臓器の特徴－消化吸収の過程

●小　腸●

　小腸は十二指腸，空腸，回腸からなる全長約7mの消化管で，粘膜，筋層，漿膜からなり，主たる栄養素の消化・吸収は小腸でほぼ終了する．

　十二指腸は25cm程度で，幽門に続きC型に弯曲し，空腸に移行する．オディ括約筋によって調整されるファーター乳頭から，胆汁，膵液が分泌される．十二指腸に続く2/5の長さの部分を空腸，その後大腸までの3/5の長さの部分が回腸である．粘膜は1mm程度の多くの腸絨毛と輪状ヒダをもち，腸腺から腸液を分泌する．

　小腸では蠕動運動，分節運動，振子運動を繰り返しながら腸内容物と消化液を混和し，絨毛から栄養素が吸収されるような運動を行いながら，大腸へと内容物を送っている．

●大　腸●

　盲腸，結腸，直腸からなる全長約1.6mの消化管である．小腸に続く消化管の終末部で，水分を吸収し便を形成する．

　右下腹部の盲腸から始まり，結腸（上行結腸，横行結腸，下行結腸，S状結腸）と続き，骨盤内で直腸となって肛門に連なる．大腸では水分や無機質などの吸収，便の形成を行う．また，食事成分の未消化物質（繊維類など）は，腸内微生物の酵素の作用によって発酵や腐敗などの変化を受ける．

●肝　臓●

　横隔膜直下，腹腔内の右上部を占め，成人では約1,200～1,400gで右葉と左葉に分かれる．物質代謝，胆汁生成，解毒作用，血液凝固への関与，造血・壊血作用，血液の貯蔵，水分代謝の調節，ビタミンの貯蔵など多くの機能を有する．また下面にある胆嚢は容量約50mLで，胆汁の貯蔵・分泌を行う．胆汁は約600～1,200mL/日分泌される．

●脾　臓●

　左上腹部（第9～11肋骨）にある実質臓器（成人では約100～150g）で，古い血液の除去やリンパ球の産生を行う．胎生期では赤血球の産生などを行う．

●腎　臓●

　中背部（第11胸椎から第3腰椎の間）にある実質臓器であり，右腎は左腎に比べやや低い位置にある．1個の腎臓は成人で130g程度であり，代謝産物や老廃物の排泄，酸塩基平衡，浸透圧，電解質の調整に関与している．

（3）腹膜と腹部臓器の構造（図3.10-4）

　腹部臓器は胎児期に漿液を含む袋状の腹膜腔を外側から押し込むように発生する．その後も腹膜腔を押すように発達するため，腹部臓器は腹膜によって二重もしくは四重に覆われ，腹膜（腸間膜・大網・小網）によって後部腹壁に固定されている．活動や姿位によっても，腹部臓器が大きく移動しないのはこのためである．腹膜は漿膜の一種で，約100mLの漿液が存在しているが，ここに多量の体液がたまった状態が腹水貯留である．

　腹膜後壁の壁側腹膜より背側の臓器を後腹膜臓器（十二指腸，上行・下行結腸，膵臓，腎臓など）といい，腹側からみた場合，深部の臓器となる．触診や打診を行う際

---

plus α

腸絨毛

小腸粘膜の輪状ヒダに存在する小突起．輪状ヒダと腸絨毛により，小腸粘膜の表面積は広く保たれ，効率的に栄養素を吸収できる構造となっている．

---

plus α

腸　液

腸腺からの分泌液．腸液自体には消化酵素はほとんど含まれておらず，酵素の大部分は剥離した粘膜細胞のものである．主な消化酵素として，糖質分解酵素のマルターゼは麦芽糖をブドウ糖に，ラクターゼは乳糖をガラクトースとブドウ糖に，スクラーゼはショ糖を果糖とブドウ糖に分解する．

---

plus α

蠕動・分節・振子運動

蠕動運動は主として消化管の輪状筋が収縮してそのくびれが移動し，主に口側から肛門側へ内容物を移送する役目を担う．分節運動は輪状筋が，振子運動は縦状筋がある間隔を置いて収縮・弛緩するため，ふくらんだり縮んだりする運動により内容物と消化液が混和される

---

plus α

胆　汁

肝臓で生成され，胆嚢で貯蔵・分泌される．胆汁自体には消化酵素は含まれておらず，食物中の脂肪を乳化して小さくし，リパーゼと反応しやすくすることで脂肪の消化吸収を助けている．不足すると脂肪が十分吸収できず，必須脂肪酸や脂溶性ビタミンの不足が生じる．

は，こうした解剖学的な位置を意識して行う必要がある．

（4）腹痛の分類

腹痛は，その発生機序により大きく三つに分類される．

内臓痛は管腔臓器や実質臓器の刺激により生じる痛みであり，周期的・間欠的な鈍痛・疝痛を特徴とする．また**体性痛**は壁側腹膜に対する物理的あるいは化学的刺激によって生じ，突然の持続的な鋭い痛みが特徴で，限局性で体動によって増悪する．一方，**関連痛**は激しい内臓痛であり，脊髄後根で同一脳脊髄神経側に刺激が伝わり，その神経分節の皮膚領域に痛みとして感じられると考えられている．限局性の明確な痛みとして感じられる．

臓器によってその疼痛部位がほぼ決まっているため，腹痛の原因を探る有力な手掛かりとなる（図3.10-5）．なお，関連痛のうち腹部以外で感じられるものを**放散痛**と呼ぶ．

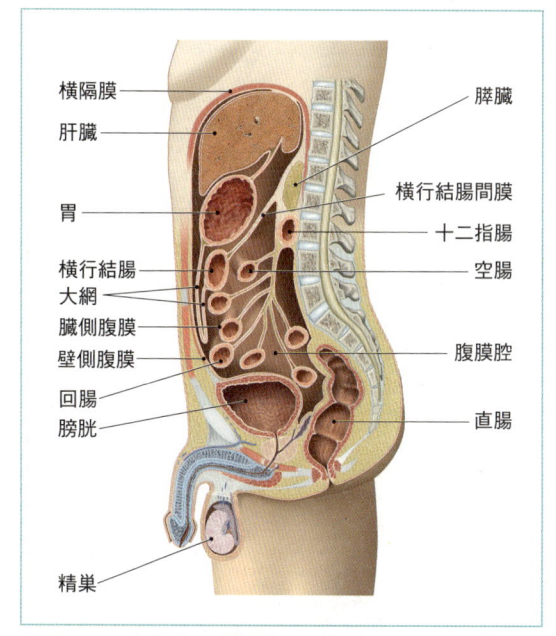

図3.10-4●腹膜と腹部臓器の構造

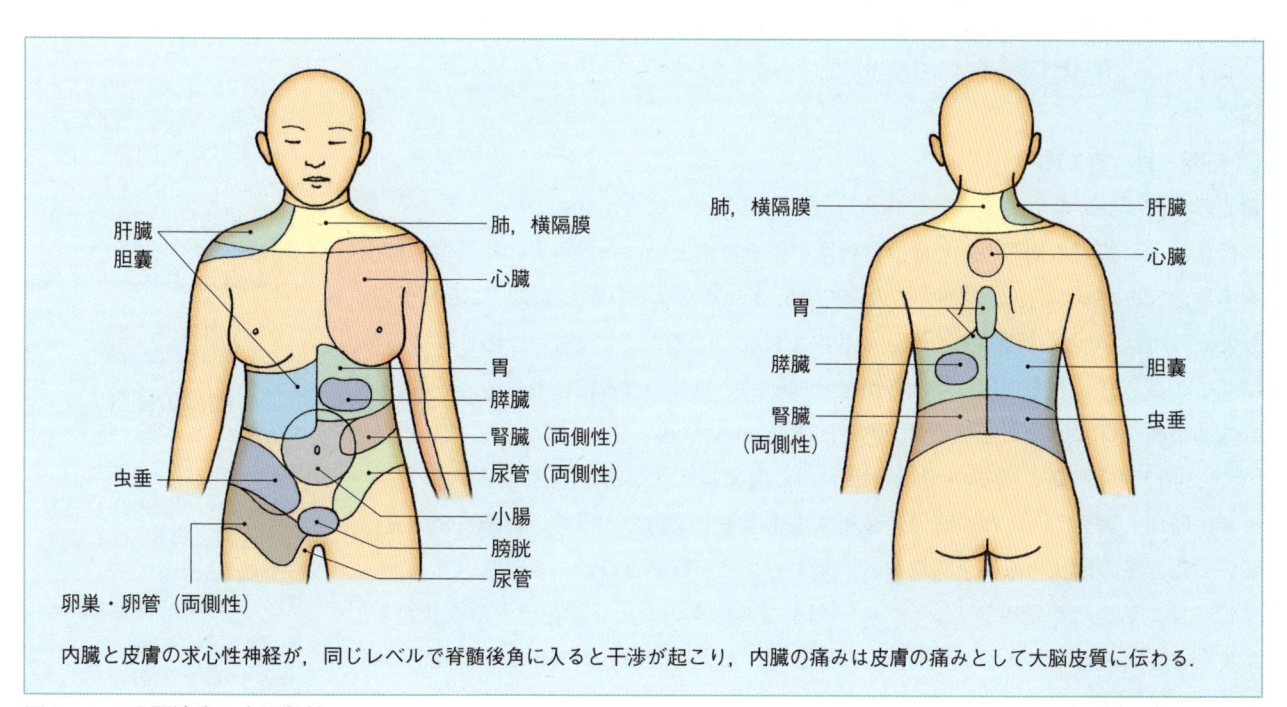

内臓と皮膚の求心性神経が，同じレベルで脊髄後角に入ると干渉が起こり，内臓の痛みは皮膚の痛みとして大脳皮質に伝わる．

図3.10-5●関連痛の出現部位

> plus α
>
> **鈍痛**
>
> 管腔臓器が過度に拡張し腸管壁が伸展した場合や，実質臓器（肝臓や脾臓，膵臓，腎臓など）の急性腫大などによって生じる．比較的長く鈍い痛みとして自覚され，急性胃炎や膵炎などでもみられる．

2 腹部（消化器系）の問診および視診，聴診，打診，触診

> **必要物品**：タオルケット（バスタオル），聴診器
>
> **環境調整**：露出部位は基本的に剣状突起（心窩部）～恥骨結合（恥丘部）までとし，それ以外は対象者への寒冷と羞恥心による筋緊張を防ぐ（交感神経を優位にさせない）ため，寝具を用いて保護する．同様の理由により，聴診器や打診・触診などで対象者に触れる際は，聴診器や手掌を温めておく．
>
> **手　順**：①打診・触診による刺激が腸蠕動へ影響を及ぼすことを考慮し，聴診は打診の前に行う（視診→聴診→打診→触診）．
> 　②触診や打診は尿意・便意を助長させるため，アセスメントの前に排泄をすませてもらう．
> 　③仰臥位で安楽な姿勢を保ち，触診の際は深呼吸を促すと，腹壁の緊張がとれやすい．また膝を少し屈曲し，場合によっては枕などで保持すると，腹部の筋肉（特に腹直筋）が弛緩しやすい．
> 　④右利きの診察者は，基本的に仰臥位になった対象者の右側を立ち位置とする．診察者は利き手を用いて一連の診察を進めていくので，利き手が対象者の足側にあるほうが，対象者の表情を観察しながら診察を進めていくことができるためである．
> 　⑤腹部の体表区分（４区分ないしは９区分）に基づき，それぞれの区分領域内にある臓器を把握し，意識しながらアセスメントを進めていく．

(1) 問　診 (表3.10-1)

●問診のポイント●

消化器系に関する情報の多くは，食習慣や排泄習慣といった対象者の生活習慣に由来するところが多く，正常範囲からの逸脱ということのみで判断できないことも多い．したがって，いずれの問診も，現在の状況だけではなく「ここ数日」，場合によっては「ここ数カ月」の変化はどうなのかといった，その人の食習慣における経時的変化も含め情報を得ていくことが重要である．また，「食欲低下」や「胸やけ」「消化不良」「悪心・嘔吐」「腹痛」「下痢・便秘」といった消化器症状がある場合は，症状の部位や発生時期，誘発因子，持続時間，緩和・悪化因子，薬物の内服等，詳細に情報を得ていくことで，症状の原因をある程度予測することが可能となる．

胃腸は生活環境や精神的ストレスの影響を受けやすいため，訴えのある症状から，さまざまな可能性を考えながら問診を進めることが大切である．例えば，上腹部の痛みは急性心筋梗塞や腹膜炎，背中の痛みは十二指腸や膵臓の疾患などが考えられる．また，同じ消化性の潰瘍でも，空腹時に痛みが増強する場合は十二指腸潰瘍，食後に痛みが増強する場合は胃潰瘍と一般的にいわれている．

(2) 視　診

●アセスメント時の注意点●

①明るい場所（自然採光もしくは1,000 lx以上の照度）で行う．

②腹部を真上から見ても，膨隆（ぼうりゅう）や局所の腫瘤，皮膚異常などを十分に観察できないため，横や斜めなどいろいろな角度から観察する．

③同様の理由により，当てる光の角度を変えると効果的であり，膨隆や腫瘤の観察が

---

plus α

疝　痛

管腔臓器（胃や腸，膀胱など）の平滑筋の過度の収縮によって生じることが多く，典型例としては胆石発作などがある．強くなったり弱くなったり，また波状的・断続的で，局所的に鋭い痛み（差し込むような痛み）として自覚されることが多い．

plus α

胃潰瘍，十二指腸潰瘍

正常な胃（十二指腸）は，塩酸などの強酸（およそpH1～2）に対して粘液などによる防御機構が働き，自己消化を起こさないように調整されているが，ストレスや食習慣によってそのバランスが崩れ，自己消化を起こしてしまった状態が胃（十二指腸）潰瘍である．吐血や下血などの出血を伴うこともあり，ヘリコバクター・ピロリという細菌が関与している場合が多い．

plus α

腹部の膨隆

腹部全体に膨隆がある場合は簡単なスクリーニング法として，実際に膨隆（腹部の肉）を手でつかむ方法がある．もし上腕や大腿部に比べて明らかにつかみやすい場合は皮下脂肪が考えられ，それほどつかみやすさを感じない場合は内臓脂肪が考えられる．また仰臥位において，内臓脂肪よりも皮膚や皮下脂肪が横にたるんで見えるのも，皮下脂肪の特徴である．必要以上の皮下脂肪は肥満の特徴であり，減量が必要な場合がある．内臓脂肪は生活習慣の影響を受けやすく，糖尿病や高血圧，脂質異常症などの生活習慣病のリスクファクターとされ，注意が必要である．

表3.10-1●腹部の問診

問診項目	問診の根拠，意味
〈食欲の有無〉 ①食欲はいつもどおりありますか？ ②ここ数日の食欲の変化はありますか？ ③食事の好き嫌いはありますか？　また，それが変わってきたことはありますか？	「食欲」は主に血糖や脂肪酸の代謝の状況から視床下部が判断し，コントロールしている．したがって，食欲の低下・増大が直接消化器系の状態を反映しているとは限らない．しかし，消化不良が慢性化することにより食事回数や摂食量，食思パターンも変化してくるため，重要な情報源となる．また胸やけや消化不良，悪心，腹痛などの消化器症状と食欲との関連は深いため，この情報をもとに対象者が抱えている消化器系の問題を導く問いとしても適している．
〈胸やけ・おくび〉 ④胸が焼けるような感じはありますか？ ⑤食後，おくび（ゲップ）が出ることは多いですか？	胸やけは，胃内の胃酸の増加に伴う酸性のおくびによって生じ，持続すると逆流性食道炎を引き起こす．また，胸やけの症状は心疾患の症状として自覚されることもあり，発症の時期が食事前後（ないしは運動前後）であったのか，その時の食事内容は何だったのか，心疾患に関するその他の自覚症状はないか等，多面的に情報を集めることが必要である．
〈消化不良〉 ⑥食後におなかが張った感じがありますか？ ⑦食後にすっきりしない，またはもたれる感じはありますか？	消化不良の症状は食後におなかが張った感じ（膨満感）やすっきりしない，もたれるなど，何となく腹部に不快を感じる症状であり，対象者によってその表現が異なる．なるべく具体的な症状について，本人から詳細な情報を得る必要がある．
〈悪心・嘔吐〉 ⑧吐き気はありますか？ ⑨嘔吐はしましたか？	悪心は消化性以外に代謝性，中枢性，末梢性（平衡感覚），精神的要因など，さまざまな要因によって引き起こされる．悪心が生じた時期や持続時間，頻度，吐物がある場合にはその内容についても十分に情報を集める．また発熱・めまい・便秘・頭痛などの随伴症状の情報を集めることにより，原因がある程度推測できる場合もある．
〈腹　痛〉 ⑩腹痛はありますか？	腹痛には，急性腹症のように急激な腹痛によって緊急手術の適応か否かの判断が要求されるような症候も含まれる．内臓痛や体性痛，関連痛の鑑別も含め，痛みの原因を予測し，悪心・嘔吐や発熱の有無なども考慮に入れながら情報を得ていく．
〈下痢・便秘〉 ⑪便秘ですか？ ⑫下痢をしていますか？	便秘は，便の大腸内での通過時間延長により，水分が吸収されて便が固くなり排便が困難になった状態であり，対象者の排便習慣により通過時間は異なる．よって，通常の排便間隔や排便量（性状）も含め情報を得ていく． 下痢は，便が大腸を速く通過するため，水分が吸収されず液状に近い状態で排出される状況であり，感染性のものか，不消化によるものかを鑑別するためにも発生時期，持続時間，便の内容および発熱などの随伴症状の情報を得ていく必要がある．
〈その他〉 ⑬発熱・悪寒はありますか？ ⑭内服薬を使用していますか？ ⑮腹部に関する既往歴はありますか？ ⑯生活の中でストレスなど抱えていませんか？	発熱や悪寒を伴う腹痛や悪心・嘔吐は，食中毒や急性虫垂炎など，消化器系の感染症や炎症が考えられる．発熱を伴わない腹痛や悪心・嘔吐がある場合は，イレウスや潰瘍，結石などの可能性がある． 抗生物質は腸内の常在細菌叢にも影響を及ぼすため，消化不良による下痢を引き起こす可能性がある． 消化器系疾患の既往の有無や，腹部の手術あるいは外傷についても情報を補足していく． 消化器系は自律神経支配の臓器であり，精神的な状況も大きく影響を及ぼすため，コーピングやストレス耐性など（p.314，6章3節10項参照）の情報も加味して，アセスメントしていく必要がある．

容易となる．

④胸郭，もしくは剣状突起と恥骨結合を結ぶ線を基準として，膨隆や陥没を評価する．

●視診項目●

①腹部の輪郭や形状：膨隆や陥没，腫瘤の有無

②皮膚表面：皮膚の異常，血管の怒張

●アセスメント方法●

●腹部全体

①外観（腹部の輪郭，形状）や臍の位置（偏位の有無）を観察する．

②腹部全体の膨隆の有無を観察する．広範囲かつ対称性に膨隆がみられる場合は，一般的に皮下脂肪や内臓脂肪による腹壁の膨隆が考えられるが，腹水やイレウスに伴う鼓腸などの場合もある．

③局所的な膨隆（左右非対称性）を観察する．局所の膨隆はその下部にある臓器の病変が疑われ，特にヘルニアの場合は，腹筋に力を入れてもらうことにより膨隆がさらに助長される．

④腹部の動脈拍動や蠕動運動を観察する．動脈の拍動や腸の蠕動運動は皮膚表面の動きとして，特にやせ形の男性にみられる場合もある．ただし，拍動性の腫瘤が観察される場合は腹部大動脈瘤の可能性もあり，聴診で血管雑音を確認する必要がある．

●皮膚表面（血管の怒張）

①発疹や腫瘤，手術痕，色素沈着などについて観察する．観察された場合は，適宜問診でデータを補い，問診と視診の整合性を図っていく．

②皮膚線条の有無を確認する．肥満や妊娠など急激に皮膚が伸展された場合にも生じるが，クッシング症候群などの内分泌疾患のように，真皮構造が断裂し赤紫の皮膚線条を生じることもある（図3.10-6）．

③腹壁静脈の怒張の有無を確認する．正常逸脱として，下大静脈閉塞による腹部表在静脈の怒張や，門脈圧亢進による腹壁静脈の怒張がみられる場合がある（図3.10-7）．

（3）聴　診

●アセスメント時の注意点●

①腸蠕動音は基本的に聴診器の膜側，血流音はベル側を用いて聴取する．ベル側は軽く当てて聴取するのが一般的であるが，腹部の動脈は深部にあるため，腹部の血流音確認の際は場合によっては強く押し当てて聴診することもある．

②腸蠕動音を聴診する場合，聴取する部位は1カ所（回盲部周辺が比較的聴取しやすい）でかまわないが，**最低1分間は聴取**する．これは蠕動音が腹膜で反響し，腹部全体に伝播するからである（逆に蠕動音が聴かれた箇所を特定するのは難しい）．腸蠕動音が1分間聴取されない場合は「減弱」，5分間聴取されない場合を「消失」という．

●聴診項目●

　腹部聴診は，血管雑音や腸管雑音など多くの情報をもたらす．

①腸蠕動音：亢進，減弱，消失の鑑別

②血流音：大動脈，左右の腎動脈，総腸骨動脈

●アセスメント方法●

●腸蠕動音

　食後や空腹時により異なるが，4〜12回／分（1呼吸に1回程度）が目安になる．

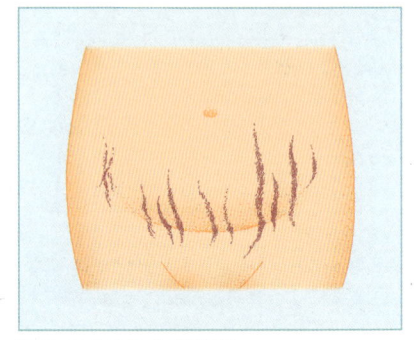

図3.10-6●皮膚線条
（クッシング症候群）

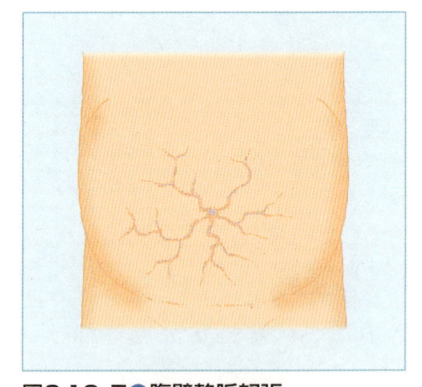

図3.10-7●腹壁静脈怒張
（メドゥーサの頭）

①5分間聴取されない：蠕動音は消失している．麻痺性イレウス（イレウスが進行，腹膜に炎症を起こすと腸管は麻痺し，蠕動音は消失）の可能性がある．

②1分間聴取されない：腸蠕動は減弱している．胃腸機能が低下している，もしくはイレウスの可能性がある．

③亢進（常に聴取）：蠕動の亢進が考えられ，要因として食後や下痢などがあるが，過敏性腸症候群や腸炎なども疑われる．金属音が聴かれ腹痛を伴う場合は，機械性イレウスのように腸管の物理的閉塞が疑われる．

● 血流音

聴診器のベル側を用いて聴取する．正常ではほとんどの人は聴取されない．動脈性雑音は動脈が部分的に閉塞している箇所で，乱流や渦流を引き起こして聴かれる（図3.10-8）．

血管雑音（bruit）では心雑音に類似した，風が拍動性に吹くような音として聴取される．動脈瘤や動脈の拡張・狭窄（きょうさく）などが考えられる．

● 腹部動脈の聴診〈動画〉

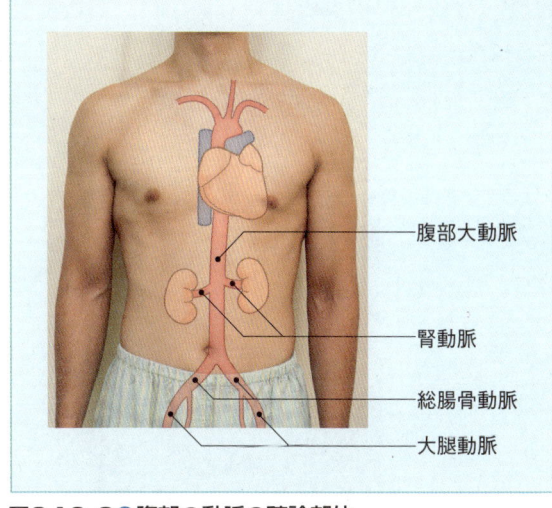

腹部大動脈
腎動脈
総腸骨動脈
大腿動脈

図3.10-8 ● 腹部の動脈の聴診部位

（4）打　診

● アセスメント時の注意点 ●

①腹腔内の臓器は腹壁の下にあるため，腹部筋肉（腹直筋）の緊張をとる必要がある．弛緩しやすいように仰臥位で安楽な姿勢を保ち，膝を屈曲する．枕などを膝の下に入れ保持してもよい．

②打診は腹壁からの振動が効果的でないと，その反響を聴取しづらい．中指の第1〜2関節を腹壁に密着させ，利き手の第3指もしくは第2・3指を用いて軽く叩く（押しつけない）．なお打診の段階で疼痛を訴えた場合は，腸管や臓器に炎症を起こしている可能性があるため，触診の実施には十分な配慮が必要となる．場合によっては触診を実施しない．

③打診による疼痛の出現については，対象者の訴えだけでなく，表情も十分に観察し，痛みをがまんしていないか確認する．

● 打診項目 ●

①腹部全体の打診（打診による疼痛，鼓音・濁音の鑑別）

②肝臓の打診（肝腫大の有無）

③脾臓の打診（脾腫大の有無）

④叩打診（肝臓，脾臓，腎臓の圧痛の有無）

● アセスメント方法 ●

● 腹部全体

腹部全体について9区分（もしくは4区分）を意識して，系統的にまんべんなく打診を行い，鼓音，濁音の分布から実質臓器の位置や，管腔臓器のガスの貯留などを推定していく．鼓音が亢進している場合は，イレウスの可能性がある．

● 肝　臓

右鎖骨中線上を肝臓の上下方向から打診を行い（図3.10-9a），右肋骨弓下縁内にあ

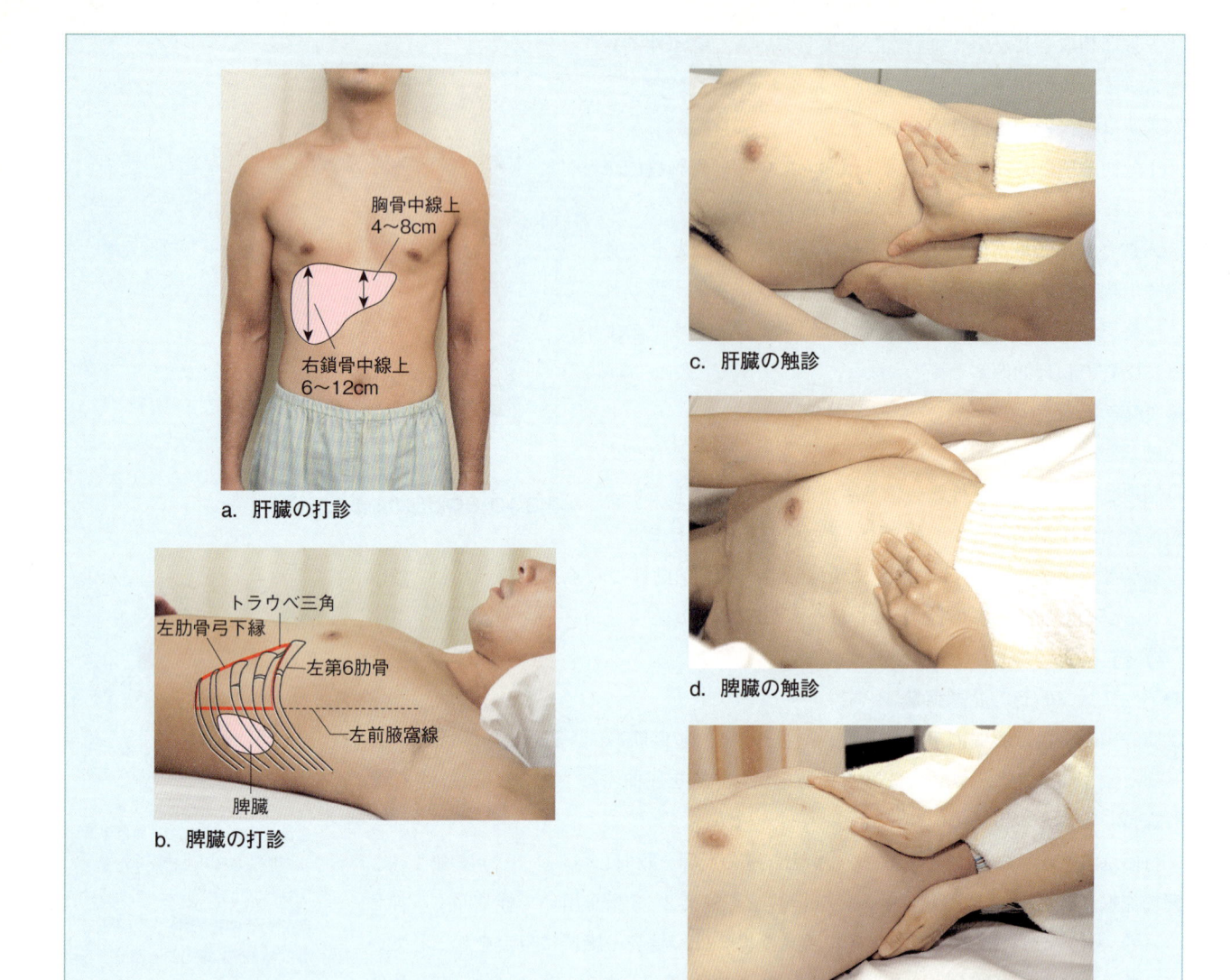

a. 肝臓の打診

胸骨中線上
4〜8cm

右鎖骨中線上
6〜12cm

b. 脾臓の打診

トラウベ三角
左肋骨弓下縁
左第6肋骨
左前腋窩線
脾臓

c. 肝臓の触診

d. 脾臓の触診

e. 腎臓の触診

図3.10-9●腹部（消化器系）の打診と触診

るか確認する.

　このほか，肝臓の上縁と下縁を推定する方法として，胸部を軽く引っ掻き（スクラッチ），その反響音を聴取するスクラッチテストがある（図3.10-10）.

●脾臓（トラウベ三角の部位）

　脾臓は左上腹部の横隔膜と胃底部と左腎の間にある臓器であり，肋骨もあるため体表から触れることはできない．脾臓の腫大がないことを確認するために，トラウベ三角を正中から側背部に向けてまんべんなく打診を行う．実質臓器の打診音は濁音であるが，脾臓で確認することは難しく，腫大がなければ胃部周辺にあるため鼓音で聴かれる（図3.10-9b）.

●叩打診

　臓器に炎症や腫大がある場合，体表面を叩いて振動を与える（叩打部を手掌で覆い，もう一方の手で握りこぶしを作って叩く）と，疼痛が出現する．これを**叩打痛**という.

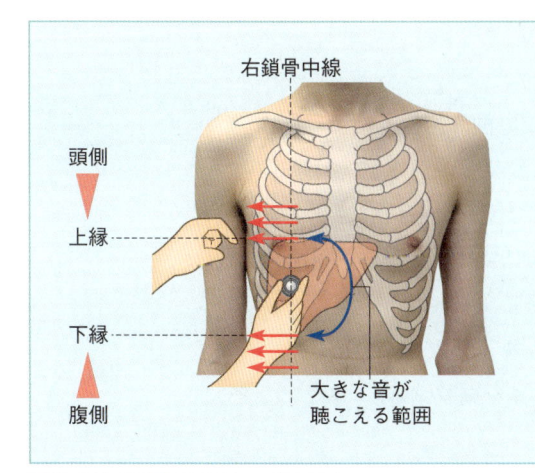

①右鎖骨中線上の肋骨弓下縁の少し上（肝臓が確実にあると想定される部位）に聴診器を当て，もう片方の手で，打診と同様に鎖骨中線上を←の方向に軽く引っ掻きながら頭側から肝臓に近づけていく．

②すると反響音が突然大きくなる箇所があり，これが肝臓の上縁と考えられる．

③下縁についても，←の方向に軽く引っ掻きながら腹側から肝臓に近づけて反響音を確認する．

※打診のような圧痛を伴わず，比較的容易に肝臓の大きさを推定できるイグザミネーションである．

山内豊明. フィジカルアセスメントガイドブック：目と手と耳でここまでわかる. 医学書院, 2005, p.117を参考に作成.

図3.10-10●スクラッチテスト

表3.10-2●腹部の打診：正常範囲と正常逸脱範囲

部位	正常範囲	正常逸脱範囲
腸	胃・腸管上では鼓音が聴取されるが，便の貯留している腸管や，膀胱が充満しているときの恥骨部周辺では，濁音として聞かれる場合がある.	腫大した臓器上に濁音が増強する.
肝臓	肝濁音界は右鎖骨中線上で6～12cm，胸骨中線上では4～8cmに聴取される.	肝濁音界が右鎖骨中線上（MCL）で12cm以上の範囲に聴取される.
脾臓	鼓音で聴取される.	濁音が聴取される.

叩打部は，肝臓では右肋骨弓部，脾臓ではトラウベ三角，腎臓では肋骨脊柱角（costovertebral angle：CVA）である.

●正常範囲と正常逸脱範囲●

腹部の打診における，正常範囲と正常逸脱範囲を表3.10-2に示す.

（5）触　診

●アセスメント時の注意点●

①表在性の腫瘤や圧痛を検出するために，浅い触診から始め，大きな腫瘤，圧痛の有無を確認する.

②浅い触診で特に疼痛の訴えがなければ，さらに深い触診（双手触診）を行い，臓器の大きさや腫瘤を確認する.

③浅い触診で圧痛を訴えたり，筋性防御がみられる場合は，深い触診の実施は侵襲性の高いイグザミネーションであるため検討を要する.

④筋性防御などは，不適切な触診でも生じる可能性がある.

●触診項目●

①腸の触診：腫瘤，圧痛，筋性防御

②肝臓の触診：肝腫大，辺縁の鋭鈍，硬さ，表面の性状

③脾臓の触診：脾腫大

④腎臓の触診：腎腫大，圧痛

plus α

筋性防御

圧痛部位を手掌で徐々に圧迫する．その際，反射的に腹壁筋の緊張が亢進し腹壁が硬くなることを筋性防御という.

●腸

　仰臥位の対象者の腹壁に手掌を平らに置き，指の腹全体を使って浅い触診を行う．その際，腹壁を1cm以上圧迫せず，圧痛や腹壁の硬直，筋性防御などがないかをアセスメントする．続いて，利き手の上にもう一方の手を重ね，上の手で圧を加えながら手を押し下げ，少し手前に引くように深い触診を行い，臓器の構造や圧痛，腫瘤の有無などをアセスメントする．

　大腸に関しては下行結腸からS状結腸に向かって行い，指の掌側面を用いながら，置いた指先を中心に円を描くように圧迫を加え，ガスや便の貯留の有無を確認する．

●肝　臓

　対象者の右側に立ち，右肋骨下縁と同じ高さあたりで左手を背部に右手を腹側に置く．腹式呼吸をしてもらい，吸気時に右手を右肋骨弓下縁から上に向かって押し，肝臓の腫大を確認する．触知された場合は肝辺縁の鋭鈍や硬さ，表面の性状をアセスメントする（図3.10-9c）．

　なお，対象者の頭側に立ち，右肋骨弓下縁から指を引っ掛けるようにして差し入れ，肝辺縁を触診する「フッキング法」と呼ばれる方法もある．

●脾　臓

　対象者の右側に立ち，呼気時に息を止めてもらう．左手で背部を押し，右手を左肋骨下縁の下方に置いて脾臓に向かって押し，脾臓の腫大を確認する（図3.10-9d）．通常，脾臓は触知されない．なお，右側臥位をとり重力で脾臓を中心に寄せる方法もある．

●腎　臓

　右腎の場合，対象者の右側に立ち，左手を対象者の右背部（第12胸椎下方），右手を対象者の右肋骨下縁に置く．対象者に深呼吸を促し，吸気時のピークに側腹部を両手で挟み込むように圧迫を加え，腎臓が触れるかを確認する（図3.10-9e）．腎臓は後腹膜にある臓器で，通常，触診されることはまれであるが，触知された場合，腫大の確認や圧痛の有無を確認する．左腎も対象者の左側に立ち，同じように行う．

●正常範囲と正常逸脱範囲●

　腹部の触診における，正常範囲と正常逸脱範囲を表3.10-3に示す．

表3.10-3●腹部の触診：正常範囲と正常逸脱範囲

部位	正常範囲	正常逸脱範囲
腸	〈浅い触診〉 　弛緩していて圧痛がない. 　腫瘤がない. 〈深い触診〉 　基本的に軽い触診と同様. だたし正中線上では剣状突起下, 　盲腸やS状結腸で軽度の圧痛がある場合もある.	〈浅い触診〉 　圧痛がある. 　反跳痛がある. 　筋性防御がある. 〈深い触診〉 　限局性圧痛がある. 　反跳痛がある. 　激痛がある.
肝臓	通常, 肝臓は触れない. 深呼吸時に横隔膜が下降した際, かすかに触れる場合もあるが, 辺縁は鋭で柔らかく弾性がある.	一般的に, 触れる場合は肝腫大が疑われるが, 体形などにも影響される. 辺縁が鈍化している. 硬い, 弾性がない.
脾臓	脾臓は触れない. 圧痛なし.	触れる場合は脾腫大が疑われる.
腎臓	腎臓は触れない. 圧痛なし.	触れる場合は腎腫大が疑われる.

！考えてみよう　腹部のアセスメント：便　秘

機序：　　　問診：　　　視診：　　　聴診：　　　打診：　　　触診：

→アセスメントの解答例はp.196.

3　さらに, どのようにアセスメントを進めていくか

（1）圧痛へのアセスメント評価

　腹部の打診や触診で圧痛がみられるときは, その部位における臓器に炎症が起こっている可能性がある. さらに原因をアセスメントし, （医師への報告も含め）緊急にどのような対応をすべきか判断することが極めて重要である. 圧迫を持続することで痛みが緩和される場合は, 管腔臓器の緊満が考えられるが, その痛みが限局性である場合は特定の臓器の炎症, 反跳痛がみられる場合はその部位の下部にある管腔臓器の炎症, さらに持続する強い痛みは腹膜炎の可能性もある.

●圧　痛●

　圧痛とは, 腹壁への刺激（打診や触診など）によって生じる痛みである. 圧痛点を触診する際は, 最初は広い範囲から徐々に狭めて圧痛点を限定する. 刺激を加えている際に対象者の頭を挙上して圧痛が強くなれば, 腹壁で起こっている痛みである可能性が高い. 代表的な疾患と圧痛部位として, 消化性潰瘍（胃潰瘍, 十二指腸潰瘍）の場合は心窩部から右下肋部にかけて, 急性膵炎の場合は心窩部から背部にかけて, 胆石や胆嚢炎は心窩部から右下肋部にかけて圧痛がある.

●限局性圧痛●

限局性圧痛とは，箇所が特定化され，1点に限局している圧痛のことである．その箇所を限局性圧痛点と呼び，圧痛の原因をある程度推測することができる．典型的な限局性圧痛がみられるものに急性虫垂炎があり，限局性圧痛点として，マックバーニー点やランツ点がある（図3.10-11）．

●腹膜刺激症状●

腹膜刺激症状とは，腹腔内の炎症が壁側腹膜に及んでいることを示す徴候であり，急性腹症の対象者で腹膜刺激症状がみられた場合，手術適応となることが多いため，その鑑別は重要である．腹膜刺激症状は，筋性防御，反跳痛等で確認していく．

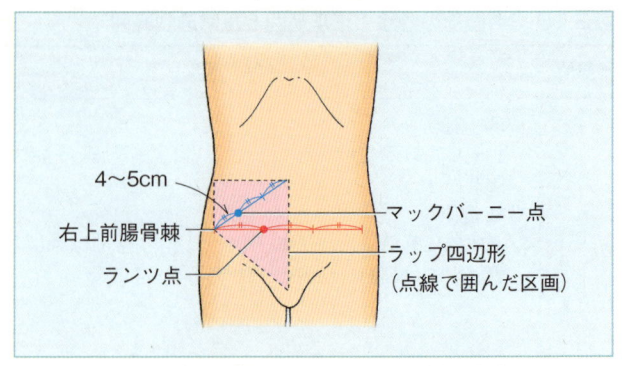

図3.10-11●急性虫垂炎でみられる限局性圧痛点

(2) 腹水のアセスメント技術

肝硬変や肝炎などの肝疾患やうっ血性心不全などの心疾患，膵炎，腹腔内臓器のがん（腹膜転移），低アルブミン血症などの随伴症状として腹水が発症する場合がある．

●濁音界の移動（シフティングダルネス：shifting dullness）●

対象者の体位によって腹水が重力で移動することから，濁音と鼓音の境界を把握し，腹水の状況をアセスメントする方法である．濁音と鼓音の境界の移動によって，腹水の経時的な量の変化がある程度把握できる（図3.10-12）．
①対象者を仰臥位とした場合：腹水は重力で両側腹部側へ沈下するため，臍部で鼓音が聴取され，側腹部で濁音が聴診される．
②対象者を側臥位にした場合：腹水は重力で低い方へ流れ，濁音界は低い方へ移動するため，側臥位上部で鼓音が聴取され，側臥位下部で濁音が聴取される．この境界線を確認する．

●体液波動●

水（腹水）の波動を利用して，腹水が貯留しているか否かの鑑別に用いられる方法である．
①対象者の側腹部に一方の手掌を当て，反対側の側腹部を他方の手でトントンと軽く

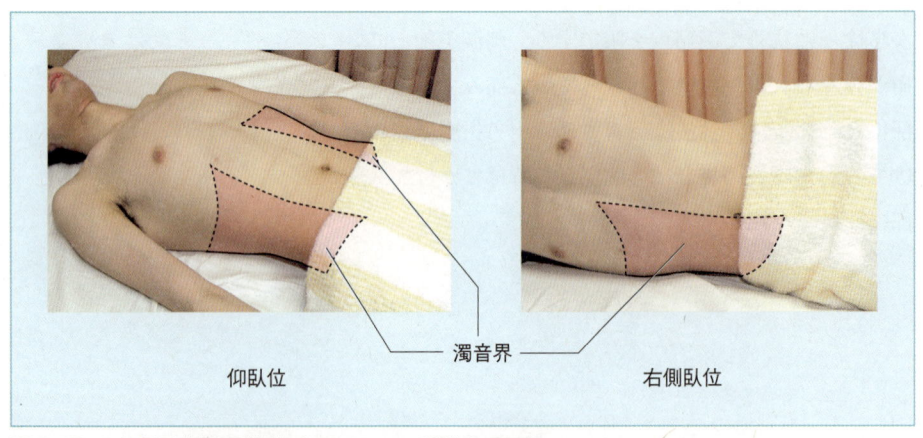

図3.10-12●濁音界の移動（シフティングダルネス）

叩く.

②腹水がある場合，叩いた振動が腹水を介して反対側の側腹部に伝わり，手掌で波動が感じ取れる．

③腹部の皮下脂肪が多い場合，腹壁を介して振動が伝わる可能性があるため，補助者の手の尺骨側を対象者の腹部中央に置き，皮下脂肪による波動の伝導を阻止して行う（図3.10-13）．

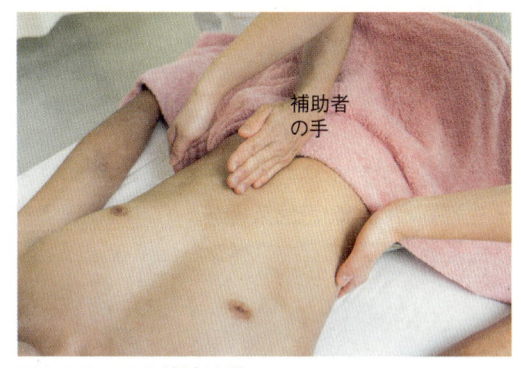

補助者の手

図3.10-13●体液波動

やってみよう

　自分の腹部を用いて，朝食・昼食・夕食前後に腹部の聴診・打診・触診を行い，蠕動音や便の移送など，腹部の動きをアセスメントしてみよう．

引用・参考文献

1）佐藤千史. 腹部の視診・触診・打診・聴診. 臨牀看護. 1999, 25(13).

2）二宮彩子ほか. 腹部. 臨牀看護. 2001, 27(13).

3）城丸瑞恵ほか. 腹部のフィジカルアセスメント：CD-ROM付き. 学習研究社, 2006.

4）田邊政裕編. 診察と手技がみえる vol.1. メディックメディア, 2005.

5）林正健二編. 解剖生理学. 第4版, メディカ出版, 2016, (ナーシング・グラフィカ, 人体の構造と機能1).

6）習田明裕. "食事・栄養摂取を促す技術". 基礎看護技術. 第6版, メディカ出版, 2017, (ナーシング・グラフィカ, 基礎看護学3).

7）山内豊明. フィジカルアセスメントガイドブック：目と手と耳でここまでわかる. 医学書院, 2005.

8）小野田千枝子監修, 高橋照子ほか編. 実践！フィジカル・アセスメント：看護者としての基礎技術. 改訂第3版, 金原出版, 2008.

重要用語

内臓痛，体性痛，関連痛　　　　　圧痛，限局性圧痛　　　　　　　　腹水

鼓音，濁音，共鳴音　　　　　　　虫垂炎

腸蠕動音　　　　　　　　　　　　腹膜刺激症状（筋性防御，反跳痛）

11│生殖器（女性／男性）と肛門のアセスメント

- 生殖器と肛門の構造と機能について説明できる．
- 生殖器と肛門のアセスメントの方法が理解できる．
- 生殖器と肛門のアセスメント結果を記録できる．

1 生殖器（女性／男性）と肛門：アセスメントの根拠になる復習事項

生殖器は，体表面から確認できる外生殖器と体内にある内生殖器に区分される．

（1）女性生殖器

●外生殖器（図3.11-1）●

外陰部とも呼ばれる．陰核（クリトリス），外尿道口，腟前庭（外尿道口と腟口の間），腟口，会陰（陰唇後交連と肛門の間），それらを取り巻く小陰唇，大陰唇によって構成されている．

①**陰核（クリトリス）**：発生学的には男性の陰茎海綿体に相当する．真皮には神経終末が密集し敏感である．

②**バルトリン腺**：エンドウ豆大の分泌腺で，腟口の両側に開口する．男性のカウパー腺（尿道球腺）に相当する．

③**大陰唇・小陰唇**：大陰唇は，恥骨結合上縁から会陰に達する一対の脂肪組織に富むひだであり，男性の陰嚢に相当する．小陰唇は，大陰唇の内側にある一対の薄い皮膚のひだである．

●内生殖器（図3.11-2）●

小骨盤にある骨盤臓器．内分泌機能や受精から出産に関与する．子宮，付属器（卵巣，卵管），腟から構成される．

①**子宮**：直腸と膀胱の間に位置する受精卵を発育させる臓器．成熟期女性では重量約60gで鶏卵大である．子宮体部，子宮頸部（頸管）に大別される．

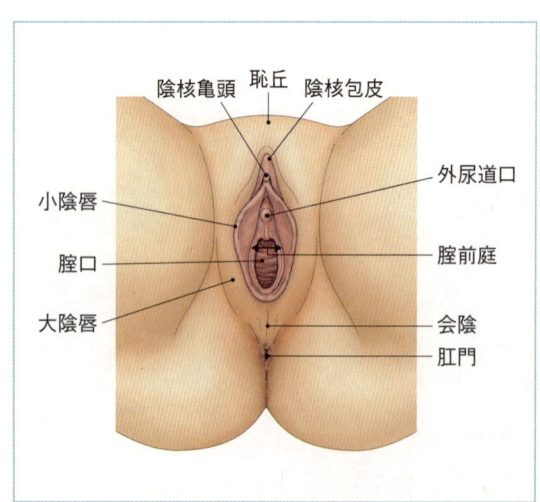

図3.11-1●女性外生殖器

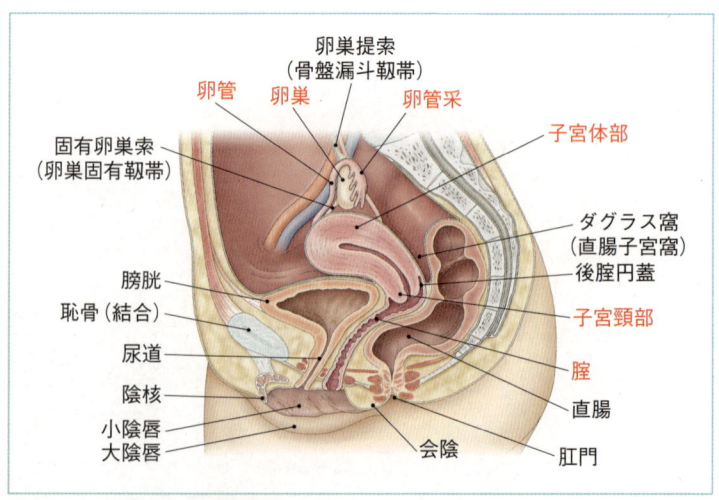

図3.11-2●女性内生殖器

②**付属器（卵巣, 卵管）**：卵巣は子宮の左右にある母指頭大の器官. 卵子の発生, 成熟, 排卵を行う生殖器官であり, ホルモンを分泌する内分泌器官である. 卵管は, 全長7〜12cmの管状構造をもった器官. 卵巣から排卵された卵子は, 卵管の先端である卵管采に捕捉され, 卵管に入る. 卵管まで達した精子と卵子とは, 卵管膨大部において受精する. 受精卵の子宮腔内への輸送は, 卵管粘膜の線毛運動と卵管壁の蠕動運動によって行われる.

③**腟**：子宮と外陰部をつなぐ, 粘膜に覆われた筋膜性の管状器官.

(2) 男性生殖器 (図3.11-3)

●外生殖器●

男性の外生殖器は, 陰茎と陰嚢である.

①**陰茎**：陰茎は尿道を囲む尿道海綿体とその上に左右一対の陰茎海綿体が位置する構造をもつ. 突出部を陰茎体, 外尿道口が開口する先端を亀頭, 亀頭を覆う陰茎の皮膚を包皮と呼ぶ. 性的に興奮すると陰茎海綿体に血液が充満し, 陰茎全体が拡張して硬くなることを勃起という.

②**陰嚢**：精巣（睾丸）, 精巣上体, 精管下部を包む袋状の皮膚. 精巣は左右一対の楕円形臓器で, 精子と男性ホルモンを産生する. 精巣で産生された精子は, 精巣上体管を通過する間に成熟し, 運動能と受精能を獲得する. この精巣上体管がある部位を精巣上体という.

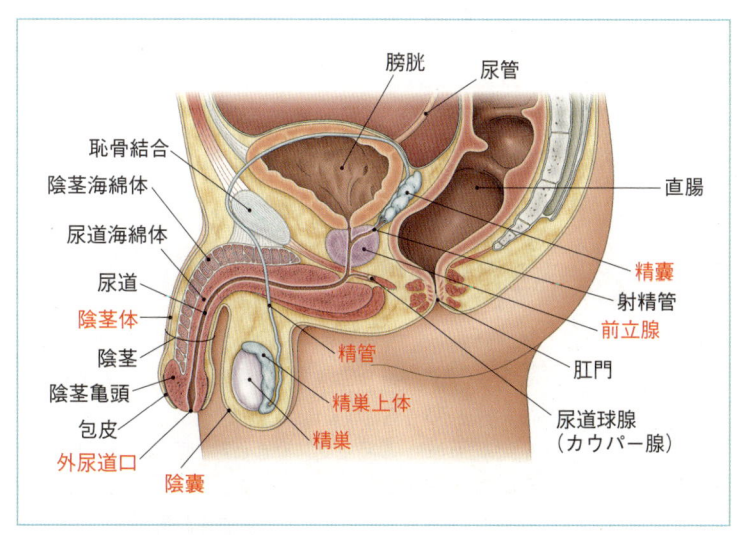

図3.11-3●男性生殖器

●内生殖器●

精管とそれに付随する精囊, 前立腺, 尿道球腺（カウパー腺）で構成される.

①**精管**：精子を運搬する細い管. 精巣上体から鼠径管を経て骨盤腔内に入り, 精囊の導管と合流した後, 射精管となり, 前立腺を通過して尿道につながる.

②**精囊**：膀胱の後ろの精管の外側に左右対称にある細長い臓器. 射精時に射精管に精囊液を分泌する.

③**前立腺**：膀胱頸部から尿道を取り囲む栗の実状の形の腺. 射精時に乳白色の前立腺液を分泌する.

④**尿道球腺（カウパー腺）**：前立腺の下方にあるエンドウ豆大の腺. 性的興奮時に無色透明な粘液を分泌する.

(3) 直腸と肛門 (図3.11-4)

直腸はS状結腸に続く部分で, これに肛門管が続く. 肛門管の外側には, 内肛門括約筋（平滑筋）と外肛門括約筋（横紋筋）がある. 便が移動し直腸内に送り込まれると, 直腸内圧が高まり便意をもよおす（排便反射）. しかし, 外肛門括約筋は随意筋であるため, 排便反射は抑制することができる. 排便は意識的に外肛門括約筋を弛緩させることによって行われる.

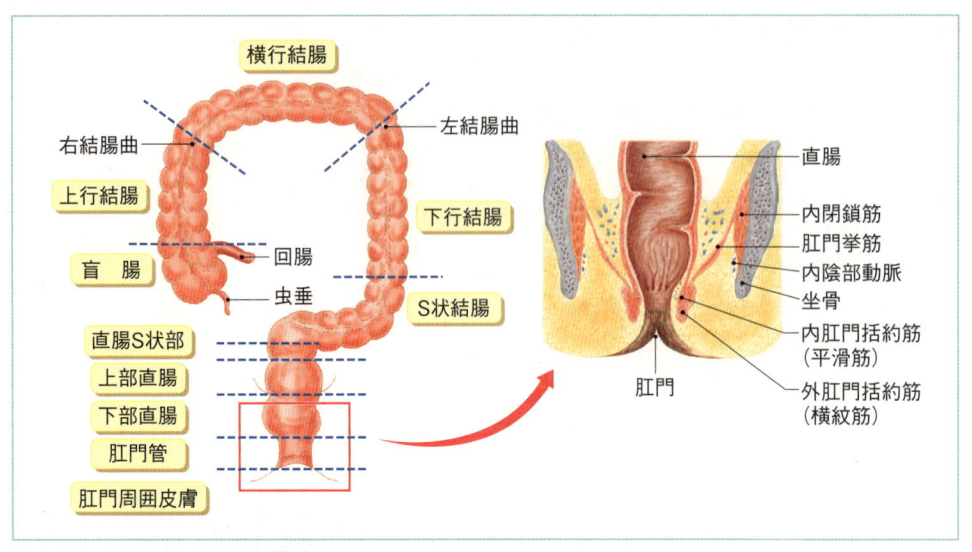

図3.11-4●直腸・肛門の構造

2 女性生殖器に関する問診

必要物品：バスタオル（不必要な露出を避ける），手袋，腟鏡（必要に応じて）
環境調整：室温を確認する（肌を露出する場合があるため）．
プライバシーが保て，リラックスできる雰囲気で問診，視診，触診ができる環境か確認する．
手　　順：女性生殖器は，問診，視診，触診の順に観察する．
　　　　　①問診は，**表3.11-1**（p.145）の問診項目を参考に聞く．
　　　　　②視診および触診は，p.144，145のアセスメント時の留意点とアセスメント方法に沿って，**表3.11-2**（p.146）で示している外性器の皮膚や各所の状態を確認する．内性器の視診，触診は，帯下の色や性状，においなどが正常から逸脱していることが疑われる場合のみ実施する．

●問診のポイント（表3.11-1）●

　女性生殖器の生理機能はホルモンなどの支配を受け，各年代によって留意すべき点が異なること，月経や妊娠の可能性のアセスメントとともに，性感染症をはじめとする疾患の徴候を見逃さないことが重要であり，性器出血，帯下（たいげ）の有無やその状況，腹痛の有無などを確認する．プライバシーを守り，女性がリラックスして問診に答えられるような配慮が必要である．

3 女性生殖器の視診および触診

●アセスメント時の留意点●

　対象者に事前に排尿をすませてもらう．触診の際には，感染予防のために手袋を装着する．
　アセスメントの際は，対象者に砕石位（さいせき）（p.150）をとってもらう．この体位は対象者の心理的・身体的負担が大きいため，プライバシーおよび羞恥心に配慮する．アセ

plus α

帯　下

女性生殖器からの腟分泌物が生理的（月経周期に伴って）に，あるいは疾患罹患に伴い増加した状態をいう．健康な女性の腟分泌物は白色，粘稠性である．腟分泌物の異常の原因は感染，刺激物，腫瘍性病変などが考えられるが，疾患によっては帯下の性状，臭気に特徴的な所見（p.145問診の項参照）があることに留意する．

表3.11-1●女性生殖器に関する問診

問診項目	問診の根拠，意味
①初経は何歳でしたか？ ②月経周期と持続日数はどれくらいですか？ 　経血量はどれくらいですか？ ③月経前や月経中に不快症状（月経随伴症状）は 　ありますか？	月経に関するアセスメントの詳細は，p.200 〜「母性のアセスメント」の項を参照. 経血量は，以下の目安を参考にして聴取する. 　少　量：ナプキンに少量付着程度 　中等量：ナプキンを1日に何度か交換する必要がある. 　多　量：ナプキンを頻繁に交換する必要があり，凝血が混じることもある. 月経の状況によって，妊娠，内分泌的異常，婦人科器質的疾患などの可能性の有無についてアセスメントする必要がある.
④月経時以外に出血（不正性器出血）がみられませんか？ 〈ある場合〉 いつ，どのような出血がみられますか？ ホルモン剤を服用していませんか？	妊娠時以外で不正性器出血がみられる場合には，炎症による子宮腟部びらん，子宮内膜炎，腟外陰炎，腫瘍性疾患（子宮筋腫，子宮頸癌ほか）などが疑われる. また，経口避妊薬などのホルモン剤の服用で，不正性器出血が起こることがある.
⑤性交経験はありますか？ 妊娠・分娩の経験はありますか？	性交経験は妊娠の可能性，性感染症の有無をアセスメントする際に必要な情報である. また，高齢の多産婦で性器の下垂感，脱出感を感じる場合は，子宮下垂や子宮脱が疑われる.
⑥おりもの（帯下）の色，性状，量やにおいはどうですか？ かゆみはありませんか？	帯下の性状，色やにおいなどによって，さまざまな疾患が推測される. 酒粕様の帯下で強い瘙痒感がある場合には外陰腟カンジダ症，膿性・泡沫状の帯下の場合はトリコモナス腟炎，悪臭が強い場合には腟細菌症が疑われる.
⑦下腹痛や腰痛はありませんか？ 性交時に痛みを感じませんか？	月経，妊娠によるもの以外では，子宮内膜炎，付属器炎の場合がある（性器クラミジア感染症によるものが多い）. また，急激な痛みは，卵巣茎捻転，卵巣出血などが疑われる.

スメントのために必要な物品は事前に確認し，行っていることを説明しながら手際よく短時間で行うようにする.

●アセスメント方法●

●外性器

①外性器を正面から観察し，外陰部全体の皮膚，粘膜の状態，陰毛の状態，陰唇の色と対称性を観察する.

②大陰唇を片方の手で開き，陰核の大きさ，外尿道口の発赤・腫脹の有無，腟口の状態を観察する.

③示指を腟内に挿入し，示指と母指で大陰唇を挟むように腟周囲を触診し，圧痛の有無を確認する.

●内性器

①対象者に合った腟鏡を選択し，一方の示指と母指で小陰唇を開き，閉じた腟鏡の先を腟の後壁に沿って横にして挿入する. その後，縦にし，十分挿入してから開く. 子宮頸部の腟腔内への突出の有無，色，表面の状態，分泌物の有無，腟の状態，帯下の状態を確認する（日本の場合，看護師は内診を行うことは禁止されているため，双合診は行わない）.

●正常範囲と正常逸脱範囲●

　女性生殖器のアセスメントにおける，正常範囲と正常逸脱範囲を表3.11-2に示す.

---

plus-α

不正出血（不正性器出血）

性器出血のうち，月経ならびに分娩・産褥期にみられる生理的出血以外のものをいう. 不正出血は，各年代で特徴が認められる. 思春期は間脳−下垂体−卵巣機能の未熟性に起因した機能性出血，性成熟期では妊娠の異常，子宮筋腫・子宮頸癌などの腫瘍性疾患によるものが多い. 更年期では卵巣機能低下に起因した機能性疾患や悪性腫瘍，老年期は悪性腫瘍，老年性腟炎がみられる. また，出血の原因によって出血の状態（どのような時にどれくらい出血するのか）が異なることも考慮する.

表3.11-2●女性生殖器のアセスメント：正常範囲と正常逸脱範囲

	正常範囲	正常逸脱範囲
外性器	外陰部全体の皮膚，粘膜の色は軽度の色素沈着がみられるが，紅斑や色素脱失などはない． 陰毛は逆二等辺三角形に分布． 陰唇は黒ずんだピンク色で左右対称で，柔らかく感触が均質． 尿道口は周囲の粘膜と同じ色． バルトリン腺は触れず，圧痛，分泌物なし．	外陰部に静脈瘤や腫脹，腫瘤，発赤，発疹，紅斑，過度の色素沈着，色素脱失がある． 陰毛はダイヤモンド型（男性型）に分布．陰毛部の皮膚に発赤がある，シラミの卵がある． 陰唇に発赤・腫脹・圧痛がある． 陰核が長さ2cm，幅1cm以上ある． 尿道口に紅斑，ポリープ，腫瘍，分泌物がある． バルトリン腺に腫脹・圧痛・分泌物がある．
内性器	子宮頸部の位置は正中線上にあり，腟腔内に約2cm突出，大きさは2〜3cm径．ピンク色（閉経後は青白く見える）． 表面は平滑，硬く見える． 腟には横に走る多くの皺襞がある． 帯下は漿液様〜粘液様で無色透明か白色．	子宮頸部が腟壁側に片寄っている．腟腔内に3cm以上突出，大きさが4cm径以上に肥大，チアノーゼ色，表面が不正，結節，びらんあり，外子宮口が閉鎖． 腟の色がチアノーゼ色，充血，紅斑，浮腫がみられる． 帯下に悪臭があり，豆腐様にボロボロした感じ，白〜黄緑色．

> **！ 考えてみよう** **女性生殖器のアセスメント：外陰腟カンジダ症（カンジダ性腟炎）**
>
> 機序：　　問診：　　視診：　　看護援助：　　　　　　　　　　　　　　　→アセスメントの解答例はp.196．

4 さらに，どのようにアセスメントを進めていくか

●外性器各部の症状●

　年齢，性周期，分娩経験，妊娠の可能性，性感染症の可能性を考慮しアセスメントする．

①病変が外性器に限局する：毛のう炎，毛ジラミ，摩擦疹，バルトリン腺炎，ヘルペスⅡ型ウイルス感染症，外陰部腫瘍など．

②病変が外性器と内性器（腟，頸管）に出現し，帯下の異常を伴う：カンジダ腟炎，トリコモナス腟炎，老人性腟炎など．

③病変が生殖器だけでなく，全身性疾患に及ぶ：梅毒，急性外陰潰瘍など．

④子宮頸部の位置，大きさに異常が認められる：子宮腫瘍，子宮下垂・子宮脱など．

⑤子宮頸管表面粘膜に異常が認められる：頸管ポリープ，頸管腫瘍など．

5 男性生殖器に関する問診

> 必要物品：バスタオル（不必要な露出を避ける），手袋
>
> 環境調整：室温を確認する（肌を露出する場合があるため）．
> 　　　　　プライバシーが保て，リラックスできる雰囲気で問診，視診，触診ができる環境か確認する．
>
> 手　　順：男性生殖器は，問診，視診，触診の順に観察する．
> 　　　　　①問診は，**表3.11-3**（p.147）の問診項目を参考に聞く．
> 　　　　　②視診および触診は，p.147のアセスメント時の留意点とアセスメント方法に沿って，**表3.11-4**（p.148）で示している外性器の皮膚や各所の状態を確認する．
> 　　　　　前立腺の観察は，対象者が50歳以上の場合に行う．

表3.11-3●男性生殖器に関する問診

問診項目	問診の根拠
①外性器（陰茎，陰嚢）に痛みやかゆみがないですか？　分泌物はないですか？	亀頭および包皮の痛み，瘙痒感，分泌物は亀頭包皮炎でみられる．陰茎の痛みは海綿体炎，尿道周囲炎，外傷などによる尿浸潤によって起こる．陰嚢に痛みがある場合には，精巣炎，精巣上体（副睾丸）炎の疑いがある．
②排尿に関して以下のような症状がないですか？　・排尿困難，排尿時痛，残尿感など	50歳以上で排尿困難，残尿感がある場合には前立腺肥大，前立腺腫瘍あるいは膀胱腫瘍などを疑う．また，服薬によって排尿困難が起こっている場合もある．排尿時痛は，膀胱ならびに尿道炎，前立腺炎などの炎症性疾患，尿道結石などによって起こる．
・排尿を我慢できない，尿が漏れてしまう　・排尿途中の中断　・頻尿，夜間の頻尿　・排尿の勢いや1回量の変化	腹圧性尿失禁，切迫性尿失禁，溢流性尿失禁による症状である．膀胱結石が疑われる．膀胱粘膜の炎症による刺激，前立腺肥大症などが疑われる．尿道狭窄（尿道炎後などに生じる）や前立腺肥大症が疑われる．
③性交の経験はありますか？　性生活はありますか？　性生活に関して満足していますか？　勃起不全，勃起不能はないですか？	性交経験は，性感染症の可能性をアセスメントするのに必要である．また，性機能障害の有無の確認は，性機能のアセスメントに必要である．
④腎臓，膀胱，前立腺の疾患，性感染症の既往はありますか？　現在服用している薬はありますか？	これらの既往と症状を総合してアセスメントする必要がある．尿道狭窄，前立腺および精巣炎などは，尿道炎などの既往がある場合が多い．排尿困難や勃起障害がある場合には，それが服薬によって起こっていないかどうかを確認する．

●**問診のポイント** (表3.11-3)●

　視診や触診中に性機能をはじめとするさまざまな質問を行うことは，対象者に不快感を与えることがある．問診はフィジカルアセスメントを行う前の着衣の段階で終えるようにする．

　年齢に応じて確認すべき項目が異なることを認識し，問診を行う．

6　男性生殖器の視診および触診

●**アセスメント時の留意点**●

　触診の際には，感染予防のために手袋を装着する．

　アセスメントの際は対象者の羞恥心を考慮し，手際よく短時間で行う配慮が必要である．対象者の協力が得られれば，視診や触診の際に自分の陰茎，陰嚢を支えてもらってもよい．前立腺のアセスメントは，肛門の視診・触診を行う流れの中で実施する．

●**アセスメント方法**●

●外性器

①対象者の年齢を踏まえ，陰部の皮膚や陰毛の状態を観察する．

②陰茎を観察および触診する．発赤や腫脹，結節の有無，尿道口の状態を確認する．包皮があるときは，翻転させて亀頭を観察する．

③亀頭を軽く圧迫して外尿道口を開き，分泌物および圧痛の有無を確認する．

④陰茎を持ち上げ，陰嚢全体の大きさ，外観，対称性，皮膚の状態を観察する．

⑤陰嚢を母指と示指で触診し，精巣を確認する（図3.11-5）．精巣は3〜4cmの縦長

plus α

前立腺腫瘍

前立腺腫瘍は，前立腺肥大症と前立腺癌に大別され，ともに50歳以上に多く発生する．前立腺肥大症は，腫瘍刺激による頻尿，放尿力の減退で尿がすぐに出ない，排尿に時間がかかるなどさまざまな排尿障害が起こり，高齢男性のQOLを低下させる原因となる．前立腺癌は，進行が遅いがんであるが，初期には症状が乏しいため進行してからの発見も多く，骨転移をきたしやすい．早期発見が重要であり，PSA（前立腺特異抗原：prostate specific antigen）などのスクリーニング検査が行われる．

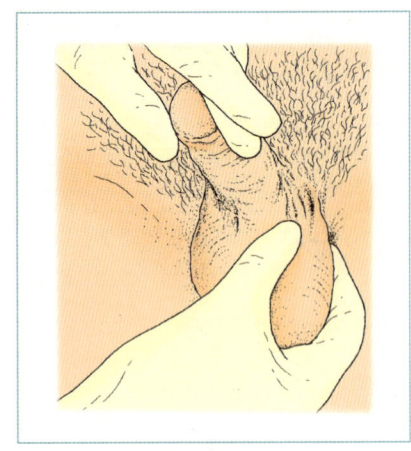
図3.11-5●陰嚢の触診

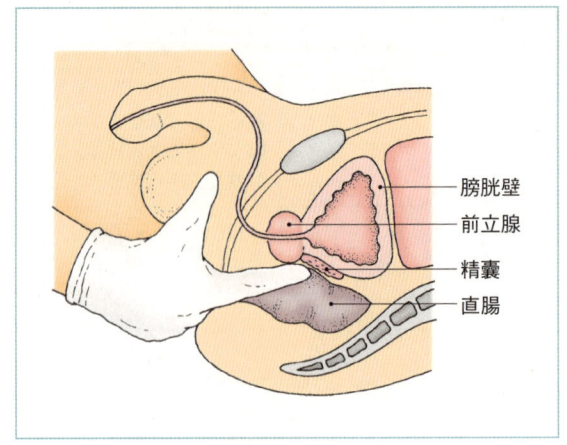
膀胱壁
前立腺
精嚢
直腸

図3.11-6●前立腺の触診

表3.11-4●男性生殖器のアセスメント：正常範囲と正常逸脱範囲

	正常範囲	正常逸脱範囲
外性器	陰毛はダイヤモンド型，臍に向かって狭くまばらに分布. 陰茎の皮膚は黒ずんでいるが皮膚の状態，感触は均質である. 外尿道口の位置はペニスの先端で亀頭の中心よりやや下に位置する. 外尿道口から分泌物が排出されない. 亀頭は包皮の翻転によって露出する. 陰嚢は左右対称で周囲の皮膚より黒ずんでいる. 陰嚢の中に，3～4cmの楕円体で弾力がある二つの睾丸を触れる.大きさは同じで左右対称であり，可動性がある.	成人になっても陰毛がないか非常に薄い. 陰毛部の皮膚の発赤がある，シラミの卵がある. 発疹，潰瘍，腫瘍，結節がある. 外尿道口がペニスの先端にない. 外尿道口や病変部から分泌物がある. 包皮の翻転ができない. 陰嚢が発赤している.発疹，潰瘍などがある. 透光を行うと光が透過する. 陰嚢の中に睾丸を触れない（停留睾丸）.左右の大きさが異なる.
前立腺	直腸内に突出していない. 50歳以上では，軟らかく対称性の前立腺が触知されることがある.	直腸内に突出しており，排尿困難，残尿感，頻尿（夜間頻尿）がある. 触診で圧痛があり，硬く不規則な結節がある.

の楕円形で可動性がある．精巣が触れない場合には，陰嚢背面からライトを当て，透光検査を行う．

●前立腺

①前屈立位になってもらう．

②手袋を装着し，示指に潤滑油をつけて直腸内に挿入し，直腸前壁にある前立腺を触診する（図3.11-6）．

●正常範囲と正常逸脱範囲●

　男性生殖器のアセスメントにおける，正常範囲と正常逸脱範囲を表3.11-4に示す．

❗ 考えてみよう　男性生殖器のアセスメント：急性淋菌性尿道炎

機序：　　問診：　　視診：　　看護援助：　　　　　　　　　　→アセスメントの解答例はp.196.

7　さらに，どのようにアセスメントを進めていくか

●外性器・前立腺各部の症状●

　年齢，性感染症の可能性を考慮し，総合的にアセスメントする．

①病変が外性器に限局する：毛のう炎，毛ジラミ，尿道下裂，亀頭包皮炎，包茎，尖圭コンジローマ，陰嚢水腫など．

②排尿時痛，外尿道口からの分泌物がみられる感染症：淋菌性尿道炎，非淋菌性尿道炎（クラミジア）など．

③病変が生殖器だけでなく，全身性疾患に及ぶ：梅毒，急性精巣炎など．

④前立腺に病変がある：非特異性前立腺炎，前立腺腫瘍（前立腺肥大症，前立腺癌）．

8　肛門に関する問診

> 必要物品：バスタオル（不必要な露出を避ける），手袋（必要に応じて）
>
> 環境調整：室温を確認する（肌を露出する場合があるため）．
> 　　　　　プライバシーが保て，リラックスできる雰囲気で問診，視診，触診ができる環境か確認する．
>
> 手　　順：肛門は，問診，視診，触診の順に観察する．
> 　　　　　①問診は，表3.11-5の問診項目を参考に聞く．
> 　　　　　②視診および触診は，問診によって正常からの逸脱が疑われるときに実施する．
> 　　　　　　p.150のアセスメント時の留意点とアセスメント方法に沿って，表3.11-6で示している直腸，肛門部の状態を確認する．

●問診のポイント（表3.11-5）●

　直腸・肛門部は対象者が羞恥心を強く感じる部位である．プライバシーが守られ，リラックスした雰囲気で話ができるよう，配慮が必要である．

表3.11-5●肛門に関する問診

問診項目	問診の根拠
①便通の頻度を教えてください． ②便が硬い，下痢である，血液が混ざることはないですか？	便秘は痔核の誘因となる． 便に血液が混ざる場合には消化管出血，下痢は大腸炎，腫瘍が疑われる．
③肛門部に瘙痒感や灼熱感がありますか？	肛門部に瘙痒感などがある場合，蟯虫などの寄生虫疾患，真菌症などの疑いがある．
④肛門部が痛み，下着が膿で汚れるようなことはありませんか？	肛門腺の急性感染症である肛門周囲膿瘍の場合，肛門部から排膿している場合がある．
⑤排便のときに肛門に痛みや出血，不快感などがありますか？	排便時の出血は，直腸炎のときにみられる．また，出血と痛みがある場合には，裂肛，痔核（内，外）が考えられる．
⑥排便後に肛門からやわらかい粘膜が出てくることや，不快感があることがありませんか？	直腸脱や脱肛が考えられる．

●アセスメント時の留意点●

　事前に検査方法を十分に説明し，心理的負担を考慮しながら，緊張感や恐怖感を抱かせないよう配慮する．実施中も対象者の状況を観察し，リラックスの方法などをその都度，伝えるようにする．

●アセスメント方法●

①アセスメントの際は，シムス位，前屈立位などの姿勢をとってもらう（図3.11-7）．

②対象者に殿部を突き出してもらう．手で殿部を広げ，肛門とその周囲の皮膚・粘膜の色，状態を観察する．

③対象者に口呼吸をしてもらい，肛門括約筋の緊張をとるように協力を得ながら，潤滑油をつけた示指を肛門から挿入する．挿入後，肛門を締めるようにしてもらい，収縮力を観察する．

④指を回転させ，指頭の腹側で全輪を触診する．

⑤抜去した指先の付着物を観察する．

●正常範囲と正常逸脱範囲●

　直腸・肛門部のアセスメントにおける，正常範囲と正常逸脱範囲を表3.11-6に示す．

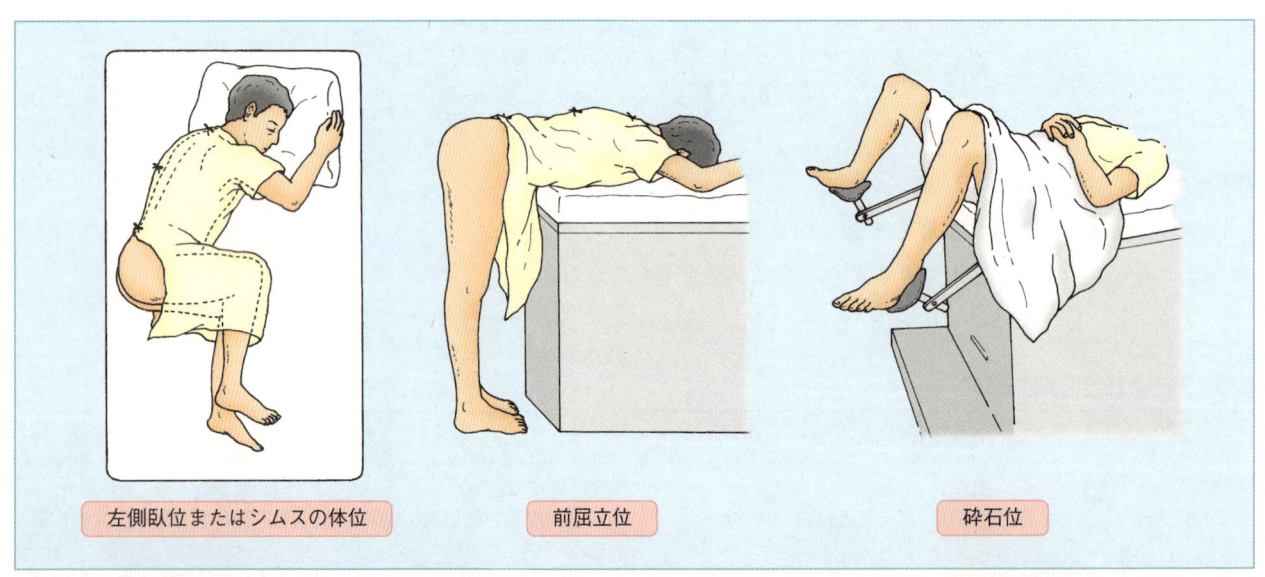

| 左側臥位またはシムスの体位 | 前屈立位 | 砕石位 |

図3.11-7●直腸・肛門のアセスメント時の体位

表3.11-6●直腸・肛門部のアセスメント：正常範囲と正常逸脱範囲

部　位	正常範囲	正常逸脱範囲
肛門部・肛門周囲	肛門部は暗赤色．分泌物はない．	肛門部に傷，腫瘤，脱肛，直腸脱，痔核，ポリープがある．肛門周囲に発赤・腫脹，湿疹がみられる．
肛門括約筋	示指が楽に肛門に入るが，緊張させたときは示指全周に圧迫を感じる．	示指が挿入しづらい，挿入不可，または緊張させたときも弛緩している．
直　腸	直腸内部は滑らかな感触．	腫瘤や結節が触れる．狭窄がある．

→アセスメントの解答例はp.197.

!　**考えてみよう**　肛門のアセスメント：裂　肛

機序：　　　問診：　　　視診：　　　看護援助：

10　さらに，どのようにアセスメントを進めていくか

●肛門部・肛門周囲および直腸の症状（図3.11-8）●

年齢，排便状況，症状などを考慮し，アセスメントする．

①肛門部の瘙痒感，灼熱感および疼痛と皮膚病変：肛門周囲膿瘍ほか炎症性疾患（感染症含む）

②排便時の疼痛，出血，便秘：痔核，痔瘻（ろう）

③肛門括約筋の緊張低下，直腸脱：骨盤底の支持組織の弛緩

④血便：消化管出血

⑤直腸内腫瘤，狭窄，出血：直腸癌

> plus-α
>
> **痔　核**
>
> 痔核は肛門および直腸に発生する静脈瘤の一種であり，直腸側にできたものを内痔核，下方の肛門皮膚周囲のものを外痔核という．内痔核は排便時出血と痔核脱出を起こしやすく，外痔核は疼痛が強い．治療・生活上の留意点は，裂肛と同様である．

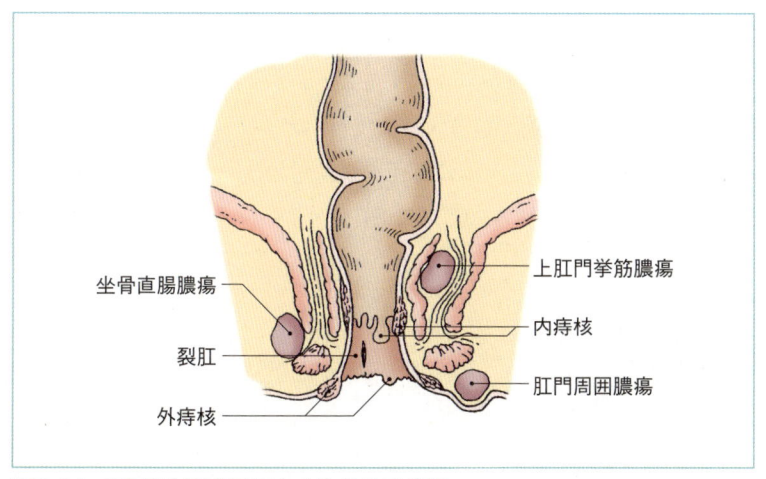

坐骨直腸膿瘍
裂肛
外痔核
上肛門挙筋膿瘍
内痔核
肛門周囲膿瘍

図3.11-8●消化管末端によくみられる疾患

やってみよう

1. 性感染症（STD）各疾患によって男女の生殖器にどのような症状が生じるのか表にまとめてみよう．また，インターネットでわが国の性感染症の動向について情報を収集してみよう．
2. 男女の生殖器に発生する良性腫瘍，悪性腫瘍について表にまとめてみよう．

引用・参考文献

1）箕輪良行ほか監. 動画でナットク！ フィジカルアセスメント：早期発見からセルフケアへ. 中央法規出版, 2006, p.116-125.
2）植木純ほか編. 看護に生かすフィジカルアセスメント. 照林社, 2007, p.254-266.
3）井上裕美. "生殖器系：女性生殖器". 解剖生理学. 第4版. 林正健二編. メディカ出版, 2016, （ナーシング・グラフィカ, 人体の構造と機能1）.
4）前掲書3）林正健二. "生殖器系：男性生殖器".
5）前掲書3）明石惠子ほか. "消化器系".

重要用語

外生殖器，内生殖器　　　　　　帯下，腟炎　　　　　　　　　前立腺腫瘍（前立腺肥大，前立腺癌）
不正出血　　　　　　　　　　　性感染症

12 筋・骨格系のアセスメント

- 筋・骨格系の解剖生理が理解できる.
- 関節の機能や可動域および筋力を系統的にアセスメントできる.
- 筋・骨格系のアセスメント内容（所見）を記録できる.

1 筋・骨格系の構造と機能：アセスメントの根拠になる復習事項

　人の日常生活動作は，「骨」と「筋肉」によってつくりだされる．全身の筋・骨格系の解剖を学んでいく過程で，一つひとつの運動や動作が，骨と筋肉によってどのようにつくりだされているのかという観点から学んでいくことは，看護の視点からも重要である．例えば，「肘関節の曲げ伸ばし」という動作は「上腕骨と橈骨の角度が変化する動き」であり，屈曲の際は「上腕二頭筋が収縮する」，伸展の際は「上腕三頭筋が収縮する」といった視点で学んでいくのである.

（1）人体の方向と断面

　運動や動作を表現するとき，人体の向きや人体との位置関係から表現することがある．人体の向きに関する正式な用語としては，「上方・下方」「前方・後方」「内側・外側」「浅部・深部」「近位・遠位」がある（図3.12-1）．また人体の断面を表す用語として，3次元の方向から「矢状面」「前額面」「水平面」がある（図3.12-2）.

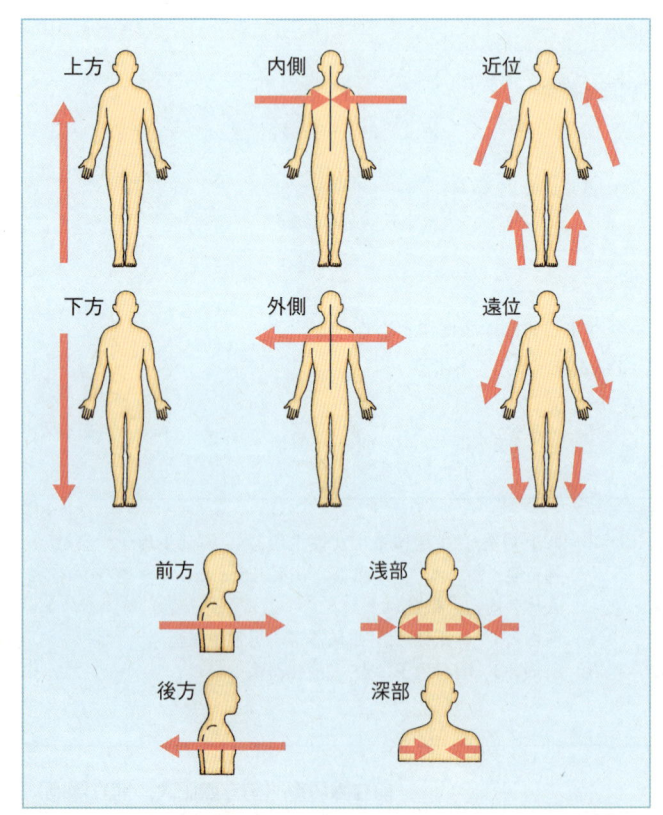

図3.12-1●人体の方向

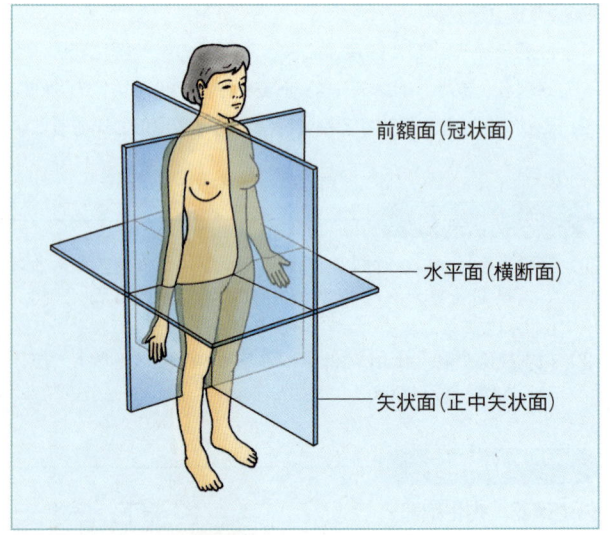

図3.12-2●人体の断面

(2) 骨　格 （図3.12-3）

　人体は約200個の骨から構成されている．骨は身体を支持するほか，臓器などを外部の衝撃から保護する役割をもつ．また，造血やカルシウム代謝にも関与している．

(3) 筋肉（骨格筋）（図3.12-4）

　筋肉はその特徴から心筋，平滑筋および，骨格筋に分類される．心筋は，文字通り心臓壁を構成する自律神経支配の横紋筋である．また平滑筋は心臓以外の管腔臓器壁（胃・腸・肺・気管支・膀胱などの内臓壁や血管壁）を構成する，自律神経支配の不随意筋である．一方，骨格筋は人体の運動を収縮・弛緩によりつくりだし，姿勢保持や体熱の産生にも関与している運動神経支配の随意筋である．

(4) 関　節

　関節は複数の骨が連結する場所であり，その可動性によって，ほとんど動きのない不動関節，わずかに動きのある半関節，動きのある可動関節に分類される．動き・動

●骨格系〈動画〉

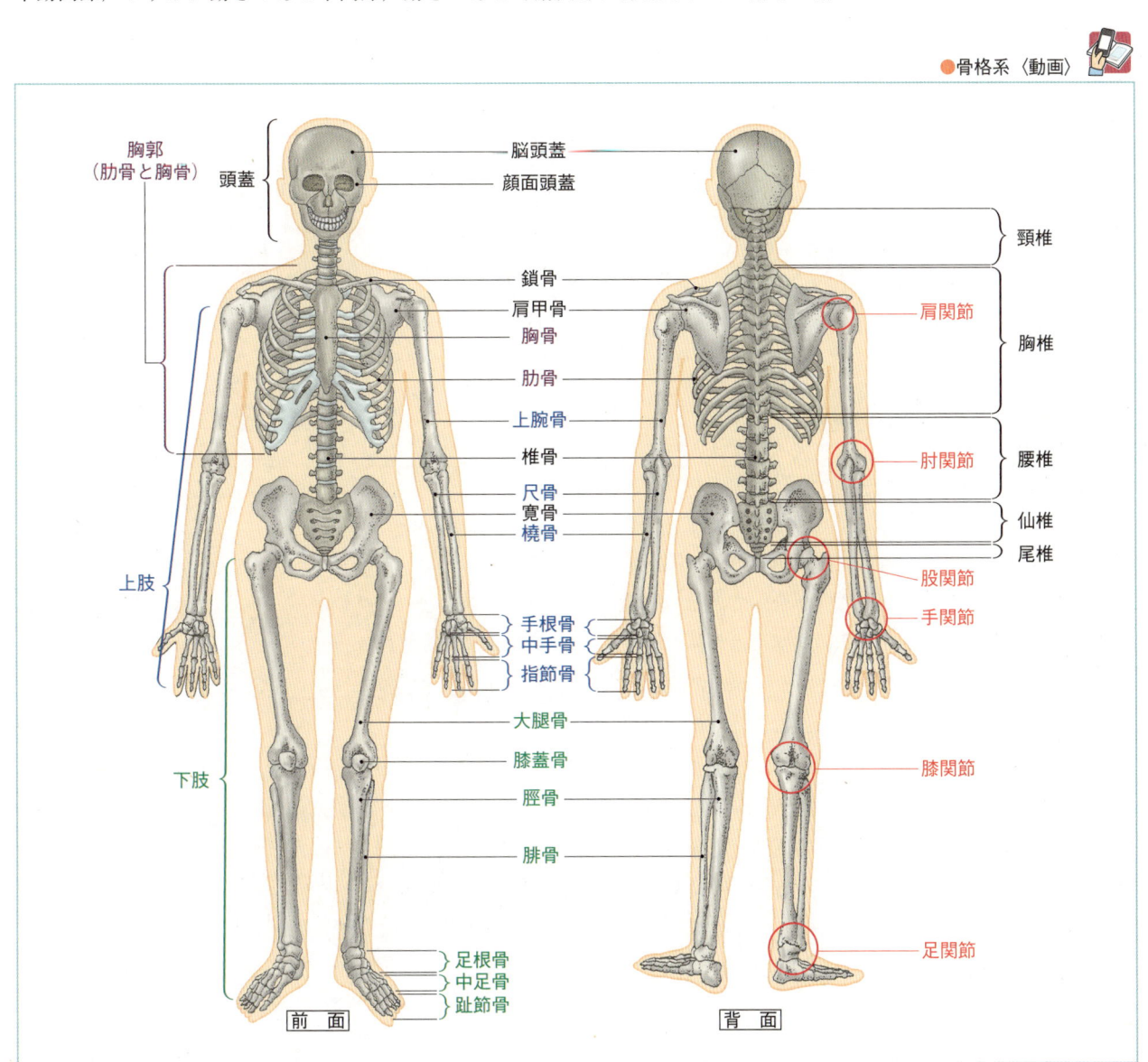

図3.12-3●全身の骨格と主な関節部

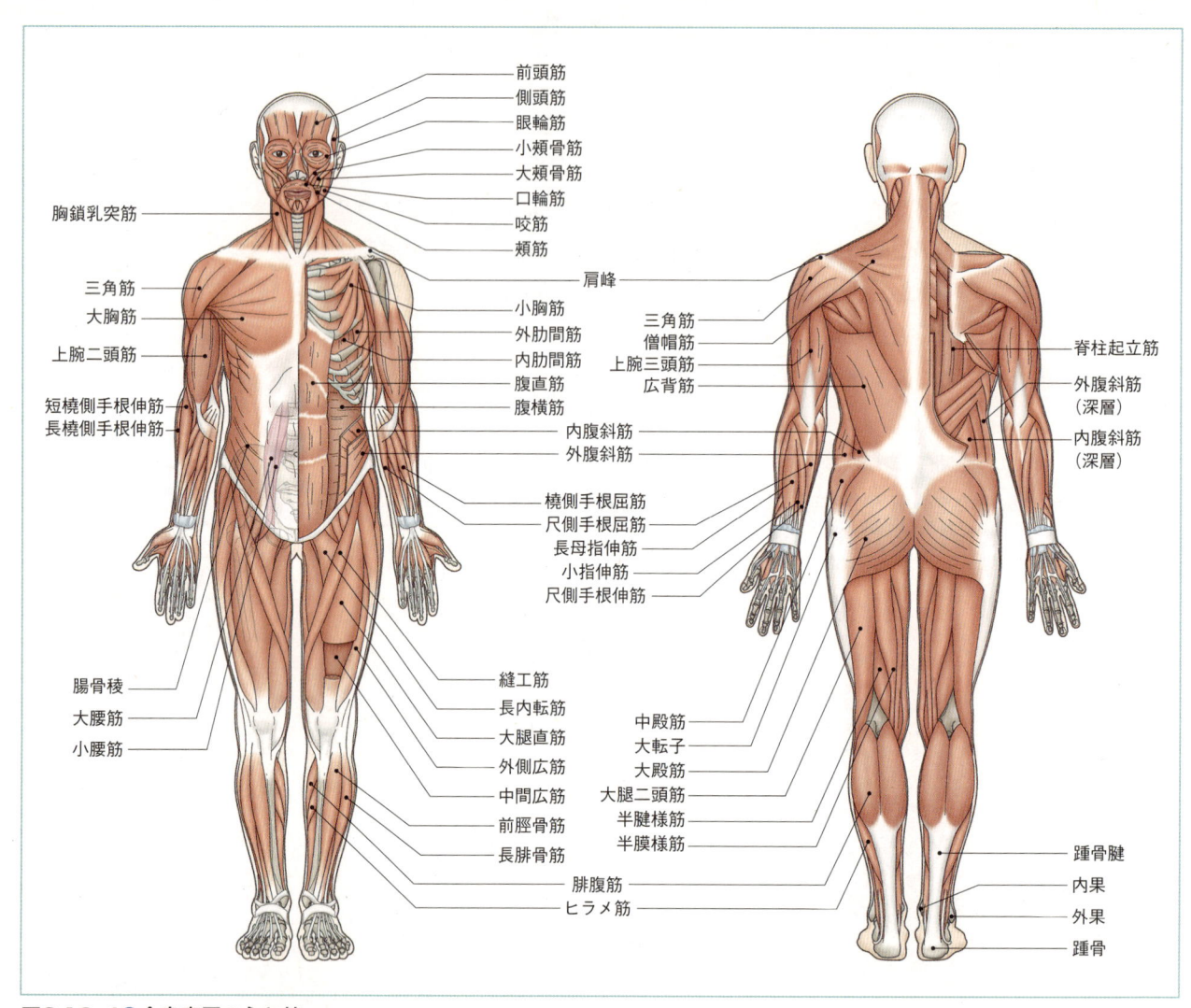

図3.12-4●全身表層の主な筋

作をつくる可動関節は，連結する骨がそれぞれ関節軟骨に覆われ，関節包に包まれて向き合っている．関節包の内部には関節腔があり，その内側には骨膜が存在し，骨液（関節液）で満たされている（図3.12-5）．

全身がしなやかに動くためには，こうした可動関節が滑らかに動く必要があり，その形状によって，3次元方向の動きが行える球関節（肩関節など），一方向に動き軸方向に力が入りやすい蝶番関節（指節間関節など），一軸性に回転可能な車軸関節（上橈尺関節など），関節面が鞍上で二軸性に回転可能な鞍関節（母指手根中手関節など）などがある（図3.12-6）．

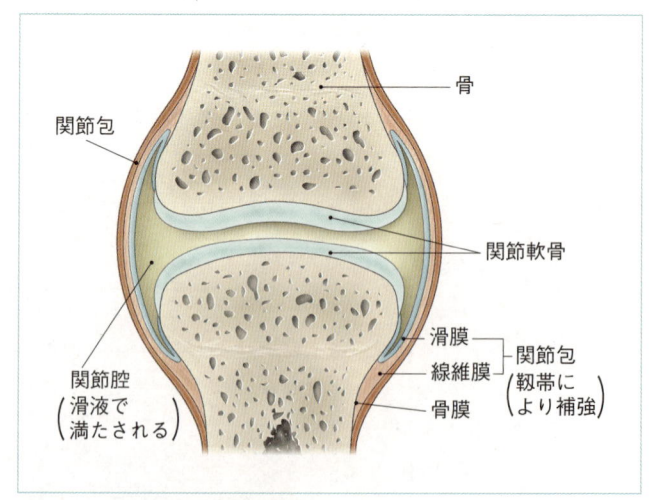

図3.12-5●関節の基本構造

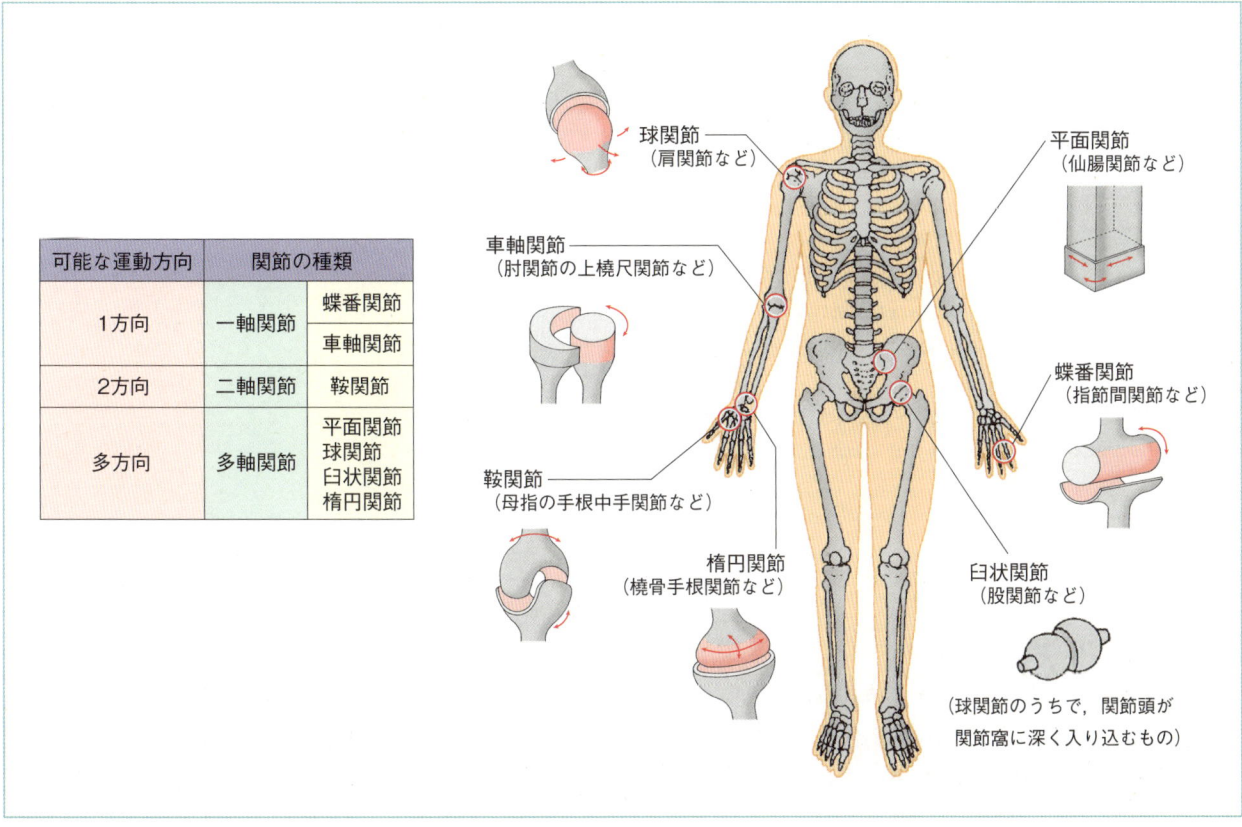

可能な運動方向	関節の種類	
1方向	一軸関節	蝶番関節
		車軸関節
2方向	二軸関節	鞍関節
多方向	多軸関節	平面関節 球関節 臼状関節 楕円関節

図3.12-6●関節の種類

表3.12-1●関節の運動と運動方向名

①屈曲と伸展	基本的に矢状面で両骨間の角度を狭くするのが屈曲,広くするのが伸展である.ただし,肩関節・頸部・体幹に関しては,前方への動きが屈曲であり,後方への動きが伸展である.また,手関節・手指・足関節・足指に関しては,手掌または足底への動きが屈曲であり,手背,足背への動きが伸展となる.
②外転と内転	基本的に前額面で体肢を身体の正中面から遠ざける動きが外転,近付ける動きが内転である.
③外旋と内旋	身体の一部を支点に回転する動きであり,肩関節および股関節は,上腕軸または大腿軸を中心として外方へ回旋する動きが外旋,内方に回旋する動きが内旋である.
④回内と回外	前腕の場合,肘関節を屈曲した肢位で,前腕軸を中心にして外方に回旋する動き(手掌が上を向く)が回外,内方に回旋する動き(手掌が下を向く)が回内である.
⑤水平屈曲と水平伸展	肩関節を90°外転した肢位で,前方への動きが水平屈曲,後方への動きが水平伸展である.
⑥橈屈と尺屈	手関節の手掌面の運動で,橈側への動きが橈屈,尺側への動きが尺屈である.

(5) 関節の動き

　関節の運動や動きの表現方法は決まっている(表3.12-1).各動作に関して,正しい表現ができるようにしておきたい.

> **必要物品**：巻き尺（メジャー）
>
> **環境調整**：①視診，触診においては基本的に，大きな筋群や関節部が見えるような服装で行う．
> ②関節可動域や筋力の測定は動きを伴う検査のため，ぶつけたり，つまづかないように周囲の物品を片付ける．
>
> **手　順**：①問診で炎症が考えられる場合は，その部位を特定するため，視診や触診で発赤や腫脹，疼痛の有無などを確認する．
> ②問診，視診以降は特に順序に決まりはないが，関節可動域の測定は柔軟運動の要素も兼ねるため，筋力測定よりも先に行ったほうが患者にとって負担は少ない．
> ③触診は，関節可動域や筋力の測定と併せて行うこともある．
> ④いずれの検査も左右差が重要なので，左右交互に行ったほうが正確にアセスメントが行える．

（1）問　診 （表3.12-2）

●問診のポイント●

　看護の視点として，対象者を生活者の視点からアセスメントしていくことが重要である．つまり，対象者の日常生活動作に問題があるのか，ある場合はどのような動作に，どの程度支障があるのかについて着目しながら問診を進めていく．

表3.12-2●筋・骨格系の問診　　　　　　　●運動機能障害のフィジカルアセスメント（病室での一例）〈動画〉

問診項目	問診の根拠，意味
〈骨・筋肉，関節部の痛み〉 ①全身の筋肉や骨のどこかに痛みを感じていますか？ ②全身の筋肉や骨のどこかが腫れていたり，熱をもっていたり，赤みを帯びているところはありますか？ ③筋肉が落ちてきた感じがありますか？ ④関節に痛みはありますか？ ⑤関節で熱をもっていたり，赤みを帯びているところはありますか？ ⑥関節を動かしたときに音が生じることはありますか？ ⑦関節はスムーズに動きますか？　また最近になって動かしづらくなったところはありますか？	痛みや炎症所見については， ・左右の対称性や痛みの程度， ・質（ジンジン，ヒリヒリ，ズキズキなど）， ・誘発・増悪する因子（姿勢や動作）／軽減する因子（姿勢や動作）， ・急性／慢性 等によって評価していく．また関連痛との兼ね合いも考慮する．関節の場合は，関節の可動性障害，関節運動の際の音も確認する．
〈生活背景との関連〉 生　活 ⑧歩行や衣服の着脱，排泄，食事，入浴など日常生活の中で，何か制限はありますか？ 職　業 ⑨どのようなお仕事をされていますか？　また，どのような作業内容ですか？ 定期的な運動 ⑩規則的な運動はしていますか？	筋・骨格に関する自覚症状は，日常生活行動の中で感じ取ることが多い． 作業労働の場合はもちろんのこと，デスクワークの場合でも長時間座位を保持するため，同一姿勢による負担が腰や背部にかかる．職業を聞くだけでなく，作業動作や姿勢，時間，環境など情報を収集する． 運動の種類や頻度などについても情報を集める．
〈筋・骨格系の既往歴〉 ⑪骨折や，筋肉・アキレス腱を断裂したことはありますか？ ⑫骨や筋肉に関する手術を受けたことはありますか？	筋・骨格・靱帯・関節・腱の治療や手術など筋・骨格系の既往歴は，現在の動きや動作などに影響を及ぼしている可能性がある．

（2）視　診

●アセスメント時の注意点●

　アセスメントは，対象者に会ったその時点から始まっている．例えば，部屋に入ってきて座る一連の行動にも，立位の姿勢や歩行の状態，椅子に座るまでの動作など，筋・骨格をアセスメントする材料が非常に多く含まれている．

●視診項目●

　全身の外観

　上下肢の測定

　姿勢（側弯・脊柱の形態）

　日常生活動作の観察

●アセスメント方法●

●全身の外観

　姿勢，骨格の大きさ，筋肉の付き具合，全身の均整，調和といったプロポーションを観察する．また左右対称性に着目しながら四肢の変形や腫脹，腫瘤の有無を確認する．例えば，大腿骨頸部骨折では患肢の短縮がみられ，膝関節の変形としてはO脚やX脚がみられる．関節リウマチでは，罹患関節部に著しい変形がみられる．

●上下肢の測定（図3.12-7）

　下記について，身体の目印（骨の突起部など）であるランドマークを用いて計測し，左右の対称性をみる．

①上肢長：肩峰から橈骨茎状突起までの長さ．

②上腕周計の左右差：肘頭先端から上腕方向へ任意の長さを決め，上腕周囲を計測する．

③下肢長

棘(きょくか)果長（spina malleolar distance：SMD）：上前腸骨棘から下腿骨内果までの長さ．

転子果長（trochanteric malleolar distance：TMD）：大転子から下腿骨外果までの長さ．

④大腿周計の左右差：膝蓋骨(しつがいこつ)から大腿方向へ任意の長さ（膝蓋骨上縁から10cm近位など）を決め，大腿周囲を測定する．

●姿勢（側弯・脊柱の形態）

　異常な姿勢がみられる場合は，脊柱のアセスメントを行う．また，脊椎周囲の筋肉の発達状況（脊柱起立筋）を観察する．

①対象者の背部に立ち，肩や肩甲骨，腸骨などの位置に関して左右対称性を観察し，弯曲の有無を確認する．

②側弯症がみられる場合，対象者に前屈の姿勢をとってもらい，胸椎や腰椎など，背部の高さの左右差について確認する（前屈テスト）．さらにウエストラインや両肩の高さ，肩甲骨突出・位置の左右比較を行う（図3.12-8）．

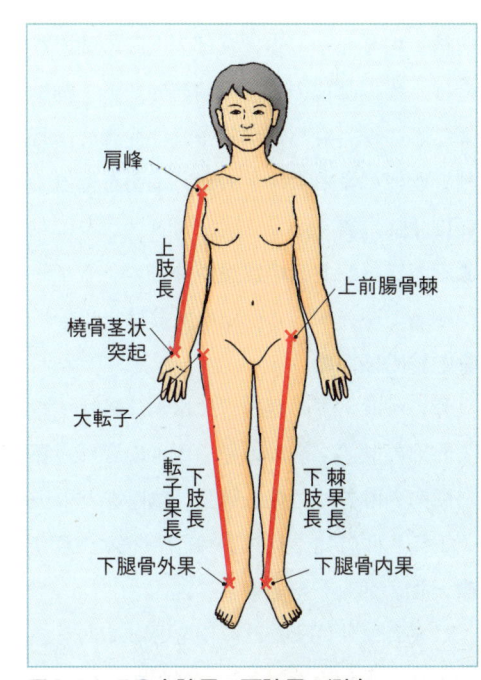

図3.12-7●上肢長・下肢長の測定

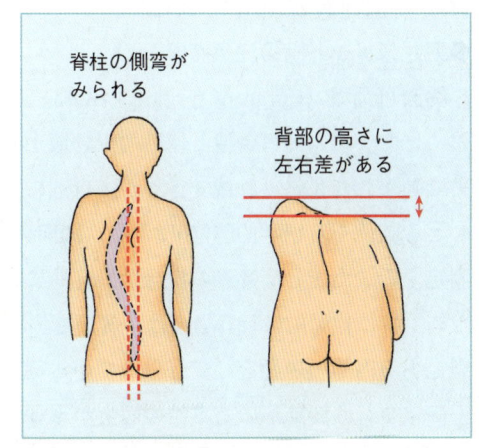

図3.12-8●側弯のアセスメント

③対象者の側面に立ち，脊柱の前後の弯曲が生理的弯曲に比べて異常ではないかを観察する．前弯傾向（頸椎もしくは腰椎が生理的弯曲の限界を超え前面に大きく弯曲している），後弯傾向（胸椎が生理的弯曲の限界を超え後面に弯曲している，もしくは頸椎・腰椎でみられる後弯），扁平背傾向（弯曲が生理的弯曲に比べ全体的に小さい）に分類される（図3.12-9）．

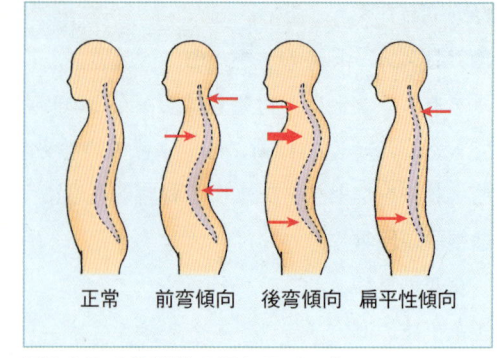

正常　　前弯傾向　　後弯傾向　扁平性傾向

図3.12-9●脊柱のアセスメント

●日常生活動作の観察

①上肢：食事をする，整容する，衣服を身に着けるといった動作は，基本的に上肢の筋・骨格を用いた細かい作業の組み合わせである．どの程度スムーズに短時間に行えるかといった視点で観察する．

②下肢：歩行動作からは，股関節や膝関節，足関節など，主に下肢の筋・骨格の状況を把握することができるが，歩行は全身の筋肉や骨格を用いて行う動作であり，手を前後に振りながら歩ければ，上肢の動きを観察することもできる．跛行（はこう）がみられる場合は，疼痛部位の有無や関節の変形・拘縮，筋力の低下，下肢短縮など筋・骨格系によるものか，麻痺性歩行や痙性片麻痺歩行，失調性歩行などのように中枢性・末梢性神経麻痺によるものなのか，情報を補っていく必要がある．

（3）触　診

●アセスメント時の注意点●

疼痛や圧痛がある部位の触診は，十分慎重に行う．

●触診の項目●

骨の触診：骨の変形（欠損・連続性・弯曲・隆起）の有無

筋肉の触診：筋肉の量や硬さの評価，腫脹や萎縮，緊張度の有無

関節の触診：圧痛や腫脹，熱感などの炎症症状，関節液貯留の有無

圧痛・叩打痛：（患部を確認するため）圧痛や叩打痛の有無

●アセスメント方法●

①対象者に臥位または座位をとってもらい，リラックスした体勢をつくる．

②触れる手が冷たいと筋が緊張するため，温めて触診を行う．

③全身の筋・骨格を系統的に，左右の対称性を確認しながら触診を進める．

（4）関節可動域 (p.160 表3.12-3)

●アセスメント時の注意点●

関節可動域（range of motion：ROM）とは，身体の各関節が動く生理的運動範囲のことで，自動的可動域と他動的可動域がある．関節可動域の測定は，関節を最大限まで動かした最終可動域で行うが，自然に立っている状態（基本肢位）で体幹や四肢のとる肢位を解剖学的肢位0度とし，関節角度計を用いて関節の運動範囲を5度刻みで測定する．ただし高齢者の場合は，容易に脱臼や関節の損傷をもたらす可能性があるため，特に他動的に行う場合は，関節を無理に動かして測定しない（場合によっては，測定する関節の運動をしてもらってから測定する）．

測定を行う関節部の基本軸の固定が重要であり，この固定が不十分な場合，誤差を生じ，正確性を欠く測定結果となる．

plus α

基本肢位

両足を前に向けて直立し，上肢をわきに垂らして手掌を体側に向けた「気をつけ」の姿勢，すなわち，正面を向いて直立した肢位を指す．各関節の可動域を測定する場合は，前腕を回外（手掌面を前方に向ける）し，これを解剖学的肢位0度として可動域の測定を行う．

●関節可動域の項目●

全身の関節の「屈曲／伸展」「外転／内転」「回内／回外」「外旋／内旋」など．対象者にさまざまな動作を行ってもらい測定を行うが，各種運動に関してその表現方法は決まっている．

●アセスメント方法●

関節の可動性について，自動的運動・他動的運動の二つの側面から測定する．その際，問診や視診，触診から得られたデータ，左右の対称性も合わせて，正常から逸脱する部位やその程度について評価する．

関節の可動域制限の要因として，一般的に関節強直（きょうちょく）と関節拘縮（こうしゅく）がある．関節強直は，軟骨や骨などの関節の異常により運動性が障害された状態である．関節拘縮は，関節構成体の軟部組織（筋肉，靱帯，腱など）の異常により運動性が障害された状態であり，皮膚性や結合組織性，筋性，神経性の拘縮に分類され，一般に適切なケアやリハビリテーションによって維持・改善することが可能である．

他動的に行う場合は，筋トーヌス（筋緊張）も観察し，神経性拘縮の内容（拘縮性，痙縮性，麻痺性）についてもアセスメントしていく．

●測定方法●

①測定部位は十分に露出する（衣服着用の際は測定部位までまくり上げる）．
②測定は対象者に負担がかからない安楽な姿勢で行う．
③筋を十分に弛緩させて測定し，無理に力を入れたり，指示以外の運動をしないように協力を得る．
④基本軸と移動軸を確実に設定する．
⑤基本軸と移動軸の交点に角度計の中心を合わせ，正確に測定する（図3.12-10）．角度計の両面に目盛りがついているので，測定する関節に応じ，使いやすい側で測定する．
⑥関節可動域は，加齢による影響や性別，定期的な運動をしているかどうか，などによって個人差が大きいため，一般に基準値は定めず，参考可動域として記載される．

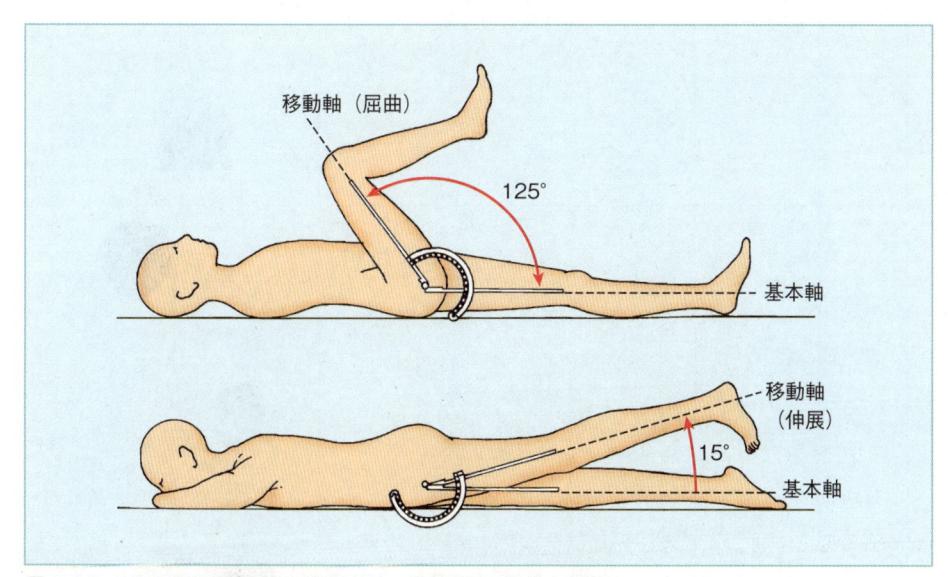

図3.12-10●関節可動域の計測方法：股関節の屈曲と伸展

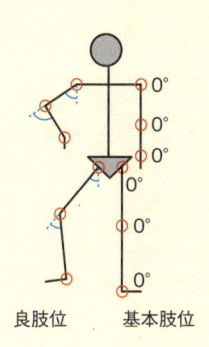

①測定値は，〈対象者の可動域／参考可動域〉と表記する.

②他動運動で測定したか自動運動で測定したかを表記する.

③測定肢位がとれない場合は，測定した肢位がわかるように明記する.

plus-α

基本軸と移動軸

関節可動域は基本肢位を基準（基本軸）として，運動後（移動軸）の角度を測定することが基本であるが，関節部の運動によっては基本肢位を別に設定していることがある．基本軸と移動軸を**表3.12-3**でしっかり把握し，測定する必要がある．なお測定の際は測定関節部と自分の目の高さを合わせ，基本軸と移動軸を間違えないように角度計を当て，測定する.

表3.12-3●関節可動域表示および測定方法

A. 上 肢

●関節可動域の測定－上肢－〈動画〉

部位名	運動方向	参考可動域角度	基本軸	移動軸	測定部位および注意点	参考図
肩 shoulder （肩甲帯の動きを含む）	屈 曲（前方挙上） forward flexion	180	肩峰を通る床への垂直線（立位または座位）	上腕骨	前腕は中間位とする 体幹が動かないように固定する 脊柱が前後屈しないように注意する	
	伸 展（後方挙上） backward extension	50				
	外 転（側方挙上） abduction	180	肩峰を通る床への垂直線（立位または座位）	上腕骨	体幹の側屈が起こらないように，90°以上になったら前腕を回外することを原則とする	
	内 転 adduction	0				
	外 旋 external rotation	60	肘を通る前額面への垂直線	尺骨	上腕を体幹に接して，肘関節を前方90°に屈曲した肢位で行う 前腕は中間位とする	
	内 旋 internal rotation	80				

部位名	運動方向	参考可動域角度	基本軸	移動軸	測定部位および注意点	参考図
肘 elbow	屈 曲 flexion	145	上腕骨	橈骨	前腕は回外位とする	
	伸 展 extension	5				
前腕 forearm	回 内 pronation	90	床への垂直線	手指を伸展した手掌面	肩の回旋が入らないように肘を90°に屈曲する	
	回 外 supination	90				
手 wrist	屈 曲（掌 屈） flexion (palmar flexion)	90	橈骨	第2中手骨	前腕は中間位とする	
	伸 展（背 屈） extension (dorsiflexion)	70				
	橈 屈 radial deviation	25	前腕の中央線	第3中手骨	前腕を回内位で行う	
	尺 屈 ulnar deviation	55				

B. 手 指

●関節可動域の測定－手指－〈動画〉

部位名	運動方向	参考可動域角度	基本軸	移動軸	測定部位および注意点	参考図
母 指 thumb	橈側外転 radial abduction	60	示指 （橈骨の延長上）	母指	以下の手指の運動は，原則として手指の背側に角度計を当てる 運動は手掌面とする	
	尺側内転 ulnar adduction	0				
	掌側外転 palmar abduction	90			運動は手掌面に直角な面とする	
	掌側内転 palmar adduction	0				
	屈 曲（MP） flexion	60	第1中手骨	第1基節骨		
	伸 展（MP） extension	10				
	屈 曲（IP） flexion	80	第1基節骨	第1末節骨		
	伸 展（IP） extension	10				

部位名	運動方向	参考可動域角度	基本軸	移動軸	測定部位および注意点	参考図
指 fingers	屈 曲（MP） flexion	90	第2～5中手骨	第2～5基節骨	指尖と近位手掌皮線（proximal palmar crease）または遠位手掌皮線（distal palmar crease）との距離（cm）で表示する.	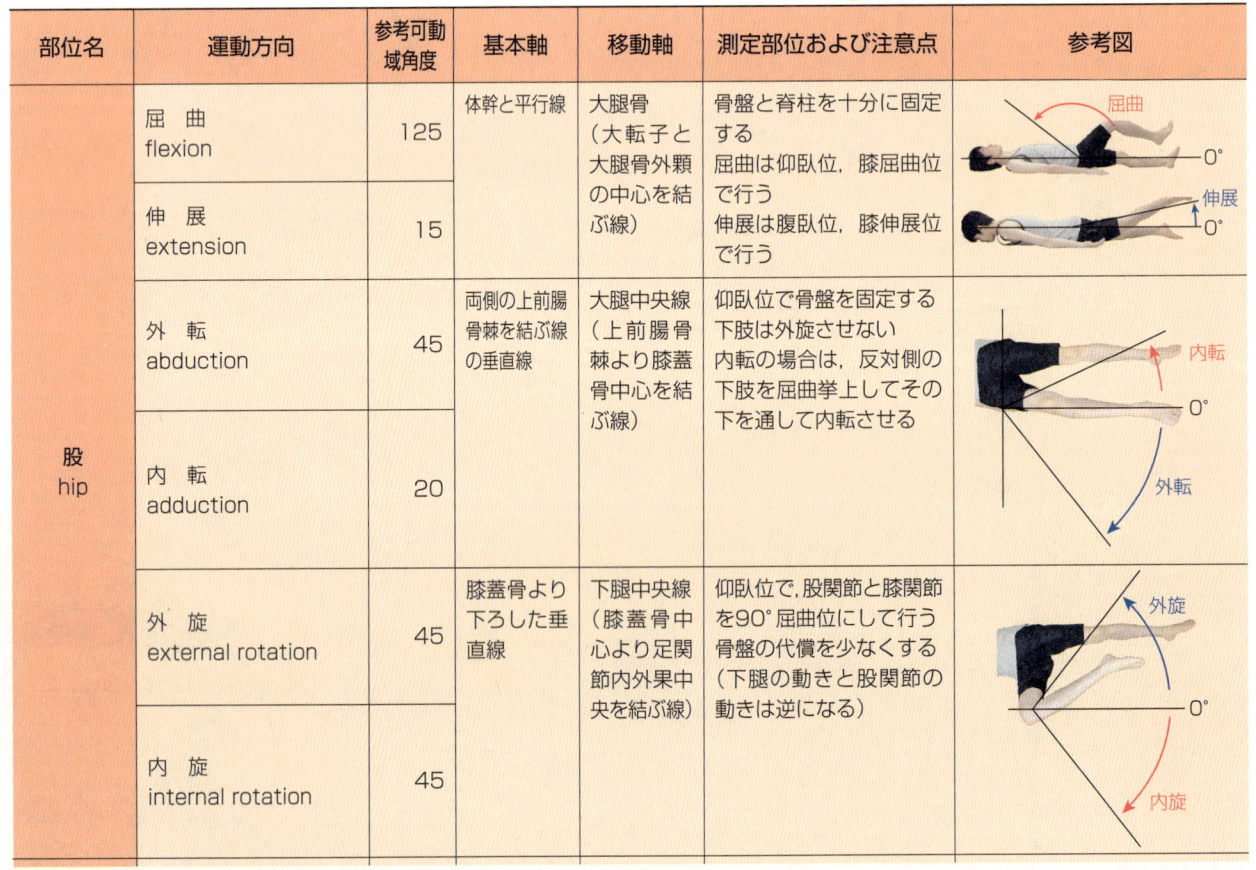
	伸 展（MP） extension	45				
	屈 曲（PIP） flexion	100	第2～5基節骨	第2～5中節骨		
	伸 展（PIP） extension	0				
	屈 曲（DIP） flexion	80	第2～5中節骨	第2～5末節骨	DIPは10°の過伸展を取りうる	
	伸 展（DIP） extension	0				
	外 転 abduction		第3中手骨延長線	第2, 4, 5指軸	中指の運動は橈側外転, 尺側外転とする	
	内 転 adduction					

C. 下 肢

●関節可動域の測定－下肢－〈動画〉

部位名	運動方向	参考可動域角度	基本軸	移動軸	測定部位および注意点	参考図
股 hip	屈 曲 flexion	125	体幹と平行線	大腿骨（大転子と大腿骨外顆の中心を結ぶ線）	骨盤と脊柱を十分に固定する 屈曲は仰臥位, 膝屈曲位で行う 伸展は腹臥位, 膝伸展位で行う	
	伸 展 extension	15				
	外 転 abduction	45	両側の上前腸骨棘を結ぶ線の垂直線	大腿中央線（上前腸骨棘より膝蓋骨中心を結ぶ線）	仰臥位で骨盤を固定する 下肢は外旋させない 内転の場合は, 反対側の下肢を屈曲挙上してその下を通して内転させる	
	内 転 adduction	20				
	外 旋 external rotation	45	膝蓋骨より下ろした垂直線	下腿中央線（膝蓋骨中心より足関節内外果中央を結ぶ線）	仰臥位で, 股関節と膝関節を90°屈曲位にして行う 骨盤の代償を少なくする（下腿の動きと股関節の動きは逆になる）	
	内 旋 internal rotation	45				

膝 knee	屈曲 flexion	130	大腿骨	腓骨 （腓骨頭と外果を結ぶ線）	股関節を屈曲位で行う	
	伸展 extension	0				
足 ankle	屈曲（底屈） flexion (plantar flexion)	45	腓骨への垂直線	第5中足骨	膝関節を屈曲位で行う	
	伸展（背屈） extension (dorsiflexion)	20				

D. 体幹

●関節可動域の測定－体幹－〈動画〉

部位名	運動方向		参考可動域角度	基本軸	移動軸	測定部位および注意点	参考図
頸部 cervical spine	屈曲（前屈） flexion		60	肩峰を通る床への垂直線	耳孔と頭頂を結ぶ線	頭部体幹の側面で行う 原則として腰かけ座位とする	
	伸展 extension		50				
	回旋 rotation	左回旋	60	両側の肩峰を結ぶ線への垂直線	鼻梁と後頭結節を結ぶ線	腰かけ座位で行う	
		右回旋	60				
	側屈 lateral bending	左側屈	50	第7頸椎棘突起と第1仙椎の棘突起を結ぶ線	頭頂と第7頸椎棘突起を結ぶ線	体幹の背面で行う 腰かけ座位とする	
		右側屈	50				
胸腰部 thoracic and lumbar spines	屈曲（前屈） flexion		45	仙骨後面	第1胸椎棘突起と第5腰椎棘突起を結ぶ線	体幹側面より行う 立位，腰かけ座位または側臥位で行う 股関節の運動が入らないように行う	
	伸展（後屈） extension		30				

日本整形外科学会，日本リハビリテーション医学会関節可動域合同委員会，1995．を参考に作成．

（5）上下肢の筋力の測定

●アセスメント時の注意点●

　筋肉へ力を加える負荷は，年齢や体力などを考慮し，過度な負担にならないようにする．また身体のバランスが取れていないと，負荷によってバランスを崩す可能性があるため，対象者の身体の安定した姿位を十分に考慮する．

●筋力の評価●

　全身の主な筋肉の評価を行う（図3.12-11）．

→ 対象者
→ 診察者

手　指
動　作：外　転
筋　肉：背側骨間筋
支配神経：第8頚, 第1胸

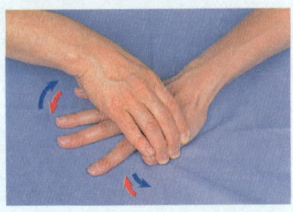

手　首
動　作：掌屈力
筋　肉：手根屈筋群など
支配神経：第6～8頚

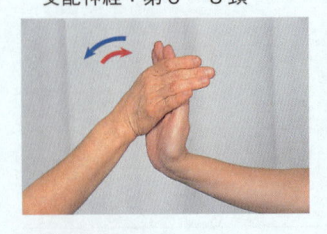

動　作：背屈力
筋　肉：手根伸筋群など
支配神経：第6～8頚

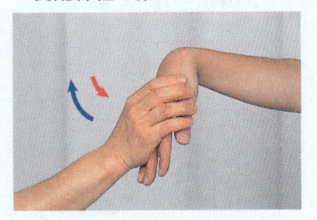

前腕肘関節
動　作：屈曲力
筋　肉：上腕二頭筋
支配神経：第5～6頚

動　作：伸展力
筋　肉：上腕三頭筋
支配神経：第6～8頚

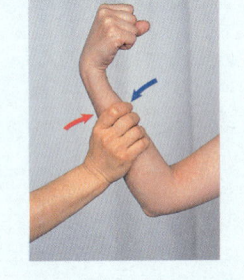

上腕肩関節
動　作：屈曲力
筋　肉：三角筋
支配神経：第5～7頚

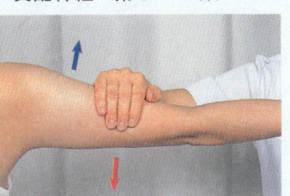

動　作：伸展力
筋　肉：三角筋
支配神経：第5～7頚

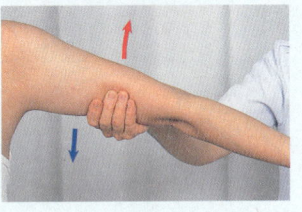

下肢股関節
動　作：屈曲力
筋　肉：大腿四頭筋, 恥骨筋, 腸腰筋
支配神経：第1・2・4腰

動　作：外転力
筋　肉：中殿筋, 小殿筋
支配神経：第4・5腰, 第1仙骨

動　作：内転力
筋　肉：内転筋群
支配神経：第2～4腰

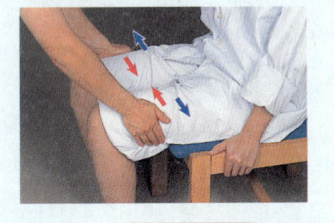
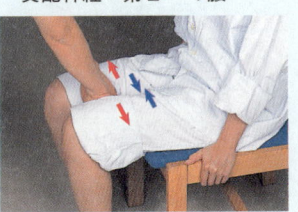

下肢膝関節
動　作：屈曲力
筋　肉：大腿二頭筋
　　　　下腿三頭筋
支配神経：第4・5腰
　　　　　第1・2仙骨

動　作：伸展力
筋　肉：大腿四頭筋
支配神経：第2～4腰

下肢足関節
動　作：背屈力
筋　肉：下腿伸筋群
支配神経：第4・5腰

動　作：底屈力
筋　肉：下腿屈筋群
　　　　腓骨筋群
支配神経：第4・5腰

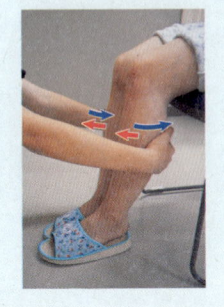
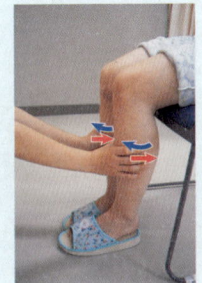
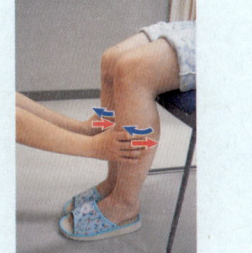
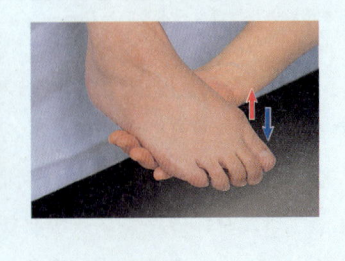

図3.12-11●筋力の評価と支配神経

●アセスメント方法●

　徒手筋力テスト（manual muscle testing：MMT）は関節ごとの筋または筋群を量的に測定し，それらの統合として全身の関節の筋力を評価する方法である．筋力低下や不全麻痺などの筋の評価として用いられる．診察者の腕で対象者の調べたい筋肉に負荷を加え，その力に抗するだけの筋力を持ち合わせているかどうかのアセスメントを行う（表3.12-4）．

　軽度な片側の不全麻痺が疑われる場合は，バレー徴候の有無を確認する（図3.12-12）．

●測定方法●

①対象者の姿勢を安楽なものとし，負担を最小限にする．

②評価する筋肉に力を加え，対象者はそれに抗して力を入れてもらう．

③測定は障害側のみでなく健側も行い，左右対称性を十分に査定する．

④筋力の測定は筋肉だけの評価のみでなく，支配神経の評価も同時に行っていることを念頭に置く．

表3.12-4●徒手筋力テスト（MMT）測定結果の表記

等　級	正常に対する割合	Lovettの分類	内　容
5/5	100%	normal（N）	強い抵抗を加えても，なお重力に抗して完全に動く
4/5	75%	good（G）	軽い抵抗および重力に抗して運動が可能
3/5	50%	fair（F）	抵抗を加えなければ，重力に抗して運動が可能
2/5	25%	poor（P）	重力を除くと，関節運動が可能
1/5	10%	trace（T）	関節運動はないが，筋収縮は認められる
0/5	0%	zero（O）	筋の収縮が全く認められない

※等級がはっきりしない場合は，中間表現としてマイナス（−）やプラス（＋）をつけて表現する．
※5と4の抵抗について，4の抵抗を診察者の手の重さ，5をそれ以上の抵抗とすると解釈が容易である．

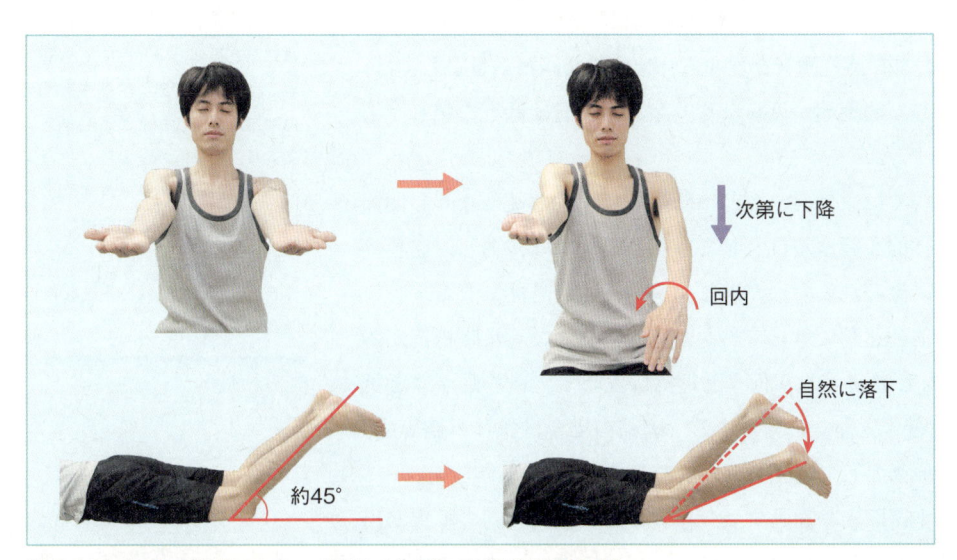

図3.12-12●上下肢のバレー徴候（左側に麻痺がある場合）

> **！　考えてみよう**　筋・骨格系のアセスメント：肩の痛み（肩こり）

機序：　　　問診：　　　視診：　　　聴診：　　　打診：　　　触診：　　　　　　　　→アセスメントの解答例はp.197.

●軽度な麻痺のアセスメント●

上下肢のバレー徴候を観察する（図3.12-12）.

上肢のバレー徴候：両腕を手のひらを上にして肘を伸ばし，前方方向に水平に伸ばす．次に眼を閉じ，そのままの位置に保ってもらう．眼を閉じる理由は，軽度な麻痺の場合，視覚情報によって無意識に左右のバランスを保つからである．閉眼し，視覚情報がない状況下で筋力の左右差を確認する．麻痺がある場合，患側の上肢は回内しながら次第に下降する．

下肢のバレー徴候：腹臥位の姿勢で，両足の膝関節を約45°屈曲してもらう．麻痺がある場合，患側は自然に落下する．

●運動機能障害のアセスメント●

運動機能が障害された状態とは，運動を支配する神経や筋の障害によって，随意運動が思うようにいかない状態である．一般的なアセスメント法として，①麻痺の部位が上位運動ニューロンなのか下位運動ニューロンなのか，②麻痺の性質が痙性なのか弛緩性なのか，③麻痺の程度が完全麻痺なのか不全麻痺なのか，について神経学的所見も含めて評価していく．このことは，運動機能障害による合併症の予防の観点からも，機能回復を考えていく上でも極めて重要な視点である．

例えば，肘関節の屈曲・伸展に障害のある対象者を目の前にしたとき，それが筋皮神経や橈骨神経などの末梢神経による麻痺（弛緩）なのか，上腕二頭筋・三頭筋などの筋の障害によるものなのか，さらに脳梗塞や脳出血などの脳血管障害による中枢性の麻痺（痙縮）によるものなのか，パーキンソン病のような錐体外路系からくる麻痺（固縮）なのかで，そのアプローチ方法は全く異なってくる．

一般に下位運動ニューロン障害や筋の障害では，他動運動に対する抵抗性が低下し，脊髄神経支配領域に弛緩性麻痺および感覚障害を呈する．具体的な観察項目としては，筋トーヌスは低下ないしは消失し，筋萎縮がみられる．深部腱反射は低下ないしは消失し，病的反射も消失（陰性）する．

一方，上位運動ニューロン障害では，筋肉や関節は緊張し，動きは硬くなり，関節運動が困難な状態を呈する．具体的な観察項目として，筋トーヌスは亢進し，筋萎縮はほとんどみられない．一般的に深部腱反射は亢進し，病的反射は陽性になる．特に上位運動ニューロン障害では，他動運動に対して動かす速度に関係なく常時抵抗がある場合を「固縮」，他動運動に対してゆっくり行うと抵抗は生じず，速く動かすと抵抗が生じる（速度依存性）場合を「痙縮」に分類する．固縮の場合は錐体外路障害，痙縮の場合は錐体路障害がその原因として考えられる（表3.12-5）.

ただし小脳が損傷を受けると平衡障害や運動失調，振戦などの協調運動の障害が出現するため，こうした失調症状や不随意運動の出現については，錐体外路障害との鑑別が重要となる（p.185 小脳機能の試験参照）.

plus **α**

上位運動ニューロンと下位運動ニューロン

上位運動ニューロンとは，大脳皮質の運動野から脳神経核および脊髄前角細胞に至る経路であり，下位運動ニューロンとは脳神経核および脊髄前角細胞から筋に至る経路のことである．

plus **α**

錐体路と錐体外路

錐体路と錐体外路ともに上位運動ニューロンである．錐体路とは随意運動をつかさどる伝導路であり，皮質脊髄路のことである．一方，錐体外路は錐体路以外の運動路であり，随意運動の調整や不随意運動のコントロールを行い，スムーズで正確な動きをつくる．

表3.12-5●運動機能の障害に関する評価

障害の種類	上位運動ニューロン障害		下位運動ニューロン障害	筋の障害
筋トーヌス	亢進		低下ないしは消失	低下
他動運動に対する抵抗	固縮（錐体外路）	痙縮（錐体路）	低下	低下
筋萎縮	なし〜軽度（±）		著明（＋＋）	あり（＋）
深部腱反射	亢進		低下ないしは消失	減弱〜消失
病的反射	陽性		陰性	陰性
原　因	錐体外路障害	錐体路障害	末梢神経障害，小脳の障害	筋肉の障害

やってみよう

　日常生活動作（例：食事を皿から口に運ぶ，洗面など）を行う際に，各関節部がどのように動くか（屈曲／伸展，外転／内転，外旋／内旋，回内／回外など），またどれだけ力を必要とするか（筋力のMMT評価）について考察してみよう.

引用・参考文献

1 ）遠藤健司. "骨格系". 解剖生理学. 第4版. 林正健二編. メディカ出版, 2016, （ナーシング・グラフィカ，人体の構造と機能1）.

2 ）石川ふみよほか編. 運動機能障害. 第3版. メディカ出版, 2014, （ナーシング・グラフィカ，健康の回復と看護5）.

3 ）小野田千枝子監修, 高橋照子ほか編. 実践！フィジカル・アセスメント：看護者としての基礎技術. 改訂第3版. 金原出版, 2008.

4 ）山内豊明. フィジカルアセスメントガイドブック：目と手と耳でここまでわかる. 医学書院, 2005, p.150.

5 ）山勢博彰編. やりなおしのフィジカルアセスメント：パッと見てさっとわかるイラスト＆チャートで理解！. ナースビー

ンズスマートナース. 2008, 秋季増刊.

6 ）川本利恵子編著. フィジカルアセスメント①：診査技術編. メヂカルフレンド社, 1997.

7 ）エレイン・N・マリーブ. 人体の構造と機能. 林正健二ほか訳. 医学書院, 1997.

8 ）藤崎郁. フィジカルアセスメント完全ガイド. 学習研究社, 2001.

9 ）守田美奈子ほか監修. 写真でわかる看護のためのフィジカルアセスメント アドバイス. インターメディカ, 2016.

10）医療情報科学研究所編. フィジカルアセスメントがみえる. メディックメディア, 2015.

重要用語

基本肢位，良肢位	関節可動域（ROM）	錐体路，錐体外路
日常生活動作	筋トーヌス	上位運動ニューロン障害
基本軸，移動軸	徒手筋力テスト（MMT）	下位運動ニューロン障害

13 | 神経系のアセスメント

学習目標

- 神経系の名称，構造および機能を理解できる．
- 脳神経のアセスメントの意味を理解できる．
- 脳神経のアセスメント方法を理解できる．
- 反射および小脳運動のアセスメントが実施できる．
- 感覚のアセスメントが実施できる．
- 神経系のアセスメントの結果を記録できる．

1 神経系の構造と機能：アセスメントの根拠になる復習事項

　末梢神経系は，**体性神経系**と**自律神経系**に分けられる．体性神経系には，運動や感覚に関与する脳神経と脊髄神経がある．自律神経系は，中枢神経と心臓や胃腸系などの内臓器官とを結ぶ神経系で，無意識に行われる活動を仲介しており，交感神経と副交感神経からなる．

〈構造による分類〉

（1）脳神経

　脳神経は**12対**あり，末梢神経系に分類されている．しかし，第Ⅰ脳神経（嗅神経）および第Ⅱ脳神経（視神経）は，脳神経核を介さず脳組織から出た神経線維が直接末梢の感覚器に到達しており，正確には中枢神経系に属することになる．第Ⅲ脳神経以降の脳神経核は脳幹に存在し，中脳から動眼神経と滑車神経，橋から三叉神経，外転神経，顔面神経，聴神経（内耳神経），延髄から舌咽神経，迷走神経，副神経，舌下神経の神経線維を送り出している（図3.13-1）．よって，各脳神経のアセスメントをすることで，脳幹の障害部位を把握することが可能である．各脳神経はそれぞれ異なる機能をもち，感覚（求心性）または運動（遠心性）のみ，あるいは両者の働きをもつ．

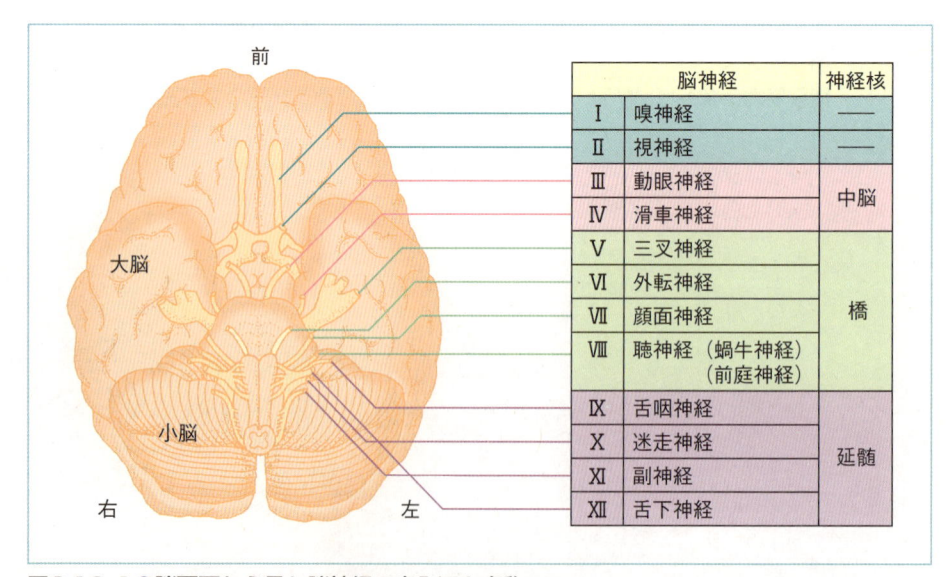

	脳神経	神経核
Ⅰ	嗅神経	—
Ⅱ	視神経	—
Ⅲ	動眼神経	中脳
Ⅳ	滑車神経	
Ⅴ	三叉神経	橋
Ⅵ	外転神経	
Ⅶ	顔面神経	
Ⅷ	聴神経（蝸牛神経）（前庭神経）	
Ⅸ	舌咽神経	延髄
Ⅹ	迷走神経	
Ⅺ	副神経	
Ⅻ	舌下神経	

図3.13-1●脳下面から見た脳神経の出入口と名称

(2) 脊髄神経

　脊髄神経は**31対**からなる．8対の頸神経（$C_1 \sim C_8$），12対の胸神経（$T_1 \sim T_{12}$），5対の腰神経（$L_1 \sim L_5$），5対の仙骨神経（$S_1 \sim S_5$），1対の尾骨神経（C_0）に分類される．脊髄神経が脊髄を出ると，多くの線維に分かれる．その神経線維が集まり，神経叢（そう）を形成する．

●神経叢●

①頸神経叢：第1〜第4頸神経．頸部を中心に分布し，横隔膜も支配する．

②腕神経叢：第5頸神経〜第1胸神経．上肢帯や手を中心に分布する．

③腰神経叢：第1〜第4腰神経．大腿や下腹壁に分布する．

④仙骨神経叢：第5仙骨神経〜尾骨神経．直腸・肛門に分布する．

〈機能による分類〉

(1) 下行性伝導路（図3.13-2）

　身体や手足を動かすための脳から筋肉への刺激は，脊髄を通して筋肉へ伝えられる（下行性伝導路）．下行性伝導路には，錐体路と錐体外路がある．錐体路は指の運動のような微妙な運動の調節に，錐体外路は体幹の運動のような大ざっぱな運動や姿勢の調節に関与する．

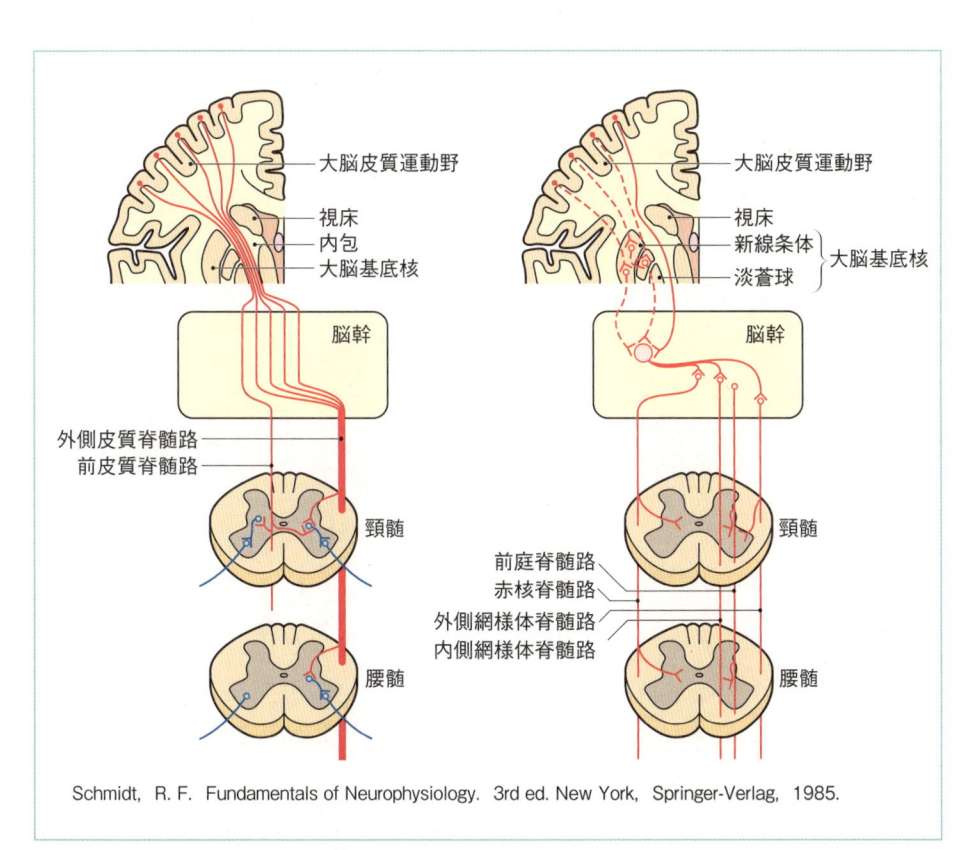

Schmidt, R. F. Fundamentals of Neurophysiology. 3rd ed. New York, Springer-Verlag, 1985.

図3.13-2●錐体路系（左）と錐体外路系（右）

(2) 上行性伝導路 (図3.13-3)

末梢の受容器から脊髄に入った体性感覚情報は，脊髄視床路（温度覚，痛覚・触覚などの一部），後索路（触覚の一部，深部感覚），脊髄網様体路（痛覚・温度覚の一部）などの上行性伝導路を通り，脊髄や延髄で反対側に交差して視床に入る．視床で最終ニューロンに中継され，大脳皮質の体性感覚野へ投射される．筋・腱・関節からの深部感覚の情報は，脊髄小脳路を経て小脳に達する．

(3) 体性神経系

●皮膚分節 (図3.13-4)●

皮膚分節とは，脊髄神経の感覚神経による支配分布のことをいう．感覚麻痺が起こった際，皮膚分節を手掛かりにして，脊髄神経の損傷部位を知ることができる．

●表在反射と深部腱反射 (図3.13-5)●

反射とは，刺激によって引き起こされる不随意の筋収縮である．表在反射とは皮膚または粘膜を刺激するとみられる反射である．深部腱反射（腱反射，筋伸張反射ともいう）とは腱などを叩打すると引き起こされる反射で，体性神経系を介して起こる脊髄反射である．代表的なものに膝蓋腱反射がある（図3.13-6）．深部腱反射は運動神経の障害をアセスメントする上で非常に重要である．

(4) 自律神経系

自律神経系は交感神経と副交感神経からなる．中枢は視床下部にあり，脳や脊髄から出て内臓の平滑筋や腺に分布し，促進・抑制などの作用をつかさどる．

●交感神経●

交感神経系は主に，ストレスまたは緊急事態に備えるような働きに関係している．呼吸数や心拍数を増やし，骨格筋への血流量を増やす．また消化管活動を抑える．

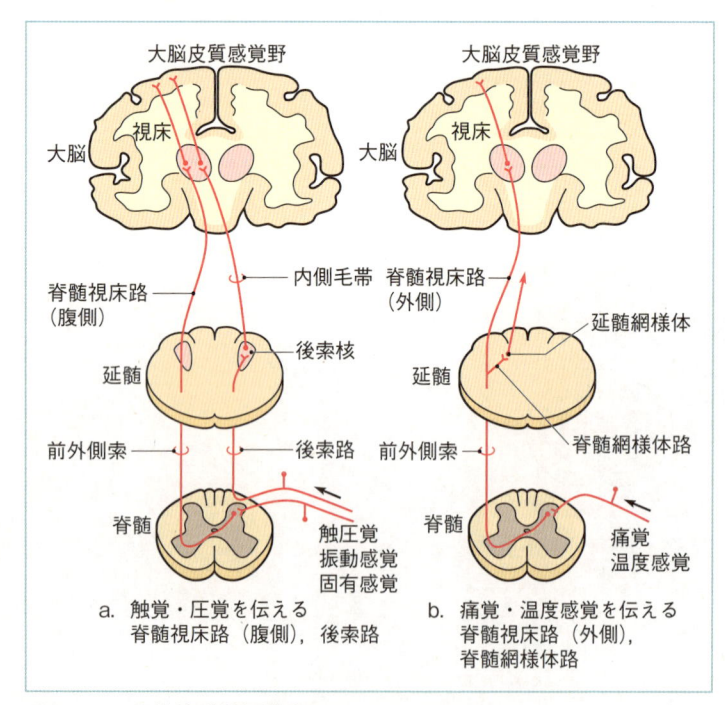

図3.13-3●体性感覚伝導路

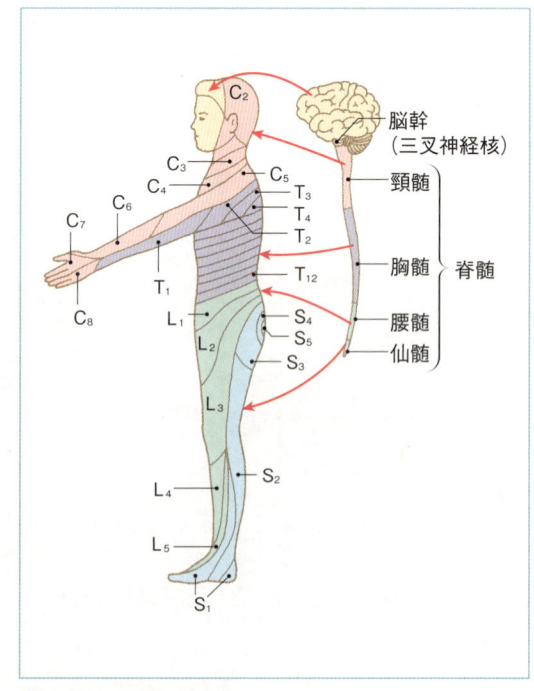

図3.13-4●皮膚分節

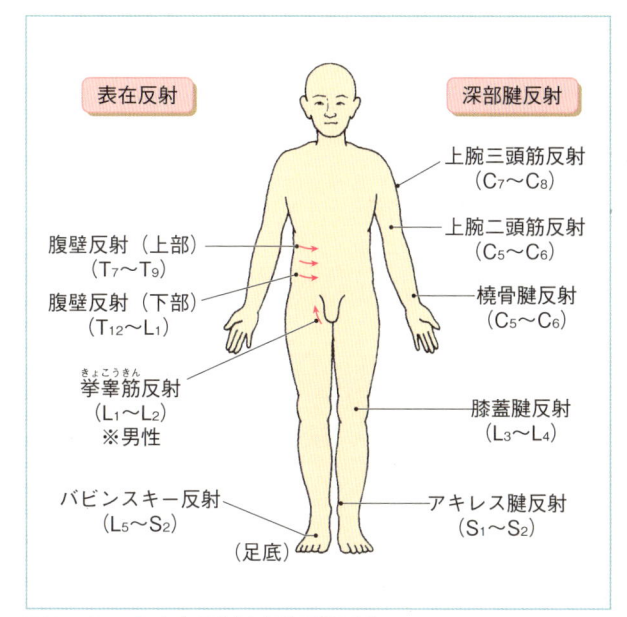

図3.13-5●表在反射と深部腱反射

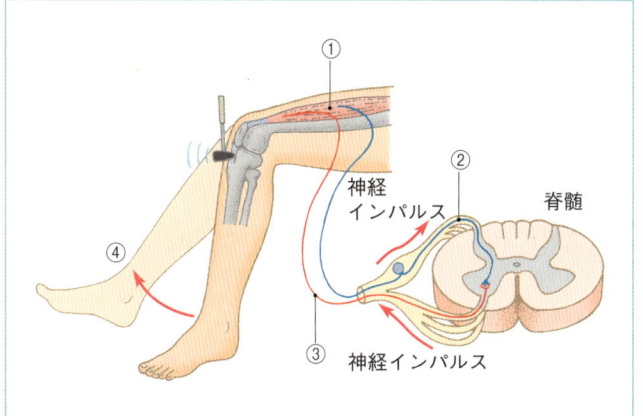

①膝蓋骨の下にある大腿四頭筋の腱を叩打すると筋内の受容器（筋紡錘）が刺激される.
②神経インパルスが感覚ニューロンを介して脊髄に伝えられる.
③神経インパルスが運動ニューロンを介して筋肉に伝えられる.
④大腿四頭筋が収縮することによって下腿が前に上がる.

図3.13-6●膝蓋腱反射のメカニズム

●副交感神経●

副交感神経は通常，リラックスした状態で活性化している．心拍や呼吸を遅くしたり，血圧を下げたり，消化管運動を促進させる.

2　神経系のアセスメントの目的

感覚受容器で感受した生体内外の刺激（感覚入力）は，脳に伝えられ，情報の統合が行われる（統合機能）．感覚入力や統合機能に基づいて末梢の器官に信号が送られ，筋肉を収縮させたり（運動機能），腺組織からの分泌を促進・抑制させるように反応し，生体内外の変化に対応している．筋肉の運動を支配する運動神経が障害されると，麻痺や筋力低下が生じ，感覚情報を伝える知覚神経が障害されると，異常感覚の出現や感覚の消失を起こす．しかし，このような神経系の機能は直接，観察することはできないため，刺激に対する知覚や運動器を介する反応の観察を通して，神経系の機能を推察する.

神経系は人間の生活すべてに関与しているため，逸脱がみられた場合には，日常生活行動への影響についてもアセスメントすることが重要である．看護におけるヘルスアセスメントは，単に正常からの逸脱の有無を判別するだけでなく，そのことが対象者の安全や自立に支障をきたしていないかを含めて行う必要がある.

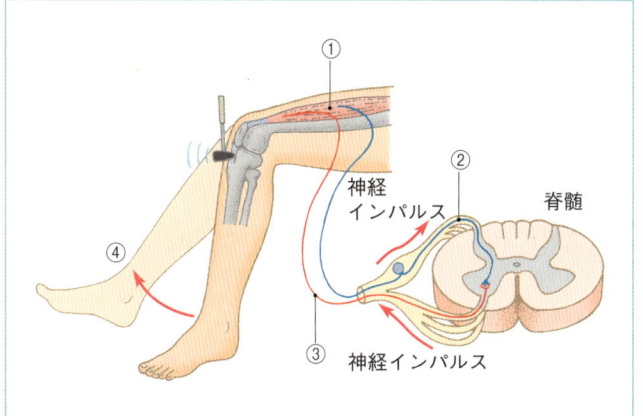

plus α

神経インパルス

ニューロンが刺激に反応して興奮する際に出す電気的な信号．身体のある部位から別の部位に情報を速やかに運ぶ.

　脳神経は頭蓋骨の孔を通って頭蓋外に出て，頭頸部や顔面，一部は胸腹部に分布する．運動のみをつかさどるものや感覚のみをつかさどるもの，運動と感覚の両者をつかさどるもの，さらには自律神経機能（副交感のみ）をもつものなど，それぞれ特徴的な機能がある．脳神経のアセスメントを表3.13-1～表3.13-5に示す．

表3.13-1●脳神経のアセスメント①

神経の名称	感覚機能	運動機能	障害による症状	アセスメントの方法
Ⅰ 嗅神経	• 嗅覚をつかさどる. • 鼻粘膜で感知されたにおいは嗅神経を通じ，嗅球を経て大脳や大脳辺縁系へと至る.		• 嗅覚障害	①眼を閉じて片側の鼻の穴をふさいでもらう. ②もう片側の鼻腔の前に誰もが判断できるものを差し出し，そのにおいをかいで，それが何かを当ててもらう．あまり刺激の強くないコーヒーや石けんなどを用いる. ③次に反対側を行う．必ず片側ずつ行う.
Ⅱ 視神経	• 視覚をつかさどる. • 対象物は，網膜上に上下左右逆に投射され，映像は視神経を通じて後頭葉の視覚野へと送られる．この経路中に視神経交叉があり，外側（耳側）網膜から出る神経線維はそのまま視覚野へと向かう．内側（鼻側）網膜から出る神経線維は視神経交叉で交わり，反対側半球の視覚野へと向かう.		• 視力障害 • 視野障害 ①中心視野障害：頭蓋内圧亢進に伴ううっ血乳頭によるマリオット盲点の拡大，視神経炎などによる中心暗点などが生じる. ②周辺視野障害：視神経交叉があるため，視神経の障害部位により，同名・両耳側半盲などの異なる症状が出現する（p.82図3.6-5参照）.	• 視力検査 • 視野検査 ①検者は対象者と正面に向き合う. ②対象者に片側の眼を覆ってもらう. ③覆っていないほうの眼で，検者の眼を見ておいてもらう. ④検者も対象者に向かって同じ側の眼を閉じる. ⑤対象者との距離の中間のところで，検者自身の開眼側の視野の右下端に右手を上左端に左手を置く（図3.13-7）. ⑥その場所で片側ずつ指を動かし，動いたほうの指をさしてもらう. ⑦次に左下端と右上端に手を置き，同様に指を動かして，動いたほうの指をさしてもらう. ⑧反対側の眼も同様に行う. ※p.85の視野検査の方法も参照.

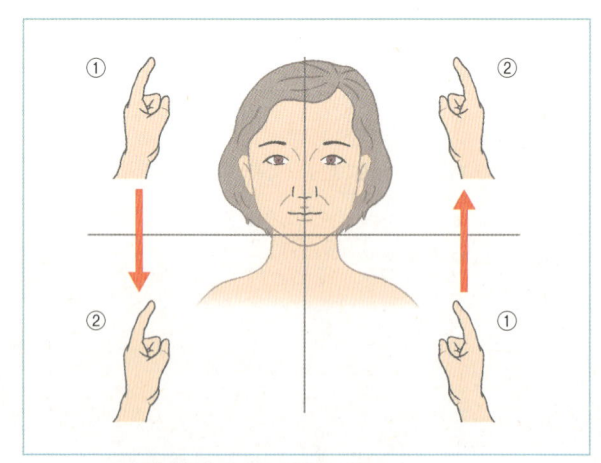

図3.13-7●視野検査での手指の置き方

表3.13-2●脳神経のアセスメント②

●対光反射〈動画〉

神経の名称	感覚機能	運動機能	障害による症状	アセスメントの方法
Ⅲ 動眼神経		・眼球運動をつかさどる. ・上直筋・下直筋・内側直筋・下斜筋, および上眼瞼挙筋を支配し, 眼球を上下, 内側に動かし, 眼瞼を挙上させる（図a）. ・動眼神経は, 副交感神経機能を含み, 瞳孔括約筋や毛様体筋を支配する. ・さらに光刺激に対する瞳孔の収縮や, 対象物を接近させると生じる寄り目や縮瞳などの輻輳機能（近見反応）がある.	・偏位 ・複視 ・眼振 ・内側, 上方, 下方注視障害 ・対光反射消失 ・瞳孔散大 ・眼瞼下垂 （ただし, 眼球運動障害は脳神経障害だけでなく, 中枢性の障害によっても生じるため, 障害の特徴を正確に評価する必要がある）	第Ⅲ, 第Ⅳ, 第Ⅵ脳神経は協同して眼球運動を支配するため, 合わせてアセスメントを行う. **眼球運動, 眼振, 輻輳反射, 近見反応** ①検者は対象者と正面に向き合う. ②対象者の前方約50cmに, 検者の示指を置く. ③その指を見てもらい, 眼位と眼瞼下垂, 眼裂の左右差の有無を確認する. ④次に指を動かすので, 顔を動かさず眼だけでその指を追うよう伝える. ⑤示指を上下左右に動かす. 眼球運動の異常や眼振（表3.13-3）, 指が二重に見えるなどがないかを確認する. ⑥いったん示指を中央に戻し, そのまま見つめているよう伝える. ⑦示指前方50cmの距離から, ゆっくり15～20cmのところまで近付ける. 両眼球の内転と瞳孔の収縮の有無を確認する. **瞳孔, 対光反射** ①正面遠方の適当な目印を見てもらう. ②瞳孔の形や大きさを確認する. 　正常であれば直径3～5mmで, 大きさに左右差はない. ③眼に光を入れることを伝える. ④ペンライトを眼の外側から前方へと動かして光を瞳孔へ入れ, 直接および間接対光反射の有無を確認する. 正常であれば, 直接・間接対光反射ともに生じる.

下斜筋（Ⅲ）　　上直筋（Ⅲ）　　下斜筋（Ⅲ）

外側直筋（Ⅵ）　内側直筋（Ⅲ）　外側直筋（Ⅵ）

上斜筋（Ⅳ）　　下直筋（Ⅲ）　　上斜筋（Ⅳ）

図a　脳神経の筋支配と眼球の動き

神経の名称	感覚機能	運動機能	障害による症状	アセスメントの方法
Ⅳ 滑車神経		・眼球運動をつかさどる. ・上斜筋を支配する.	・内転位での下転の障害 ・複視	第Ⅲ脳神経の項に準じる.
Ⅴ 三叉神経	・顔面の知覚を3枝に分かれ担当する. ・第1枝は額, 第2枝は頬, 第3枝は顎部分の感覚をつかさどる.	・3枝とともに走行し, 咀嚼筋を支配する.	・3枝の領域に一致した感覚障害（3枝領域に一致しない障害は, 中枢性障害である） ・瞬目障害, 下顎の変位, 咬筋の収縮低下	**触覚検査** ティッシュペーパーや筆などで, 3枝の各領域の左右同じ部位に触れる（図bの→）. **痛覚検査** つまようじなどで, 3枝の各領域の左右同じ部位を軽く圧迫する. **角膜反射** ①やや側方にある目印を見てもらう. ②細くよじったティッシュペーパーか脱脂綿で, 目印と反対眼の外側から角膜に軽く触れる. 正常であれば, 両側とも瞬時に閉眼する. **咬筋と側頭筋の筋力** 歯をくいしばったり, 大きく開口してもらう.

1枝

2枝

3枝

点線で区切られた部位は, 1～3枝の知覚支配を示す.

図b　三叉神経の知覚支配と触覚検査の部位

神経の名称	感覚機能	運動機能	障害による症状	アセスメントの方法
Ⅵ 外転神経		・眼球運動をつかさどる. ・外直筋を支配する.	・外転障害により, 内転位となる. 複視.	第Ⅲ脳神経の項に準じる.

表3.13-3●眼振の評価

眼振の方向（障害部位）　赤矢印は眼球の動く方向を示す.				眼振の振幅	眼振の性質
水平性 〈←👁→〉 (前庭神経〈Ⅷ〉 脳幹 小脳橋角部)	垂直性 〈👁〉 (脳幹 小脳)	回旋性 〈👁〉 (前庭神経〈Ⅷ〉 延髄 小脳半球)	水平回旋性 〈👁〉 （前庭神経〈Ⅷ〉）	小打性（1mm以下） 中打性（1〜3mm） 大打性（3mm以上）	律動性：一定方向にゆっくりと偏位し，急激に元の位置に戻る. 振子性：両方向に等速度に動く.

表3.13-4●脳神経のアセスメント③

神経の名称	感覚機能	運動機能	障害による症状	アセスメントの方法
Ⅶ 顔面神経	舌の前2/3の味覚をつかさどる.	• 口輪筋，眼輪筋，頬骨筋，前頭筋，広頸筋などを支配し，顔面表情筋や頸部筋群の運動をつかさどる. • アブミ骨筋を支配し，内耳を保護する反射を起こす. • さらに副交感神経の役割をもち，涙腺へ働いて涙を分泌させたり，顎下腺と舌下腺を支配して唾液を分泌させたりする.	• 一側の顔面筋がすべて動かなくなる. 額のしわ寄せや閉眼ができず，患側口角が下がり鼻唇溝が浅くなり，口が健側へ引っ張られる（図cの1）. • 中枢性顔面神経麻痺の場合，二重支配を受けているため，額のしわ寄せや閉眼はできる（図cの2）.	①まず対象者の表情を見て，左右差がないかを確認する. ②上を見て，額にしわを寄せてもらう. しわができるか，左右差がないかを確認する（図c）. ③両眼を固く閉じてもらう. 閉眼不能，不完全な閉眼，左右差がないかを確認する. ④歯を見せながら「いーっ」と言ってもらう. 口角の偏位や，鼻唇溝の左右差がないかを確認する.

額のしわ寄せができない
閉眼ができない
鼻唇溝が浅い

1. 末梢性顔面神経麻痺（顔面神経自体の障害）

額全体のしわ寄せができる
閉眼ができる
鼻唇溝は浅い

2. 中枢性顔面神経麻痺（脳血管障害などによる錐体路の障害）

図c　顔面神経麻痺の症状

神経の名称	感覚機能	運動機能	障害による症状	アセスメントの方法
Ⅷ 聴神経 （蝸牛神経，前庭神経）	蝸牛神経 聴覚をつかさどる. 前庭神経 三半規管と耳石器からの平衡感覚を伝える.		• 蝸牛神経の障害では，感音性難聴が起こる. 内耳伝音系の障害である伝音性難聴との鑑別を要する. • 前庭神経の障害では，平衡障害やめまい（特に回転性の眩暈），しばしば耳鳴りや難聴を伴う. • 眼振：水平性か回旋性，あるいは水平回旋混合性の眼振が生じる. メニエール症候群や聴神経腫瘍，小脳や脳幹部の病変などで生じる.	**難聴の検査** ①親指と示指をこすり，その音がわずかに聞こえる位置を検者自身が確認する. ②対象者に閉眼してもらい，その距離で片方ずつ音が聞き取れるかを確認する. 難聴がある場合，さらに以下の検査を行う（p.76参照）. • ウェーバーテスト：音叉を前額部正中に当て，音の聞こえに偏位がないかを確認する. 感音性難聴では健側へ偏位して聞こえる. • リンネテスト：音叉の柄を乳様突起に当て（骨伝導），音が聞こえなくなったら外耳道口に近付ける（気伝導）. 正常あるいは感音性難聴では，気伝導のほうが骨伝導より長く聞こえる. **めまいの検査** • ロンベルグ試験（p.182参照）：両足で普通に立ち，次につま先をそろえて立たせ，さらに閉眼してもらい，体の動揺の程度を見る. 開眼時はほぼ正常だが，閉眼すると，とたんによろける. • 足踏み試験：閉眼してもらい，50回足踏みをさせて体の揺れ，偏位の程度を見る.

表3.13-5●脳神経のアセスメント④

神経の名称	感覚機能	運動機能	障害による症状	アセスメントの方法
Ⅸ 舌咽神経	• 舌の後ろ1/3の味覚，舌の後ろ1/3と咽頭・喉頭の知覚をつかさどる. • 中耳と耳管の知覚をつかさどる.	• 咽頭筋を支配して動かす. • 副交感神経として耳下腺から唾液を分泌させる.	• 咽頭反射消失 • 嚥下障害 • 構音障害 • 球麻痺：舌咽神経，迷走神経，舌下神経が関与する嚥下・構音障害. 発語は不明瞭で鼻声や嗄声を示し，舌はほとんど動かず嚥下障害も著明である. 延髄病変や筋疾患などで生じる. • 仮性球麻痺：舌咽，迷走，舌下神経核を支配する錐体路の障害で起こり，球麻痺と似た症状を示す.	舌咽神経は第Ⅹ脳神経の迷走神経とともに咽頭・喉頭の随意筋を支配しているため，まとめてアセスメントされる. **軟口蓋の動き** 口を大きく開けて「アー」と声を出してもらう. • 正常であれば軟口蓋とともに口蓋垂も挙上し，動きは左右対称である. • 一側性の麻痺では口蓋垂と咽頭後壁は健側に偏位し，咽頭後壁が健側に引かれるカーテン徴候が表れる（図d）. • 両側性の麻痺の場合は，発声しても口蓋垂は全く上がらない. 図d　カーテン徴候
Ⅹ 迷走神経	顔面神経と合流し，外耳道，鼓膜，耳介後部，喉頭，声帯の知覚をつかさどる.	• 咽頭・軟口蓋の筋肉を支配し，嚥下運動の中心的役割を担う. • 喉頭筋を支配し，発声に関与する.	• 両側性完全損傷の場合，生命を維持できない. • 一側性の場合，第Ⅸと同症状がみられる.	• 第Ⅸ脳神経の項に準じる.
Ⅺ 副神経		• 胸鎖乳突筋と僧帽筋を支配し，首の回転や肩の挙上をつかさどる.	• 胸鎖乳突筋と僧帽筋の筋力低下により，障害側の反対側へ向くことや，肩を挙上することが困難になる.	**胸鎖乳突筋負荷試験** ①首の筋力を確認することを伝える. ②側方を向いてもらう. ③対象者が向いている側の頰部から下顎に手を当てる. ④手で顔を押すので，顔が正面に戻らないように抵抗するよう伝える. ⑤この時，反対側の胸鎖乳突筋の収縮の程度を確認する. 麻痺がある場合，収縮が弱い. **肩挙上試験** 対象者の両肩に検者の手を当て，その圧力に対抗して肩を上げてもらう. 挙上の程度と左右差を確認する.
Ⅻ 舌下神経		• 舌筋を支配し，舌を動かす.	• 舌の麻痺や萎縮，線維束性収縮が起こる.	①口を大きく開けてしばらくそのままにしておいてもらい，舌の萎縮の有無を確認する. ②次に舌をまっすぐに出してもらう. 一側性に障害された場合は，舌は患側へ偏位する. 両側性の障害では舌を前に出すことができない.

必要物品：眼底鏡，ペンライト，舌圧子，耳鏡，音叉，打腱器，ティッシュペーパー，つまようじ（感覚をみるもの．感染予防の観点からディスポーザブルのものがよい），握力計 環境調整：静かな環境，明るさ・室温の確認，歩行の様子をみるのに十分なスペースの確保 手　順：問診と診察は連続して行うことが多いため，表3.13-6の問診項目を参考に聞く．患者が診察室に入室するところから診察は始まる．歩行様式や姿勢の様子をみる．また，例えばパーキンソン病の初期では，安静時振戦は歩行時など意識が向きにくいときに出現するため，細部の観察が重要である．

（1）問診の注意点

　神経症状について，発症が急性・亜急性・慢性であるか，経過に軽快・悪化の波があるのか，身体のどの部位に異常を感じているのか（上肢のみ／下肢のみ，左右どちらか／両側など），障害部位が次第に拡大したかなどについて情報を収集する．

（2）問診項目とその根拠，意味（表3.13-6）

　まず，適切な問診を行い，記載できることが基本である．ここでは，対象者の身体的・精神的・社会的機能の全体像を把握する，初期アセスメントのための問診項目を設定した．

plus-α

球麻痺，仮性球麻痺

「球」とは延髄（bulb）のことをいう．かつて延髄が脊髄の球状延長であると考えられていたために残っている呼び方である．球麻痺とは延髄の障害によって起こる麻痺で，主に下位脳神経麻痺（嚥下障害や構音障害など）を指す．仮性球麻痺とは，症状的には延髄機能障害を示すが，皮質球路，特に両側内包部の障害により下位脳神経麻痺（嚥下障害や構音障害，顔面筋麻痺など）をきたした状態をいう．すなわち，延髄は障害されていないのに延髄が障害された場合と同様の症状を呈するため，「仮性」球麻痺という．

表3.13-6●神経障害症状の問診

問診項目	記載事項	問診の根拠，意味
①身体のどこかに麻痺や筋肉のやせ，力の入らないところはありますか？	□ なし □ あり：部位（　　　　） 症状とその程度 （　　　　　　　　）	・運動機能（運動麻痺）のアセスメント． ・運動麻痺と筋萎縮（運動神経が障害されると，当該神経が支配している筋肉がやせてくる）について聞く．
②身体のどこかにしびれ，痛み，感覚の変調（過敏・鈍麻・異常感覚）はありますか？	□ なし □ あり：部位（　　　　） 症状とその程度 （　　　　　　　　）	・知覚のアセスメント． ・「しびれ」は本人にしかわからない．「しびれ」という表現には，感覚鈍麻，感覚過敏，異常感覚が含まれ，さらには運動麻痺を「しびれ」ということがある．対象者の表現を用いて具体的に記入しておく必要がある（例：正座後のビリビリした感じ）．
③姿勢やバランス，歩行に問題はありますか？	□ 小刻み歩行 □ すくみ足歩行 □ 加速歩行 □ ふらつき □ 酩酊歩行 □ 動揺歩行 □ 歩行時の転倒 □ 洗顔時のふらつき □ その他（　　　　）	・運動系，前庭系，固有受容系のアセスメント． ・障害部位によって，左記のような特徴的な歩行や障害がみられる．
④手足が震えたり，勝手に動いたりすることはありますか？	□ なし □ あり 症状（　　　　）	・運動機能（不随意運動）のアセスメント． ・不随意運動は，錐体外路系の障害によって生じる運動過多の状態である．出現部位，振幅，持続時間，規則性，静止時と運動時の相違，筋緊張などについても問診・視診する．

質問	回答	アセスメント
⑤動作はスムーズに行えますか？	□ 行える □ 行えない 症状（　　　　　　　）	• 錐体外路症状，小脳症状のアセスメント． • 運動が円滑に営まれるためには，神経系活動の基盤である小脳や大脳基底核，および感覚の機能が正常でなくてはならない．
⑥発語に困難はありますか？　ろれつが回らないことはありますか？　言葉が発せられないことはありますか？	□ なし □ あり 症状とその程度 （　　　　　　　）	• 言語障害は，障害の部位によって構音障害と失語症に分けられ，それぞれ特徴的な症状を示す．言葉のリズム，発音の明瞭さ，抑揚の有無などを問診の際に観察する．
⑦食事や唾液が飲み込みにくかったり，むせたりしますか？	□ なし □ あり 症状とその程度 （　　　　　　　）	• 球麻痺症状，仮性球麻痺症状のアセスメント．
⑧咳や痰が出しにくい，声が小さくなった，労作時に息切れがするなどの症状はありますか？	□ なし □ あり 症状とその程度 （　　　　　　　）	• 呼吸筋萎縮のアセスメント． • ①で述べたとおり，運動神経が障害されると筋肉がやせてくる．呼吸筋をつかさどる運動神経が障害されると，呼吸筋萎縮が生じ，換気量低下（声量低下），咳払い困難などが生じる．
⑨排尿障害（頻尿・失禁），直腸障害，ED，発汗異常，低血圧（起立性，食後，排便後）はありますか？	□ なし □ あり 症状とその程度 （　　　　　　　）	• 自律神経のアセスメント．
⑩①～⑨の症状によって，日常生活にどのような不自由を感じますか？		
⑪現病歴 • 高血圧，糖尿病，膠原病，悪性腫瘍，頭痛，けいれん発作，頭部外傷や大きな外傷の経験はありますか？	□ なし □ あり：内容（　　　　　） 時期（　　　　　　）	• さまざまな疾病や障害，頭部外傷は神経症状を呈する可能性がある． 　例）糖尿病性神経障害（ニューロパシー）， 　　　がんによる後根神経節炎など．
⑫神経障害に関連する薬物の使用や金属への曝露などの経験 • 服用中の薬物はありますか？ • 農薬，ペイント，重金属，溶媒などとの接触や使用歴はありますか？	□ なし □ あり：薬剤名と内服量 （　　　　　　　） □ なし □ あり：内容（　　　　　） 時期（　　　　　　）	• ある種の薬物や毒物，重金属は，感覚神経線維もしくは運動神経線維，またはその両方を侵す．
⑬家族歴 • 家族に同様の症状の人はいます（いました）か？	□ なし □ あり：続柄（　　　　　） 疾患名・症状（　　　　　）	• 神経系疾患の中には神経障害を引き起こす遺伝子が特定されているものがある．

plus α

ED（勃起障害）

erectile dysfunction. 性交時に陰茎の勃起が十分に得られない，または維持できない状態をいう．心因性ストレスなど精神的な原因による心因性（機能性），身体の器質的異常を原因とする器質性（身体性）などがある．

5　神経系の診査（腱反射，感覚，小脳機能）

(1) アセスメント時の注意点

　アセスメントは対象者の体位に合わせ，負担を最小限にするよう順序を構成する．

(2) 腱反射

　腱反射は，神経系のアセスメントの中で最も客観的な検査で，意識障害などで患者の協力が得られない場合でも行うことが可能である．四肢を十分に露出し，関節を軽く屈曲させ，筋を適度に伸張させた位置で行う（腱反射は筋をあまり伸張させた位置でも，また，あまり弛緩させた位置でも誘発しにくい）．

　緊張していると反射が出にくいため，リラックスするよう伝える．反射が減弱（消失）しているときには，対象者の注意をそらすようにする．これには，会話をしながら行ったり，検査する部位から離れた場所の筋を能動的に強く働かせるように声掛けをしたりするなどの方法がある（図3.13-8，表3.13-7）．

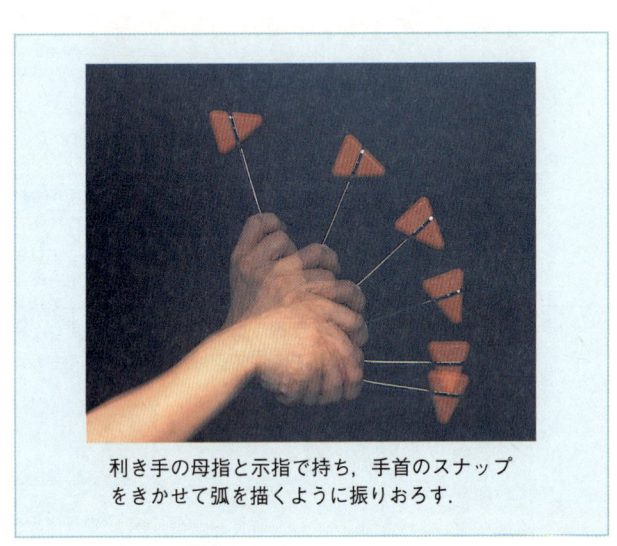

利き手の母指と示指で持ち，手首のスナップをきかせて弧を描くように振りおろす．

図3.13-8●打腱器の使い方

表3.13-7●深部腱反射

		アセスメント方法	正常範囲
上腕二頭筋反射		❶看護師は対象者と向かい合い，肘をわずかに屈曲させ，前腕を少し回外させる． ❷対象者の二頭筋の腱の上に母指を置き，その上を打腱器の鋭端部で叩打する． ▶▶チェックポイント 　肘関節の屈曲の程度，反応速度，左右対称性，最初の肢位への回復状況	
上腕三頭筋反射		対象者は肘を90°に曲げ，肩関節を内旋させる．看護師は対象者の上腕を支え，肘頭から3～4cm中枢側を打腱器の鈍端部で叩打する． ▶▶チェックポイント 　肘関節の伸展の程度，反応速度，左右対称性，最初の肢位への回復状況	
橈骨腱反射		対象者がリラックスした状態で行う．手首の上部3～5cmのところの腱を打腱器の鋭端部で叩打する． ▶▶チェックポイント 　手首および肘関節の屈曲，手指の屈曲	腱反射は正常者でも減弱・欠如したり亢進したりすることがありうる．病的意義があるかどうかは腱反射の左右差，病的反射や感覚障害の有無と合わせて判断することが望ましい．
膝蓋腱反射		対象者は座位になり，膝を曲げ，足が自由に動かせる状態にする．看護師は膝蓋骨のやや下を打腱器の鈍端部で叩打する．反射が出にくい場合は，握りこぶしを堅く握り締めるか，指を組んで手を引っ張ってもらう． ▶▶チェックポイント 　膝関節の伸展の程度，反応速度，左右対称性，最初の肢位への回復状況	
アキレス腱反射	座位 仰臥位 	座位の場合：対象者の中足頭骨の下に手を置き足関節を軽く背屈させながら支え，アキレス腱を打腱器の鈍端部で叩打する． 　※足底全体を手で持つと反射運動を妨げ，反射が確認しにくい． 仰臥位の場合：対象者に膝を屈曲し，足関節を背屈してもらう．アキレス腱を打腱器の鈍端部で叩打する． ▶▶チェックポイント 　足の底屈の程度，反応速度，左右対称性，最初の肢位への回復状況	

（3）感　覚

　感覚障害の有無，程度，分布などをアセスメントする．最初にある部位をアセスメントしたら，次は反対側の同じ部位をアセスメントし，左右対称に調べる．感覚の診査には対象者の協力が不可欠であり，刺激を感じたらすぐにどのような感じが，どこにあったかを答えてもらうよう説明する．対象者が疲れていると不正確になるため，できるだけ短時間で行う．しかし，感覚はあくまでも本人の主観によるものであり，対象者の応答に依存する．したがって，これのみに頼らず，常にほかのアセスメント結果と照らし合わせる必要がある．

　表在反射，表在知覚，深部知覚，複合知覚のアセスメント方法，および正常範囲，正常逸脱範囲を表3.13-8 〜表3.13-11に，アセスメント記録の例をp.184 図3.13-9に示す．

表3.13-8●表在反射

		アセスメント方法	正常範囲と逸脱範囲
腹壁反射（上方）	足↑　↓頭	❶仰臥位になり，両上肢は両わきに置いてもらう． ❷腹部の皮膚の上を外側から中央に向かって打腱器の柄を動かす． ▶▶**チェックポイント** 刺激側の腹部が収縮し，臍が刺激を加えた側に偏位する．	〈正常〉陽性（＋） 〈異常〉消失（−）
挙睾筋反射（男性）		大腿内側を打腱器の柄の部分で下に向かってこする（赤矢印）． ▶▶**チェックポイント** 同じ側の陰嚢が収縮（挙上）する（青矢印），左右差	〈正常〉 上から下にゆっくりこするとき，同側の睾丸がゆっくりと挙上する．ただし，正常であってもこの反射がみられないときがある．
バビンスキー反射		足の裏の外縁を，踵（かかと）から上に向かってゆっくりこすり，先端で母指のほうに曲げる． ▶▶**チェックポイント** 足指の動き方，左右差 ※歩行前の子どもでは，母指の伸展や開扇現象があることが正常である．	〈正常〉 バビンスキー徴候陰性：指が足底側に屈曲する． 〈異常〉 バビンスキー徴候陽性：母指の背屈，ほかの指が開扇する．

| 足クローヌス・膝クローヌス | 足クローヌス
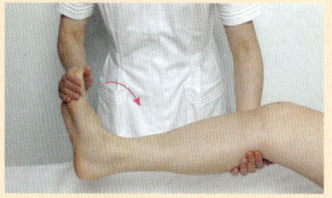
膝クローヌス
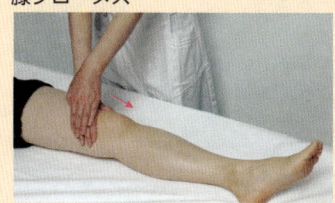 | 〈足クローヌス〉
対象者に仰臥位になってもらう．看護師は片手を対象者の膝の下に置いて軽く持ち上げるようにし，もう一方の手でつま先を持ち，足関節を急激に背屈するように力を加えて静止する．

▶▶チェックポイント
　足関節が連続的に上下に動くか，左右差

〈膝クローヌス〉
仰臥位になって膝を伸ばしてもらう．対象者の膝を勢いよく下腿側に押しつけて軽く圧迫を維持する．

▶▶チェックポイント
　膝関節が連続的に上下に動くか，左右差 | 〈正常〉
足関節・膝関節の振動様の震えがない．
〈異常〉
足関節・膝関節が痙攣するように足が上下に動く． |

・表在反射は，皮膚を刺激することで起こる．

表3.13-9●表在知覚

	アセスメント方法	正常範囲
温度覚	❶皮膚分節に従って，冷水またはお湯の入った容器を3秒ぐらい当てる． ❷「温かい」か「冷たい」か質問する． 　※温度はお湯が40℃くらい，冷水が10℃くらい ▶▶チェックポイント 　温覚・冷覚の判別，左右差，近位・遠位差	〈正常〉 温冷がわかる．左右差がない．近位・遠位差がない（中枢側と末梢側で感じ方に差がない）．
表面痛覚	❶安全ピンのとがった部分を軽く皮膚表面に当て，上下肢近位部から遠位部に向かって1～2cm間隔で刺激する． ❷痛みの感覚が低下している場所を言ってもらう． 　※各刺激の間隔は2～3秒あける． ▶▶チェックポイント 　痛覚の有無，左右差，近位・遠位差	〈正常〉 痛みがわかる．左右差がない．近位・遠位差がない．
触覚	❶筆や綿を用いて対象者に触れる． ❷触れられたときに合図してもらう． ▶▶チェックポイント 　触れられている感覚の有無，左右差，近位・遠位差	〈正常〉 触れたことがわかる．左右差がない．近位・遠位差がない．

・表在知覚は，「消失」「鈍麻」「正常」「過敏」と判定する．
・異常を訴える場合は，訴えのない部位（健側と思われる部位）と対比して，障害の程度（健側と思われる部位を10点とした相対的な点）や範囲をアセスメントし，皮膚感覚分布の身体図に記入する．

表3.13-10●深部知覚

		部 位	アセスメント方法	正常範囲
振動覚（写真は下肢の例）	内果	手関節の橈骨，足関節の内果または外果	❶閉眼してもらう． ❷あらかじめ振動させておいた音叉（128Hz）を骨突起部の上に置く． ❸音叉の振動を徐々に止める． ❹振動が消失したときに伝えてもらう． ❺左右同じ位置で行い，比較する． ※末梢で感じない場合は，徐々に中枢に向かって行う（例：足首→膝関節→腸骨稜） ▶▶チェックポイント 　振動覚の有無，左右差 　※高齢者では振動覚が生理的に低下しているため，膝から上のみでしか感知できないこともある．位置覚も同時に低下していれば，深部感覚が低下していると考えてよい．	〈正常〉 振動を感じる．振動の停止がわかる．左右差がない．
位置覚		手指，足指	❶閉眼してもらう． ❷検査しようとする指を側面から母指と示指でつかみ，指の位置を上または下に動かす． ❸上に動いたか，下に動いたか答えてもらう（関節運動覚）．関節の位置を固定させてその方向を答えてもらう（関節位置覚）． ※ほかの指に触れないよう注意する． ▶▶チェックポイント 　手指・足指の位置の判別 　※側面をつかむのは，指の上下をつかむと，例えば下に屈曲させる際，上側に力が入るので，位置覚が減弱していても，その圧迫感からわかってしまうことがあるからである．	〈正常〉 指の上下の位置がわかる．左右差がない．
ロンベルグ試験		全身（立位）	❶両足をそろえ，つま先を閉じて，立位をとってもらう． ❷最初は開眼し，次に閉眼して立ってもらう． ※対象者の転倒を防止するために，すぐ近くにいること． ※上肢を挙上させてもよい． ▶▶チェックポイント 　閉眼時の体の揺れ，バランス	〈正常〉 ロンベルグ徴候陰性：閉眼しても約5秒間はふらつかないで立っていられる． 〈異常〉 ロンベルグ徴候陽性：閉眼するとふらつく．

表3.13-11●複合知覚

		部　位	アセスメント方法
立体認知		手掌	❶閉眼してもらう. ❷鍵や安全ピン, コインのようななじみのある物を手のひらに置いて, それが何か質問する. 手のひらを閉じたり指で探ったりしてもよい. 片方ずつ異なるもので行う. ▶▶チェックポイント 　正しく物を特定できるか. 左右差
書画感覚		手掌	❶閉眼してもらう. ❷対象者の手のひらに数字や文字を指先で書く. ❸書かれた字や数字を質問する. ▶▶チェックポイント 　書かれた字や数字を特定できるか. 左右差
二点識別覚		指先, 手掌, 前腕, 下腿, 大腿, 胸, 背中など	❶閉眼してもらう. ❷皮膚上にコンパスで1本もしくは2本同時に触れる. ❸1本で触れたか2本で触れたかを答えてもらう. ❹次に, 2本の間隔を両端から少しずつ狭くしていき, 二点を識別できる最小幅を調べる. ❺左右の同じ部位で比較する. ※身体部位によって同時に刺激を知覚できる二点間の最短距離（二点識別閾値）はさまざまである. 　指先2〜5mm, 手掌15〜20mm, 手背20〜30mm, 前腕40mm, 体幹40〜70mm, 脛骨面40mm. ▶▶チェックポイント 　皮膚に加えられている刺激が1カ所か2カ所であるかを知覚できるか. 二点を識別できる幅, 左右差

1. 反　射

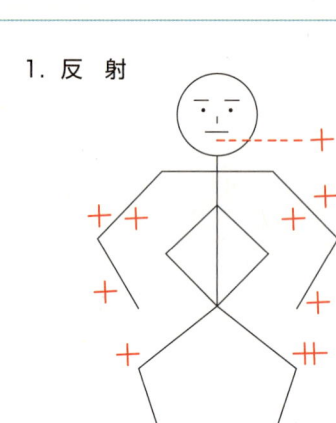

深部腱反射：（−）消失　（±）軽度減弱　（＋）正常　（　）やや亢進　（　）亢進　（　）著明な亢進
　　　　　　　　　　　　　　　　　　　　　　　　　　　　＋＋　　　　　＋＋＋　　　　＋＋＋＋
表在反射　：（＋）正常　（±）減弱　（−）消失
バビンスキー反射：（↘）正常　（↗）異常

2. 感　覚

障害部位を図示

(1)表在知覚
　　○ 温度覚（温・冷）　　正常,（障害）（過敏,（鈍麻）消失）
　　○ 触覚　　　　　　　　正常,（障害）（過敏）鈍麻, 消失）
　　○ 痛覚　　　　　　　　正常,（障害）（過敏）（鈍麻）消失）
(2)深部知覚
　　○ 振動覚　　　　　　　正常,（障害）（鈍麻）消失）
　　○ 位置覚　　　　　　　正常,（障害）（鈍麻）消失）
(3)複合知覚
　　○ 立体認知　　　　　　（正常）障害（鈍麻, 消失）
　　○ 書画感覚　　　　　　（正常）障害（鈍麻, 消失）
　　○ 二点識別覚　　　　　（正常）障害（鈍麻, 消失）

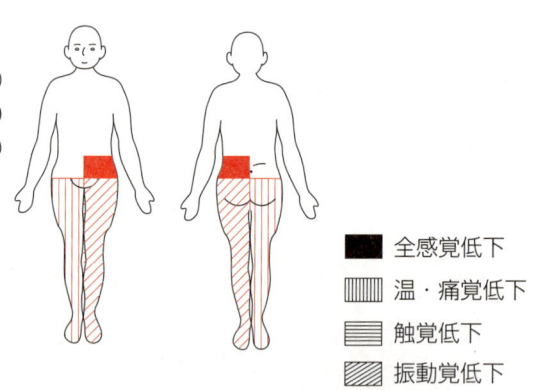

■　全感覚低下
▥　温・痛覚低下
▤　触覚低下
▨　振動覚低下

3. 姿勢と歩行

　　○ ロンベルグ試験　　　（−）,（（＋））
　　○ 歩行　　　　　　　　（正常）小刻み歩行, すくみ足歩行, 加速歩行, その他
　　○ つぎ足歩行　　　　　（正常）ふらつき, 酩酊歩行, その他

4. 協調運動

項　目	右	左	項　目	右	左
指鼻試験	（正常）拙劣	（正常）拙劣	急速変換運動	（正常）拙劣	（正常）拙劣
上記二項目の試験実施中の指鼻指試験	（正常）拙劣	（正常）拙劣	手指足指試験	（正常）拙劣	（正常）拙劣
企図振戦	（−）（＋）	（−）（＋）	踵膝試験	（正常）拙劣	正常,（拙劣）
母指と指の対向運動	（正常）拙劣	（正常）拙劣	8の字試験	（正常）拙劣	正常,（拙劣）

図3.13-9●神経系のアセスメント記録の例

（4）小脳機能

小脳は，**四肢の巧緻運動**や体幹の平衡に関与している．運動に関与する筋の活動を協調させ，運動の範囲・速度，方向，大きさなどを的確にコントロールしている（協調運動）．小脳が障害されると，主に次の症状が出現する．

●四肢の巧緻運動障害●

四肢を素早く，誤らずに目標に到達させることができず，行き過ぎたり（測定障害），ぎくしゃくしたり（運動の分解）する．また，正反対の運動を交互に素早く交換して行うことができない．

●構音障害●

発声や発語をつかさどる筋肉の協調性が失われ，音量やタイミングが唐突で不規則となる．

●歩行失調●

バランスをとるために足を開き，酩酊様の歩行がみられる．

●眼球運動障害●

追視させると眼球運動が円滑でなく，カクカクと断続的に動く．

小脳機能のアセスメント方法と正常範囲，正常逸脱範囲を表3.13-12に示す．

表3.13-12●小脳機能の試験　　　　　　　　　　●小脳機能の試験〈動画〉

	アセスメント方法	正常範囲と逸脱範囲
指鼻試験	示指で自分の鼻に触れ，離してもらう．スピードを上げながらこの動作を繰り返す．最初は開眼して，次に閉眼して行う． ※仰臥位でも行うことができる． ▶▶チェックポイント 　鼻に正しく指が触れるか，スムーズさ，企図振戦の有無，開眼時と閉眼時との違い	〈正常〉 鼻へ指がスムーズに動く，開眼時と閉眼時で差がない． 〈異常〉 ・運動の軌跡がぎくしゃくする（運動分解） ・目標がずれる（測定異常） ・目標に近付くと手が震える（企図振戦）
指鼻指試験	❶対象者と看護師は向かい合う． ❷対象者は自分の鼻から看護師の示指に素早く示指を動かす． ❸さらにその指を自分の鼻先に戻す． ❹ ❷-❸を繰り返す．看護師は対象者の示指が肘を伸ばしてちょうど届くくらいのところに立って，その都度，指の位置を変える． ▶▶チェックポイント 　示指の動きかた，正確さ，スムーズさ，企図振戦の有無 ※企図振戦は目的物に近付くほど指の振戦が著明になること．小脳性振戦の特徴	〈正常〉 目標となる指に正確に素早く触れることができる． 〈異常〉 ・運動の軌跡がぎくしゃくする（運動分解） ・目標がずれる（測定異常） ・目標に近付くと手が震える（企図振戦）

膝打ち試験	❶対象者に座ってもらい，自分の膝を一側ずつ手掌と手背で交互に叩いてもらう．この際，一打ごとに約15cmほどいったん高く持ち上げる． ❷最初はゆっくりと，次第にスピードを上げていく．左右とも行う． ▶▶チェックポイント 　正確さ，スムーズさ，叩く場所が一定か	〈正常〉 迅速に，規則正しく行うことができ，同じ場所を叩く． 〈異常〉 動作が緩慢，不規則で叩く場所が一定しない．
母指と指の対向運動	母指と残りの4本を1本ずつ順番にできるだけ早く触れる．左右とも行う． ▶▶チェックポイント 　正確さ，スムーズさ	〈正常〉 素早く正確に行うことができる．
手指足指試験	❶仰臥位になってもらう． ❷看護師の指に素早く自身の足指を動かす． 　※看護師は，示指を対象者が膝を曲げて到達できるような位置に置く． ▶▶チェックポイント 　正確さ，スムーズさ	〈正常〉 看護師の示した指の位置に足指を動かすことができる．
踵膝試験	❶仰臥位になってもらう． ❷踵を反対側の膝にのせ，トントンと叩いてから，すねの上を滑り下ろす．左右とも行う． 　※すねの上を滑り下ろす部分について踵脛試験と呼ぶことがある． ▶▶チェックポイント 　正確さ，スムーズさ	〈正常〉 踵を反対側の膝にのせ，トントンと叩いてから，すねの上を滑り下ろすことができる． 〈異常〉 踵を膝の上にちょうどよくのせることができず，膝を飛び越してしまったり，すねから外れたりする．
8の字試験	仰臥位になり，足で空中に8の字を書く．左右とも行う． ▶▶チェックポイント 　正確さ，スムーズさ	〈正常〉 8の字を書くことができる．

→アセスメントの解答例はp.198.

！考えてみよう 神経系のアセスメント：ラムゼイハント症候群

機序：　　　問診：　　　視診：　　　看護援助：

6　さらに，どのようにアセスメントを進めていくか

　初期アセスメントで健康問題（看護診断）の手掛かりとなる情報が得られたら，どのような症状が，いつ，どこで，どのように起こり出現したのか，症状がどのように変化してきたのか，それらの症状を裏付ける所見（徴候）について，さらに重点的に情報収集を行う（2次アセスメント，焦点アセスメント）．この際に，対象者の安全や自立に支障をきたしていないかを含めてアセスメントを進めていく．

●知　覚●

　気付かないうちに，切傷や熱傷ができていることはないかアセスメントする．温度覚，痛覚，触覚が鈍麻・消失していると，切り傷や打撲に気付かなかったり，熱いもの・冷たいものの感じ方が鈍くなる（なくなる）．そのため，外傷・熱傷・凍傷などの危険が高まる．

●運　動●

　日常生活において支障をきたしている動作について，アセスメントする（立位保持，座位保持，寝返り，起き上がり，かがむ，歩行，階段昇降，手を上げる，物を握る）．転倒や転落などを経験していないか，具体的に聞く．

やってみよう

　正座によるしびれ（感覚障害）の原因，メカニズム，予防法について考えてみよう．

引用・参考文献

1）佐伯由香．"神経系"．解剖生理学．第4版．林正健二編．メディカ出版，2016，（ナーシング・グラフィカ，人体の構造と機能1）

2）城生弘美ほか編．やってみよう！ ヘルスアセスメント．メディカ出版，2005，（ジーサプリ）．

重要用語

反射	筋萎縮	異常感覚
麻痺	感覚鈍麻	不随意運動
筋力低下	感覚過敏	協調運動

14 | 系統別アセスメントと頭尾法を統合してみよう

やってみよう　その1

系統別と頭尾法のフィジカルアセスメントの統合（統合図）

　まず，本テキストに記載されているフィジカルアセスメント（p.44〜187）について，全身を順序よくアセスメントしていく場合を考えて，以下の人の図にアセスメントの実施順序を書き込んでみよう（詳細にではなく，「呼吸器系のアセスメント」や「リンパ系のアセスメント」など大枠で書き込んでみる）．

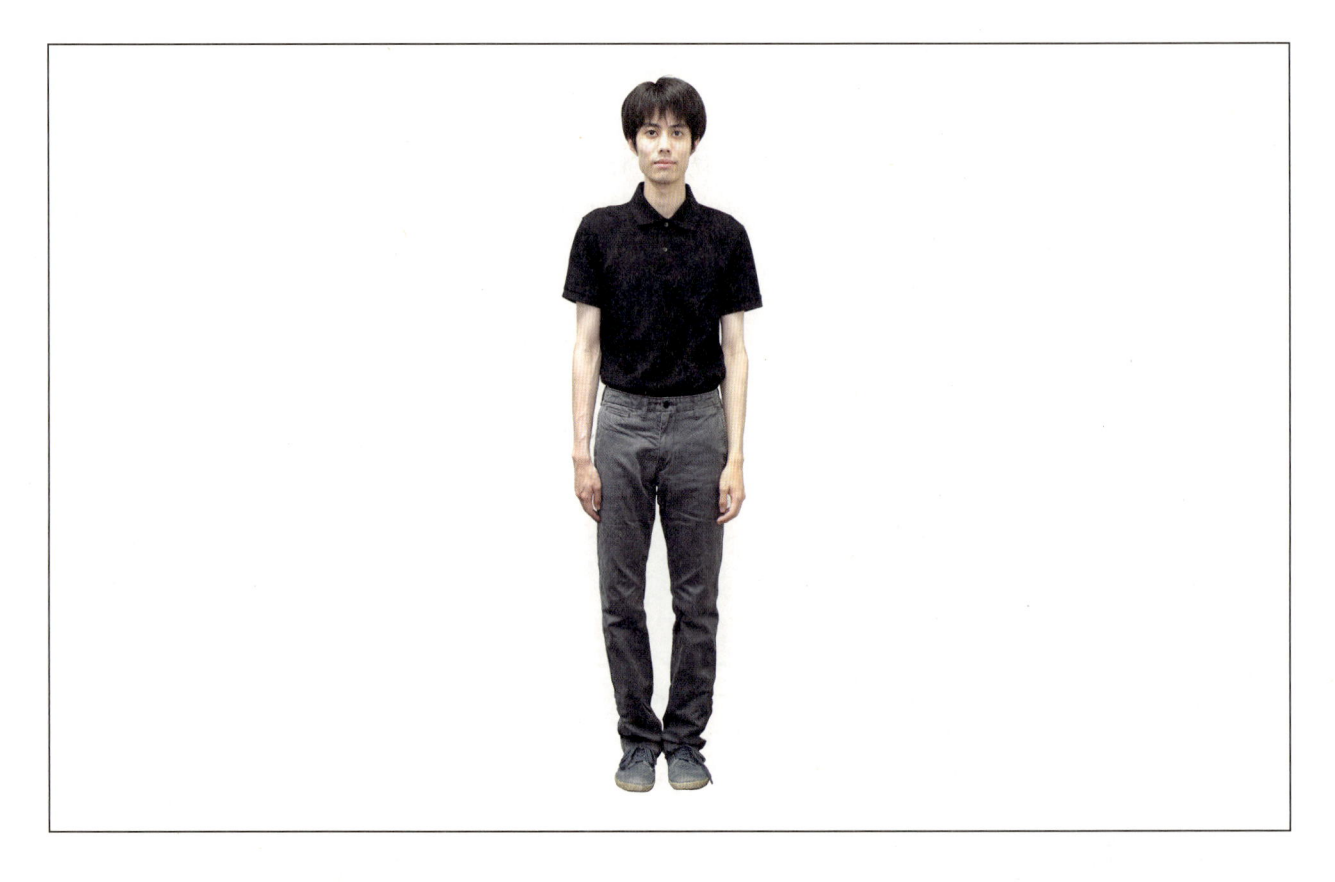

　実際に目の前にいる人を想定して，フィジカルアセスメントを統合して実施することを考えると，系統別に学習したフィジカルアセスメントを組み合わせて実施できるのではないかと気づいた人もいるかもしれない．

　実際の看護場面では，いくつかの系統別フィジカルアセスメントを同時に実施している場合が多い．そこで，系統別アセスメントを統合して実践されている**頭尾法**を例にとり，次ページに統合図を示した．上記の課題より，やや詳細に記載されているが，これはあくまでも一例であり，対象者の全身を把握するための視点として，また，どのような内容を統合して実施できるのか，自己の知識を整理するために参考にしていただきたい．

---

plus α

頭尾法
head to toe approach
頭頸部，胸背部，腹部，生殖器・肛門部，筋・骨格系，神経系などの順に，頭の先から足の先まで情報を収集する方法．

頭尾法によるヘルスアセスメントの俯瞰図

　ヘルスアセスメントの実践では，対象者の身体的・心理的負担を最小限にした上で，正確にフィジカルイグザミネーションを実施し，適時，的確な情報を得る必要がある．つまり，対象者の健康状態の緊急度と重症度に合わせて，そのときに必要と考えられる問診とフィジカルイグザミネーションを選択・実施し，対象者の状態をアセスメントする．

　以下に，全身状態をアセスメントする際の頭尾法の俯瞰図の例を示す．ぜひ，自分なりのヘルスアセスメントの実践方法をさらに検討していただきたい．

緑文字　聴診器が必要な項目
青文字　検査器具が必要な項目
黒文字　自分の身体があれば実施可能な項目
　　　　（アセスメントの大部分を占める）

【脳神経】
Ⅰ：嗅神経
Ⅱ：視神経
Ⅲ：動眼神経
Ⅳ：滑車神経
Ⅴ：三叉神経
Ⅵ：外転神経
Ⅶ：顔面神経
Ⅷ：聴神経
　　（内耳神経）
Ⅸ：舌咽神経
Ⅹ：迷走神経
Ⅺ：副神経
Ⅻ：舌下神経

統合

頭頸部

【視／触】頭髪・頭皮・頭蓋（背面より実施）

【触】肩の挙上（Ⅺ：副神経）（背面から実施する場合）

眼
【視】左右対称性（開眼：動眼神経／閉眼：顔面神経）
　眼球運動（Ⅲ，Ⅳ，Ⅵ）・眼振の有無／カバー・アンカバーテスト／輻輳反射
　視野検査／視力検査（Ⅱ）
【視　一部触診】瞳孔，虹彩，角膜，眼瞼結膜
　　対光反射（Ⅱ／Ⅲ），眼底検査

耳
【視】耳介，外耳道，鼓膜
　聴覚検査（Ⅶ）／グロスの聴力検査，リンネテスト／ウェーバーテスト

鼻
【視／触】副鼻腔
　　嗅覚検査（Ⅰ）
【視】鼻孔，鼻腔，鼻粘膜，鼻中隔

顔面
【視】対称性，皮膚の異常の確認
【触】触覚検査／痛覚検査（Ⅴ）
　額部・角膜反射／頰部／頸部の触診，舌　前2/3　触覚
【視】顔の動き・表情（Ⅶ）
　額部のしわ，閉眼力，口角挙上の視診，舌　前2/3　味覚

口腔
【触】開口とかむ力（Ⅴ）
【視】口唇，歯，歯肉，舌，口腔粘膜，口蓋，口蓋垂，口腔咽頭
【視／触】舌下腺，耳下腺，扁桃腺
【視／触／聴】発声，嚥下運動（主にⅤ，Ⅶ，Ⅸ，Ⅹ，Ⅺ，Ⅻ）

頸部
【触】頭頸部リンパ節
【視／触】甲状腺（前面から実施する場合）
【視】頸静脈，怒張の有無，静脈圧
【聴】頸動脈　【聴】雑音　【触】拍動
【視／触】気管支位置

会った瞬間

服装，持ち物，体型，性別，年代，姿勢，体臭，意識，表情（Ⅶ），眼（Ⅲ・Ⅳ・Ⅵ），視線，露出している皮膚の状態，家族や面会者との関わり

問診

主訴，現病歴，既往歴，家族歴，入院前の生活，マズロー，ヘンダーソン，ゴードンを用いた情報収集
→6章「アセスメントガイドを用いた情報の整理と看護計画」
＊発語状態（Ⅴ，Ⅶ，Ⅷ，Ⅸ，Ⅹ，Ⅺ，Ⅻ）や会話中の呼吸状態にも注目する

バイタルサイン

意識，呼吸，脈拍，血圧，体温の測定
→2章5節　バイタルサインの測定

胸部

全体
【視／触】皮膚の状態，疼痛・皮下気腫の有無，胸郭の前後径

背面
【視／触】脊柱の側弯の有無，胸郭の動き
【打】肺野・横隔膜
【聴】肺音の聴診

【視／触】肋骨角の角度（90°以上），胸郭の動き
【触】心尖拍動点の位置　＊るい痩の対象者では目視可能な場合がある
【打】肺野
【聴】肺音
【聴】心音

腹部

【視】腹部の膨隆，へその位置，皮膚の線条，静脈怒張
【聴】腸蠕動音，腹部血流音の有無
【打】肝臓・脾臓の大きさ，腹部のガスや便の貯留
【触】肝臓／脾臓／腎臓
【触】腹部全体（緊満，膨満，便塊の状況，腹膜刺激症状の有無）

発達段階のアセスメント
4章「成長発達に伴うアセスメント」参照

母性のアセスメント
子どものアセスメント
高齢者のヘルスアセスメント

生殖器・肛門部

女：【視／触】陰唇，会陰，バルトリン腺，腟
男：【視／触】陰茎，陰嚢，前立腺
鼠径部：【視／触】ヘルニアの有無，鼠径リンパ節の腫脹の有無
肛門：【視／触】肛門周囲の皮膚，直腸脱，ポリープ，痔核の有無
直腸診：【視／触】腫瘤，結節，狭窄，出血の有無

心理社会的アセスメント
5章「心理的・社会的側面のアセスメント」参照

心理的側面のアセスメント
居宅等で生活する対象者のヘルスアセスメントの視点

全身

【視】排泄，更衣，着脱，整容，体位保持，歩行障害の有無
【視】関節の変形の有無，関節可動域（ROM），徒手筋カテスト（MMT）
【触】四肢の脈拍（触知可能，左右差）
　小脳機能検査，腱反射，表在知覚，深部知覚，複合知覚の評価

いろいろな場面での活用例

　以下の場面に遭遇したら，どうすればよいだろうか？　グループで話し合ってみよう．

場面1：外来に呼吸困難の訴えで来院したCさん（63歳，男性）．Cさんは椅子に腰かけて診察室の机に肘をつけたまま苦しい状況を医師に訴えようとするが，話の最中に何度も息継ぎをして十分に訴えることができない．Cさんは頸部が短く，右頸静脈が怒張しており，胸部の前後径と横径がほぼ1：1であった．バイタルサインの測定を始めようとCさんの両指先をみると，全手指がばち状指であった．医師からは酸素療法の指示が出た．
　さて，あなたなら，この後どのような行動をとりますか？

場面3：フィジカルアセスメントの研修を受けてきたことを知った同僚の看護師Eさんから，「最近だるくて，前から肝機能の血液データが悪いんだけど，一度私の肝臓をみてもらっていい？」と言われ，肝臓を触診した．その際，右肋骨弓直下に手拳大の固いものがすぐに触れた．
　あなたなら，この後同僚にどのように話をしますか？

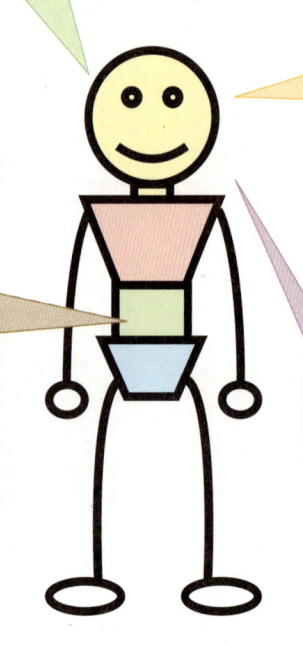

場面2：腹痛の訴えで，夜間緊急入院となったDさん（82歳，女性）．当直の医師からは，腹部X線の指示が出たが，Dさんは横になることができず，エビのように背を曲げた状態で座っているのが精いっぱいで，じっとりした冷や汗をかいていた．腹部を触ろうとしても，激痛のため触診は不可能であった．Dさんの移動を介助する際に一瞬手が触れた心窩部がとても固かった．
　当直医師にX線検査ができない状況であることを電話で伝えると，「検査ができなければ診断がつかず処置ができないので，とにかくX線検査は実施してほしい」という返答だった．
　さて，あなたなら，この後どのような行動をとりますか？

場面4：新しい病棟に勤務を始めた初日，笑顔で迎えてくれた看護師長に挨拶をした際，ふと頸部に目をやると，右頸静脈が怒張していることに気づいた．
　あなたは，自分の気づいたことについてどのように対応しますか？

各場面の対応例を以下に示す．ただし，あくまでも例なので，さらにどのような対応があるのか，グループで話し合って深めてみよう．

●場面1の場合

Cさんと会った瞬間から，呼吸苦があり，横隔膜を下げて肺を拡張しやすい体位（座位で机に肘をつけた姿勢）をとっていることがわかる．また，会話が途切れて息継ぎをしている状況から，頻呼吸があることが推測される（通常の呼吸状態では，会話中に息継ぎはしない．実際に自分で確認してみよう）．

加えて，頸部が短く，胸部の前後径と横径がほぼ1：1，全手指がばち状指であることから，Cさんは慢性閉塞性肺疾患（COPD）である可能性が高く，さらに右頸静脈怒張があることから，右心不全を併せもっていることがわかる．心肺機能は一対で機能しているので，頻呼吸が起こっているということは，呼吸器系にも循環器系にも負荷がかかっている状態にあると推測される．

したがって，バイタルサイン測定時には血圧，脈拍はもちろんのこと，必ず呼吸数や呼吸パターンも観察し，記録に残す必要がある．

Cさんの場合のように，付き添いの人がおらず，本人からの情報を得ることが困難な状況で，酸素療法を実施するという医師の指示があった際には，COPDを患っていることを予見させる客観的情報を医師に伝え，酸素療法によるCO_2ナルコーシスが起こらないよう，酸素量の検討や留意事項を医師に確認する必要がある．

> 例）「先生，Cさんの酸素療法についてなのですが，Cさんは頸部が短く，胸部の前後径と横径がほぼ1：1，全手指がばち状指であることから慢性閉塞性肺疾患の可能性が高いと考えられます．酸素療法はどれぐらいの量から開始されますか？」

●場面2の場合

Dさんから得られた情報として，X線撮影のための体位がとれないほどの腹部の激痛があり，腹部が緊張しない体位である前屈位（エビのように背を曲げた状態で座っている）を保っていて，ショックの5Pのうちの冷汗（じっとりした冷や汗をかいている）があることがわかる．バイタルサインの測定時に血圧が正常範囲内であっても，脈拍頻拍がないか，キャプラリーリフティング（毛細血管再充満時間：爪床部を2〜3秒押して，元の爪色に戻る時間が2秒以内であれば正常）を確認して，プレショック状態になっていないかを確認する必要がある．

重要な点として，心窩部の筋性防御（心窩部がとても固かった）があることから，消化管穿孔による腹膜炎を起こし，ショックを起こしかけている可能性が考えられるため，Dさんへの対応は緊急度の高いものと判断できる（Dさんのような高齢者の場合，一般的な症状とは違う形で症状が出る，つまり症状の不定形があるので，消化管穿孔以外の原因があることも想定しておく）．

よって，X線検査の実施の有無ではなく，早急に医療処置の対応を医師に要請する必要がある．

plus α

ISBARC
アイエスバーシー

相手にわかりやすく内容を伝えるためのコミュニケーションスキル（報告方法）の一つ．起こっている内容をこの順序に従って伝えるとわかりやすいとされている．臨床現場では，場面1や場面2のような緊急時の医師への報告に用いられることが多い．その内容は，identify（報告者と患者さんの同定），situation（患者さんの状況），background（臨床経過），assessment（状況評価の結論），recommendation（要望や要請），confirm（受けた内容の確認）である．

→詳細は『基礎看護技術』4章3節「バイタルサインの測定結果の解釈と報告方法」参照．

●場面3の場合

　看護師のEさんは，肝機能に異常があるだろうということはわかっているが，専門医を受診するまでには至っていないようである．肝臓の触診を依頼してきたのは，①どうしたらよいのかわからず，今後のことを考える上で何らかの情報が欲しい，と考えていたからかもしれない．また逆に，②自分では大丈夫だと思っていることを他者に確認してもらいたい，と考えているのかもしれない．①②いずれの理由にせよ，肝臓を触診した結果，右肋骨弓直下に手拳大の固いものがすぐに触れた状況から，早急に肝臓の専門医を受診したほうがよいことは明らかである．

　看護で用いられているフィジカルアセスメントは診断を行うものではなく，対象者の健康に寄与できるように生かすために用いられているものである．したがって，今後Eさんにとって何が優先されるのかについて，重々しく語るのではなく，Eさんが状況をとらえられるように，率直に伝えることが重要になると考える．

●場面4の場合

　フィジカルアセスメントで知り得た知識・技術は，人に会った瞬間から活用されているので，相手がその情報を知らない，場合によっては知られたくない情報であっても，知覚することが多々ある．この場面のように，新しい病棟の看護師長の「右頸静脈が怒張」している状況から，右心系の機能不全を有していることが推測される．しかし，この情報を看護師長がどのように取り扱いたいのか，現状からはわからない．人には"知る権利"もあれば，"知りたくない権利"もあるわけなので，今後病棟で働く中で，看護師長の身体的負荷や疲労など気にとめながら，様子をみていくことになるだろう．

　以上，いろいろな場面でのフィジカルアセスメントの活用について述べたが，看護で用いられているフィジカルアセスメントは，医学診断を行うものではなく，対象者の健康に寄与できるよう看護ケアに生かしていくことが重要である．この点を踏まえて，普段の看護ケアや看護実践にフィジカルアセスメントを具体的に生かす方法を，これから皆さんで考えていこう．

※上記の場面を作成するに当たり，小田原市立病院看護部フィジカルアセスメントチームから貴重な情報やご意見等をご提供いただいた．

考えてみよう アセスメントの解答例

2節　皮膚のアセスメント例：にきび（痤瘡〈ざそう〉）

機　　序：脂腺は性ホルモンの濃度変化と関係しており，思春期になると分泌が盛んになる．にきびは，脂腺の導管が閉塞して脂肪が蓄積し，炎症を起こして皮膚表面の常在細菌などの温床になったものである．

問　　診：対象者の年齢，食事内容の特徴（規則正しく食事をしているか，脂肪の取り過ぎはないか），日常生活の過ごし方（不規則ではないか，負荷のかかる生活を送っていないか）について尋ねる．

視　　診：顔面（背中にも症状がある場合がある）をみる．直径1cm未満に表皮が隆起していて，隆起の中身は膿であることが特徴である．

看護援助：皮膚表面をできるだけ清潔にする必要があることを理解してもらう．また，食事面で必要以上の脂肪摂取を控える方法を対象者と一緒に考える．悪化させないために，洗浄していない手や爪で触れないように説明する．

3節　リンパ系のアセスメント例：頸部リンパ節腫脹

問　　診：発生時期，経過（徐々に大きくなったのか，急に大きくなったのか），疼痛，発熱，倦怠感，体重減少の有無，その他の症状の有無（上気道感染症状，口腔内病変，う歯，浮腫，外傷など），既往歴（感染症，悪性腫瘍など）

視診および触診：リンパ節腫脹の部位（それが1カ所に限局しているか，離れた2カ所以上かも見る），大きさ，形状，硬さ，可動性，圧痛の有無，周囲の発赤・熱感の有無，肝腫・脾腫の有無

〈アセスメントの留意点〉

・まずリンパ節腫脹が限局的なものか，全身性のものかを見極め，腫脹したリンパ節の領域に原因疾患の所見がないかを考えながらアセスメントしていく．

・リンパ節腫脹は局所の炎症，感染症によるものが多いが，悪性腫瘍の転移の可能性も念頭に置き，重要なサインを見落とさないように注意する．

4節　甲状腺のアセスメント例：甲状腺腫大

問　　診：動悸，息切れ，発汗，体重の変化，消化器症状（食欲，下痢／便秘），無気力，倦怠感，（女性の場合）月経異常の有無など

視　　診：腫大の大きさ，精神・神経症状（イライラ／落ち着きがあるか，手指振戦），眼症状（眼球突出，眼瞼浮腫），皮膚症状（発汗／乾燥，浮腫，脱毛），循環器症状（頻脈／徐脈），代謝異常（暑がり／寒がり）

触　　診：腫大の大きさ，硬さ，結節の有無，圧痛，可動性

聴　　診：血管雑音

〈アセスメントの留意点〉

・甲状腺腫大はほとんどの甲状腺疾患において認められるが，その特徴は疾患によって異なるため，特徴をとらえながら詳しく丁寧にアセスメントする．そこで得られた所見が鑑別診断の際に重要な情報となる．

・甲状腺疾患の症状は全身に及ぶため，腫大を認めたら，影響を受ける他領域（精神・神経症状，循環器症状など）のアセスメントも関連付けながら行うことが大切である．

5節　鼻のアセスメント例：鼻出血

機　　序：鼻出血は主に鼻中隔粘膜から生じる．特にキーゼルバッハ部位は好発部位である．アレルギー性鼻炎，鼻前庭部の炎症などで鼻に瘙痒感がある場合，鼻を触るために鼻出血を起こしやすいほか，外傷，腫瘍の原因ともなる．

問　　診：鼻出血のきっかけの有無（鼻をかんだ，鼻を触った・ぶつけたなど），どのくらいの時間出血しているか，最近鼻出血を起こしたことはあるか，鼻炎の有無を尋ねる．そのほか，鼻中隔弯曲症，鼻中隔腫瘍，血小板の低下をきたす疾患の既往の有無，治療（化学療法など）の有無を確認する．

視　　診：鼻腔内を視診し，出血点を確認する．止血が悪いときには，鼻腔以外に歯肉からの出血，皮下の出血斑についても確認する．

看護援助：出血点が確認されれば，その部位を用手的に圧迫するように鼻を手でつまみ，圧迫止血を行う．鼻中隔前部のキーゼルバッハ部位が鼻出血の好発部位であることから，この部位を患者自身が適切に圧迫できるように指導する．

6節　眼のアセスメント例：視野欠損

機　　序：視野の欠損は，緑内障や網膜剥離，脳腫瘍，視神経の障害などによって起こる可能性があるため，これらの疾患を念頭に置きながら検査を行う．

問　　診：視野欠損に気付いた日時，欠損の範囲，またそれ以前に眼の打撲や眼の手術，糖尿病や高血圧，緑内障の有無などの既往歴，緑内障の家族歴を尋ねる．身体に疼痛やしびれがないかも尋ねる．

視　　診：視野検査で，両眼の視野欠損範囲を観察する．眼底検査を行い，網膜全体の観察を行う．

看護援助：視野欠損は，網膜剥離などの場合，時間の経過とともに範囲が広がり失明に至るため，早めの治療につなげるようにする．

7節　肺（呼吸器系）のアセスメント例：急性気管支炎

機　　序：気管支を発症部位とする急性の呼吸器感染症である．発症の機序はウイルス感染が多く，原因としてアデノウイルス，コロナウイルス，インフルエンザウイルスなどが挙げられる．鼻汁，咳嗽，咽頭痛などの上気道感染症状（かぜ症候群）に続き，下気道の気管支まで炎症が及ぶと，咳嗽の悪化のほか，喀痰，胸痛が出現する．

問　　診：かぜ症状の有無，その症状がいつからあるか，発熱の有無

視　　診：咽頭発赤の有無，喀痰の性状

聴　　診：気管支の病変位置により，太い気管支の気道が狭窄すると低調性連続性ラ音が，細い気管支が狭窄すると高調性連続性ラ音が確認される．

看護援助：安静と栄養，水分を十分に補充する．症状により鎮咳薬，去痰薬，鎮痛解熱薬を投与する．細菌による二次感染が疑われる場合は，適切な抗菌薬を確実に投与する．

8節　心臓・血管系のアセスメント例：むくみ（浮腫）

機　　序：浮腫は静水圧の上昇，低アルブミン血症，血管透過性亢進，皮下・間質の浸透圧上昇，リンパ管の閉塞など，さまざまな原因によって生じる．心機能の低下による場合は，主として静水圧の上昇によるものである．閉塞性肺疾患などでは右心不全から生じるが，左心不全に引き続き生じることが多い．

問　　診：・浮腫の起こり方：いつごろから生じたか，1日のうちで変化があるか，部位・程度，悪化しているか．
　　　　　・その他の症状：食欲不振，倦怠感，易疲労感，息切れ，息苦しさなど．
　　　　　・既往歴：心疾患，閉塞性肺疾患，肝疾患，腎疾患，甲状腺疾患，栄養障害，悪性腫瘍，深部静脈血栓症，血管炎など．
　　　　　・治療歴：内服薬とその管理方法
　　　　　・水分摂取・排泄状況，体重増加の有無・程度

視　　診：浮腫の部位・程度（体位により変化をするか）

触　　診：圧痕性の浮腫の場合は圧痕の程度をみる．非圧痕性浮腫の場合は，周囲径を計測する．
　　　　　・脛骨横を親指で10秒間圧迫し，圧痕の深さをみる．
　　　　　・浮腫のある部位を10秒間5mmへこむ程度に圧迫し，回復するまでの時間をみる．

聴　　診：・呼吸音：呼吸音減弱・ラ音の有無
　　　　　・心音：Ⅲ音・心雑音の有無

看護援助：心機能低下による場合は，心機能の改善が必須である．浮腫は重力によって生じるため，臥位をとっている場合，背部や踵部にも生じる．浮腫のある部位の皮膚は脆弱化しているため，損傷を起こさないように，体位変換や上肢・下肢の挙上などに努める．

9節　乳房のアセスメント例：乳頭からの分泌

　乳頭分泌については，①非自発性なのか自発性なのか，②分泌物が単孔性なのか多孔性なのか，③持続性の有無，④薬物服用の有無と服用中の薬物名，⑤家族歴（家族内にも同様の症状を示す人がいるのか）について確認する必要がある．

問　　診：③持続性の有無（自己検診前後に乳頭から分泌物が出ることがあったか），④薬物服用の有無，⑤家族歴を確認する必要がある．問診の結果，③自己検診前に乳頭から分泌したことはなく，④薬物服用もなし．⑤実母もAさんと同じ年代のときに同じ症状を呈したことがあった．

視　　診：乳頭・乳輪部の異常や左右差の有無を確認したが，乳頭・乳輪には異常はなかった．

触　　診：乳頭を圧迫する（非自発性）ことで，極少量の白色透明の分泌物が両側多孔性にみられた．

　以上より，①非自発性，②多孔性，③持続なし，④薬物服用なし，⑤実母も同症状を同年代に呈していたことから，p.120 表3.9-2に示す「生理的乳頭分泌」であることが推測される．

10節 腹部のアセスメント例：便 秘

機　序：便が大腸内を通過するのに時間がかかり，水分が吸収されて固くなったため，排便が困難になった状態である．多くの薬がその副作用として便秘症状があること，また，療養のため身体活動が低下し，腸の動きが不活発化することにより機能的にも便秘を呈するリスクが高い．こうしたことから消化器系の患者に限らず，どういった疾患の患者においても極めて重要なアセスメントである．

問　診：排便については毎日1回ある人，3日に1回の人と，その個別性は高いため，まずはその人の通常の排便習慣（排便間隔，排便量，便の性状など）を把握する．それに対する現在の排便回数や便の性状（1回量，固さ，色，排便後の残便感など）の把握も大切であるが，同時に便秘を自覚させる随伴症状（腹痛，腹部の張り〔膨満〕感など）の問診も重要なアセスメント項目である．さらに，ここ数日の食事および水分摂取量，運動量（安静度），下剤内服や座薬，浣腸などの有無についても情報を集める．

視　診：便秘の症状を腹部の視診から伺うことは難しいが，腹部全体や限局性の膨隆などの確認や蠕動不穏（腸管の動きが腹壁を通して透見できる状態）の有無を観察する．

聴　診：腸蠕動音を確認する．食前後で異なるが，一般的に4〜12回／分を基準とし，最低1分間は聴診する．この状況でほとんど聴取されない場合は腸蠕動が減弱していると考えられ，便秘の誘因となっていることが予測される．5分間聴取されない場合は，腸蠕動そのものが消失している麻痺性イレウスの可能性が高い．

打　診：便秘に伴う腹部のガスの貯留状況について，鼓音の分布で確認する．打診や触診は腸蠕動を亢進させてしまうため，聴診で本来の腸蠕動の活動を確認した後に行う．

触　診：触診を行い，便塊がどのあたりにあるかを確認し，浣腸の適応なのか下剤を内服すべきなのかのアセスメントにつなげていく．

11節 女性生殖器のアセスメント例：外陰腟カンジダ症（カンジダ性腟炎）

機　序：抗菌薬の投与や感冒罹患による免疫機能低下によって，常在菌であるカンジダ・アルビカンスの増殖が起こり発症する．

問　診：対象者の年齢，帯下の色，性状，においと瘙痒感，発症前の生活状況，性交の有無を尋ねる．

視　診：外陰部に発赤がみられる．帯下は白色から淡黄色で，酒粕またはチーズ状であることが特徴である．腟鏡診で，腟壁に白色帯下が付着している．

看護援助：治療薬（抗真菌薬の塗布，腟錠の挿入）の使用方法について説明する．外陰部を清潔にし，通気性のよい木綿の下着を着用することを勧める．また，治癒するまで性交を控え，バランスのとれた食事や十分な睡眠をとる必要性も理解してもらう．

11節 男性生殖器のアセスメント例：急性淋菌性尿道炎

機　序：グラム陽性双球菌である淋菌の尿道感染によって起こる炎症．

問　診：対象者の年齢，性交の有無，尿道の不快感および排尿時痛の有無，尿道口からの排膿の有無，尿の性状（血尿の有無），尿回数を尋ねる．

視　診：尿道口の発赤や排膿が認められる．

看護援助：抗生物質の服用方法について説明する．生活はできるだけ安静にし，飲酒，性交は控える．また，炎症性滲出物を排泄するために水分を積極的に摂取し，十分に排尿することが必要であることを説明する．

11節　肛門のアセスメント例：裂　肛

機　　序：便秘による硬い糞便によって肛門に裂傷が生じる.

問　　診：排便習慣，排便時の疼痛，出血の有無を尋ねる.

視　　診：肛門部（肛門上皮）に裂傷がみられる.

看護援助：便秘解消のため，食事は暴飲暴食を避け，繊維を多く含んだものを食べるようにし，水分を十分にとるよう
　　　　　説明する. また，排便後の肛門部は温水洗浄便座などを用いて温湯で洗い，清潔を保つ. 裂肛，便秘が改善
　　　　　されない場合には受診するよう勧め，坐薬，軟膏などの外用薬を使用するとともに，便秘薬を服用し，痔核
　　　　　に移行しないようにすることが重要であることを説明する.

12節　筋・骨格系のアセスメント例：肩の痛み（肩こり）

機　　序：肩周辺の痛みの多くは肩こりと称され，僧帽筋や棘上筋部などの筋肉疲労や血行不良が原因のものが多いが，
　　　　　四十肩・五十肩といった，加齢に伴い肩関節の周辺組織が縮み肩関節周囲に炎症を起こす場合や，頸椎症な
　　　　　ども考えられる.
　　　　　　注意しなければならないのは，上記のように肩周辺の筋肉や神経に問題があるわけではなく，臓器の痛み
　　　　　が体性知覚神経への刺激となり肩に痛みを感じる場合があり，これを関連痛という. 直接生命に関わる疾患
　　　　　として，心筋梗塞や狭心症などの循環器系疾患がある. 胸痛が伴うことも多いが，肩こりだと見過ごしてし
　　　　　まうこともあり，注意が必要である. それ以外にも，胆嚢や肝臓など上腹部臓器の病巣や炎症で肩周辺に痛
　　　　　みが生じる場合もある.

問　　診：肩の痛みについて，その程度や急性的に生じたのか慢性的に持続しているのか，左右の対称性や痛みの質（ジ
　　　　　ンジン，ズキズキなど）はどうか，さらに痛みを誘発もしくは軽減する姿勢や動作など，さまざまな観点か
　　　　　ら痛みの状況について情報を得ていく必要がある. また関連痛の兼ね合いも考慮し，随伴症状として胸部の
　　　　　症状（必要によっては十二誘導心電図の検査結果）や，腹部症状（必要によっては腹部エコーの検査結果）
　　　　　などの情報も得ながらアセスメントしていく必要がある.

視　　診：肩関節周辺の筋肉の腫れや隆起などを観察する.

聴　　診：循環器系疾患の関連痛が考えられる場合は，心音や心雑音を確認する.

打　　診：腹部臓器の炎症として関連痛が考えられる場合は，負荷のかからない範囲で対象臓器周辺の叩打診を行う.

触　　診：肩関節周辺の筋肉の腫脹や熱感，硬さなどを確認する. また肩関節の可動域について，自動・他動運動の両
　　　　　側面から制限がないか観察し，痛みが生じた場合はその部位を特定する.

13節　神経系のアセスメント例：ラムゼイハント症候群

機　　序：水痘（水ぼうそう）の治癒後も顔面神経の耳神経節，膝神経節に潜伏している水痘・帯状疱疹ウイルスが免疫低下を背景に再活性化して生じる，片側性の末梢性顔面神経麻痺である．

問　　診：水痘の既往歴やワクチン接種歴，顔面の皮疹および疼痛の出現の有無，隣接する内耳神経に障害を伴う場合，めまいや感音性難聴の有無

視　　診：患側における額のしわ寄せ不能，兎眼，鼻唇溝の消失，口角の下垂，味覚障害などの顔面神経症状，聴力障害，鼓膜・外耳道・耳介の水疱などの耳症状や角膜潰瘍などの眼症状，体幹部や殿部の皮疹の有無

看護援助：眼球結膜の保護，食事介助，接触感染対策

※同時に二つ以上の神経支配領域にわたり帯状疱疹が出現していたり，神経領域から外れて全身性に皮疹が出現していたりする場合は，入院による治療と空気感染予防のため隔離が必要であり，顔面に限らない問診および視診が重要となる．

成長発達に伴うアセスメント

4

1 | 母性のアセスメント

学習目標

- 第二次性徴（性成熟過程）のアセスメントができる.
- 性周期に伴うホルモンと子宮内膜，基礎体温の変化について説明できる.
- 成熟期の女性の性機能についてアセスメントできる.
- 更年期の時期と内分泌に起こる変化について説明できる.
- 更年期・老年期女性に起こりやすい健康問題を説明できる.
- 年齢特性を踏まえた健康状態のアセスメントが実施できる.

● 事前の自己学習課題

A. 女性のライフサイクルは，性成熟の段階でどのように区分されているか，それぞれの名称と特徴を述べなさい.

B. 各ライフサイクルにある女性を取り巻く環境について述べなさい（家族関係，学校・職場の人間関係，働く女性に対する母性保護など）. また，その環境が女性の健康に与える影響について述べなさい.

C. 女性生殖器や女性ホルモンの影響を受けることで多くみられる疾患について述べなさい.

---

1 母性のアセスメントに必要な基礎知識

（1）思春期にみられる発育の特徴：第二次性徴

　第二次性徴とは，性ホルモンの作用の差により，思春期以降に現れる男女それぞれの身体各所にみられる特徴のことで，女子では乳房の発育，逆三角形の陰毛の発生，皮下脂肪沈着などがある.

　乳房の発育は卵巣からのエストロゲン分泌の増加により，9〜11歳で開始する. 陰毛（恥毛）の発生は，卵巣からのエストロゲンと卵巣・副腎からのアンドロゲンとの相乗作用により，通常，乳房の発育から6カ月以内に始まるが，陰毛の発生のほうが早まることもある. その経過は図4.1-1のとおりで，思春期前をI度（図中の①），思春期の開始をII度（同②），成人をV度（同⑤）として評価する（Tannerの分類）. 乳房の発育，陰毛の発生に続き，日本人女性では平均12歳で初経が発来する. 女性の第二次性徴の発達は8〜9歳に始まり，初経を経て，17〜18歳ごろに完成する. この第二次性徴出現からその完成，月経周期がほぼ順調になるまでの期間を思春期という.

（2）女性の性周期（図4.1-2）

　女性は一定の周期（正常範囲は25〜38日）で排卵および月経が起こる. 性周期には，**卵巣周期**と**子宮内膜の周期的変化（月経周期）**がある.

●卵巣周期●

　視床下部（間脳）−下垂体−卵巣系におけるホルモン分泌調整によるものである. 卵巣周期は，①**卵胞期**，②**排卵期**，③**黄体期**の三つの時期に区分される.

①**卵胞期**：性周期前半（28日周期の場合，月経開始から約14日間）の時期. 視床下部から分泌されたゴナドトロピン放出ホルモンの働きで，下垂体前葉から**卵胞刺激ホル**

---

plus α

早発思春期と遅発思春期

何らかの病変によって性ホルモンの分泌が早期に起こり，初経や第二次性徴の発現が早まったものを早発思春期といい，それらが遅れたものを遅発思春期という. 正常な身体発育のために治療を行うが，遅発思春期のうち体質的なものは経過観察でよいとされる. なお，下記の定義に示す年齢は日本産科婦人科学会の全国調査に基づくものであり，その時代や地域，人種などにより変動しうるものであることに注意されたい.

早発思春期：乳房発育7歳未満，陰毛発生9歳未満，初経発来10歳未満でみられる

遅発思春期：乳房発育11歳，陰毛発生13歳，初経発来14歳になってもみられない

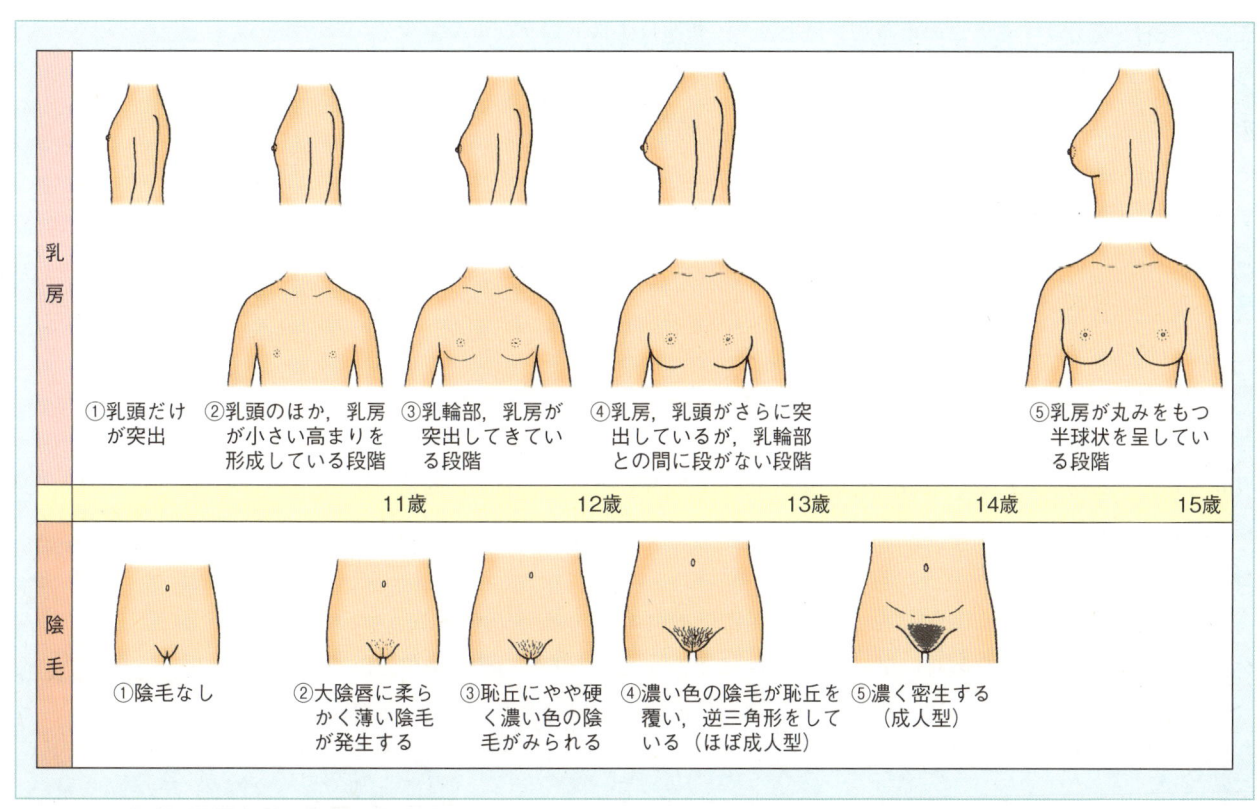

図4.1-1●乳房の発育段階と陰毛の発生経過

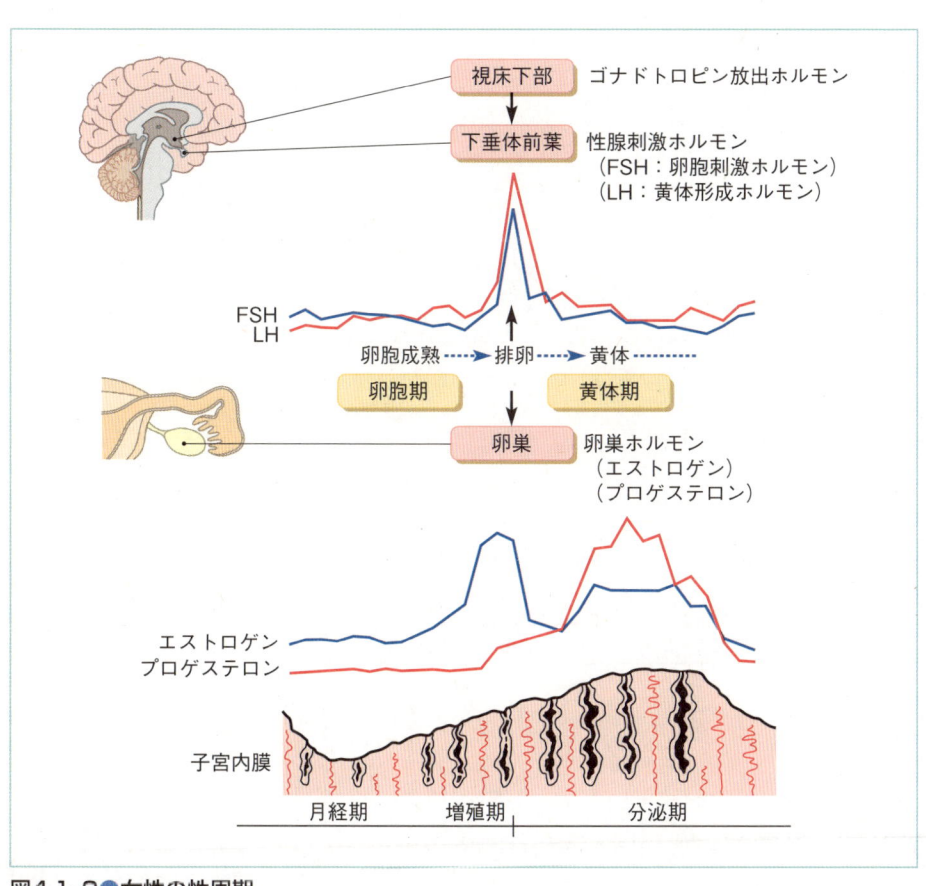

図4.1-2●女性の性周期

モン（FSH）を分泌する．このホルモンによって，卵胞は**エストロゲン**を分泌する．

②排卵期：エストロゲン分泌がピークに達すると，視床下部を介して下垂体から**黄体形成ホルモン（黄体化ホルモン，LH）**が分泌され，**排卵**が起こる．

③黄体期：性周期の後半の時期で，排卵を終えた卵胞が黄体となり，プロゲステロンとエストロゲンを分泌する．黄体の寿命は約14日であるため，黄体期の期間に個体差はない．性周期（月経周期）の個体差は，卵胞期の期間で生じる．

●子宮内膜の周期的変化（月経周期）●

子宮内膜の周期的変化は，**月経期**，**増殖期**，**分泌期**に区分される．月経終了から排卵までの期間は，卵胞から分泌されるエストロゲンによって子宮内膜は増殖する（増殖期）．排卵後は，黄体からのプロゲステロンの作用で，子宮内膜はますます肥厚，軟化を示す分泌期を迎える．妊娠が成立しない場合，黄体の退行により子宮内膜の剥離（月経）が開始する．

●性周期と体温の変化●

女性の**基礎体温**は，性周期によって一定の変化を示す（図4.1-3）．基礎体温とは，体温が安定している早朝覚醒時に測定した体温のことである．卵胞期は比較的体温が

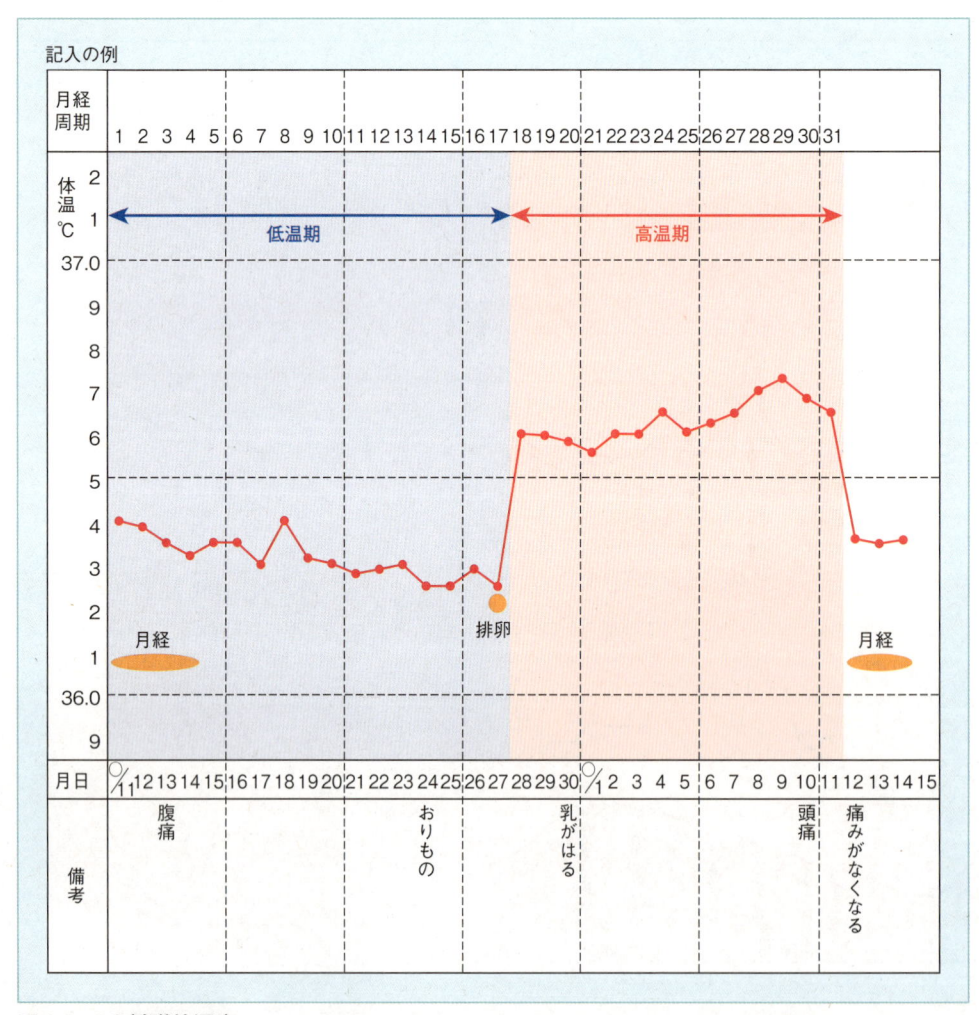

図4.1-3●基礎体温表

低いが（低温期），黄体期は，黄体から分泌されるプロゲステロンが，体温を上昇させる性質をもっているため，約0.3℃体温が上昇する（高温期）．このため，正常な性機能をもつ女性の基礎体温は二相性を示す．

（3）更年期と閉経

更年期とは，女性が生殖期から非生殖期に移行するおよそ45〜55歳の時期をいう．更年期には，卵巣機能が低下し，エストロゲンの分泌が急激に減少する．この内分泌の変化や心理・社会的要因が相互に関与して，器質的疾患がないにもかかわらず，自律神経失調症状（ほてり，発汗など），精神神経症状（不眠，疲労感）を訴える場合がある（**更年期障害**）．閉経の平均年齢はおよそ50歳であるが，閉経を境に卵巣機能は急激に衰退し，エストロゲン低下による泌尿生殖器の萎縮症状，脂質異常症（高脂血症），骨量減少症などを発症する．

2 性成熟過程（思春期女子）の問診および視診

必要物品：バスタオル（不必要な露出を避ける）
環境調整：室温の確認（肌を露出する場合があるため），スクリーン（プライベートゾーンである外性器またはその近接部位の観察を含むため）
手　順：思春期女子の性成熟過程を観察する手順の基本は，問診，視診の順である．
　①問診は表4.1-1の問診項目を参考に聞き取る．その際，表4.1-2（p.205）の月経の正常逸脱範囲の情報を参考に進める．
　②視診は，全身のバランスをみることで皮下脂肪の沈着，骨盤の発達を観察する．続いて，第二次性徴の出現を確認するため，乳房の発育，陰毛，腋毛の発生をみる．

（1）問　診

●問診のポイント●

月経の状態では，初経，月経異常，月経随伴症状の有無に関して聴取する．また，思春期の女子にみられる健康問題に関連し，身長・体重の変化，貧血の自覚症状の有無，性感染症（STD）に伴う症状の有無について聴取する（表4.1-1）．

plus α

STDとSTI

性感染症は略称としてSTD（sexually transmitted disease）と表現されるが，STI（sexually transmitted infection）と表現されることもある．日本性感染症学会用語委員会（2004年）は，HIV/AIDSのように，感染はしていても発症しない疾患があることなどからSTIという用語も使用されていると報告している．日本で多くみられる無症候の疾患にはクラミジアなどがある．

表4.1-1●思春期女子の問診

問診項目	問診の根拠，意味
①初経はありましたか？（あり／なし） ある場合：いつ（何歳何カ月）でしたか？	• 月経は視床下部－下垂体前葉－卵巣系の調節機能のバロメーターであり，性成熟過程をアセスメントするために，第二次性徴の発現とともに初経年齢を把握することは重要である． • 早発月経，遅発月経は，性ホルモンによる最終的な身長への影響（長管骨の発育，骨端線の閉鎖と最終的な身長）のほか，心理・社会的な影響を与えうる．
②初経から現在まで，月経周期は規則的ですか？ 　整順：月経周期は何日ですか？ 　不順：月経周期は何日〜何日ですか？ 　無月経：月経がないのは何カ月前からですか？ ③月経持続日数は何日ですか？ ④月経量はどのくらいですか？（多量・凝血含む，中等量，少量）	• 思春期の終わりには周期的な月経になる者が多いが，初経後しばらくは月経周期が不順のことも多い． • 激しい運動や体重の急激な減少に伴い，続発性無月経になることがあるため，その成熟過程を評価する． • 身体発育のピークを迎えており，月経の開始に伴って貧血が悪化する場合もあるため，月経異常の有無を把握する．

203

⑤月経中に下腹部痛や腰痛，そのほか不快な症状がありますか？（あり／なし） ある場合：どのような症状が，いつごろからありますか？どのような対処をしていますか？	・月経困難症の有無・程度と，自己で適切に対処できているのかをアセスメントし，正常逸脱が疑われた場合は，医療機関（婦人科，思春期外来など）の受診を勧める．
⑥月経以外の出血，帯下（おりもの）の増量や外陰部のかゆみはありますか？（あり／なし） ある場合： 　・月経以外にどのような出血（性状，量，期間）がありますか？ 　・帯下はどんな色ですか？　いつごろから増えましたか？ 　・外陰部にかゆみ，痛みはありますか？	・性周期が確立する過程にある思春期では，フィードバックシステムの未熟性により，機能性出血をみることがある．また，感染による腟炎等の問題の可能性を聞き，正常逸脱が疑われた場合は，医療機関の受診を勧める． 帯下　性器クラミジア：濃い黄色・黄緑色 　　　トリコモナス症：薄い膿様・淡黄色で気泡含む 　　　カンジダ症：白色ヨーグルト様〜酒かす様など 外陰部のかゆみ・痛み 　　　毛ジラミ，カンジダ症 　　　性器ヘルペス：感染部位の小水疱・潰瘍を生じる
⑦最近1年の身長，体重の変化を教えてください．	・初経発来，続発性無月経と体格の関係について，また，思春期に起こりやすい思春期やせ症（神経性やせ症）のスクリーニングのために，アセスメント前1年間の体格の変化（体重）を把握する．
⑧めまい，ふらつき，活動時の息切れなど貧血の自覚症状がありますか？ ある場合：いつごろからですか？	・月経の開始，身体発育のピークを迎えたことにより，適切な栄養摂取がなされない場合，貧血になるリスクがある．

●正常範囲と正常逸脱範囲●

　思春期女子の月経のアセスメントにおける，正常範囲と正常逸脱範囲を表4.1-2に示す．

(2) 視　診

●アセスメント時の注意点●

①性成熟の過程，およびその変化に対する受容段階に個人差があるため，他者と比較したり，一人で悩んだりしやすい．対象者のボディイメージを傷付けないように，注意して視診・問診を行う．

②外性器を含むプライベートゾーン，性周期など，性に関する事項は羞恥心を伴いやすい．全身の観察時に不必要な露出を避けるとともに，問診時にも対象者のプライバシーに配慮する．

●アセスメント方法●

①全身のバランスをみることで，骨盤の発達・皮下脂肪の沈着を観察する．必要時，対象者の了解を得て，薄い衣服を着用してもらい，実施する．

②乳房は，胸部のアセスメント時に，図4.1-1（p.201）を参照してその形状から発育についてTannerの分類を用いて判断する．

③陰毛の発生は，図4.1-1を参考に，下腹部や鼠径部の観察時に対象者の了解を得て下着をずらし，発生の有無，部位と形状を観察する．腋毛については，腋窩リンパ節を触診する際に観察する．

表4.1-2●正常月経の特徴と正常からの逸脱（思春期）

	正常範囲	正常逸脱範囲
月経開始	初経年齢：平均12.5歳	①早発月経：10歳未満に初経が発来したもの 　下垂体からのゴナドトロピンの分泌亢進が早期に開始→卵巣への刺激→性ホルモンの分泌促進 ②遅発初経：15〜18歳に初経をみたもの 　間脳－下垂体系の異常による卵巣機能不全，処女膜閉鎖症など ③原発性無月経：18歳になっても初経をみないもの 　染色体異常（例：ターナー症候群ほか），子宮・腟の形成不全など
月経周期	25〜38日．成熟期でも7日程度の変動がある．思春期では，排卵性周期を獲得する14〜16歳くらいまで，周期的でない場合も生理的である（無排卵性月経）．	①頻発月経：月経周期が24日以内のもの ②希発月経：月経周期が39日以上のもの ③続発性無月経：これまであった月経が3カ月以上ないもの 　思春期では，体重減少性無月経，運動性無月経など
月経持続日数	3〜7日	①過短月経：持続日数が2日以内のもの ②過長月経：持続日数が8日以上のもの 　思春期では，視床下部－下垂体－卵巣系の未熟性により，多量に出血，あるいは少量の出血が持続したり，月経後に出血するなどの機能性子宮出血が起きやすい．
月経量	個人差が大きいが，50g前後．凝血が混じることはない．	①過少月経：異常に少ないもの．持続日数も短い場合と，日数が長くても量が少ない場合がある． ②過多月経：日常生活に支障をきたすほど月経量が多いもの．凝血が混じる．
月経随伴症状	月経期間中に下腹部痛，腰痛，頭痛などを感じるが，日常生活に支障をきたさない程度である．	①月経困難症（月経痛症）：月経時の随伴症状が病的に強いもの．10代〜20代前半では，器質的病変（子宮筋腫，子宮内膜症，子宮発育不全など）がなく，**機能性月経困難症**であることが多い．排卵性周期を確立してからが多い． ②月経前症候群（premenstrual syndrome：PMS）：月経前7〜10日から月経開始までにみられる乳房緊満感，浮腫・体重増加などの身体症状やイライラなどの精神症状を含む不定愁訴．思春期よりもむしろ，性周期の確立した成熟期にみられる．

3　成熟女性の月経に関する問診

●問診のポイント●

　最終月経の時期を聴取し，妊娠の可能性に留意する．月経周期，月経持続日数，月経量が正常範囲であるか，月経前，月経中の随伴症状の有無と程度について聴取し，月経異常がないかを確認する（表4.1-3）．

●正常月経の特徴と正常逸脱●

　成熟期女性の月経のアセスメントにおける，正常月経の特徴と正常逸脱を表4.1-4に示す．

●アセスメント時の注意点●

①成熟期女性が体調の変調を訴える場合，月経の有無（妊娠をしていないか）や性周期のどの時期に当たるかを確認し，その情報を合わせた上でアセスメントを行うことが重要である．

②性周期に伴って出現する諸症状については，性周期のいつごろからどんな症状が現れるのかを女性自身が自覚したり，症状に応じたセルフケアを行うことで，不快症状を軽減することができる場合もある．問診を機会に性周期に伴う体調の変化を意識することを勧めるとよい．

表4.1-3●成熟期女性の月経のアセスメントに関する問診

問診事項	問診の根拠・意味
①初経は何歳ですか？	・初経年齢によっては，ホルモン異常などが危惧される場合もあることを念頭に置く．
②月経はありますか？ 　最終月経はいつですか？ 　最終月経はいつもと同様でしたか？	・成熟期女性の場合，まず生理的無月経(妊娠・産褥による)でないかを確認する． ・最終月経と思っていた出血が，妊娠初期の出血である場合もあるため「月経血がいつもより少なかった」場合には，妊娠を疑う．
③月経周期と月経持続日数はどれくらいですか？ ④月経量はどれくらいですか？ 　月経以外のときに出血(不正性器出血)がありますか？その出血はいつ，どの程度みられますか？	・月経周期の異常，病的無月経(高プロラクチン血症，体重減少性無月経)や器質性疾患(子宮筋腫，子宮内膜症)がないか注意する． ・不正性器出血がある場合は炎症性疾患，腫瘍性疾患，内分泌異常が疑われるため医療機関の受診を勧める．
⑤月経前にイライラする，頭痛，むくみ(浮腫)，乳房が張るなどの不快症状がありますか？ 　ある場合：それはどの程度ですか？	・月経前3～10日の黄体期に続く症状に注意する．月経発来とともに減退する場合，月経前症候群(premenstrual syndrome：PMS)，月経前不快気分障害(premenstrual dysphoric disorder：PMDD)を疑う．
⑥月経中に下腹部痛や腰痛などがありますか？ 　ある場合：どのくらいの強さですか？	・月経に随伴して生じる病的症状に留意する．月経困難症は，年齢によってその原因が異なることに注意する．
⑦基礎体温を測定していますか？ 　測定している場合：測定はどのように行っていますか？	・基礎体温を測定し，体温表を持参している場合には，二相性の有無や各相の期間に留意し，内分泌異常や妊娠の有無を推測する．また，測定方法が正しいかを確認する．

表4.1-4●成熟期女性の月経に関する正常と正常からの逸脱

正常月経の特徴	正常からの逸脱
月経あり 月経周期，月経持続日数，月経量が正常範囲である．月経時に軽度の随伴症状(下腹部痛，腰痛)を伴うこともある．(p.205 表4.1-2参照)	**月経の欠如(無月経)** ・成熟期の場合，生理的無月経(妊娠・産褥による)ではないかをまず確認する． ・月経量の増加や月経持続日数の延長などは，子宮筋腫，子宮内膜症などの器質的疾患が疑われる． **月経随伴症状の異常** 月経困難症(月経痛症)：成熟期に月経困難症が強くなる場合には，子宮筋腫，子宮腺筋症，子宮内膜症など器質的疾患による場合がある． 月経前症候群(PMS)：月経10日～数日前から，下腹部痛，乳房痛，食欲不振，うつ状態，むくみなどの諸症状を訴え，月経の開始とともにそれらが消失する．PMSと同様の発症時期，症状ではあるが，精神症状(抑うつ，不安，情緒不安定など)が重度であるものを月経前不快気分障害(PMDD)という． 機能性出血：器質的疾患がないのに，月経以外に子宮内膜から出血が起こること．卵巣ホルモンの分泌失調が原因とされる．

4 更年期・老年期女性の問診

身体各部のアセスメントテクニックについては，3章「系統別のアセスメント」を参照．ここでは，更年期女性のフィジカルアセスメントの際に必要な，付加すべき問診事項を挙げる．

●問診のポイント●

更年期症状の有無やその程度，尿失禁や腟炎，骨量減少による腰背部痛の有無などエストロゲン分泌低下に伴う愁訴，症状の有無について聴取する（表4.1-5）．

●更年期・老年期女性に発症しやすい健康障害●

更年期以降の女性は，更年期症状の出現のほか，エストロゲンの欠乏により表4.1-6に示すような健康障害を起こしやすくなる．

●アセスメント時の注意点●

①更年期症状は，上記問診で示しているような月経の異常（閉経），自律神経失調症状（ほてり，のぼせ，発汗），精神神経症状（不眠，疲労感，イライラ感）が主症状である．しかし，症状（愁訴）は多岐にわたる上，個人差が非常に大きい．また，器質的疾患や精神神経障害との鑑別が必要である．そのため，症状（愁訴）に関連する身体各部のアセスメントは注意深く行う．

②更年期症状を強く訴える場合には，愁訴の内容ばかりでなく，心理・社会的状況などを含めた詳しい問診を行ったり，症状を総合的に把握する質問紙（表4.1-7）を用いて，専門医の治療が必要かどうかをアセスメントする必要がある．

③老人性変化（エストロゲン分泌の低下，消退．図4.1-4）に起因する性器の炎症，

> **plus α**
>
> **愁 訴**
>
> 患者が自覚する症状を愁訴という．不定愁訴とは，更年期において器質的変調がないにもかかわらず，多種多様な不快症状を自覚することを指す．看護師は，疾患ではないが，不快でつらい思いをしている女性の状況を理解しようとする姿勢が必要である．

表4.1-5●更年期・老年期女性への問診

問診項目	問診の根拠，意味
①月経はありますか？ 　ある場合：成熟期女性と同様に月経周期，月経持続日数，月経量や不正性器出血の有無，月経随伴症状について確認する． 　ない場合：月経が停止したのはいつですか？ 　　　　　　不正性器出血はありませんか？	・月経がない場合，閉経している（12カ月以上無月経が持続）か，閉経年齢が妥当かを確認する． ・閉経しているにもかかわらず不正性器出血がみられる場合には，受診を勧める．
②更年期症状はありますか？ 　簡略更年期指数（表4.1-7）に提示されている症状を確認する． ③更年期障害を改善するための治療を受けていますか？	・更年期にみられる一般的症状の有無や程度を確認する．そのほかに気になっている症状があれば，その症状も聞く． ・簡略更年期指数が51点以上で未受診の場合は，受診を勧める．
④帯下（おりもの）の色が黄色い膿様であることや，血液が混じることはないですか？ 　陰部や腟に痛みやかゆみはありませんか？ 　子宮が下がってきているような感じはありませんか？	・皮膚，粘膜の乾燥，萎縮による生殖器の炎症，骨盤底筋の弛緩，子宮支持組織の弛緩によって起こる諸症状の有無について確認する．
⑤排尿が我慢できないことや，頻繁にトイレに行きたくなることはありませんか？ 　咳やくしゃみをするときや，重いものを持つと，尿が漏れることはありませんか？	・過活動膀胱，尿失禁（切迫性尿失禁，腹圧性尿失禁）の有無について確認する．
⑥背中や腰，膝関節に痛みやだるさを感じることはありませんか？ 　身長が低くなったと感じることはないですか？	・骨密度の低下や関節，筋肉の衰えによる症状が発現していないかを確認する．

子宮下垂・子宮脱（図4.1-5）や尿失禁・頻尿の有無は，老年期女性の生活に大きな影響を与える．しかし，羞恥心から言いだせない場合も多い．誰にも起こりうる症状であることを理解してもらい，プライバシーに配慮した問診を行うことが重要である．

表4.1-6●更年期以降に起こりやすい健康障害

加齢による身体の変化		健康障害
エストロゲン減少によって起こる身体各部の変化	皮膚・粘膜の乾燥，萎縮	老人性腟炎，外陰炎，性交痛 排尿時痛，膀胱炎
	膀胱括約筋・骨盤底筋の弛緩 子宮・膀胱等の支持組織の弛緩	尿失禁，頻尿 子宮下垂，子宮脱
	脂質異常症（高脂血症）	動脈硬化→高血圧 脳血管障害，虚血性心疾患
	骨量の減少	骨粗鬆症（骨折）
異常細胞の発生と増殖		乳癌，子宮癌（子宮頸部癌，子宮体部癌） 卵巣癌
関節部軟骨の老化による摩滅		変形性関節症

表4.1-7●簡略更年期指数（simplified menopausal index：SMI）

	症　状	強	中	弱	無	点　数
1	顔がほてる	10	6	3	0	
2	汗をかきやすい	10	6	3	0	
3	腰や手足が冷えやすい	14	9	5	0	
4	息切れ，動悸がする	12	8	4	0	
5	寝つきが悪い，または眠りが浅い	14	9	5	0	
6	怒りやすく，イライラする	12	8	4	0	
7	くよくよしたり，憂うつになることがある	7	5	3	0	
8	頭痛，めまい，吐き気がよくある	7	5	3	0	
9	疲れやすい	7	4	2	0	
10	肩こり，腰痛，手足の痛みがある	7	5	3	0	
		合計点				点

25点未満：異常なし　　26〜50点：食事・運動に注意をはらい，生活様式も無理をしない　　51点以上：受診の必要あり

小山嵩夫．更年期婦人における漢方治療：簡略化した更年期指数による評価．産婦人科漢方研究のあゆみ．1992，（9），p.30-34.

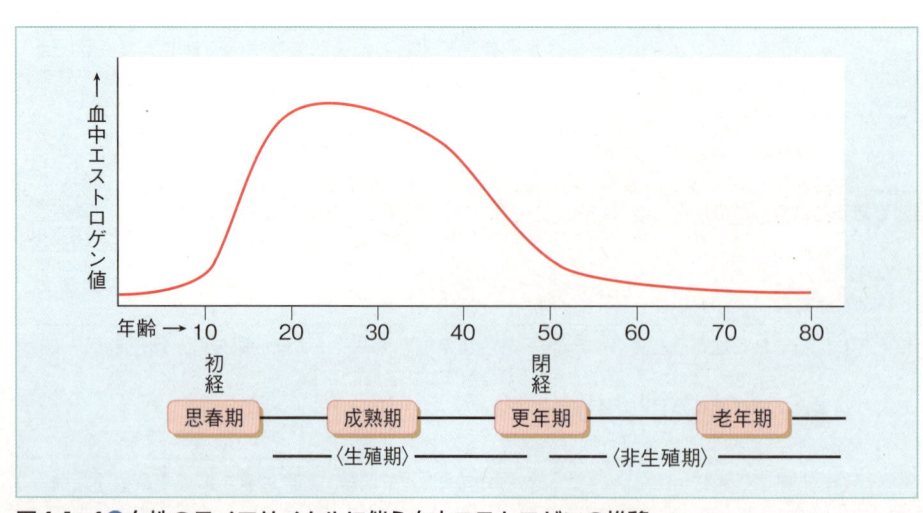

図4.1-4●女性のライフサイクルに伴う血中エストロゲンの推移

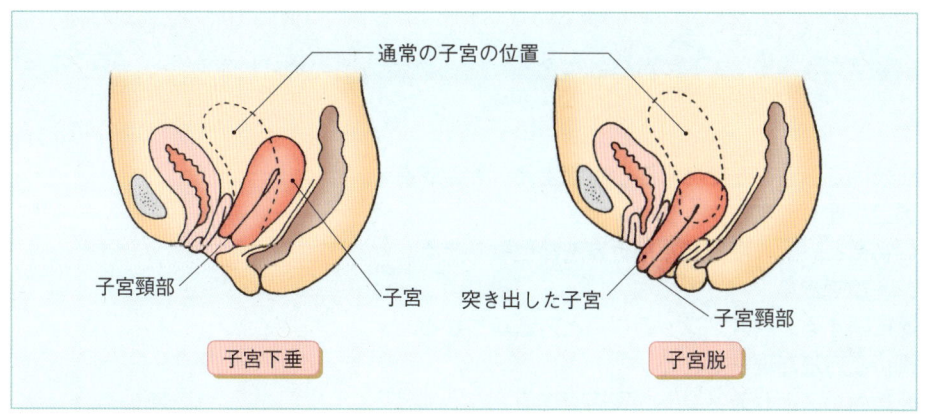

図4.1-5●子宮下垂と子宮脱

上段図内ラベル：
通常の子宮の位置
子宮頸部　子宮　　突き出した子宮　子宮頸部
子宮下垂　　子宮脱

やってみよう

1. 思春期女子の月経の特徴を考慮した観察の視点を挙げてみよう.
2. 思春期女子の身体発育, 性成熟・性行動に伴う健康問題の可能性を考えた観察の視点を挙げてみよう.
3. 正常月経について説明してみよう.
4. 更年期の原因とその時期, 更年期症状および起こりやすい健康障害について, 簡潔に説明してみよう.

引用・参考文献

1）綾部琢哉. 3. 内分泌疾患 3）早発思春期, 遅発思春期. E. 婦人科疾患の診断・治療・管理, 日産婦誌. 2008, 60(11), p.485-491.
2）青木康子編. 母性保健をめぐる指導・教育・相談：ライフサイクル編. ライフサイエンスセンター, 1998.
3）矢内原巧ほか編. 更年期外来. メジカルビュー社, 1996,（産婦人科外来シリーズ, 3）.
4）木村好秀ほか. 家族計画指導の実際. 第2版. 医学書院, 2007.
5）ミリアム・ストッパード編著. ウーマンズ・ボディー. マール社, 1995.
6）大関武彦ほか. 成長・発達からみた思春期の特徴－からだの視点から－. 特集 思春期の医療：基礎と進歩Ⅰ, 小児内科. 1997, 29（4）, p.518.

重要用語

第二次性徴	原発性無月経・続発性無月経	（正常）月経
性周期	月経困難症（月経痛症）	月経周期, 月経持続日数, 月経随伴症状
卵巣の周期的変化（卵胞期・黄体期）	月経前症候群（PMS）	更年期障害
子宮内膜の周期的変化(増殖期・分泌期)	性感染症（STD）	閉経

学習参考文献

❶年森清隆ほか. カラー図解 人体の正常構造と機能 第6巻 生殖器. 第2版. 日本医事新報社, 2012.
p.62-63「性ホルモンの分泌開始が思春期をもたらし, 分泌低下とともに更年期に入る」の項に, 視床下部－下垂体－性腺系の成熟が思春期をもたらすことが, わかりやすく書かれている.

❷小野田千枝子監修. こどものフィジカル・アセスメント. 金原出版, 2001.
胸部（乳房の成熟：タナー分類）, 生殖器のアセスメントが参考になる.

❸堀口雅子監著. もっと知りたい自分の体 思春期の月経. 少年写真新聞社, 2008,（写真を見ながら学べるビジュアル版：新 体と健康シリーズ）.
女性の身体の変化とホルモン, 月経異常と対応, 月経期の過ごし方などがわかりやすく書かれている.

❹久米美代子／飯島治之編著. ウーマンズヘルス：女性のライフステージとヘルスケア. 医歯薬出版, 2007.
女性の各ライフステージの特徴と健康問題が理解できる.

学習目標

● 子どもが，絶えず成長・発達を続けている存在であることを踏まえ，その成長・発達のアセスメントに必要な項目が理解できる．
● 成長・発達段階ごとの子どもの特徴と，それに応じた接近方法が理解できる．
● 子どもの身体発育のアセスメントができる．
● 子どもの精神・運動機能の発達に関するアセスメントの視点と方法がわかる．
● 子どもの一般状態を観察する視点と方法が理解できる．
● 子どもの発育上の特徴を踏まえたヘルスアセスメントが実施できる．

●事前の自己学習課題

A. 人のライフサイクルにおいて，小児期とはいつか，また，小児期にはどのような段階があるか，それぞれの特徴を述べなさい．

B. 成長・発達とは何か，発育とは何かをそれぞれ述べなさい．

C. 成長発達の一般的原則を述べなさい．

D. 子どものヘルスアセスメントをする際，幼児にはどのような配慮が必要か，発育レベルを踏まえて述べなさい．

E. 子どものバイタルサイン測定のポイントを述べなさい．

子どものヘルスアセスメントは，①身体発育のアセスメント，②精神・運動機能の発達に関するアセスメント，③一般状態・身体情報などのフィジカルアセスメントを総合的に評価することが重要である（図4.2-1，表4.2-1）．

子どもは，絶えず成長・発達を続ける存在である．しかし，そのスピードは一定ではなく個人差も大きい．子どもの健康ニーズを適切に把握し，それぞれに応じた看護介入を行うためには，成長・発達に関するアセスメントが不可欠である．

1 成長・発達のアセスメントに必要な基礎知識

（1）小児期とは

小児期はライフサイクルにおいて最も変化が著しい時期であり，段階ごとに特徴がある．ヘルスアセスメントにあたっては，それぞれの特徴を理解しておかなければならない（表4.2-2，図4.2-2）．

（2）成長と発達

成長（growth）は量的に測定できるもので，身長や体重，そのほか身体の量的な増大に対して用いる．**発達**（development）は，機能や能力の増加に対して用いる．**発育**は，成長と発達を合わせたものを表す場合，または成長と同義的に用いる．

成長・発達には，以下のような一般的原則がある．

・方向性・順序性がある．頭から足の方向に進む「頭－尾」，身体の中心部から末梢部に進む「中心（近）－末梢（遠）」．

・連続性があるが，急速な時期と緩慢な時期がある．

・敏感期（ある機能や器官の成長・発達に決定的に重要な時期）がある．

---

plus α

敏感期

臨界期ともいわれ，この時期に成長・発達が妨げられると，その後の機能獲得が困難となり，将来にわたって継続的な機能障害をきたす恐れがある．

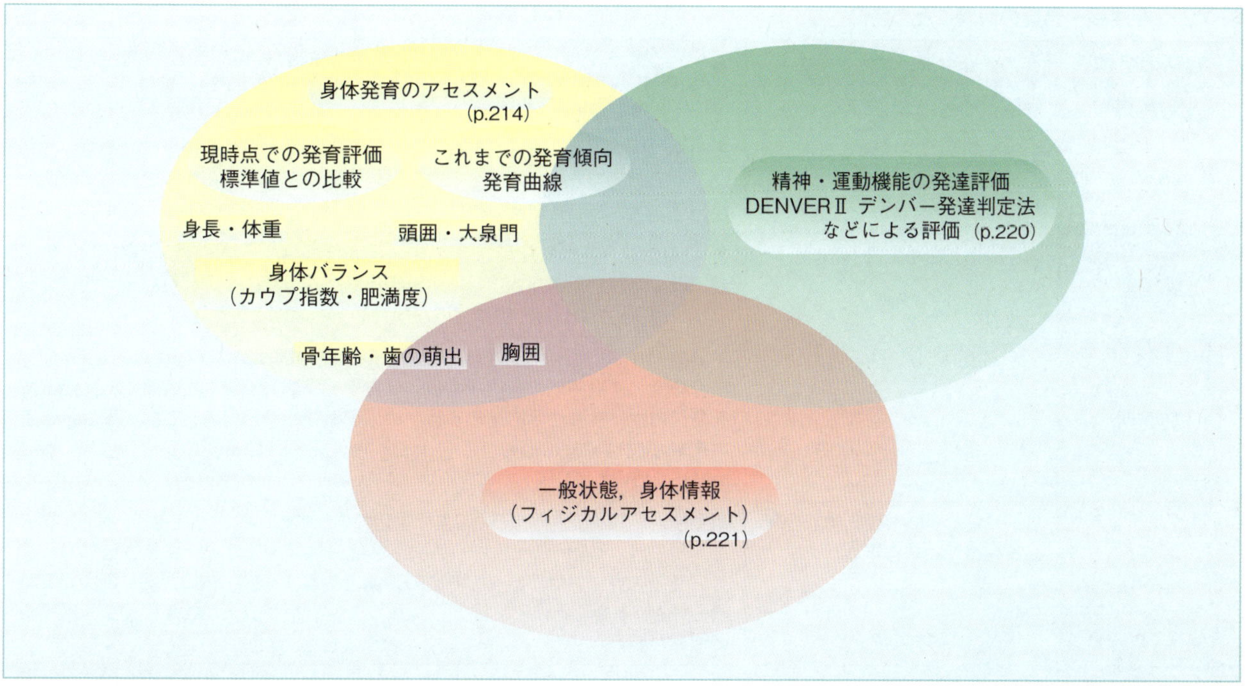

図4.2-1●子どものヘルスアセスメント

表4.2-1●ヘルスアセスメント項目（幼児の場合の一例）

プロフィール	氏名，愛称，性別，生年月日（○歳○カ月）
主訴，現病歴	発症から現在に至るまで，治療の経過，内容，現在の状態
身体計測値	身長（パーセンタイル値），体重（パーセンタイル値），胸囲，頭囲，カウプ指数，歯の萌出状況
これまでの健康状態	出生歴（妊娠・分娩経過，出生時・新生児期の状況），予防接種と小児感染症の罹患状況，病気・外傷，入院，手術，検査経験の有無とその経過，アレルギーの有無
これまでの成長・発達歴	成長発達の経過（身体発育状況，これまでの発育曲線，粗大運動，微細運動，言語，個人・社会など）
発達面	現時点での粗大運動，微細運動，言語，個人・社会
日常生活・生活習慣	生活リズム，基本的生活習慣（食事，排泄，睡眠，清潔，衣生活などの自立状況），遊び，保育所・幼稚園での生活経験や人間関係，ストレス／コーピングパターンなど
家族に関する情報	家族構成，家族内の人間関係，健康状態，主たる養育者とサポートシステム，育児方針，しつけ，子どもの健康に関する理解・関心，ストレス／コーピングパターン，住宅環境，生活する地域の環境と人間関係，経済状況など
自己概念	自分や健康（病気）についての認識，関心など
一般状態，身体情報（フィジカルアセスメント）	バイタルサイン（意識，呼吸，脈拍，体温，血圧）
	全身状態，外観，現在の健康状態
	皮膚・爪，リンパ系（全身の表在リンパ節），頭頸部（顔，大泉門・小泉門，口腔，乳歯・永久歯，扁桃），目，耳，鼻，胸部・呼吸器，心臓・血管，腹部，骨格・筋，運動機能（歩行，動作，姿勢・脊柱，腰・股関節，四肢の形態，四肢の筋力），神経発達（原始反射，反射，知覚，小脳機能），鼠径・生殖器

・個人差がある．

　子どもの成長・発達は，親から受け継いだ**遺伝的因子**と，成長・発達のあらゆる時期に関係する**環境的因子**の影響を受ける．またその過程で，両者は相互に影響し合っていく．

表4.2-2●成長・発達の段階ごとの特徴

各期の名称	時　期	成長・発達の特徴
出生前期	受精・着床から出生まで	母体にすべてを依存し，外界に適応し生存できる状態まで発育を続ける．
新生児期	生後4週間（28日間）まで	母胎内の生活から，新しい環境で独立した生活をするための生理的適応が行われる．その過程で身体的なトラブルを生じることも多い．生涯で最も病気にかかる危険性の高い時期といわれる．
乳児期	新生児期を含め生後1年まで	著しい成長・発達を遂げる．乳汁による栄養補給から離乳食へと移行し，固形食摂取に向けた準備が始まる．生後半年ほどで母親由来の移行免疫（免疫グロブリンIgG）が減少し，感染症にかかりやすい時期でもある．
幼児期	1〜6歳	言語能力を獲得し，全身を使った運動や指先の細かい作業が可能になるなど，精神機能・運動機能の発達が著しい．食事・排泄，清潔などの基本的生活習慣を身に付け，社会生活に適応するための基盤がつくられる．この時期は，さまざまな小児感染症に罹患することで，後天免疫（免疫グロブリンIgG，IgA，IgM）を獲得していく．
学童期	6〜12歳（小学校入学から第二次性徴が現れるまで）	運動能力・知的能力が高まり，主な生活の場が学校へと移ることで，ギャング・エイジ*という表現に代表されるような社会性が発達する．さまざまなセルフケア能力を身に付けていくのもこの時期である．身長・体重が同じ割合で安定的に伸び，8歳ごろまでには，リンパ系・免疫系が成人レベルに達し，感染防御機構が整う．
思春期・青年期	第二次性徴の出現から成熟期に至るまで	子どもから大人への移行期である．第二次性徴をはじめとする身体面，それに付随した精神面での変化が著しい．不安定で心身のバランスを崩しやすい時期だが，個人差も大きい．

＊発達段階にある子どもが，両親との関係よりも，遊びや学習を中心にして形成する仲間との関係を大切にするようになる時期．

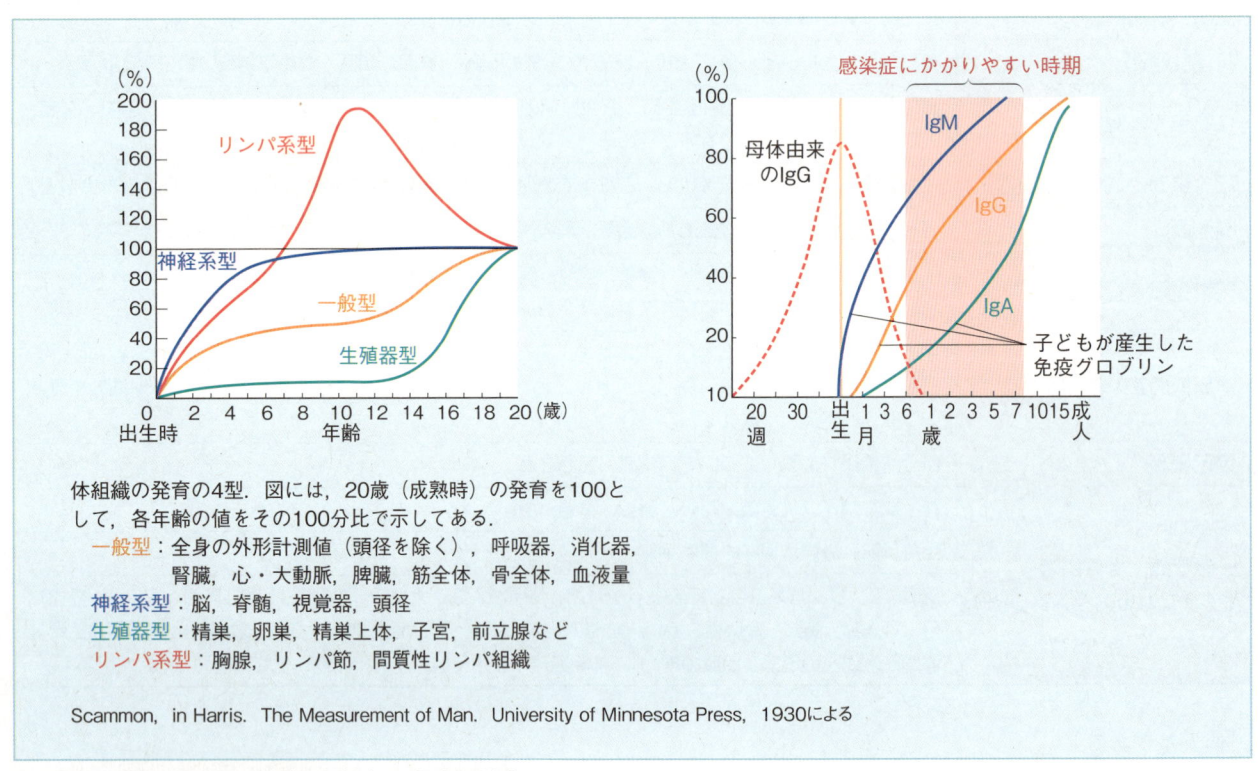

体組織の発育の4型．図には，20歳（成熟時）の発育を100として，各年齢の値をその100分比で示してある．
　一般型：全身の外形計測値（頭径を除く），呼吸器，消化器，
　　　　　腎臓，心・大動脈，脾臓，筋全体，骨全体，血液量
　神経系型：脳，脊髄，視覚器，頭径
　生殖器型：精巣，卵巣，精巣上体，子宮，前立腺など
　リンパ系型：胸腺，リンパ節，間質性リンパ組織

Scammon, in Harris. The Measurement of Man. University of Minnesota Press, 1930による

図4.2-2●Scammonの発育型（左）と免疫の発達

（3） アセスメント時の子どもとの接近方法

　基本的態度は成人の場合に準じる．子どもを一人の人間として尊重し対応することはいうまでもないが，目の高さを合わせ，子どもを緊張させない親しみをもった態度・口調を心掛ける（図4.2-3，表4.2-3）．

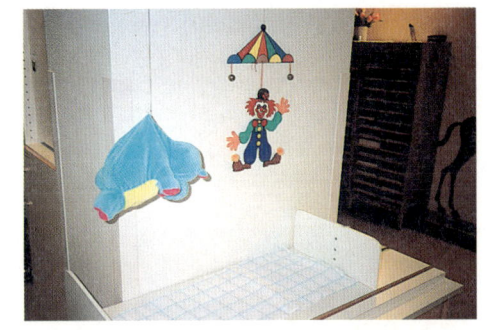

図4.2-3●乳幼児が興味を示すものやリラックスできる環境の工夫

表4.2-3●子どもとの接近方法

発達段階		接近時に配慮すべき発育上の特徴	接近方法
乳幼児期	0歳～	• 乳児期の早い段階から快・不快の感情分化が始まる．	• 不快感を最小限にするような対応を心掛ける．<u>笑顔で，声はやや高めで話しかける</u>． • 意図的にスキンシップを図り，子どもがリラックスできるように努める． • <u>抱っこをしたり好きなおもちゃであやしたりして，子どもと仲良くなる</u>．
	1歳半～2歳ごろ	• 人見知りの始まる生後7カ月ごろから3～4歳ごろ，特に2歳前後までは分離不安の強い時期であるため，母親など身近な家族が同席し，<u>リラックスした状態</u>でいることが望ましい． • 病気に関する理解はほとんどできない．バイバイや簡単な言いつけは理解できる． • 2歳ごろまでは，不安や不快など，ささいなことで泣く場合が多い．	• 冷たい手で急に触ったり大きな声を出したりしない． • 親への丁寧な説明で信頼を得る（キャンベルの伝播仮説＝<u>親の不安が子どもに伝わることに十分注意する</u>）． • 子どもと向き合い<u>正直に話す（嘘はつかない）</u>． • 痛みを伴う治療・処置を行う場合は，「ちっくんするよ」など<u>必ず声を掛けてから行う</u>．<u>常にスキンシップを図りながら行う</u>． • 右手か左手かなどの簡単な選択肢を与える． • いちいち「なあに？」と聞いてくる場合にも<u>無視せず誠実に答える</u>． • 反応に配慮しながら進める． • 泣く，わめくなどの感情表出の際には，子どもの不安やつらさを共有するように努める． • 処置中は気を紛らすように，お気に入りのおもちゃなどであやす（ディストラクション）．
	2～3歳ごろ	• 思考は具体的で自己中心性が強い． • 病気を考え始めるが，病気の原因・症状・治療の関係の理解は難しい． • 感情と行動をコントロールし始める． • 「大きい／小さい」「長い／短い」がわかる． • 立位や座位より，臥位になることで不安が増大する．	• 年少であるほど，言語的説明よりも体験や実物を通して具体的理解を促すことが有効である（プレパレーション）． • まず一緒に遊んで仲良くなる．子どもの好きなものを聞き，それに関心を示し共通の話題にする． • 子どもを怖がらせない（脅かしたり大きな声を出したりしない）． • 使用器具を使って一緒に遊んだり，人形を使ってお医者さんごっこをしたりする． • 臥位は最小限にし，慣れてから行うか，プレイマットの上などを利用する（体位の工夫）． • 検査や治療は，<u>病気が良くなるために必要である</u>ことをわかりやすく説明する．「ちくん」「ち」「ちーち」「あんよ」など． • 可能な範囲で選択肢を提示する（座る椅子を選ぶ，体温計を左右どちらの腋窩にはさむか選ぶなど，自分で決める機会をつくる）．

（次ページにつづく）

乳幼児期	3〜7歳ごろ	・病気の因果関係（自分の罪），病因としての外的要因（感染）を考える．「病名」の理解は難しいが，丁寧な説明により「病態」の理解は可能． ・善と悪を理解する． ・「交渉」「ごっこ遊び」 ・4歳では自制心や行動調整，他者の思いが理解できる．「順番」がわかる． ・数の概念や物の用途，「左右」がわかり，主張と妥協ができる．	・「良いもの」「悪いもの」「かたまり」「ばいきん」などの言葉を用いた病態の説明は可能である． ・子どもの反応をみながら丁寧でわかりやすい説明を心掛ける． ・より具体的な説明や励ましで，子どもが自分の思いを表現できるようにする． ・きょうだい児との分離不安も強い時期なので，軽減させる工夫をする． ・シールなどの「ごほうび」が有効である．
学童期		・幼児期の思考の特徴である具体性や自己中心性が徐々に消失し，7，8歳ごろから次第に抽象的思考も可能になる．学習意欲の高い時期でもある． ・認知能力は著しい発達を遂げる時期であり，成人と言語的に意思疎通することができる． ・個人差は大きいが，他者との競争意識や羞恥心なども強い．	・低学年では，幼児期と同様の配慮をする．学校での学習進度を聞き，図表などを用いて，理解力に応じた説明をする． ・目的や方法を事前に説明し，実施中は進行状況を可能な範囲で伝える． ・可能な範囲で，選択肢を提示する．
思春期・青年期		・理解力は成人レベルに達している．自我が形成される時期であり，自尊感情には十分な配慮が必要である．	・成人の場合と同様の配慮をする．

※どの年齢でも（医療行為に）協力できたとき，終了したときはたくさんほめる．

藤井裕治. 終末期の子どもたちへの説明. 緩和医療学. 2002, 4（3）, p.200-207を参考に作成.

2 身体発育に関するアセスメント

（1）身体計測と発育状況の観察

●身　長●

●乳児の測定方法

　乳児用身長計の上に乳児を寝かせ，耳孔と眼を結んだ線が垂直になるようにして頭を固定板につける（図4.2-4）．1人の看護師が頭を固定し，他の1人が乳児の足を移動板に押し当てて値を読む（図4.2-5）．

●幼児・学童の測定方法

　立位可能な幼児・学童には身長計を用いる．両踵を尺柱に合わせ，両足の先を扇形に約30〜40°開き直立して測定する．

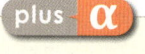

plus α

子どもの身長増加量
乳児期には身長の増加が著しく，生後1年で出生時（約50cm）のおよそ1.5倍（75cm）となる．2倍（100cm）になるのは4歳ごろ．3倍（150cm）になるのは12歳ごろである．

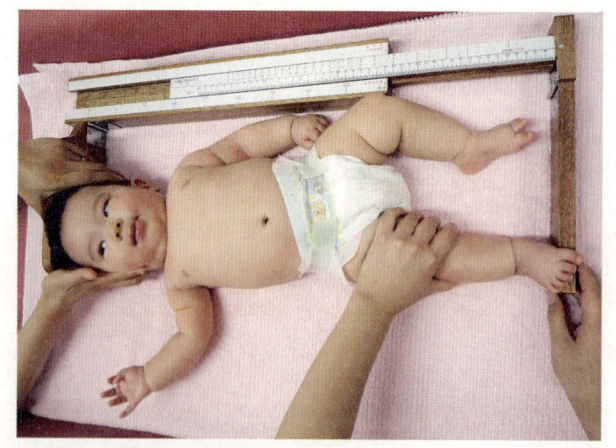

図4.2-4●乳児の身長測定①

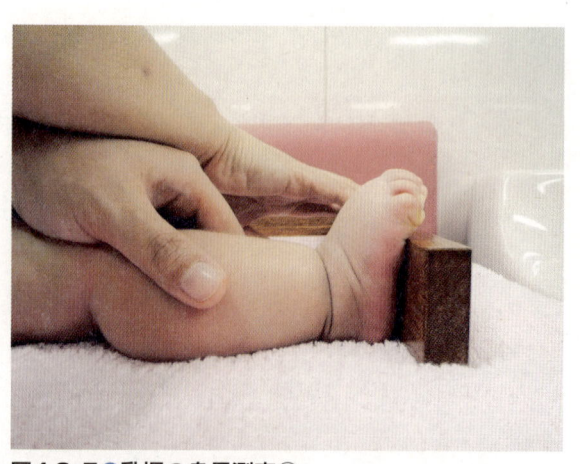

図4.2-5●乳児の身長測定②

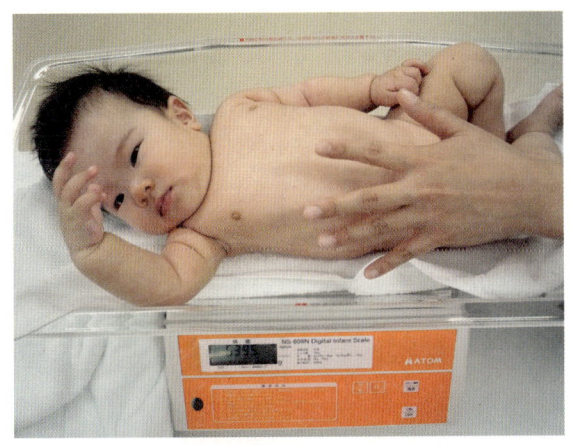

図4.2-6●乳児の体重測定

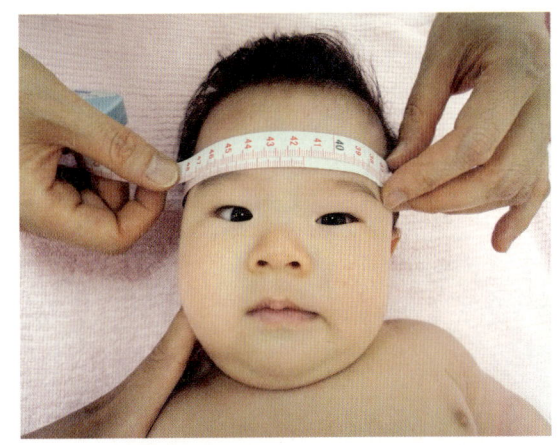

図4.2-7●頭囲の測り方

●体　重●

●乳児の測定方法

　乳児は哺乳前，幼児・学童は排尿をすませた後に行う．継続して測定する場合は，測定時刻を一定にする．乳児ではなるべく10g以下まで測定できる体重計を使用する．測定中は，乳児が体重計から転落しないよう注意し，手をかざした状態で行うなど配慮する（図4.2-6）．

　新生児では，生後3〜5日ごろまで一時的に体重が減少する（生理的体重減少）．減少幅は出生体重の5〜10％（3kgの新生児で150〜300g）で，生後7〜10日で出生時体重に戻る．これは，生後数日間の新生児は摂取する乳汁が少ないこと，出生後は胎便として腸内容物を大量に排泄すること，腎臓（尿）・皮膚・肺からの水分の排泄があること，などが原因で起こる．

●頭　囲●

　頭囲は，身体発育の評価のほか，疾病による変化を把握するために測定する．眉間（みけん）の中間点と後頭結節（後頭部最突出部）を結ぶ線を通るようにして，周囲の長さを測定する（図4.2-7）．出生直後は，頭蓋骨相互の縫合が完成しておらず，前後2カ所に軟部が触れる．これを泉門と呼ぶ（図4.2-8）．小泉門は，平均で生後1〜2カ月で閉鎖する．大泉門は，最初は大きくなり，生後14〜18カ月で閉鎖する．泉門はふつう平坦でぶよぶよしている．大泉門の膨隆は脳圧亢進を示し，髄膜炎，脳炎，脳腫瘍などが疑われる．脱水症を起こしている場合には陥没がみられる．

●胸　囲●

　胸囲は胸郭の大きさを把握するために測定する．裸の状態で，乳頭と肩甲骨直下を結ぶ線を測定する．乳児期の胸郭は，形は樽状（たる），前後と左右の径がほぼ同じで，呼気，吸気の容積の差が少なく，胸式呼吸がしにくい（図4.2-9）．そのため，乳児期には腹式呼吸，呼吸面積の拡大に伴い幼児期には胸腹式呼吸，学童期になると成人と同じ胸式呼吸へと変化する．

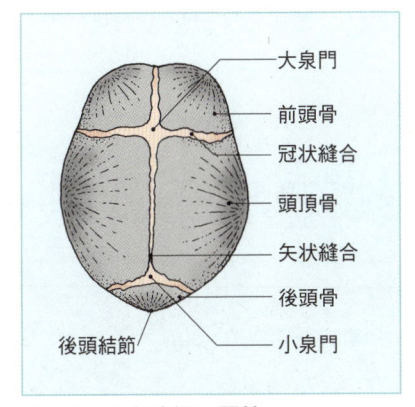

図4.2-8●新生児の頭蓋

（大泉門／前頭骨／冠状縫合／頭頂骨／矢状縫合／後頭骨／小泉門／後頭結節）

plus α

乳児の体重増加量

乳児の1日の平均体重増加量は，1〜3カ月で25〜30g，3〜6カ月で20〜25g，6〜9カ月で15〜20g，9〜12カ月で10〜15gである．乳児期の体重増加は著しく，およそ3カ月で出生時の2倍，1年で3倍になる．

plus α

頭囲と泉門

頭囲は脳の成熟と関連し乳幼児期に最もよく発育する．泉門は新生児期には骨縫合が完成されていないため軟部が触れる．頭囲の変化，骨縫合，大泉門・小泉門の閉鎖状況・陥没・膨隆の観察で，頭蓋内圧の変化や頭囲に異常をきたす疾患を発見できる．

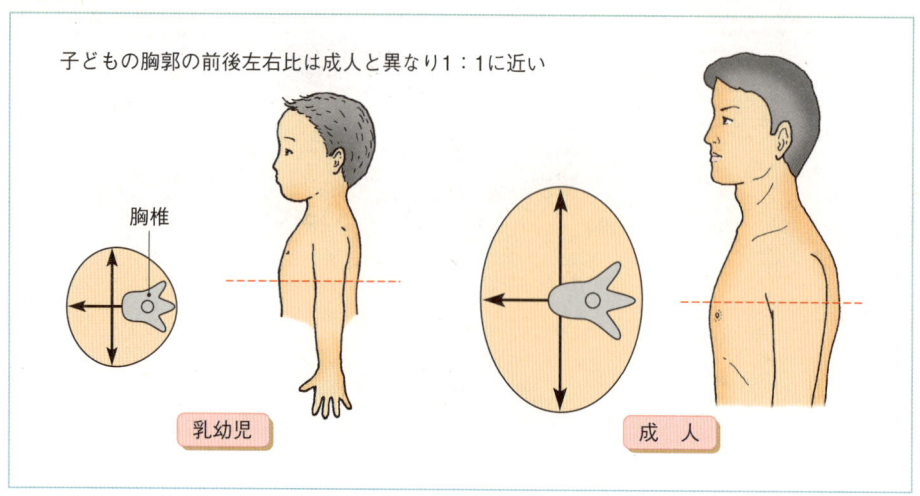

図4.2-9●子どもと成人の胸郭の違い

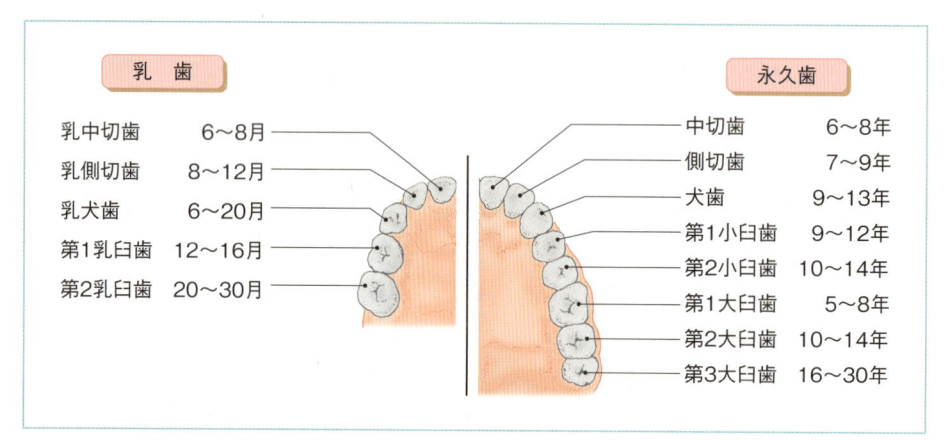

図4.2-10●乳歯，永久歯の萌出時期

●その他●
●生 歯

　胎生初期に発生し，萌出は生後 6 ～ 9 カ月ごろ（図4.2-10）．1 歳で 8 本，2 歳半から 3 歳で20本が生えそろう．

●骨の発育
・子どもの手根骨は，手掌骨 8 個，尺骨・橈骨の骨端核 2 個の計10個である（図4.2-11）.
・手根骨の化骨数は年齢とほぼ等しく，成熟の程度を推定できる．

(2) 身体発育の評価
●標準値（パーセンタイル値）との比較●

　厚生労働省は，10年ごとに発育状態の調査を行い，乳幼児を対象とした発育基準値を作成している．現在使用されているものは「2010（平成22）年乳幼児身体発育値」（図4.2-12，図4.2-13）であり，全国調査によって得られた乳幼児の計測値を基にパーセンタイル値で示されている．

　パーセンタイル値は，集団の計測値を小さいほうから大きいほうへ順番に並べ，全体を100として何番目になるかを表したものである．少ないほうから 3 番目を 3 パーセンタイル，50番目を50パーセンタイルとする．

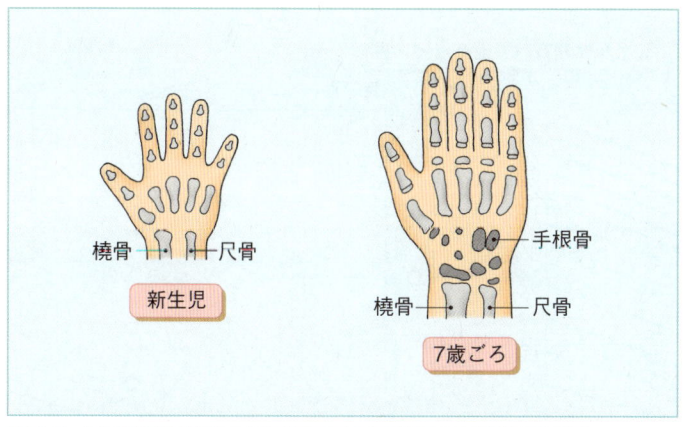

図4.2-11●新生児および7歳ごろの手根骨のX線像模式図

　3および97パーセンタイル曲線の間に，各年月齢，94%の乳幼児の値が入る．測定値がこの帯の中に入って本人なりに発育していれば，まず問題ないと判断される．3パーセンタイル未満と97パーセンタイル以上の場合を発育の偏りとして要精密検査，10パーセンタイル未満や90パーセンタイル以上の場合は偏りの疑いとして要観察とされる．乳幼児の身体発育は個人差が大きく，各計測値のバランスがとれ，出生時から本人なりに増加していれば問題のないことも多いため，経過を追って観察・判断していく必要がある．

●指数などによる方法，指数（カウプ指数，肥満度）の算出●

　個々の測定値を標準値と比較するだけでは，身体発育の評価として十分ではない．そこで，複数の測定値を組み合わせたものが指数として用いられている．代表的なものに，カウプ指数と肥満度がある．

●カウプ（Kaup）指数

　カウプ指数＝体重（g）／身長（cm）^{2}×10

　乳幼児の発育栄養状態の判定に用いられ，比較的恒常性があるとされている．

●肥満度

　肥満度（%）＝（実測体重kg－標準体重kg）÷標準体重kg×100

　身長における標準体重からどの程度離れているかという肥満度で，幼児，学童の体型を判定する．

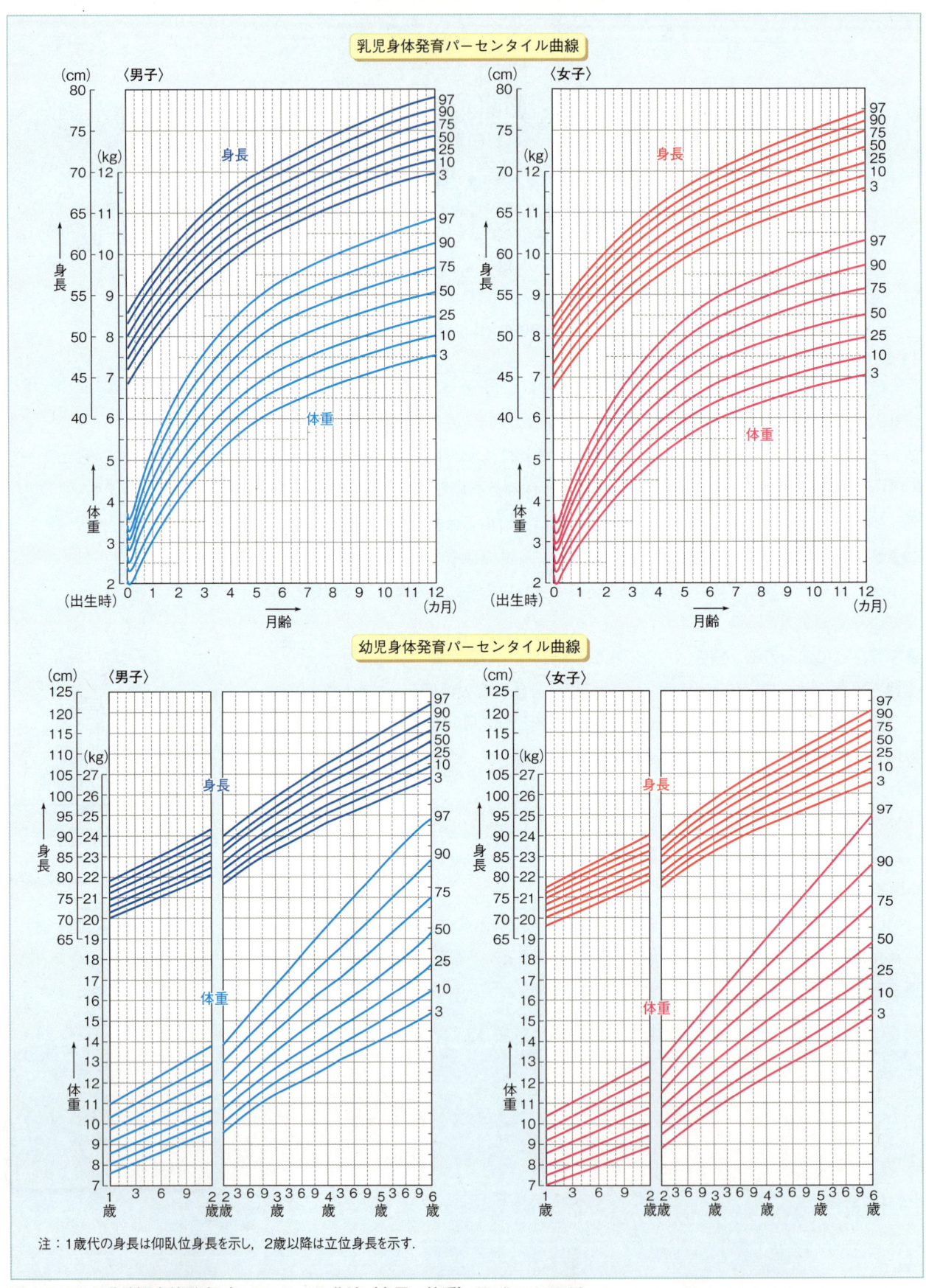

注：1歳代の身長は仰臥位身長を示し，2歳以降は立位身長を示す.

図4.2-12●乳幼児身体発育パーセンタイル曲線（身長・体重）（平成22年調査）

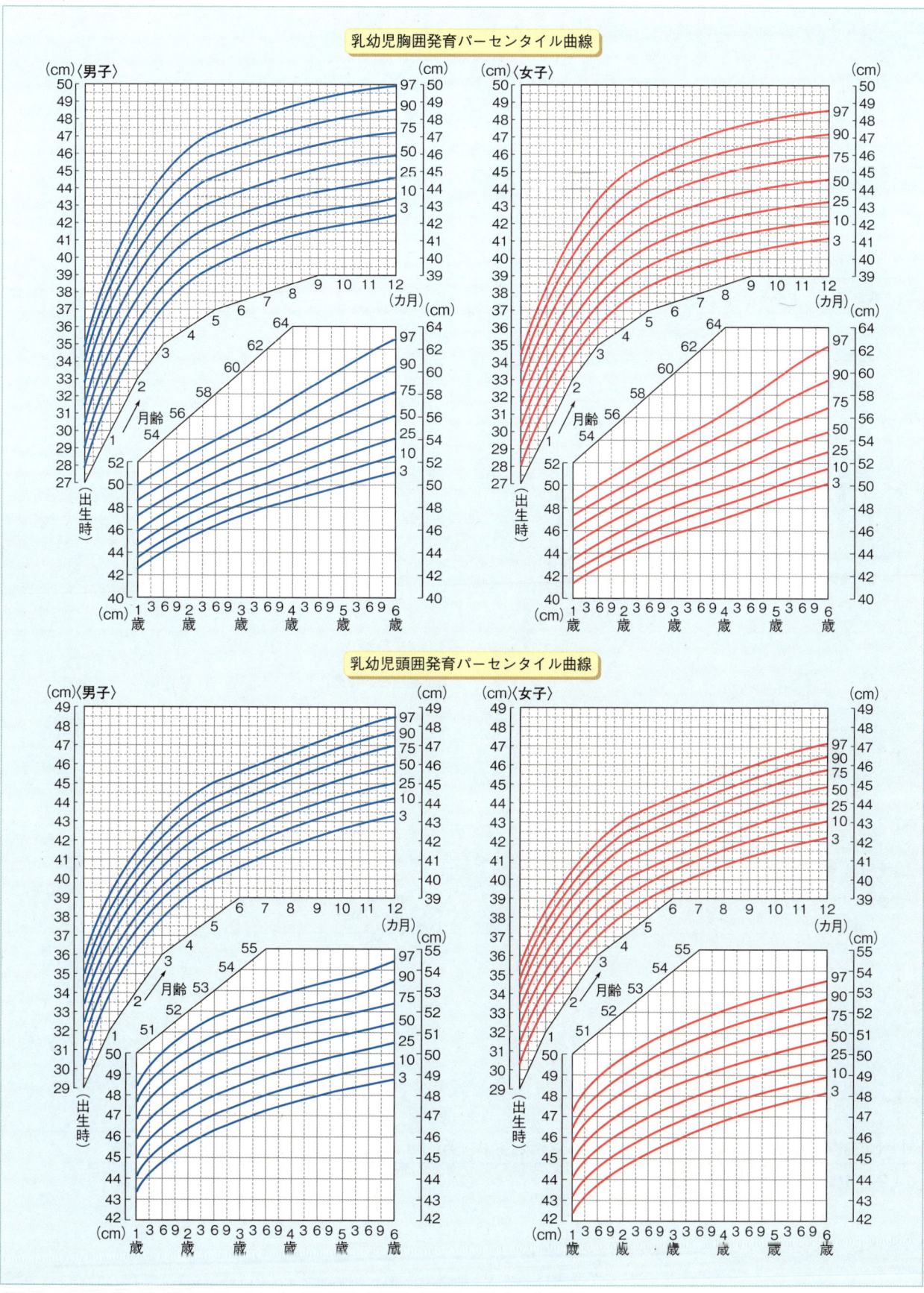

図4.2-13●乳幼児身体発育パーセンタイル曲線（胸囲・頭囲）（平成22年調査）

　乳幼児期の子どもは，粗大運動では臥位から座位→立位→歩行へ，微細運動では手全体の動きから指先へとめざましい発達を遂げる．その概要を図4.2-14に示した．子どもの運動機能は精神発達とも関連し，種々のスケールが開発されている．それぞれの特徴を理解した上で，評価目的に応じたスケールを選択し，マニュアルに準じて検査・判定する（表4.2-4）．

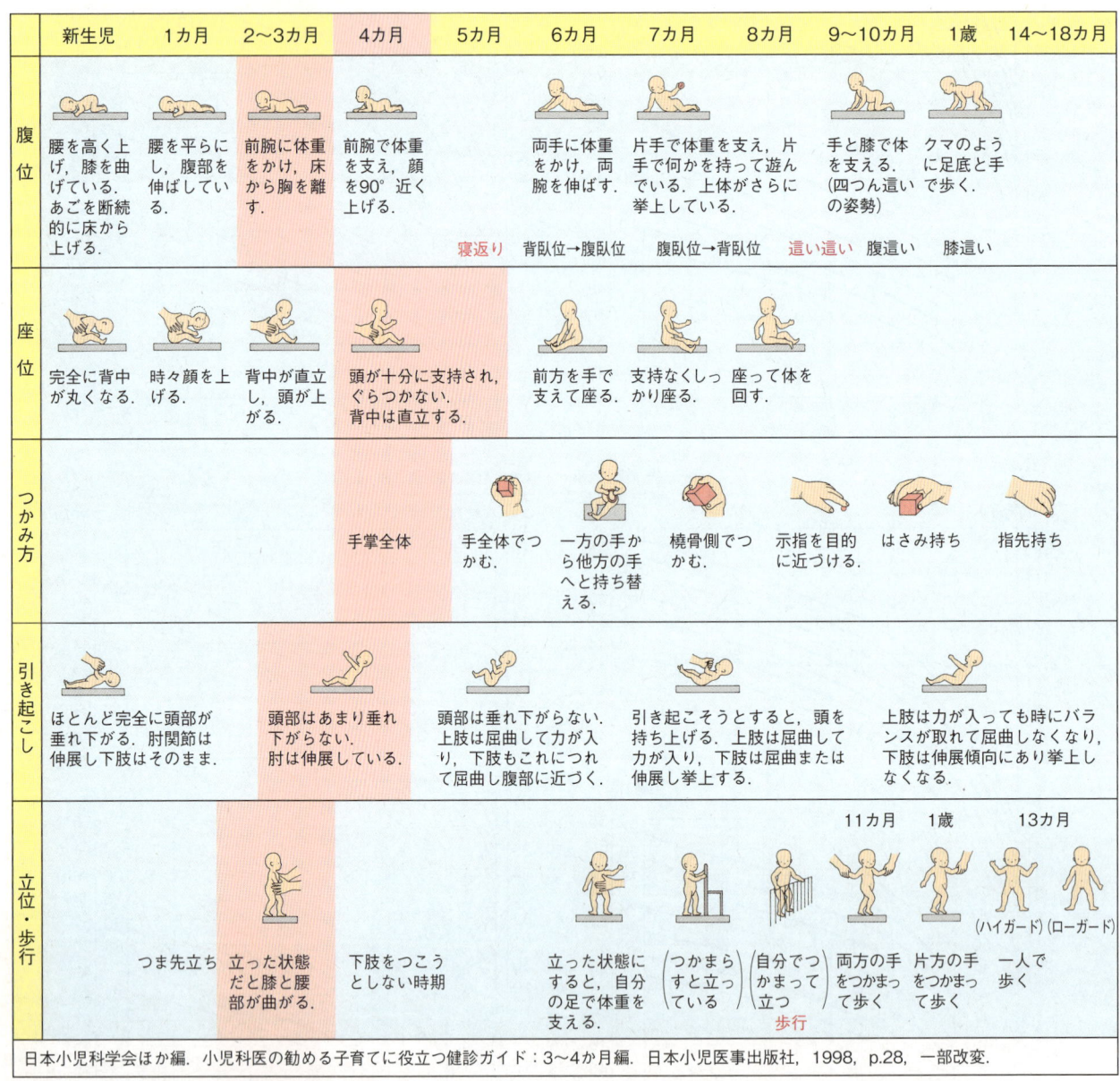

日本小児科学会ほか編．小児科医の勧める子育てに役立つ健診ガイド：3～4か月編．日本小児医事出版社，1998，p.28，一部改変．

図4.2-14●一目でわかる運動発達

表4.2-4●乳幼児の代表的な精神運動機能検査の種類と特徴

検査名	検査内容と方法	対象年齢
遠城寺式乳幼児分析的発達検査法	身体・運動の発達スクリーニングテストとして用いられる．運動（移動運動・手の運動），社会性（基本的習慣・対人関係），言語（発語・言語理解）などの3分野6領域からなる．各領域に26問を設け，それらの通過状況によって発達年齢がプロフィールで表される．日常の行動観察の結果を検査用紙に記入する方法で，検査用具は用いない．	0～5歳
乳幼児精神発達診断法（津守・稲毛式）	運動，探索・操作，社会，食事・排泄・生活習慣，理解・言語の五つの領域から評価する．日常生活の中での母親の観察に基づき，母親と面接して発達の診断をする．	0～3歳 3～7歳
田中・ビネー式知能検査法	2歳から成人までを対象とした知能検査法で，精神年齢，知能指数を算出する．被検査者と検査者の面接方式で行われる．語彙，抽象語のほか，ひも通し，積み木などの用具を用いた検査が行われる．	2歳～成人
DENVER II デンバー発達判定法	デンバー式発達スクリーニング検査（DDST）の改訂版．初版にあるテストの語をのぞき，検査の雰囲気を排除している．子どもの発達状況が大きく変化したことを考慮して改定し，日本における標準化を行い，2003年に初版が発行された．検査用紙を用いて，個人－社会，微細運動－適応，言語，粗大運動の四つの領域（125項目）から発達を評価する．25，50，75，90％の発達レベルが明記され，ガラガラやボールなどのおもちゃ，干しぶどう，ベルなどを使って評価する．	0～6歳

4 一般状態の観察とバイタルサイン

　乳幼児のバイタルサインの測定は，年齢が低いほど協力を得にくく，測定が困難である．値の変動の大きいもの，観察によって把握できるものから，呼吸，脈拍，体温，血圧の順に行うとよい．状況によって，柔軟に判断する．

（1）呼吸測定

　乳幼児の呼吸は，体動や啼泣などによって大きく変動する．乳児の眠っているときや，機嫌のよいときなどを見計らって測定する．聴診で測定してもよい．幼児の場合は，静かにしてほしいことをわかりやすく話し，協力してもらう．呼吸は意識することで数値が変化するため，脈拍に続いて計測するなどの工夫をする．胸腹部の上下運動を観察するか，軽く手を当てて1分間の数やリズム・深さを測定する．さらに図4.2-15の順に左右の全肺野の聴診を行い，貯留物による雑音の有無や呼吸音の左右差・強弱などを把握する．

　子どもの呼吸のアセスメントにおける，基準範囲と基準逸脱範囲を表4.2-5に示す．

（2）脈拍（心拍）測定

　子どもの脈拍測定は，確実に触診できる部位を選んで測定する．測定部位は，図4.2-16に示すように，浅側頭動脈，総頸動脈，腋窩動脈，上腕動脈，橈骨動脈，大腿動脈，膝窩動脈，足背動脈などである．幼児の場合は，説明をして協力を求め，橈骨動脈に3指を当て，1分間数やリズム・拍動の強さを測定する．体温測定と同時に行ってもよい．正確に測定することが困難な場合には，聴診により心拍を測定する（図4.2-17）．心臓は成長に伴って大きくなり，心筋の筋力も強くなって，1回の拍出量が増加する．そのため，年齢とともに脈拍（心拍）数は減少する．

　子どもの脈拍のアセスメントにおける，基準範囲と基準逸脱範囲を表4.2-6に示す．

plus-α

子どもの呼吸

新生児や乳児は，以下の理由で呼吸障害を起こしやすい．

・横隔膜の運動による腹式呼吸である．

・新陳代謝が活発で酸素消費量が多いが，肺胞のガス交換表面積が成人の1/20しかない．

・予備力が少ない．

・延髄にある呼吸中枢が未発達である．

・気道が細く周囲の組織が弱く胸郭も軟らかいため，陥没呼吸を起こしやすい．

・肋骨が水平で呼吸筋も未発達なため，胸郭を広げることができない．

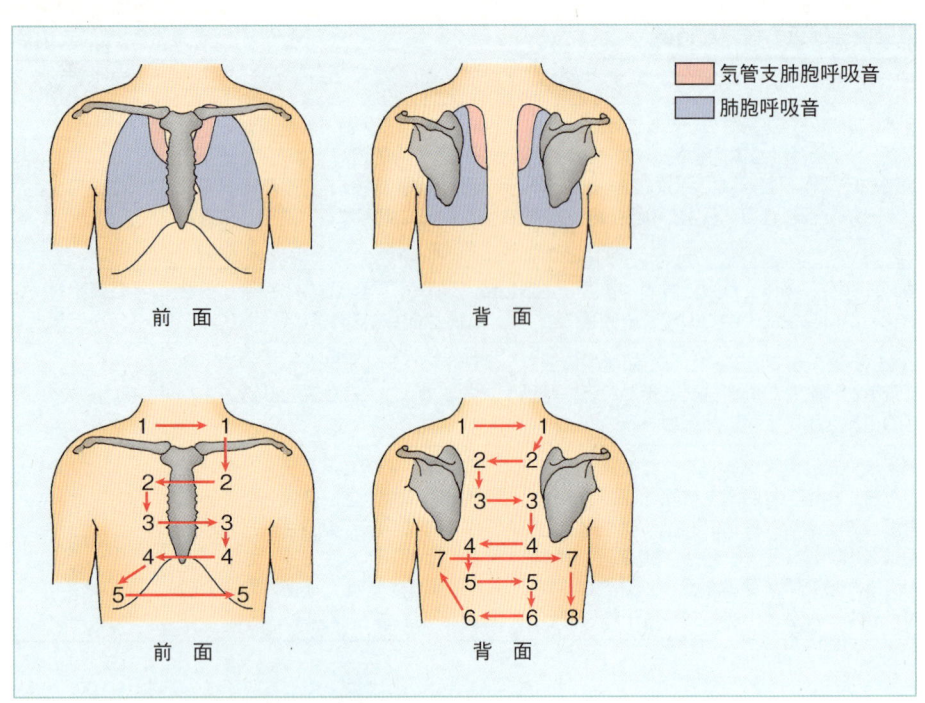

図4.2-15●子どもの呼吸音の聴取部位と聴診の順序

気管支肺胞呼吸音
肺胞呼吸音

前 面　　　　　背 面

前 面　　　　　背 面

plus-α

脈拍と子どもの発熱の関係

発熱すると，他のバイタルサインも連動して動く．40℃までは体温が1℃上昇すると脈拍数が10回／分増加する．体温0.55℃上昇につき10回／分の増加までは生理的な変化の範囲内といわれている．40℃を超すと心筋機能が低下し，脈拍数が減少することがある．

表4.2-5●子どもの呼吸の基準範囲と基準逸脱範囲

基準範囲	基準逸脱範囲
年　齢　　　呼吸数（回／分） 　新生児　：30〜50* 　乳　児　：30〜40 　幼　児　：20〜30 　学　童　：18〜20 　思春期　：16〜18	正常値よりも回数が多い，または少ない
規則正しい	不規則
肩呼吸や鼻翼呼吸，陥没呼吸などの努力呼吸がみられない	努力呼吸がみられる
乳児期には腹式呼吸，幼児期には胸腹式呼吸をする．学童期になると成人と同じ胸式呼吸である	

＊覚醒，あるいは睡眠状態かで値が変動しやすい

（3）体温測定

　子どもは体温調節機能が未熟で，体表面積に対して汗腺の数が多く発育も未熟であり，筋肉・皮下脂肪が薄く，体表面積が大きいなどの特徴がある．そのため，体温は環境温に左右されやすく，室温・衣類・掛け物・食事・運動・入浴などで容易に変動する．測定時には，体温に影響を与える要因がないかについても併せて観察する．また，測定部位や測定に用いた体温計の種類によっても値は異なる．口腔での測定は，子どもの場合は危険なため行わないほうがよい．

　子どもの体温のアセスメントにおける，基準範囲と基準逸脱範囲を表4.2-7に示す．

●直腸（肛門）検温

　乳児や2歳以下の年少幼児の体温を測定するのに，最も確実な方法である．ただし，

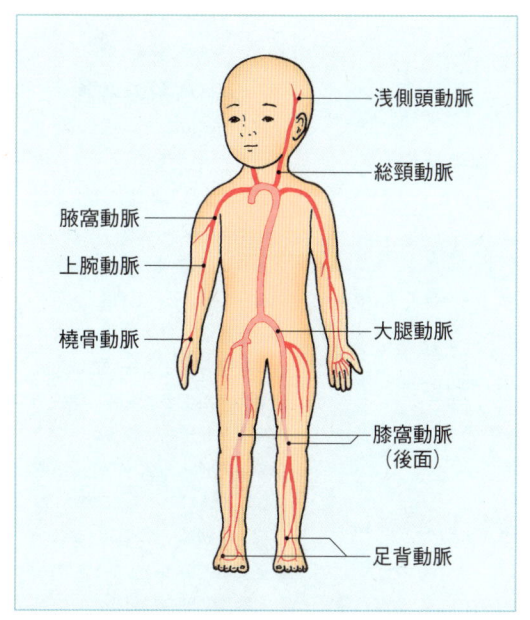

図4.2-16●子どもの脈拍の触診部位

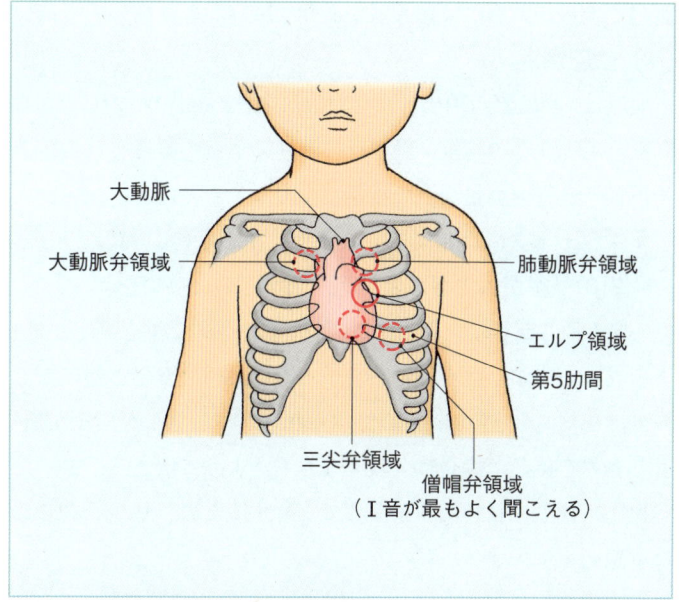

図4.2-17●子どもの心拍の聴取部位

表4.2-6●脈拍の基準範囲と基準逸脱範囲

基準範囲	基準逸脱範囲・備考
年　齢　　脈拍（心拍）数（回／分） 　新生児　：120 〜 140 　乳　児　：110 〜 130 　幼　児　：100 〜 110 　学　童　： 80 〜 100 　思春期　： 60 〜 100	基準値よりも回数が多い頻脈と，回数の少ない徐脈がある．子どもでは，呼吸性不整脈のような生理的不整脈も多くみられる．しかし，重篤化することもあるので，緊急度の判断が必要である．
規則正しい	不規則（呼吸性のリズム不整は正常）
拍動は力強い	拍動が弱い

表4.2-7●子どもの体温の基準範囲と基準逸脱範囲

基準範囲	基準逸脱範囲
36.5 〜 37.5℃ （腋窩温）	微　熱：37 〜 37.9℃ 中等熱：38 〜 38.9℃ 高　熱：39℃以上 深部体温が35℃以下のまま放置すると生命が危険な状態となる

下痢をしている場合や，直腸や肛門に異常のあるときには行わない．体温計の先端にワセリンなどの潤滑剤を塗り，肛門から約1〜3cmの深さまで挿入する．直腸温は，腋窩温より0.5〜1℃高い．

●腋窩検温

　体温計の感温素子が腋窩の中央部（腋窩動脈）に当たるように，腋窩の前下方から後上方に45°の角度で挿入し，上腕に手を添えて押さえる．

●耳内検温

　体温計のプローブの先端にカバーをつけ，外耳道に沿ってできるだけ深く挿入する．その間，子どもが頭を動かさないよう保護する．耳内温は安定しており，数秒で

plus α

エルプ領域

エルプ領域（第3肋間胸骨左縁）は，副大動脈弁口聴診領域ともいわれ，4弁すべての音が聴ける重要な部位である．子どもの場合，大動脈弁性の心音や心雑音がよく聴取される．

plus α

子どもの発熱

子どもの体温は，年齢による差，個体差，日内変動など変化の幅が大きい．また，熱の高さは疾病の重症度と一致しない．発熱は，体内に侵入した細菌やウイルスの増殖至適温度域よりも体温を上げて，それらの増殖を抑え免疫系の活性化を促すという生体の防御機能であり，解熱剤の使用は子どもの状態を総合的にアセスメントし，慎重に判断する必要がある．ただし，3カ月未満の乳児は，髄膜炎・敗血症・尿路感染症などの可能性があるため注意が必要である．

測定できる．平熱には個人差があり，腋窩温より高い人も低い人もいる．

（4）血圧測定

血圧は，心臓から拍出された血液が全身の動脈壁に及ぼす圧を表し，左心室の収縮，動脈と毛細血管の抵抗，動脈壁の弾性によって維持される．そのため，末梢循環や心拍出量，血管内容量などの指標となる．

マンシェット幅は年齢で異なるが，子どもの上腕の2/3を覆うものが適切である（表4.2-8）．幅が広すぎると低値，狭すぎると高値を示す．マンシェットを巻く部位は心臓と同じ高さにする．乳幼児が不安や恐怖で泣き測定が難しいときは，マンシェットを巻いたまましばらく待ち，子どもが血圧計や聴診器になじめるように遊ぶことも有効である．幼児には，締め付けられるような感じがするが痛くはないことを伝える．もし痛みを感じた場合は，教えてもらうように伝える．

血圧は体動や精神的緊張などで上昇するため，リラックスして測定できるよう声掛けや説明を工夫する．

子どもの血圧測定のアセスメントにおける，基準範囲と基準逸脱範囲を表4.2-9に示す．

plus-α

リンパ系の触診

子どもの免疫系は，母体由来の免疫グロブリンが消失する生後6カ月ごろから急速に産生が盛んになり，7〜8歳にかけて成人レベルに達する（p.212 図4.2-2）．子どものリンパ節は，思春期までは成人より大きい．全身の表在リンパ節は感染症や炎症によって腫脹・熱感・疼痛などをきたしやすく，フィジカルアセスメントの際の重要な観察点となる．耳下腺部，顎下部，後頸部，鎖骨窩，腋窩，鼠径部などの表在リンパ節の視診と触診を同時に行う．リンパ系の触診部位についてはp.61 図3.3-5参照．

表4.2-8●年齢別マンシェットの幅と長さ

年　齢	幅（cm）	長さ（cm）
3カ月未満	3	15
3カ月〜3歳未満	5	20
3〜6歳未満	7	20
6〜9歳未満	9	25
9歳以上	12	30

表4.2-9●子どもの血圧の基準範囲と基準逸脱範囲

基準範囲			基準逸脱範囲		
年　齢　収縮期　拡張期（mmHg）			高血圧（高血圧治療ガイドライン2014の基準による，一部改変）		
新生児	80〜60	60	年　齢	収縮期	拡張期（mmHg）
乳児	90〜80	60	幼児	≧120	≧70
幼児	100〜90	60〜65	小学校低学年	≧130	≧80
学童	120〜100	60〜70	高学年	≧135	≧80
思春期	130〜110	60〜80	中学校男子	≧140	≧85
			女子	≧135	≧80
			高等学校	≧140	≧85
			低血圧	<70〜90（新生児は<60）	

5　さらに，どのようにアセスメントを進めていくか

これまでも述べてきたとおり，子どものヘルスアセスメントは成長・発達を評価する視点が欠かせない．しかし，現時点での測定値を基準値と比較するだけでは，子どもにとって適切なアセスメントにはなりえない．妊娠の時期も含めた発育の経時的変化，いわゆる縦断的視点と，現時点での同世代の子どもたちの中での発育を基準値と比較して評価する横断的視点の両者から，検討を加えることが不可欠である．

やってみよう

1. 乳児期・幼児期・学童期の子どものバイタルサインを5人ずつ測定しよう．それぞれの発達段階に応じた配慮ができるようにしよう．
2. 乳児期・幼児期の子どものDENVERⅡ デンバー発達判定法を用いた精神・運動機能評価を2人に実施しよう．

引用・参考文献

1）鴨下重彦ほか監修．こどもの病気の地図帳．講談社，2002.
2）小野田千枝子監修．子どものフィジカル・アセスメント．金原出版，2001.
3）桑野タイ子ほか編．小児Ⅰ．中央法規出版，2011，（新看護観察のキーポイントシリーズ）.
4）桑野タイ子ほか編．小児Ⅱ．中央法規出版，2011，（新看護観察のキーポイントシリーズ）.
5）岡田洋子ほか．小児看護学1　小児と家族への系統的アプローチ．第2版．医歯薬出版，2010.
6）岡田洋子ほか．小児看護学2　小児の主要症状とケア技術．医歯薬出版，2010.
7）日本小児保健協会編．DENVERⅡ　デンバー発達判定法．
日本小児医事出版社，2009.
8）阿部敏明ほか．小児科学・新生児学テキスト．全面改訂第3版．診断と治療社，1999.
9）日本小児科学会ほか編．小児科医の勧める子育てに役立つ健診ガイド：3〜4か月編．日本小児医事出版，1998.
10）馬場一雄監修．小児生理学．へるす出版，1986.
11）岡堂哲雄．小児ケアのための発達臨床心理．へるす出版，1983.
12）Wong, D.L. Wong & Whaley's Essentials of Pediatric Nursing. Mosby, St. Louis, 1997.
13）日本高血圧学会治療ガイドライン作成委員会．高血圧治療ガイドライン2014．日本高血圧学会．2014.

重要用語

成長（growth）
発達（development）
発育
成長・発達の一般的原則
身体発育の評価

精神・運動機能の評価
出生前期
新生児期
乳児期
幼児期

学童期
思春期・青年期
カウプ指数
肥満度
DENVERⅡ デンバー発達判定法

学習参考文献

❶鴨下重彦ほか監修．こどもの病気の地図帳．講談社，2002.
子どもの体のしくみや代表的な症状・疾患が，豊富なイラスト・図表を用いてまとめてあり，わかりやすい．

❷中野綾美編．小児の発達と看護．第5版．メディカ出版，2015，（ナーシング・グラフィカ，小児看護学1）.
小児看護に関する入門的テキスト．子どもの発達段階の理解と発育評価について具体的にまとめられている．子どもと家族への最善のケアを重視し，看護者のパートナーシップ，家族の看護にも言及している．

❸中野綾美編．小児看護技術．第3版．メディカ出版，2015，（ナーシング・グラフィカ，小児看護学2）.
小児看護の基本技術について，方法論に加え，安全・根拠・倫理を含めて述べられている．イラストや写真を多用してあり，具体的な場面をイメージしながら学習できる．

❹筒井真優美編著．小児看護学：子どもと家族の示す行動への判断とケア．第5版．日総研出版，2007.
成長・発達を援助するための観察の観点やアセスメントの方法が，わかりやすく述べられている．看護師がどのような倫理観をもち，実践場面で子どもや家族と向き合っていくか，判断のための視点や具体的ケアについても明解にまとめられている．

❺阿部敏明ほか編．小児科学・新生児学テキスト．全面改訂第4版．診断と治療社，2003.
小児・新生児期の疾患や病態生理・治療について系統的にまとめられており理解しやすい．

❻小野田千枝子監修．こどものフィジカル・アセスメント．金原出版，2001.
こどものフィジカル・アセスメントの進め方について，一般状態や頭から鼠径・生殖器まで具体的に述べられている．より詳細に学ぶ際の参考となる．

3 | 高齢者のヘルスアセスメント

学習目標

- 高齢者をアセスメントする視点と方法を理解し説明できる．
- 高齢者への健康歴に関するインタビューを適切に実施できる．
- 高齢者に重要なアセスメントが実施できる．
- 得られたアセスメント結果から，対象者に必要な看護援助について考えることができる．

●事前の自己学習課題
A. 加齢に伴う生理・心理・社会的変化について述べなさい．
B. 高齢期に多い疾患・症状について述べなさい．

---

1 高齢者のアセスメントの意義

（1）加齢に伴う諸機能の変化が高齢者に及ぼす影響

人間は加齢に伴い，身体的・心理的・社会的機能の変化を経験する．加齢現象を理解する上で最も重要なことは，**加齢に伴う変化は個人差が非常に大きいことである**．したがって，加齢に伴う変化を年齢から推測するのではなく，高齢者個々人のアセスメントから査定する必要がある．さらに，高齢者の身体の生理機能の低下は，予備力の減少と適応力の低下を招くことが知られている．高齢者では，ホメオスタシスという内部環境を一定に保つ作用に低下がみられ，内的・外的環境の変化に対する適応力に影響を及ぼす．外気温の変化や水分摂取量によって，低体温や脱水を起こしやすいのはこのためである．

また，高齢期には環境の変化に対する心理的適応力も低下する．職業からの引退，引っ越し，入院や親しい人との死別などにより，うつ状態などの不適応状態が出現することがある．

（2）高齢者のヘルスアセスメントの意義

高齢者看護の主たる目標は，健康の保持・増進と予防である．予防とは，疾病や障害の予防のみならず，高齢者のライフサイクルを通して成長，成熟，自己実現を妨げるものを除去したり避けることを意味する．専門的な高齢者看護実践のためには，加齢に伴う身体的・心理的・社会的機能の変化と特徴を理解することが不可欠である．また，それらについてのアセスメントを的確に実施するとともに，アセスメントで得た結果を総合的に分析・評価し，看護計画を立て実践する視点をもつことが重要である．ヘルスアセスメントによって異常の早期発見と，健康状態のモニターが可能になるといえる．

2 ヘルスアセスメントとクリティカルシンキング

ヘルスアセスメントを的確に行うために，**クリティカルシンキング**を応用する．クリティカルシンキングの五つの要素（専門的知識，経験，熟達性，態度，知的基準および専門職の基準）とヘルスアセスメントの関係は表4.3-1のとおりである．

表4.3-1●クリティカルシンキングのヘルスアセスメントへの応用

クリティカルシンキングの要素	ヘルスアセスメント
専門的知識	正常な身体状態の理解 正常な解剖・生理の理解 加齢に伴って起こる変化についての理解 主たる疾患の病理／症状の知識
経 験	身体査定技術 対象者が以前示していた症状 時間内に身体査定できる能力
熟達性	完全で詳しい健康歴の収集 一般的および焦点化した身体査定技術の使用 正確な看護診断 アセスメントをして看護ケアを評価
態 度	自分一人では不確かと考えられるとき他の看護者に確認すること 身体査定を確実に系統的かつ完全に実施する自己規律
知的基準および専門職の基準	異常に関する典型的な徴候／症状についての知識 ある症状に関するすべての特徴を挙げられること 身体査定の結果を対象者に伝えること

3 フィジカルアセスメントの四つの基本技術

　高齢者のヘルスアセスメントにおいて，フィジカルアセスメントの四つの基本技術（視診，触診，打診，聴診）の習得は非常に重要である．これらの基本技術を使うことで，身体内部のアセスメントが可能となるからである．腹部を除き，視診，触診，打診，聴診の順序でアセスメントを行う．腹部は触診によって腸音に影響が出るのを避けるため，視診，聴診，打診，触診の順序でアセスメントする．

（1）視 診

　視覚を使って身体の形態や機能，徴候を観察する．聴覚・嗅覚も同時に使う．検眼鏡，耳鏡も使用する．

●アセスメント項目●

　大きさ，形（発疹，浮腫など），色，位置（左右対称性など），動き（動作，反射，歩行など），分泌物，におい，など．

●留意点●

・初めて対象となる高齢者を見たときから始まる．少し異常かなと感じたときは注意し，次の触診，打診，聴診でより詳しくアセスメントする．不安を軽減するために，「よく調べていますので気にしないで大丈夫ですよ」などと優しく説明する．

・触診，打診，聴診をしながら視診を継続する．

（2）触 診

　「手」の触覚を使って，皮膚や身体各部の形態と機能を査定する．「手」は，指先，手掌，手背などをアセスメントの目的に応じて使用する．「痛み」のアセスメントの際は，高齢者の表情をよく観察する．「触ること」は，看護ケアにおいても有効なことが多い．

大きさ，硬さ，位置，温度，湿度，振動など．

●触診の方法●

①浅い触診（1〜2cm）：皮膚表面部の触診によって，温度，湿度，圧痛，弾性などをアセスメントする．

②深い触診（4cm）：深い触診により，内部臓器の位置，腫瘤，圧痛，腫大，可動性などをアセスメントする．その際，急がずゆっくりと手掌を4cmくらいの深さまで押し下げる．

③両手触診：腹部の深部臓器を触診する際に行う．片方の手は皮膚の上に力を抜いて置き，その第一関節上を他方の手の指腹で圧迫する．

●留意点●

・「これからお腹を触ります」など，必ず事前に説明する．

・高齢者の皮膚を傷つけないように，爪を短く切る．

・指先や手掌の感覚が鈍くならないよう，手の手入れをし大切にする．

・振動は，手掌全体の指の付け根で触診する．

・温度は，手背を用いてアセスメントする．

(3) 打　診

手または器具で体の一部を軽く叩き，その音や振動から，臓器の内部の様子や異変の有無，大きさ，位置を知る．

●アセスメント項目●

胸部，腹部の臓器や組織の大きさ，密度，洞・臓器の圧痛など．

●打診の方法●

①直接打診法：皮膚の表面を1指または2指で直接打つ．

②間接打診法：左手（利き手でない手）をピンと張り，中指の第1関節あたりを力を入れて叩く．スナップを効かせるとよい．このとき，ほかの指が体表に触れないように注意する．

●留意点●

・視診，触診のアセスメント結果から打診の部位を決める．

・高齢者は皮膚が薄くなっているため，傷つけないよう注意する．

(4) 聴　診

聴診器を用いて体内の音を聞く．

●アセスメント項目●

呼吸音，心音，腸音．音の性質：強さ，質，持続時間など．

●留意点●

・膜側ヘッド：高調音（腸音，肺音，呼吸音）を聞く．

・ベル側ヘッド：低調音（血管音，異常心音）を聞く．

(5) アセスメントの進め方

フィジカルアセスメントは，対象となる高齢者の状態により柔軟に進めることが求められる．

●システムレビュー（system review）●

　身体のシステムを順序だててアセスメントすることにより，効率よくデータを収集する方法である（例：バイタルサイン，全身状態，頭，耳，鼻，口腔，眼，首，胸部・呼吸器系，心臓・心血管系，乳房・腋窩，腹部，筋・骨格，脊柱・歩行，神経系）．

　システムレビューのポイントは，健康歴聴取から明らかになった健康上の問題に関して，短時間でより詳しいアセスメントが必要な身体部位を見極めることである．系統的なアセスメントでは，看護師が重要な情報のアセスメント漏れを防ぐ．原則として健康歴聴取を含め，1時間で実施する．

工夫するべきこと

①アセスメント項目カードを使用する．

②体位との関係を考え効率よく行う．

③問診時の情報に基づいて重要点を決める．

④対象者にわかりやすく説明する．

⑤必要物品をアセスメント手順に沿って準備する．

4 高齢者のヘルスアセスメント時の留意点

（1）アセスメント情報の理解のポイント

　高齢者のアセスメント情報を理解する上で重要なことは，障害や複数の疾患をもつ人が**日常生活を送る上でどのような支障があるのか**を，正確にアセスメントすることである．このために，日常生活の機能レベルを測定する簡便なアセスメントツールが有効である．また，ツールを用いなくとも，例えば食事をするときに支障があるかないかを査定するために指の巧緻性を知りたい場合は，両手を開き順番に指を折り曲げ開くことができるか，両手を同時に親指と他の指を順番につける動作がスムーズにできるかどうかでアセスメントできる．

　高齢者のアセスメント情報は，疾病，外傷，身体および認知機能低下を予測し予防する視点で評価する．また看護師は，加齢による限界がありながらも，それに応じた最高レベルの健康を得るように援助することが求められる．

（2）高齢者のフィジカルアセスメントを実施するときのポイント

●感覚器，筋骨格器の加齢による変化を考慮した環境を整える●

①歩行器などの補助具を使用している人に対応できるよう，空間を広くとる．

②低くやわらかい椅子を避け，背のまっすぐな椅子を使用する．

③周囲の騒音やアセスメントの妨げとなるものを最小にする．例えばテレビ・ラジオの音，近くの人の話し声など．

④プライバシーを完全に守るように配慮する．

⑤室温を心地よい暖かさにする．

⑥トイレに近い部屋で行う．

⑦やわらかく低い診察台を使用する．

⑧床・壁・天井などの表面に強い光沢や反射があるところを避ける．

⑨直接光・蛍光灯を避ける．窓からのまぶしい光が対象者の眼に入らないようにする．

コンテンツが見られます
（p.2参照）

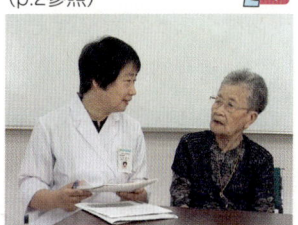

●生活内容，健康状態のアセスメント〈動画〉

●高齢者のエネルギーレベル，ペース，適応力を考慮に入れる●

①十分な時間の余裕をとってゆったりした態度で接する．高齢者は，動きが遅くなったり反応時間が遅くなったり，質問に答える時間が成人より長くかかったりすることが多い．アセスメントを数回に分けて行うことも考えておく．高齢者が考えをまとめることができるように，静かに答えを待つ．

②質問・指示は簡潔でわかりやすく，一般的に使われている平易な言葉を用いて行う．

③難聴のある高齢者へは，低い音域の声でゆっくり話し，怒鳴らない．

④アイコンタクトなど，ラポールを築けるように向き合う．

⑤転落などの事故を防止するため，診察台に対象者を一人にして部屋を離れない．

⑥けがを予防するため，対象者が診察台に上ったり下りたりするときに手助けする．

⑦エネルギーを保存するため，体位の変換を最小にするようにアセスメントの順序を工夫する．

⑧寒くならないように配慮する．プライバシー保護のためにも，アセスメントに必要な部位の露出を最小限にし，ほかの部分はブランケットなどで覆う．

⑨フィジカルアセスメントに要する時間は，45分ぐらいをめどにする．

5　高齢者への健康歴聴取時のポイント

（1）加齢に伴う考慮点

・高齢の人が症状を訴えても，加齢に伴う"正常"なものとしてとらえられがちなので，注意が必要である（例：息切れ，倦怠感，関節痛など）．

・難聴や構音障害などをもつ高齢者のインタビューには，成人より長い時間がかかることを予想する．

・高齢者は情報の処理プロセスが少し遅くなることがあるので，インタビューのペースは，ゆっくりゆとりをもつ．

・疲労しやすい対象者には，インタビューを数回に分けて行う．

・情報が不確かと思われる際は，家族（対象者をよく知っている人）からも情報を得る．

（2）正確なデータを得るためのポイント

・視覚と聴覚のアセスメント．

・対象者から信頼を得る．

・専門家として服装，態度，言葉遣いなどに注意する．

・ラポールを築く．

・わかりやすく説明する．

・コミュニケーションの工夫：話し方，話す位置，声のトーン・テンポ，アイコンタクト，時間．

（3）アセスメント項目

①予防接種：インフルエンザワクチンの接種（毎年10〜11月）．

②薬：飲んでいる薬をすべて持ってきてもらう．

処方されている薬：薬剤名，医師名，量（処方量より多いか，または少ないか），副作用，薬の購入に要する経済力，病院・薬局へ行く能力，嚥下の問題，主観的な薬剤

の効果，薬物療法に関する理解（目的，方法，時間，効果，量，副作用，薬剤の相互作用），飲み忘れを防ぐための記憶補助具の使用（例：薬ケース），（手の巧緻性の問題で）服薬に支障があるか，など．

その他の薬：薬剤名，量，回数，理由，副作用，など．

③栄養状態：体重など（表4.3-2）．

④機能レベル（activities of daily living：ADL，instrumental activities of daily living：IADL）：日常生活動作に援助が必要かどうかをアセスメントする（表4.3-3）．

⑤視力・聴力

⑥認知機能：mini mental state examination（MMSE），改訂長谷川式簡易知能評価スケール（HDS-R），N式老年者用精神状態尺度（NMスケール）．

⑦うつ状態のスクリーニング（geriatric depression scale：GDS．表4.3-4）

⑧ソーシャルサポートおよび社会資源（表4.3-5）

plus α

IADL
手段的日常生活動作．「手段的自立」の水準の活動能力を測定する尺度．食事の支度，洗濯，買い物，交通機関の利用，金銭の取り扱いなど，日常生活上の複雑な動作や活動をいう．

表4.3-2●栄養状態に関するアセスメント

塩分と砂糖	調理中加える量，食卓で加えるか，コーヒーなどに加えるか，食塩，砂糖を多く含む食品の摂取
体 重	過去1カ月，1年，5年間の体重の増減，体重に対する主観的認識
食 欲	空腹感がある一定の時間より強いか，最近または過去1年の食欲の増減，最近の摂取食品の変化の有無
特別食	特別食の有無，特別食の種類と摂取における困難，特別食に対する知識，補助食の有無
好 み	現在の好き嫌い，一度に食べる食品の量，食事の回数，典型的な食事
食品の購入および調理	誰が買い物・調理をしているか，対象者はそれを好んでいるか．調理を自分でしている場合，困難はあるか．困難の原因は何か（疲労，一人で食べていること，視力の減退，記憶障害，冷蔵庫やコンロを使用することなど）
摂 取	自分で食べること，嚙むこと，嚥下することに困難があるか．歯・口腔内に問題はあるか．入れ歯の使用の有無，歯茎に合っているか，使用しているか．避けている食品はあるか（硬いため，など）
経済状態	必要な，または好みの食品を購入する経済力の有無

表4.3-3●機能レベル

衣服の着脱	ボタンをとめる，ファスナーを閉める，靴ひもを結ぶ
入 浴	浴槽またはシャワーの使用，湯を用意する，浴槽に入る，浴槽から出る，体を洗う
排 泄	失禁の有無，トイレに入る，便座に座る，立ち上がる，排泄後の清潔動作
移 動	布団に入る，布団から起き上がる，椅子に座る，椅子から立ち上がる，歩行，階段の上り下り，食器棚の物を出し入れする，ドアを開ける，転倒の経験があるか
食事動作	食器・はしの使用，食べ物を切り分ける，食べ物を口に入れる
洗 濯	手洗い，洗濯機の使用
調理など食に関すること	献立，調理，配膳
家 事	布団の上げ下ろし，掃除，食器洗い，ごみの処理
金銭管理	請求書の支払い，家計に関する金銭出納
買い物	店への移動，物品の選択，支払い
服 薬	服薬の処方を守る，薬の準備
交通による移動手段	公共の交通機関，自分の車，家族・友人の車，高齢者用の公共サービス
保 清	手足の爪切り，ひげ剃り，歯磨き

表4.3-4●GDS-15（老年期うつ病評価尺度）

以下の質問に対し，「はい」か「いいえ」のどちらかに○をつけてください

1．毎日の生活に満足していますか	はい	いいえ
2．毎日の活動力や周囲に対する興味が低下したと思いますか	はい	いいえ
3．生活が空虚だと思いますか	はい	いいえ
4．毎日が退屈だと思うことが多いですか	はい	いいえ
5．大抵は機嫌よく過ごすことが多いですか	はい	いいえ
6．将来の漠然とした不安にかられることが多いですか	はい	いいえ
7．多くの場合は自分が幸福だと思いますか	はい	いいえ
8．自分が無力だなあと思うことが多いですか	はい	いいえ
9．外出したり何か新しいことをするよりも家にいたいと思いますか	はい	いいえ
10．何よりもまず，物忘れが気になりますか	はい	いいえ
11．今，生きていることが素晴らしいと思いますか	はい	いいえ
12．生きていても仕方がないと思う気持ちになることがありますか	はい	いいえ
13．自分が活気にあふれていると思いますか	はい	いいえ
14．希望がないと思うことがありますか	はい	いいえ
15．周りの人があなたより幸せそうに見えますか	はい	いいえ
GDS15	点	

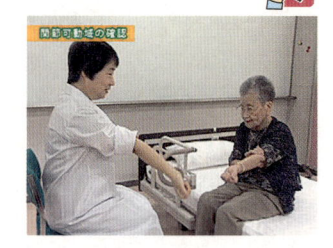

●移動に関わる機能のアセスメント〈動画〉

項目1，5，7，11，13に「いいえ」と回答した場合，またそれ以外の項目に「はい」と回答した場合は1点．15点満点中，合計得点が11点以上で「非常に抑うつ的」，6点から10点で「抑うつ傾向あり」，5点以下は「抑うつ傾向なし」と判定する．

Yesavage, J.A. et al. Development and validation of a geriatric depression screening scale：A preliminary report. J Psychiat Res. 1983, 17, p.37.

表4.3-5●ソーシャルサポートおよび社会資源

社会参加	趣味の会，ボランティア活動，就労，老年クラブなど地域の活動
サポートシステム	家族および友人の数，関係性および接触回数，ペット
居住形態	誰と同居しているか，どこに住んでいるか
経済状態	収入源と収入額，健康保険の種類，収入額の適切さに関する主観的評価
地域サービス（行政・民間）の利用	介護保険，ホームヘルパー，デイケアサービス，訪問看護，給食サービスなど

6　高齢者を対象としたフィジカルアセスメント

（1）一般状態のアセスメント

◎必要物品：体重計，聴診器，血圧計，体温計

a．体重（kg）

b．バイタルサイン（表4.3-6）

c．低栄養状態の有無

（2）皮膚のアセスメント

◎必要物品：ペンライト，ポケットに入る定規，使い捨て手袋

●問診項目●

①皮膚癌にかかったことがありますか？　その他の皮膚の病気はありますか？

表4.3-6●バイタルサインの加齢に伴う変化

血 圧	収縮期圧，拡張期圧とも成人とほぼ同じであるが，脈圧が増大することがある．左右を計測することが重要である．
体 温	水銀体温計*は使用しないことが望ましいが（p.37参照），もし患者専用の水銀体温計を使用する場合は，3分以上閉口できることを確認する．高齢者は感染していても体温の上昇がみられないことがあるため注意する（免疫反応の消失による）．
脈 拍	成人と大きな違いはない．
呼 吸	深さが浅くなったり，呼吸数が増加することがある．

＊水銀を国際的に包括管理するルールを定めた「水銀に関する水俣条約」が2017年8月16日に発効された.

②異常な皮膚の乾燥やかゆみがありますか？

③傷が治りにくくなっていませんか？

④傷ができやすくなっていませんか？

⑤長時間，直射日光を浴びることがありますか？　また過去にありましたか？

⑥皮膚に発赤や傷はありますか？

⑦皮膚の温度が変わったと感じることはありますか？

⑧入浴は週に何回されますか？　入浴剤を使用していますか？（種類:　　　　　　）

●視診および触診項目●

①皮膚の色，衛生状態をみる．

②皮膚の湿潤性，肌触り，皮膚温，皮膚の張りを触診する．

③浮腫や湿疹など，皮膚に異変部位がないかをみる．ある場合は測定する．

④外傷による傷はないか，ある場合は測定する．

⑤動けない患者の場合，骨張った部位をよくアセスメントする．

●褥瘡のアセスメントと記録●

　褥瘡は，創部と周辺の皮膚のアセスメントが必要である．アセスメント項目に沿って的確に記録する．

①創の原因

②創の解剖学的位置

③創の形（例：円形，不定形）

④創のサイズ：長さ，幅，深さ

⑤滲出液：量，色，におい，性状

⑥創のステージ（NPUAPの分類，図4.3-1）

⑦創の色：生理食塩水で十分に洗浄した後にアセスメントする．

⑧周囲の状況：端が厚くなると治癒が遅れる．

⑨周囲の皮膚の出血，熱，腫れ，痛み，変色（暗赤色，紫色など）の有無

plus **α**

脱　水

高齢者の脱水は，尿量や舌・腋窩など皮膚の乾燥から観察される．さらに，なんとなく元気がなくだるそうにしている，熱っぽい，食欲不振が続いている，口唇や口腔内の乾燥などの症状がみられるときにも脱水を疑う．

plus **α**

褥　瘡

麻痺，意識障害，栄養状態の増悪，疾病の悪化などに伴い発生しやすい．骨の隆起部の皮膚に多くみられるが，圧迫部があればどこにでも発生するため注意が必要である．好発部位は仙骨部，大転子，肩甲骨部，踵（かかと），肘，耳，頭部など．

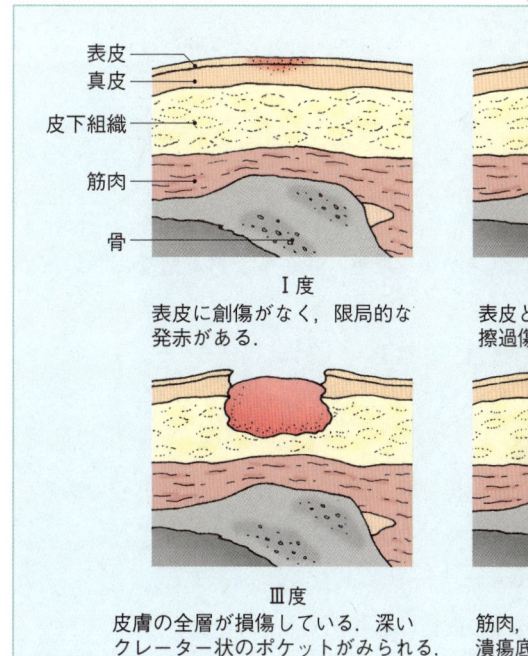

表皮
真皮
皮下組織
筋肉
骨

Ⅰ度
表皮に創傷がなく，限局的な発赤がある．

Ⅱ度
表皮と真皮が損傷している．擦過傷や水疱がみられる．

Ⅲ度
皮膚の全層が損傷している．深いクレーター状のポケットがみられる．

Ⅳ度
筋肉，骨まで損傷している．潰瘍底には，壊死がみられる．

図4.3-1●褥瘡のステージアセスメント

(3) 感覚器系（聴覚・視覚）のアセスメント

　感覚器の加齢による変化として，味覚の変化，触覚の鈍麻，痛覚刺激伝達神経シグナルの減少，空間位置感覚の低下，聴力の減退，遠視，視野の減少がみられる．感覚器の機能低下は，転倒・交通事故などによる障害の誘引となるため，高齢者の安全面でのケアに不可欠なアセスメント情報である．ここでは，特に重要な聴覚と視覚のアセスメントについて学ぶ．

〈聴　覚〉

●聴覚のアセスメント●

　主なアセスメント項目は，聴力，外耳・内耳の状態，鼓膜である．加齢に伴う変化として，聴力の減退（特に高音域）をアセスメントする．また，左右の聞こえが同じかどうか，補聴器の使用の有無と問題点をアセスメントする．

●問診項目●

①耳鳴りはありますか？

②他者の会話がこもったように聞こえることはありますか？

③補聴器をしていますか．している場合，よく聞こえますか？

④耳垢は頻繁につまりますか？

⑤耳の痛み，めまい，失神の経験はありますか？

⑥聞き返す回数が増えたり，ラジオ・テレビの音が大きいといわれたことはありますか？

⑦疑い深くなったり，うつ，引きこもり，また混乱してしまったという経験はありますか？

⑧耳の聞こえが悪くなりましたか？

⑨長期間にわたって騒音にさらされた経験はありますか？

⑩最後の聴力検査の日はいつですか？（健康診断日）

●聴力検査●

①ささやき声の聞こえ方

②ウェーバーテスト

③リンネテスト

→耳のアセスメント　p.70参照.

●視診項目●

①耳垢の性状（乾燥した黒味がかった色，量が多く外耳道をふさいでいるなど）

②外観

③外耳・外耳道・鼓膜の状態（耳鏡を用いる）

〈視　覚〉

●視覚のアセスメント●

　主なアセスメント項目は，視神経（視力・視野）および外観である．加齢に伴う変化として，遠視，視野の減少をアセスメントする．

●問診項目●

①緑内障，糖尿病，白内障の既往はありますか？

②視力の減退はありますか？

　字が読みにくかったり，夜間見えにくいと感じたことはありますか？

③見える範囲（視野）の中でぼやけて見える部分や，ぼやけて見えることはありますか？

④家族に緑内障の人はいますか？

⑤日光に長期間さらされた経験はありますか？

⑥まぶしい光に困った経験はありますか？

⑦照明の周りに虹のような色が見えて困った経験はありますか？

⑧色の識別が困難だと感じたことはありますか？

⑨眼が乾燥しますか？

⑩涙が増えてきたと感じますか？

⑪物が二重に見えることはありますか？

⑫眼鏡を使用していますか？

⑬眼の前に黒い点が見えることがありますか？

●視力スクリーニング●

　近距離視力（near vision）：Geriatrix-cardの検査（図4.3-2）などで，日常生活に支障がない程度の視力があるかどうか，また加齢による遠視の矯正が必要かどうかをスクリーニングする．

●視　野●

アセスメント方法は成人と同様である．

→眼（視覚）のアセスメント
　p.80参照.

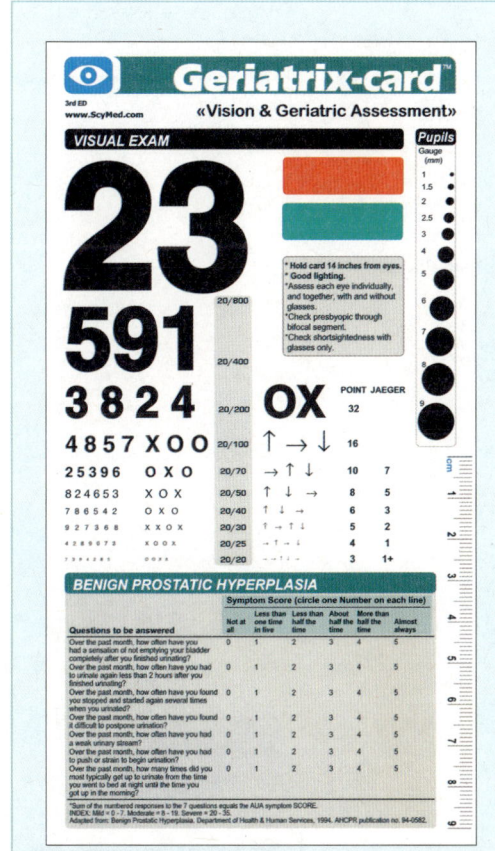

Geriatrix-cardは高齢者の総合的アセスメントを行う上で有用なツールである。近距離視力のアセスメントはカードの左側のVisual Examにある数字とアルファベットを用いて測定する。

A. Arturo Rodriguez. Geriatrix-card：Vision & Geriatric Assessment. Scymed, 2005.

図4.3-2●Geriatrix-card

●視診項目●

①眼瞼の位置

②強膜の色

③瞳孔のサイズ

④角膜の透明さ（曇った感じ，傷の有無）

⑤水晶体（透明，曇った感じ）

（4）筋・骨格系のアセスメント

　高齢者の筋・骨格系のアセスメントでは，筋力と量，バランス能力，歩行，および関節の可動性のアセスメントが重要である．筋肉や関節の動きは，中枢神経により調節されている．したがって，個々のアセスメントと同時に全身の左右対称性や身体の動きのスムーズさをアセスメントする．また，筋・骨格系は人間の運動機能レベルに深く関与するため，問診では特に高齢者が日常生活動作を支障なく行うことができているかどうかに注意する．視診および触診では，問診の結果，自覚症状や異常が疑われる部位を詳しくアセスメントする．血圧で起立性低血圧の有無を確認し，転倒のリスクをアセスメントすることも必要である．

◎必要物品：定規

●問診項目●

①体のこわばりや背部痛はありますか？

②振戦，自然骨折，転倒および転倒による骨折の経験はありますか？

③筋肉を使ったときに力が入らなかったり，痛みを感じることはありますか？（部位，活動制限の種類）

④手をうまく使えますか？（手の巧緻性）

⑤手足が思うように動かないことがありますか？

⑥靴は合っていますか？

⑦歩行に変化はありますか？　歩行やバランスに問題を感じたことがありますか？階段の昇降が難しいときがありますか？　転倒への恐怖心はありますか？

⑧日常生活上の補助具を使用していますか？（歩行器，杖，手すり・支え棒など）

⑨関節の腫れ，痛み，発赤，熱，変形，こわばりなどはありますか？

時間によってひどくなることはありますか？

特別な活動後に起こりますか，あるいは活動をしないことで起こりますか？

⑩日常の生活行動の中で困難を感じていることはありますか？

もしできない場合は，誰か支援してくれる人はいますか？

●視診項目●

アセスメントの体位：立位

①歩行

②バランス

③脊柱：ROM，対称性，弯曲，姿勢

アセスメントの体位：座位

①脊柱の弯曲

plus α

高齢者の筋力低下

加齢に伴い筋力は低下する．筋力の低下によって，姿勢の前傾，歩幅が小さい歩行がみられる．また，わずかな段差や平らな床でもつまずきやすくなり転倒のリスクが高まる．筋力の低下によって腰痛や関節痛も起こりやすくなり，女性の場合は骨盤底筋弛緩により尿失禁が起こりやすくなる．

plus α

ROM

range of motion. 関節可動域．四肢を動かして測定した関節の運動範囲をいい，各運動方向に応じて最大角度を測定する．測定方法の詳細は，「筋・骨格系のアセスメント」p.160参照．

②手指，手首，肩，肘，膝，足首，足指の関節の変形，腫れ，発赤

③筋肉の萎縮

④足関節の腫れ，発赤

⑤首，手指，手首，肩，肘：ROM，強い痛みの有無，機能障害の有無

⑥膝，足，足首，骨盤：ROM，関節の腫れ，発赤

●触診項目●

①関節の痛み，熱

②筋力

(5) 足のアセスメント

　見落としがちなのが足のアセスメントである．高齢者の心理的安寧および機能的能力および安全に深く関係するため，詳しくアセスメントする．

●問診項目●

①慢性病がありますか？（糖尿病，関節炎，痛風など）

②足の状態で具合の悪いところはありますか？（尖足，内反，外反，切断など）

③足の状態によって活動の制限はありますか？（歩行など）

④靴・靴下はどのようなものを使用していますか？

⑤歩行・移動のための補助具を使用していますか？

⑥血液の循環を妨げる衣類を着用していませんか？（きついゴムの服など）

⑦喫煙はしていますか？

⑧転倒することはありますか？

⑨足のケアは何をどのように行っていますか？

●視診項目●

①全身状態：動き，歩行，靴・靴下，清潔度

②足：皮膚と爪の色，爪の状態（特に真菌感染），毛，浮腫，圧がかかっている部分，傷，まめ，湿潤性

●触診項目●

①温度，湿潤性，脈，爪の血液還流

②神経系：温度，タッチ，痛み，振動，位置

(6) 転倒予防のアセスメント

●転倒に関連する加齢による変化●

①姿勢，重心の変化

②筋力・関節可動域の低下

③視力・平衡感覚の減退

④反応時間の増大

⑤認知機能の低下

●アセスメントの視点と項目●

　転倒予防のアセスメントは，高齢者の一般状態，感覚器系，筋・骨格系，神経系，足のアセスメントを総合して評価する．アセスメントツールによる予測のみに頼ることのないよう注意する．転倒ハイリスク者のアセスメント項目としては，①転倒の経

> **plus-α**
>
> ### 尖足，内反，外反
>
> 尖足とは足関節が底屈した状態であり，下腿三頭筋の短縮で起こる．内反とは足の裏を内側に向けてひるがえした状態をいい，逆の状態を外反という．

験，②認知症の有無，③起立性低血圧の有無，④複数の薬剤服用などが重要である．

アセスメント項目

①姿勢

②バランス

③コーディネーション（調整）

④筋力

⑤視力

⑥聴力

⑦足

やってみよう

1. 高齢者のヘルスアセスメントにおいて留意する点について簡潔にまとめてみよう．
2. 高齢者への健康歴インタビューを15分以内でできるように練習してみよう．
3. 高齢者の感覚器（視覚・聴覚）と筋・骨格系のアセスメントを各3回実施しよう．
4. 1事例を取り上げ，高齢者の転倒予防のアセスメントについて考えてみよう．

引用・参考文献

1）小野田千枝子監修．実践！フィジカル・アセスメント：看護者としての基礎技術．改訂第2版，金原出版，2001．
2）勝野とわ子．加齢に伴う諸機能の変化と健康生活への支援．井出訓編．老年看護学．新訂版．放送大学教育振興会，2013．
3）Lueckenotte, A.G. Gerontologic assessment. 3rd ed. Mosby, 1998.
4）Potter, P.A. Health assessment. 4th. ed. Mosby, 1998.

重要用語

ラポール
ADL（activities of daily living）

IADL（instrumental activities of daily living）

ROM（range of motion）
ヘルスアセスメント

学習参考文献

■1 小野田千枝子監修，高橋照子ほか編．実践！フィジカル・アセスメント：看護者としての基礎技術．改訂第2版．金原出版，2001．
高齢者へのヘルスアセスメントを実施する際に必要な，基本的な知識と技術を簡潔かつわかりやすく解説している．

心理的・社会的側面のアセスメント

5

1 | 心理的側面のアセスメント

学習目標

- 心理的側面のアセスメントの重要性を理解できる.
- 心理的側面のアセスメントの方法について理解できる.
- 心理的側面のアセスメントの結果を記録できる.

1 心理的側面のアセスメントに必要な基礎知識

(1) 心理身体社会的存在としての人間

人間を理解するモデルとして,「心理」「身体」「社会」の側面が指摘される. 心理的な活動は生き生きとした人間生活の基盤であり, 身体面のアセスメントと同様に心理面のアセスメントは重要である. ただし, 身体的な問題は手で触れたり, 画像やデータとして把握できる, いわゆる「物質」としての手掛かりがあるためアセスメントしやすいが, 心理的な問題の多くはその人の言動や生活面などに表れるため, 形がなくアセスメントが難しいという印象をもつだろう. 心理的な活動は脳を基盤とした高度な精神活動ともいえるが, 解明されていないことが多く, いわゆる科学的な説明には限界がある. しかし, 心理的側面はその人の表情や行動, 生活面などに確かに表れている. 患者の心理的側面へのアセスメントを行うために, 必要な情報収集の方法や評価の方法を身につけよう.

心理的側面をアセスメントするためには, 看護師と患者の人間的な関わり合いが求められる. 話す, 聞く, 共感的な態度を示すなどのコミュニケーション技術を活用する. 患者の示す表情や態度, 生活の様子など, 非言語的なメッセージも重要な情報源である. 患者一人ひとりのユニークな個別性に関心をもちながら, 関わりの中で感じる気づきや違和感をキャッチし, アセスメントにつなげていくことが重要である.

ここで, **心理**と**精神**という言葉について整理しておく. 心理も精神も共に「こころ」を意味している. 心理と精神という言葉の間に意味の違いはほとんどない. ただし, 本章では専門用語を用いてヘルスアセスメントを学習するため, 精神医学, 精神疾患というように, 医療現場で多く用いられる「精神」という言葉も併用して説明する.

(2) 精神活動を支える機能の特徴

精神活動は多様に表現されるが, いくつかの基本的な機能の組み合わせと考えることができる. 基本的な機能がさまざまに連携し, 複雑な精神活動を支えているのである. ここでは, 精神活動の基本的な機能である「意識」「記憶」「知覚」「思考」「感情」「意欲」「認知」について整理しておく. 実際のアセスメントでは, 最初に患者の外観やコミュニケーションなどの全体像をつかみ, どの機能についてのより詳しい情報を得るか方向づけを行うとよい (表5.1-1, 表5.1-2).

●意 識●

意識にはさまざまなレベルがあるが, 意識がはっきりしている, つまり清明であることは人が外界の状況を適切に把握し, 他の精神機能を発揮するための基本的な状態である. 意識を清明に保つためには, 脳の機能が正常である必要がある. 脳の機能が

---

plus α

こころを指す用語としての「心理」と「精神」

こころの現象を指す用語として,「精神」と「心理」の両方が用いられている. 主に医学領域では精神を用いるため, 精神からは病気を連想するかもしれない. しかし, 区別はあいまいである. 例えば, 精神分析は歴史的に精神医学と臨床心理学双方の基礎理論になっており,「psychotherapy」は精神医学では「精神療法」, 心理学では「心理療法」とそれぞれの立場で訳して用いているが, 元来同じものを指している.

---

plus α

せん妄, もうろう状態

せん妄: 何らかの身体負荷により脳の活動が障害されて生じる意識障害. 幻覚や妄想, 興奮などの精神症状, 集中力の低下, 睡眠覚醒リズムの障害などの症状を呈する.

もうろう状態: 軽い意識の混濁や, 意識できる範囲が狭くなる意識狭窄をきたす. 幻覚や錯覚, 不安を伴うこともある.

低下する状況（病変の存在，高熱，脱水，薬物の影響，高齢など）では，意識が清明に保てなくなり，結果としてぼんやりしたり，周囲と会話がかみ合わなくなったり，記憶力が低下するなどの現象が出現する．

　意識は刺激（話しかける，タッチングするなど）への反応や，場所や時間などの把握の状況，その場面を後で思い出せるかというような記憶への影響をみることでアセスメントできる．

表5.1-1●全体像のアセスメント

	観察項目・関わり方の具体例	情報収集の意味，アセスメント
全体像	【観察項目】 全体的な様子や反応の特徴から把握する． ①外観の特徴と印象 　外見，服装，態度，表情，持ち物など． ②言語的コミュニケーション 　会話の内容，スピードや言語能力（語彙力や表現力），質問に対する回答の適切さなど． ③日常生活への影響 　日常生活における変化は一時的かどうか．あるいは，経年的な変化の有無． 【関わり方の具体例】 「少しそわそわしているように見受けますが，何か気になることがありますか？」 「今日は，気分が沈んでいるようですが，どうかなさいましたか？」	年齢（発達），場，状況などに照らし合わせてふさわしいかどうか，といった観点を関わりの糸口にして，精神機能や心因反応の影響があるかどうか，情報収集の方向づけを行う． また，精神機能の影響かどうかをアセスメントできなくとも，言語化することで他のスタッフと共有し，対象者の理解につなげる．

表5.1-2●精神機能のアセスメント

	観察項目・関わり方の具体例	アセスメント
意識	【観察項目】 刺激への反応から把握する． ①意識清明度（レベル） 　意識レベルは，Japan Coma Scale，Glasgow Coma Scaleを用いて査定する（p.32参照）． ②意識の広さや変容 　ぼんやりしている，声かけや会話の反応，疎通性が悪い，場所や時間の不一致，記憶力低下など．	・声かけや周囲の刺激に適切に反応できる（意識清明） ・注意の範囲が狭くなる（意識狭窄） ・声かけや周囲の刺激に適切に反応できるときと，できないときがある（意識混濁） ・声かけや周囲の刺激に反応がない（昏睡）
記憶	【観察項目】 会話や意図的な質問への返答，生活上の困難から把握する ①新しい事柄が覚えられるかどうか 　人の名前，買った物を覚えられず何度も同じ物を買う． ②時間がたっても，記憶が保てているかどうか ③生活上の問題の有無 　迷子になる，薬を飲み忘れるなど．	・昔のことは覚えているが，新しいことが覚えられない（記銘力障害） ・数秒から1分程度の記憶が保てない（短期記憶の保存障害） ・過去の記憶が活発によみがえる（記憶亢進） ・一定の期間内の事柄を追想できない（健忘）
知覚	【観察項目】 本人の自覚症状の有無や体験の内容から把握する． 【関わり方の具体例】 ・カーテンが揺れるたびに怖がっている 　→「カーテンがどうかしましたか？」 ・何もないのに虫をつまむようなしぐさを繰り返す 　→「何か付いていますか？」 ・誰もいないのに，誰かと会話しているかのような話しぶりや独り言がある 　→「何か聞こえていますか？」 　　「差し支えなければどのような内容か教えてください」	①知覚の変化 ・刺激が本来より強まって感じられる（感覚過敏） ・刺激が本来より弱まって感じられる（感覚鈍麻） ・対象を誤って知覚する（錯覚） ②幻覚の種類と内容 ・刺激がないのに感覚器に知覚がある（幻覚） ・アリやクモなどの小動物が見える（幻視） ・現実にはないが，単純な物音や人の声が聞こえる（幻聴）

思考	【観察項目】 話の内容や行動，対人交流の様子から把握する． ①思考の流れ 　話のまとまり，論理の道筋とそのスピード． ②思考内容 　頭に浮かんでいる内容．偏ったり飛躍したりしていないか． 【関わり方の具体例】 ・鋭い目つきである人物をにらんでいる 　→「あの人が気になりますか？」「なぜ気になりましたか？」	①思考の流れの障害 ・思考の進みが遅く，停滞する（思考制止） ・思考の進みが速く，筋道から逸れやすい 　（観念奔逸） ②思考内容の障害 ・他人から害を加えられると思い込む（被害妄想） ・自分の価値や能力を過少評価する（微少妄想） ・自分の価値や能力を過大評価する（誇大妄想）
感情	【観察項目】 言葉や表情，話の内容から把握する． ①感情の表れ方 　喜怒哀楽などの感情が状況にふさわしいか．感情の量や質，表現方法は適切か． ②感情の感受性の変化や波の様子 　安定性や変動性がみられるか．	①感情の量的な症状 ・爽快で楽天的な気分が続く（気分高揚） ・気分が滅入って沈んだ状態が続く（抑うつ気分） ②感情の質的な症状 ・刺激があるのに感情が起こらない（感情鈍麻） ・少しの刺激でイライラする（易刺激性） ・常に落ち着きがなく，あせっている（焦燥感）
意欲	【観察項目】 欲望，欲求，意欲，衝動，本能の表れ方や変化を行為や行動から把握する． ・生命に関わる保存欲の障害（拒食や自殺） ・物事の受け止め方や臨み方（能動的か受動的かなど） ・日常生活行動の変化（趣味にいそしまなくなったなど）	意欲の量的な症状 ・意欲がわかず行動が起きない（意欲減退） ・意欲が高まり，行動的になる（意欲増進）
認知	【観察項目】 家事や身だしなみなどの生活行動全般から把握する． ・やりかけの物事がたくさんある ・複数の物事が重なると混乱してしまう ・長い会話についていけない	・一つの事に注意を向け続けることが困難 　（注意機能障害） ・物事を順序立てて取り組むことが困難 　（遂行機能障害）

●記　憶●

　記憶は，知識を蓄える面だけを指すのではない．生活や人生の連続性を支える大切な機能である．記憶が正常であれば，買い物や食事，人との付き合いは過去の出来事を参考に適切に実行されるだろう．しかし，記憶が障害されると生活に必要な行動が組み立てられなくなり，目的をもった行動がとれなくなったり，親しい人にもかかわらず認識できなくなったりする．記憶力には人それぞれに能力差があるものだが，脳の機能低下などが生じると記憶力は影響を受ける．また，緊張や不安が強い場合など，心理状態にも影響を受ける．

　記憶力の低下によって，その人の自尊心が傷つけられる場合があるため，関わりには配慮が求められる．会話や生活面で混乱がみられた場合，記憶力についてアセスメントすることは重要である．

●知　覚●

　知覚は，いわゆる五感といわれる感覚を指す．視覚，聴覚，触覚，味覚，嗅覚は，人間が身近な物事を知る基本的な手掛かりである．五感は絶えず，日常生活の中でごく自然に体験されており，多くの知覚は特別な意味をもたない限り注意を向けられない．しかし，例えば風邪が原因で嗅覚が鈍くなっただけでも違和感が生じ，食事が楽しめないなどの変化が体験されるだろう．また，幻肢痛などのように，失った脚があたかも痛んでいるように身体に痛みを体験することもある．統合失調症では誰もそば

plus α

健忘症候群
（コルサコフ症候群）

記銘障害，健忘，失見当識，作話などの症状がみられ，ビタミンB₁の不足によって起こるとされている．理解力や計算能力は保たれるが，記憶力が著しく低下し，以前の記憶がなくなったり，新しいことを覚えられなくなったりする．

にいないのに，声が聞こえる現象（幻聴）を体験することがある．

知覚の異常を体験すると，混乱して情緒的に不安定になりやすい．患者が訴えやすい受容的な態度を示し，患者が言葉で表現しやすいよう助け，患者の心情に共感した上でアセスメントする必要がある．

●思　考●

思考は知覚した情報を統合し，必要な結論を得る機能である．情報同士のつながりを推測したり，根拠と結論を結び付けたりする．また目に見えない現象でも，概念を用いることで分析することができる．

例えば，夕食の献立を考える場合に，手持ちの食材やここ数日間の献立，家族の好み，手間や費用，時間などの条件を検討して決めていく．いくつもの可能性から自分なりの筋道を踏んで結論に至ることで，スムーズに行動に移すことができる．しかし，思考が障害されると，筋道が逸れて考えがまとまらなくなり，なかなか結論にたどりつけなくなる．さらに，ささいな刺激がきっかけになって考えが飛躍し，その結論に確信をもつ（妄想）というようなことが起こる．

思考に障害があり論理や結論に飛躍が生じると，他者から間違ったことを言っていると判断されてしまう．周囲も否定的な反応をしがちであるが，その人が嘘を言っているわけではなく，リアルな現実として体験していることを知っておきたい．思考をアセスメントする場合は，思考のプロセスや内容に注目し，結果（その人にとっての結論，主張など）ばかりにとらわれないことが大切である．

●感　情●

感情は，いわゆる喜怒哀楽といわれる情緒の状態を指す．新生児にみられる「快－不快」の感覚が基盤といわれており，成長とともに複雑なものに発達する．豊かな感情体験は豊かな人生をもたらすだろう．喜怒哀楽や不安，嫌悪などは人間の基本的な感情であり，人種や言語，文化が違っても共有できる．

感情には，好きな音楽を聴いて気持ちが楽になるような反応的なものや，家族の死から半年たっても，変わらず悲しみを体験するような長期的なものがある．人にとって感情を示し合い，お互いの感情を認め合うことは，親子や恋人，仲間などの親しい関係の基盤となる重要なものである．感情の状態は表情や言葉，人間関係，生活行動などを手掛かりにアセスメントし，理解することができる．

●意　欲●

いくつかの選択肢の中から積極的に何かを選び，方向づけを行うことを意欲と呼ぶ．人間には空腹を満たしたい，というような欲求充足に対する方向づけがあり，意欲の一つの源になっている．ただし欲求をただ満たすのではなく，社会的に適切な方法で満たそうとする方向づけも強くある．そこで，方向づけに一致した選択肢を積極的に選ぶことで活動が調整されている．

将来の夢に向かって，現在の生活の中で必要なものを取捨選択することも意欲の表れである．また，良い報酬があれば方向づけが強化され，意欲が増し活動量が増えるだろう．けがをしたくないなどの方向づけでも，意欲は強化される．一方，さまざまな原因で意欲が低下すると，活動量が低下する．重篤になると基本的な生活行動が減

<hr>

plus α

妄　想

刺激に対して判断を誤っているにもかかわらず，訂正ができない思考の異常を指す．物がなくなったのは明らかに他の理由なのに，「○○が盗まれた」などと確信し，その確信は対話などの関わりで訂正することができない．

plus α

欲求の調整

人間を動かす源泉は「欲求（need）」と呼ばれる．欲求には生理学的な欲求（食欲，睡眠，性欲など）のほかに，社会的な欲求（所属，承認，尊重など）がある．オリンピック選手を目指す人ならば，単に空腹という生理的欲求を満たすだけでなく，将来の賞賛を目指して自分の競技に有利な方向づけで調整するだろう．

plus α

無為自閉

何もやる気が起きなくなり，周囲への感心や感情的反応が乏しくなる「無為」と，その結果，人との関わりをもたない「自閉」の状態になることを指す．

少し，食事がとれずに痩せたり，入浴や洗面ができず清潔が保てなくなったりする．意欲も身体の状況や精神疾患の影響で変動するため，行動面からのアセスメントが大切である．

●認　知●

認知とは，外界の刺激を意味あるものとして解釈する機能である．大きな音を聞いて身の危険を察知したり，人の声色や強さからその人の感情を知るのは認知機能である．言い換えると，認知とはさまざまな種類の刺激を処理し，人の生活に役立つ意味のある情報に加工するプロセス全体を指す．

例えば，赤信号（刺激）を見て，過去の経験や止まれの合図という学習内容を記憶から引き出し，危険のサイン（情報）と解釈して行動を調整し，立ち止まることがある．認知が適切に機能していれば，この一連の行動はスムーズに行うことができる．しかし認知の機能が低下すると，一連の情報処理が困難になり，結果として適切な行動の調整ができなくなる．

認知は食事をする，適切な衣類を選ぶ，約束の時間に合わせて行動するなどの複雑な生活行動全般に深く関係する機能であり，認知機能の低下はあらゆる生活場面からアセスメントすることができる．

（3）病気をもつ人の反応

病気は人のこころに大きな影響を及ぼす．不快な身体の症状はもちろん，生命を脅かされる，仕事や学業の継続など生活面への影響がある，身近な人に負担をかける，将来像や夢が奪われるなど，さまざまな面からこころに影響を与える．病気に直面した人のこころに生じる反応を理解し，アセスメントする必要がある．

●不安をもつ人の理解●

病気になると，多くの患者は不安を抱く．不安は「漠然とした恐怖」といわれる．多くの場合，不安は漠然と長く続き，眠れなくなったり，身体症状が強くなったり，人間関係が狭くなったりするなどの影響が現れる場合がある．不安の原因を探って関わることで，漠然と広がる不安を緩和することができる．

例えば，手術について考えてみよう．対話を通してその人の漠然とした不安の中にあるいくつかの原因を探り，現実的に関わりが可能なものを取り上げる．そして，痛みへの不安があるとわかった場合は，術後の痛みについて，ていねいに説明し対処方法を明らかにすると，その人の不安は多少減少するだろう．一方で，病気になったことで将来への不安を抱く場合のように，その場で解決できないものもある．病的な不安も存在する．病的な不安は物事に対する反応が大きく，持続時間が長い．不安の質や程度についてのアセスメントが求められる．

●喪失感をもつ人の理解●

病気によって，人はさまざまなものを失う体験をする．病気や治療によって身体機能や身体の一部が失われると，その人の内面に大きな喪失感を生じさせる．自信や安心感が失われること，夢やキャリアなど自分へのイメージが失われることもある．物だけでなく，内面に生じる喪失体験にも関心をもつことが重要である．

また，親しい家族との死別によって生じる喪失感は，強く長く続くといわれる．病

plus-α

認知のゆがみ

刺激はその人の価値観や信念，感じ方などの認知のフィルターを通して解釈される．このフィルターにゆがみや異常があると，世界はつらくストレスに満ちたものになる．うつ病の患者は否定的な自己概念（スキーマ）や信念をもち，刺激を否定的に解釈しやすい認知のゆがみをもっているといわれる．

plus-α

不安と恐怖

一部重複した概念であるが，次の点で異なる．不安は，今後生じうる脅威に対する憂慮であり，筋緊張や過覚醒，警戒的・回避的な行動を伴う．恐怖は現実の，または切迫した脅威に対する情動反応であり，交感神経活動の亢進，迫りくる脅威についての反復思考，逃避行動との関連が強い．

気によって生じるさまざまな喪失体験は，その人の人生の大きな試練となるだろう．喪失体験を乗り越える作業を，受容や喪の作業（グリーフワーク）と呼ぶ．喪失はこころの健康に大きな影響を及ぼし，うつ病などの重篤な精神疾患を発症するきっかけになることがあるため，適切なアセスメントと看護介入が求められる.

●ストレス反応の理解●

人は，生活するうえでさまざまなストレスと向き合っている．病気もまた，大きなストレス源になる．

一方，ストレスは生活に欠くことのできないものでもあり，ストレスがあることで克服しようと努力したり物事に集中したりできる側面がある．

人には，ストレスを受けても耐える力（ストレス耐性）が備わっている．しかし，その人のストレス耐性以上のストレスを受けると，さまざまなストレス反応が表れる．身体的なストレス反応として，不眠（過眠）や食欲不振（亢進），頭痛，下痢などの症状が挙げられる．精神的なストレス反応としては焦り，怒り，悲しみ，憂うつ，自責や多罰など，不快な感情の持続や増強がある．社会行動面のストレス反応としては，アルコールやギャンブルなどの嗜癖行動，虐待や暴力，引きこもりなどが生じる場合がある．

ストレスには原因があり，その原因から離れたり解消することが一番の解決法になるが，原因が複雑に絡み合っている場合もあり，単純ではない．医療現場のように，緊張が強いられる環境自体がストレスになる場合もある．ストレスの不快な症状を緩和するケアを行う場合でも，ストレス耐性を向上させる教育的ケアを行う場合でも，まずは，ストレスの程度をアセスメントすることが必要である．

2 心理的側面のアセスメントの方法

冒頭で述べたとおり，精神の活動は目で見ることができず，その人の言動や生活面などに表れる．患者がさまざまなことを語る場合は比較的わかりやすいが，自らの内面を言葉にできる人ばかりではない．看護師は患者から発せられる言語的・非言語的な情報を総合的に判断し，患者の心理的側面をアセスメントする．ここでは，いくつかの視点を紹介する．

（1）正常からの逸脱を見極める

精神機能や心理反応を学習すると，自分の体験と照らして身近に感じる部分が多い．健康な生活の中でも見られる反応であるならば，反応自体は正常なものと考えられるだろう．では，アセスメントにおいて，正常と正常からの逸脱はどのように区別されるのだろうか．

●スケールの活用●

精神面の正常からの逸脱を見極めるのに，血圧のような基準値を用いるのは難しい．そもそも数値化が困難なものであるが，一部の精神機能や心理的反応についてのスケール等が開発されており，活用できる．

正常からの逸脱を見極めるのに用いる基準は，数値的なものだけではない．健康的な状況で経験することのない精神機能（例えば幻聴）なら，その有無で判断できる．

しかし，うつ状態のように普段の生活の中で体験する気持ちの落ち込みと，病的な落ち込みには連続性があるため，どこからが正常からの逸脱かと問われると難しい．この場合は，うつ病の診断基準を満たさなくても，本人に援助の必要性があればアセスメントの焦点になるべきだろう．

●一般的な人間像との比較●

人の反応について判断を試みるとき，自分自身のこれまでの経験から作り上げた「一般的な人間像」と比較してみる場合がある．「患者なのだからこう反応するのが普通だが，この人は〇〇だった」「普通は〇〇しないでしょう」というような判断のしかたである．そもそも一般的な人物像というものはなく，このような比較はあくまで看護師個々の判断基準によるものであり根拠が薄くなるが，それでも大まかな特徴をとらえるのに活用できる．このとき，自分の基準だけでその人を「異常」と決めつけないように注意する．自分が基準にしている人物像はあくまで自分の中のイメージであり，一般化できないことを念頭に置くことが重要である．一般的な人間像と比較すると，その人の反応の偏り，反応の量の特徴がとらえられるだろう．

例）過剰な反応を表す言葉：多弁，多動，多訴，過活動，過緊張，興奮など．

　　過少な反応を表す言葉：緘黙，意欲低下，感情鈍麻，ひきこもりなど．

●以前の本人との比較●

比較のもう一つの方法として，以前の本人の情報と照らして変化をとらえる視点がある．以前は記憶力がすぐれていた人に記憶力の低下を認めた場合，何らかの徴候ととらえることができる．このような場合は，中長期の経過を知る人からの情報が重要である．また，精神機能は急激に変化する場合があるため，1時間前との比較，午前と午後の比較などによって，一日の中での症状の変化（日内変動）を知ることもできる．

(2) 気づきを言語化することで情報として活用する

非言語的なサインをとらえ，言語化することは大変重要である．例えば，「表情がさえない」「話をしたがらない」「活気がない」などの言葉を用いて患者を描写することで，情報として共有される．これは，アセスメントの第一歩である．ただし患者の気持ちが落ち込んでいるのか，悩みがあるのか，それとも単に眠気があるだけなのか，そもそもそのような様子の人なのか，この時点ではいくつもの可能性がある．

そこで，自分の気づきを言語化して周囲に伝えた後は，チームで視点を共有し，いろいろな人の目で見ること，経過を追うことなどによって可能性を絞っていく．情報が集まるにしたがって患者の行動への理解が深まり，アセスメントが明確になるだろう．

(3) さまざまな視点から情報収集を行う

ヘルスアセスメントを実施するためには，具体的な情報を収集する必要がある．精神面のアセスメントのための情報には，本人の言葉など具体的で客観的に観察できるものと，非言語的な感覚を言語化する主観的なものが含まれる（図5.1-1）．例えば，ここで担当看護師が測定した数値だけをチームメンバーに伝えた場合と，「大丈夫と言いながら体に力が入り，手が震えていた」と加えて伝えた場合では，アセスメントが異なるだろう．さらにその後，「患者の心配はよくわかる」と感じるか，「心配し過ぎではないか」と感じるかは人それぞれだろう．検査や手術への恐怖心を，患者と同

じように感じることはできないからである.

　看護師の主観的な判断が患者の内面と乖離（かいり）しないためには, より多面的な情報が必要である. 多面的な情報として, 以下のものが挙げられる.

①看護師の観察：看護師はベッドサイドにいて, 最も長く患者の言動に触れることのできる職種である. 患者との会話や患者と家族等の人との会話, 生活援助場面から患者の心理面の情報を知ることができる. 特に, 身近にいることで非言語的なサインから得られる情報は多い.

②本人の自覚：患者本人の「今どんな気持ちか」「困っているか」「いつもと同じか異なるか」という自覚や感覚についての情報である. これは, 体験している本人から直接聞き取る必要がある. 患者が気持ちや困りごとを話しやすい, 患者－看護師関係を築くことが求められる.

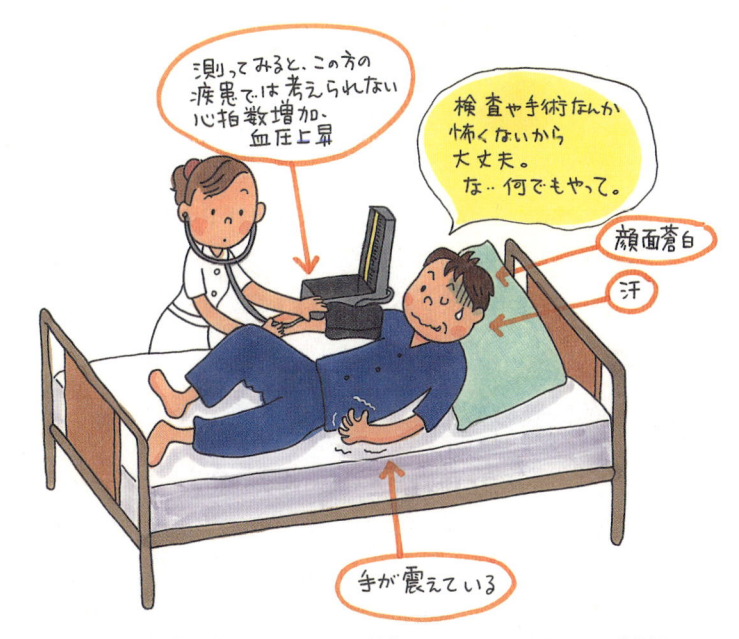

図5.1-1 ● 言葉以外に発せられる情報をキャッチすることが大切

③身近な人の評価：家族や友人など, 患者の健康な時期を知る人の評価は大切な情報である. 入院以前からの患者の生活を知り, 入院生活との連続性を知ることができる.

④平均的な人物像との比較（平均概念）：記憶や思考, 感情などは年齢や性別と照らして能力を推し量り, 一般的な対象と比較して判断する. さらに厳密に行う場合は, 標準化されたスケールを用いて測定し, 平均からの逸脱程度を数値化してアセスメントする.

⑤診断や治療の視点：精神疾患の既往症がある場合, その情報は患者の言動を理解する大きな手掛かりとなる. また, 身体疾患や治療が精神状態を変化させることがあるため, 身体的なアセスメントも重要である.

　患者の多面的な情報を得ることで, 患者の背景や個別性に沿ったアセスメントにつなげることができる.

(4) 了解できる／了解できないを考える

　患者の精神現象を患者の置かれた状況と照らし合わせ, 患者の言動がもっともだと感じるか感じないかは, 一つの手掛かりとなる. これを「了解」と呼んでいる. 何年も熱望していた夢がかなったときに, 過剰に感情を爆発させるのは「了解できる」現象である. 一方, 事実ではないのに人に悪口を言われると訴え, イライラするのは「了解できない」現象になるだろう. 多くの場合, 患者の背景が詳しくわかるほど了解できる範囲は広がるが, どうしても了解できないことは正常からの逸脱をアセスメントする手掛かりになる. 実際に了解できない現象に直面すると, 人は戸惑いを感じる. そして怖い, 不気味などと感情的に反応する傾向がある. しかし, 世の中には自分の経験や知識では了解できないものも存在し, そのことで困っている患者がいることを知る必要がある.

　患者の心理的側面のアセスメントを進める上で, この患者にとって今の状態は正常

plus α

スケールの利用

記憶や思考のアセスメントに役立つ検査に知能検査があり, ウェクスラー成人知能検査（WAIS）が広く用いられている. WAISではIQ70以下のカテゴリが精神遅滞の指標とされている. また, 簡易抑うつ症状尺度（QIDS-J）などの抑うつ尺度を用いることで, 落ち込みの程度を把握できる. せん妄の判別のスクリーニングなどは広く臨床で行われており, 異常の早期発見に用いられる.

からの逸脱なのか正常なのかという個々人のレベルを踏まえた判断が求められる．しかし，正常からの逸脱であれば治療の対象となり，正常であれば看護ケアが必要ないという単純な結論には至らない．明らかな異常を認めても患者が困っていない場合もあれば，正常範囲内の反応であっても患者が援助を必要としている場合もある．そもそも，その人らしい生活を維持し，精神的な健康を維持増進し，さまざまな経験からその人の人間性の成長を目指すならば，常に心理的ケアが求められることになるだろう．心理的側面のアセスメントは，個別性の高い看護ケアを適切に実践するための入り口なのである．

3　心理的側面のアセスメントを進めるために

人は見ようと思ったものしか見えない特性をもっている．患者の精神的な問題も見よう，知ろうと努力する必要がある．例えば，看護師の説明に対する反応が予測と違ったとき，それはなぜだろうと立ち止まって考え，言動や生活の状況を改めて見直すことで初めて患者の精神的な情報が見えてくることがある．患者はさまざまなサインを出している．そのサインに気づき，言語化することがアセスメントの第一歩である．

他者の出しているサインを受け取る練習は，家族や友人など，日常生活の人間関係の中でもできる．人のこころの複雑性は人間の魅力をつくっている．普段から人のこころの動きに関心をもち，豊かな人間関係の中で生活することは，精神的なアセスメントを実践する基礎となることを覚えておこう．

繰り返しになるが，心理的側面のアセスメントでは，看護師と患者の人間的な関わり合いが求められる．患者とのコミュニケーションや人間関係を大切にして，心理的側面のアセスメントをすすめていこう．心理的な状態は身体的な治療や生活にも大きな影響を及ぼすため，援助場面では心理的アセスメントを積極的に活用することが求められる．

やってみよう

患者を想定して，①〜⑥を知るための質問をいくつか考えてみよう．
①意識の清明度　②記銘力の障害　③知覚の異常の有無　④思考の内容　⑤感情の内容と強さ　⑥意欲低下の有無

参考文献

1）濱田秀伯. 精神医学エッセンス. 第2版. 弘文堂, 2011.

2）American Psychiatric Association. DSM-5精神疾患の診断・統計マニュアル. 高橋三郎ほか監訳. 医学書院, 2014.

重要用語

精神機能	思考	不安
意識	感情	喪失感
記憶	意欲	ストレス反応
知覚	認知	

2 | 居宅等で生活する対象者のヘルスアセスメントの視点

学習目標

● 居宅等での生活状況や生活環境についての情報把握の重要性が理解できる.
● 居宅等での対象者のアセスメント方法が理解でき,実施できる.
● 居宅等での対象者のアセスメントで得られた結果を記録できる.

1 生活する場におけるアセスメントとは

居宅等とは,医療機関のように「診療を目的とした場」ではなく,人が「生活する場」である.

医療機関においてヘルスアセスメントを受ける人は,自らの健康情報を医療者が収集することについて同意していると推定できる.また,医療機関の環境も,診療を受ける人が自らの情報を医療者に与えることに,抵抗を感じないような配慮がなされている.

それに対し,「生活の場」においては,ヘルスアセスメントを受ける人に,自らの情報を提供する同意があるかどうかは明確ではない.自分の情報を知られたくない人が,周囲にいるかもしれない.したがって,ヘルスアセスメントを開始する前に,その場でアセスメントを開始してよいのか,という判断が求められる.それらの判断を行うには,その人の生活の状況,同居している人との関係,居宅で医療を受けることに対する考え方に関する情報,生活環境に関する情報を得る必要がある.もちろんその中には,その人の身体情報も含まれるが,前述のように,すぐさま身体に触れることができない場合もある.

以上のことを前提とし,第3章で述べられている系統別のアセスメント技術を居宅等で用いる前に必要とされる,生活状況や生活環境,身体状況についてのアセスメントの視点を養うことを本節の学習目的とする.

2 イラストから情報を読み取ってみよう

図5.2-1は,訪問看護の提供を目的としてある女性宅を訪問した際の,玄関先での様子である.

看護の対象となる女性とは,どのような状況の人であろうか? わかっていることは,女性が高齢であるということのみである.考えた根拠を明確にしながら,イラストから読み取ってみよう.

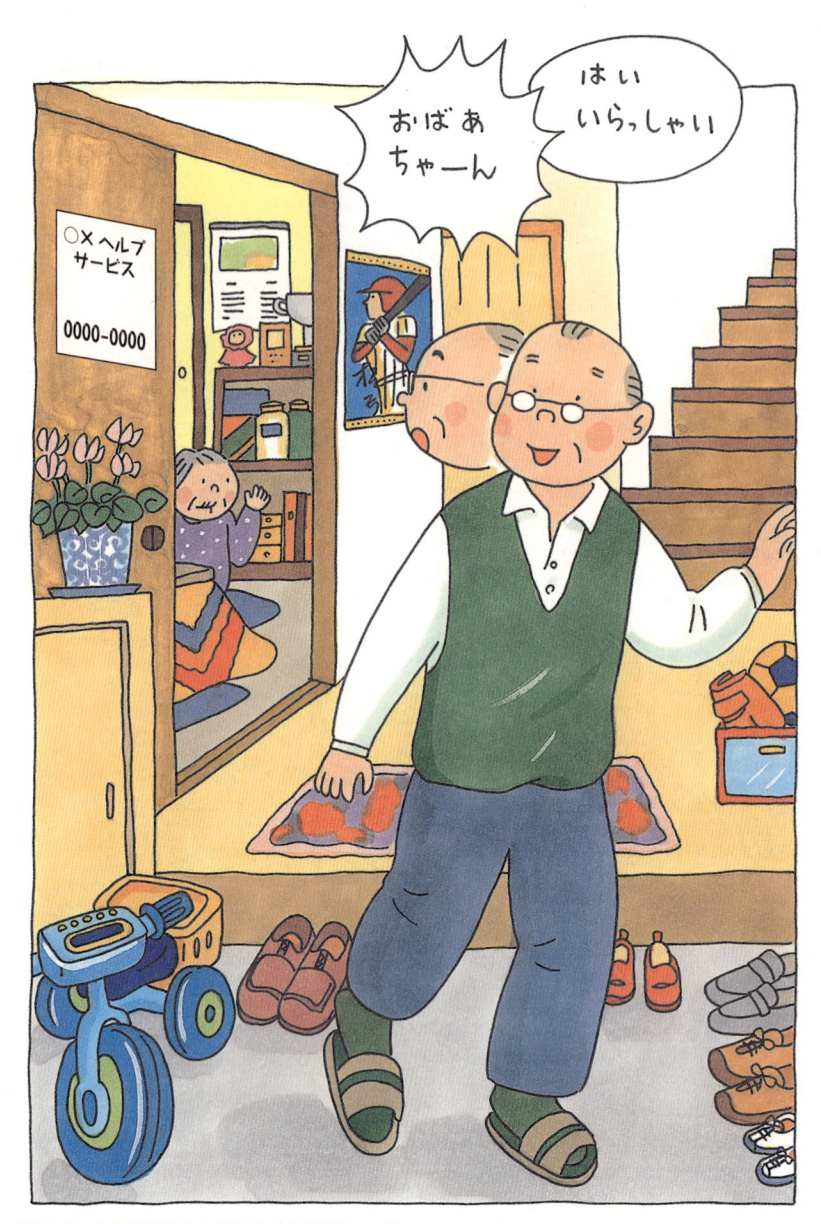

図5.2-1●訪問時の様子（玄関先にて）

3　アセスメントの視点

　表5.2-1に，アセスメントを行う上で頼りになる枠組みを示す．

（1）対象者の生活状況についてのアセスメント

　居宅等では，そこを訪れるだけで多くの生活情報を得られるという特徴がある．対象者が実際にどのような居住環境に暮らしているのかが，一目瞭然だからである．ここで問題となるのは対象者の役割，生活習慣などである．これらを知ることで，対象者が日常的にどのような活動をしているのか，まさに生活状況が浮かび上がってくる．

　イラストからもいくつかの情報を得ることができる．これらの情報は，この時点では「正しい」とは言い切れないが，役割や生活習慣について問診をしていく上での土台にはなりうる．

まず，対象となる「女性」が誰であるのかは，この絵だけでは不明瞭である．しかし，応対に出た男性が看護師の来訪を受けて「おばあちゃん」と声を掛け，それを自分のこととして聞いている女性が部屋の中にいる．したがって，その女性が該当者であるとして，表5.2-2，表5.2-3に得られる情報の例を挙げる．

表5.2-1●ヘルスアセスメントの枠組み

赤字で書かれているところは，イラストから読み取れる情報が多いもの，青字で書かれているところは，それを確認するために必要な情報がイラストの中に含まれているものである．		
生活状況		家族の状況，社会的役割，経済的状況
一般状態	身体的側面	覚醒度，苦痛のサイン，皮膚の色，体臭・口臭，顔の表情，性発達，活動，身長・体重，体格
	生活習慣	衣服，履物，爪，毛，化粧
	バイタルサイン	脈拍，呼吸，体温，血圧
皮膚・爪		色，弾力性，形状
頭頸部		頭部，鼻，口腔，首
眼		視力，視野，外眼筋運動，外観
耳		聴力，外観，外耳道
呼吸器		胸部形態，呼吸運動，肺
心臓・血管系		胸部外観，動脈
乳房・腋窩		乳房外観
腹部・鼠径部		膨満，蠕動音
筋・骨格系		関節可動域，筋力，四肢の形態，歩行
神経系		反射，知覚，小脳機能

表5.2-2●生活状況についてのアセスメント（a）

家族の状況	まず，玄関で対応してくれている男性が誰なのか，という疑問がある．家族なのだとすれば，夫なのか，兄弟なのか，それとも息子なのか，いくつかの可能性が考えられる． また，靴を見ると，大きな靴から子ども用の靴まで，いろいろな大きさの靴が見て取れる．このことから，この家庭は複数世代の構成になっていると予想できる．特に玄関にある三輪車は，幼少の子どもがいることを示している． 日本の家庭では，訪問するとその家の主婦が対応することが多いと考えられるが，このお宅では対応しているのは年長の男性である．しかし，幼児がいることから，若い夫婦の存在も考えられる．その夫婦は，訪問時刻は何らかの事情があって，家にいないのではないか，という仮説が考えられる．
本人の社会的役割	この女性が，就業しているのか，主婦なのか，それとも隠居の身であるのか，などはこのイラストからでは，はっきりわからない．しかし，それらのことは直接話してみればわかってくる．
経済的な状況	経済的な状況を，このイラストから判断するのは極めて危険である．経済状況をアセスメントするのは難しいことではあるが，本人や家族の価値観や，生活への要望などを総合的に考え，配慮していくことが求められる．

表5.2-3●生活状況についてのアセスメント（b）

一般状態	身体的側面	覚醒度	しっかり開眼しており，声掛けに反応しているようである．覚醒レベルは高いと判断できる．それ以上の情報は，さらにヘルスアセスメントを進めなければわからない．
		苦痛のサイン	座っている表情からは，現在苦痛があることを示すサインは見て取れない．しかし，来客に対し座ったままであることから，もしかしたら歩行時に痛みあるいは困難があるかもしれないという仮説も浮かび上がる．
		皮膚の色	肌の色は，決して悪くは見えない．さらなるヘルスアセスメントでの確認は必要である．
		顔の表情	少しけげんそうな表情にも見える．状況を把握してはいないようだが，表情が乏しいかどうかは，さらに接してみなければわからない．
		活 動	現在はこたつに座っている．歩行できるかどうかはわからないが，座椅子などが見えないことから，単独で座位を保つことは可能なようである．廊下の奥には階段もあり，本人が家の中でどの程度活動しているのかは，確認する必要がある．
		体 格	座位の状態であるためはっきりはわからないが，ふっくらした頬からは，やせている感じはしない．
		体臭・口臭	これは近付くことでわかるが，今はわからない．
		身長・体重	身長は，座高から考えてあまり高くないようである．居間の棚の上には物がたくさんあるので，これらを管理する上で困難がないかどうかは，いずれ確認することが必要になるかもしれない．
		性発達	一見，高齢の女性に見える．玄関には三輪車があることから，孫がいるのではないかと予想できる．玄関で対応している男性が夫なのか息子なのかはわからないが，出産・育児を無事に終えた女性であることがうかがわれる．それ以上のことは，今後確認していく必要がある．
	生活習慣	衣 服	寝衣ではなく，こたつが必要な季節に合った衣服を選択している．かぶりの服であることから，更衣については自立しているか，両腕の可動が確保されている状態だと考えられる．
		履 物	玄関に靴が並んでいる．その中にヒールの低い，ファスナーのついた靴がある．大きさからして，子どものものでも，玄関で対応してくれている男性のものでもないようである．本人のものだとすると，歩行に不安を有する可能性が見て取れる．
		毛	髪は短めで，きちんとまとめられているようである．近くに行けば，整容の状態がわかるかもしれない．
		化 粧	遠目では，化粧はしていないようである．
		爪	近くに行けば，爪の伸び具合などが確認できる．
	バイタルサイン	脈拍，呼吸，体温，血圧	これらのデータは，本人の許可を得て，測定しなければ得られない．

（2）対象者の生活環境についてのアセスメント

　前述したとおり，居宅等を訪問した場合には，その居住環境や近隣の環境を直接見ることができる．例えば，このイラストからも，居住環境について多くの情報を得ることができる（表5.2-4）.

　居住環境は，対象者の生活の広がりや生活上の支障を知る上で重要である．地域の環境についても，家族以外の支援者の広がりを知り，全体で協力して対象者を支える上で重要である．これらの情報は，できるだけ早く収集しておく必要があるだろう.

表5.2-4●健康問題に関わる生活環境についてのアセスメント

居住環境	家屋環境	住居形態	一戸建てで，奥に階段が見えるので二階建てのようである．生活域は，訪問時は一階のようだが，確認は必要である.
		玄関	一人であれば余裕をもって動ける広さだが，廊下との段差がある．すでに「履物」で，この女性の歩行に問題がある可能性があるので，この段差をどのように越えているのかは疑問である．また，玄関は片付いており，靴箱の上には花が飾られている．家族の誰かが掃除を行っていることがわかる.
		廊下	移動するのに十分な広さで，部屋との間に大きな段差はみられない．廊下に手すりや歩行の補助具（杖など）がないので，歩行障害はあっても独力で移動できるかもしれない．歩行器や車椅子を使う場合には，幅が足りない可能性がある.
		居室	玄関から見える部屋にはこたつがあり，和室として使われているようである．奥に見える戸は，収納用か他の部屋へつながるのかは不明である．棚も見えるが，部屋に入れば用途等がわかりそうである．今，手前の戸は開いているので，この状態で身体をアセスメントすることは適切ではない.
		生活範囲	生活の中で必要なスペースである寝室，食堂，トイレ，風呂などがどこにあるのかは不明である．どのような生活をしているのかを知る上で，確認しておく必要がある.
		部屋の間取り・動線	住居の間取りと，対象の女性を含めた家族での使い方は不明である．家族が介護する場合には，対象者と介護者の部屋の動線が重要になるので，その点も見る.
	療養環境	療養場所	女性に専用の居住空間があるかどうかは不明である．専用の療養室を確保するかどうかは，間取りや介護する家族の事情などで変わってくるため，理由も含めて知る必要がある.
		医療・介護用品	医療器具や介護用品を使用しているかどうかは不明である．使用している場合は，衛生面・管理面から，使い方や置き場所を確認しておく.
地域環境	保健・医療・福祉サービス	居住地域	イラストからはわからない内容である．居住地域によって生活習慣などが異なることがあるため，過去・現在を含めて情報が得られるとよい.
		医療機関・サービス窓口とのアクセス	かかりつけ医や，在宅サービスの窓口までの距離や移動手段は不明である．独力で行けるのか，誰かの介助を必要とするのかを知ることで，生活障害の程度が判断できることがある.
		在宅サービスの内容	サービス機関と思われる連絡先が貼ってある．介護保険サービスの利用状況などを確かめる必要がある.

（3）対象者の身体状況についてのアセスメント

　以上のアセスメントから，対象者の活動状況やその活動を行う場，支援者の状況がぼんやりと見えてくる．そこで，そのような生活をしている対象者の身体状況を見ていくことになる．

　前述したとおり，「生活の場」においては，すぐに触診，打診，聴診を行うのが難しい場合もある．一方で，その人がその生活状況の中にいるのであるから，得られる情報も多数ある．それを表5.2-5にまとめた．

表5.2-5●身体状況についてのアセスメント

皮膚・爪	色，弾力性，形状	皮膚色および皮膚の張りについては，視診で確認可能である．
頭頸部	頭部，鼻，口腔，首	外観については，近付くとアセスメントが可能であるが，イラストだけではわからない．
眼	視力	このイラストだけでは視力はわからない．しかし，眼鏡はかけていないが，玄関にいる訪問者が見えていないようでもある．居宅では，カレンダーの字が見えるか，新聞の字が見えるかなどを，視力のアセスメントに役立てることがある．
	視野	視野についても視力と同様で，このイラストだけではわからない．しかし，実際に話をするときに，本人の視線を観察することで，だいぶつかめてくる．
	外眼筋運動，外観	外観については，近付けばわかるだろうが，詳細な情報はヘルスアセスメントを進めていかなければわからない．
耳	聴力	イラストの中で明らかに判断できるのが聴力である．女性に対し，玄関の男性は大きな声で呼び掛けている．しかし，すぐそこに座っている女性は，左手を左耳に当て，「はて？」という表情をしている．このことから，この女性は聴力にやや問題があると推測できる．
	外観，外耳道	イラストだけでは判断できない．
呼吸器	胸部形態，肺	酸素吸入をしていないことから，一定の機能が推測できる．
	呼吸運動	イラストだけでは判断できないが，近くに行くことによって，呼吸の運動を観察することが可能である．
心臓・血管系	胸部外観，動脈	イラストだけでは判断できない．
乳房・腋窩	乳房外観	イラストだけでは判断できない．
腹部・鼠径部	膨満，蠕動音	イラストだけでは判断できない．
筋・骨格系	関節可動域	イラストの中で判断できることは，女性の左肩が45°程度の外転，左肘の145°近い屈曲，前腕のおよそ90°の回内が可能である，という3点である．また，こたつに座っていることから股関節の屈曲は行えることが予測できる．
	筋力	本人の動きを観察することで，アセスメントできる部分もある（例えば，座位をとるだけの筋力がある，など）．
	四肢の形態	現在はわからないが，歩行を観察する場面があれば，確認可能である．
	歩行	本人が歩行する場面が観察できればよいが，問診からもいろいろ確認できる．例えば，家のトイレの位置を確認し，そこまで「どのようにして行くのか」を確認したり，部屋の段差が気にならないか聞いたりすることで，歩行についてアセスメントすることができる（もちろん，そこに問題があれば詳しくアセスメントしていく必要がある）．
神経系	反射，知覚，小脳機能	声掛けに反応していることからも，ある程度の能力は推測できる．

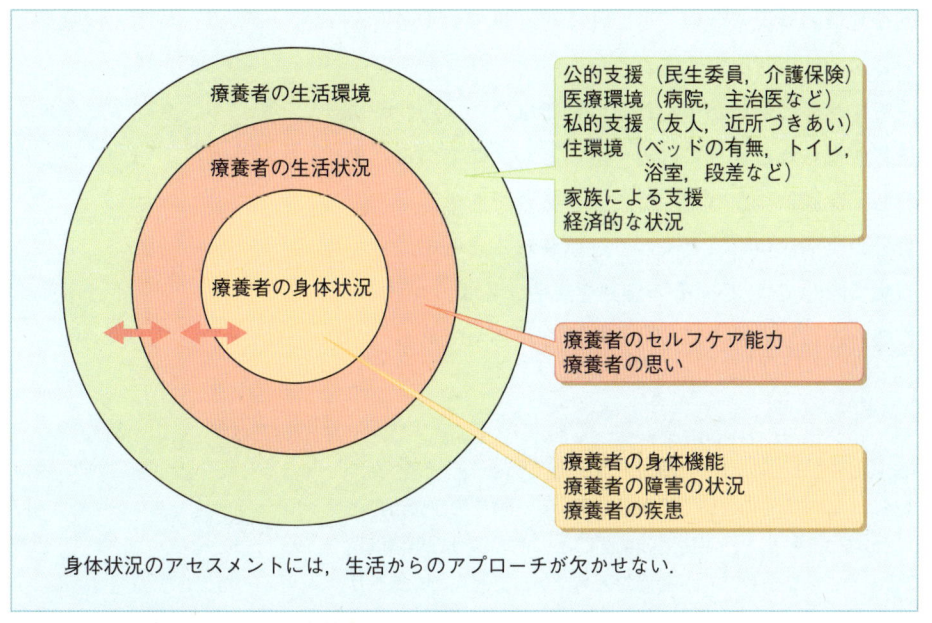

身体状況のアセスメントには，生活からのアプローチが欠かせない．

図5.2-2●居宅等で生活する療養者に関するアセスメントの広がり

（4）全体の統合

　身体状況を見ていくことで，対象者がこの身体状況で，このような生活状況を続けていくことにおける問題点が見えてくる．例えば，この女性の聴力が低下しているとしたとき，小さな子どもを抱える他の家族とのコミュニケーションをどのようにとっているのか，という疑問がわいてくる．また，仮に本人が歩行に痛みや困難を感じているとすれば，階段を上れるのか，排泄はどうするのか，という疑問が生じる．階段を上れなければ，それだけでこの女性の生活範囲は狭くなっており，それについて女性がどのように感じているのか，ということが疑問になろう．トイレ歩行が大変であれば，排泄をどのように行っているのか，おむつを使用しているとすればその管理はどうなっているのかなど，疑問が数珠つなぎに広がっていく．

　以上のように，居宅等で生活する対象者の支援には健康問題のみならず，その健康問題に関わる生活全般の視点が必要なのである．それらの広がりについて，図5.2-2に整理する．すなわち，生活の中で，対象者自らがセルフケアをしていけるようにするにはどのようなことが必要であるか，という視点が常に求められるのである．ヘルスアセスメントの目的もまた，療養者のセルフケア能力を理解することにある．すべてはつながっており，療養環境や生活状況を見ることで，身体状況を理解することもできるのである．

4　居宅等で生活する対象者のヘルスアセスメントの注意点

①ヘルスアセスメントの対象は，疾病や障害をもちながら生活している人々である．その人がどのような生活をしており，その中でどのような生活上の問題が生じるかを念頭に置いてアセスメントを行うことが必要とされる．

②居宅等での生活を支えるには，本人のセルフケア能力のみならず，それを支える周

囲の環境整備が必要である．家族や地域の状況についても，注意深くみていく必要がある．そこには，公共の人的サービスの活用状況も含まれる．

③居宅等においては，一度の訪問ですべての情報が得られるわけではない．訪問時には，優先順位を考えて，必要な情報が得られるように計画することが大切である．また，得られた情報をその都度整理し，次回につなげていくことが必要である．

④生活している人は，他者から自分の生活についてとやかく評価されることを，必ずしも好まないものである．情報収集に際しては，必ずその意図を説明するようにする．そのためにも，アセスメントの枠組みを自分のものにしておくことが必須である．

やってみよう

ここでは，対象者の「健康問題の解決」と「生活上の支援」が密接に関連していることを述べた．

では，これまで学んだヘルスアセスメントの技術とこの節での視点を用いて，現在の自分自身と家族，友人のヘルスアセスメントをしてみよう．特に，日常生活の場面ごとにどのような身体的情報が得られるのかを考えながら行ってみよう．また，身体状況をアセスメントした時点で，それが日常生活にどのように影響するか（支障をきたすか）を考えてみよう．

ヘルスアセスメントの視診の練習の機会は，いろいろな場面にある．外出時の待ち合わせ場所で，電車の中でなど，ヘルスアセスメントの枠組みを基にアセスメントしてみよう．

引用・参考文献

1）小野田千枝子監修，高橋照子ほか編．実践！フィジカル・アセスメント：看護者としての基礎技術．改訂第2版．金原出版，2001．

重要用語

生活様式と価値観	生活の場	家屋環境
家族介護者のアセスメント	対象者の生活と健康問題との関係性	地域環境

アセスメントガイドを用いた情報の整理と看護計画

6

●マズローの基本的欲求の理論が説明できる.
●マズローの基本的欲求の理論と看護のアセスメントの視点について述べることができる.

1 マズローの基本的欲求の理論

アブラハム・マズロー（Maslow, A.H., 1908-1970，米国）は，人間性心理学を提唱した心理学者であり，人間の基本的欲求を五つの階層で示したことで知られている（図6.1-1）.

一番目の基本的欲求は「生理的欲求（physiological needs）」で，生命維持のために必要な食事，睡眠，排泄，性，呼吸等の本能的・根源的欲求である．二番目の基本的欲求は「安全と安心の欲求（safety needs）」で，安全性，経済的安定性，良い暮らし，事故防止等，予測可能で秩序立った状態を得たいという欲求である．

三番目は「所属と愛の欲求（social needs/belongingness and love needs）」で，情緒的な人間関係，他者に受け入れ

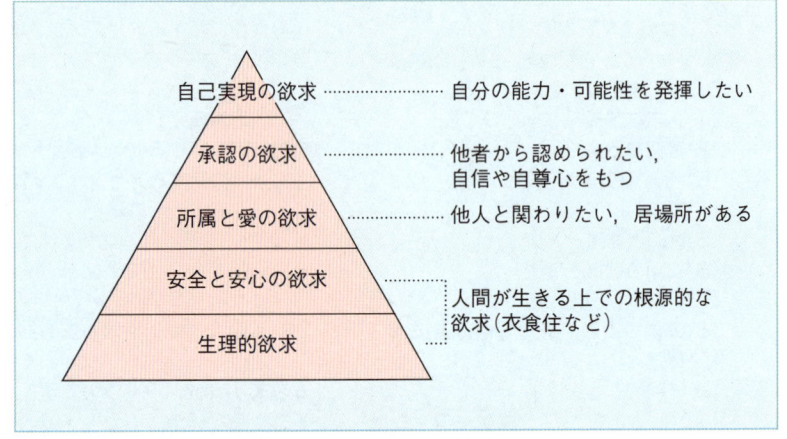

図6.1-1●マズローの基本的欲求の階層図（簡略版）

られている，どこかに所属しているという感覚を得たい欲求である．四番目は「承認の欲求（esteem needs）」で，自分が集団から価値ある存在と認められ，尊重されたいという欲求などが含まれる.

最も高次の欲求である五番目は「自己実現の欲求（self-actualization needs）」で，自分のもつ能力や可能性を最大限に発揮し，自分自身をより成長させたいという欲求とされている.

マズローは五つの欲求のうち，「生理的欲求」が85％，「安全と安心の欲求」が70％，「所属と愛の欲求」は50％，「承認の欲求」は40％，「自己実現の欲求」は10％充足されているのが普通の人間ではないかと述べている[1].

2 マズローが与えた影響とマズローの基本的欲求の階層図

マズローの人間の基本的欲求を論じた理論は，看護師国家試験出題基準の必修問題「大項目：人間の特性」の中で「人間と欲求」のうちの「基本的欲求」として取り上げられ，看護の対象としての「人間」を理解する上で欠かせないとらえ方として位置づけられている.

多くの看護学テキストには，図6.1-1に示すような三角形で基本的欲求が示されて

いる．しかし，廣瀬[2]は，マズロー自身は階層図を描いておらず，彼のスポークスマンであったゴーブルが描いたものであると指摘する．さらに，その階層図の変遷をたどると2種類の図式があり，三角形と台形で示され，より低次のニードの充足により高次のニードへと人は向かっていくという解説が多い[3]．

しかし，必ずしも低次のニードが充足されなければ次の段階に向かうことができないというわけではない．図6.1-2の階層図の「生理的欲求」も「安全と安心の欲求」も「所属と愛の欲求」「承認の欲求」「自己実現の欲求」も合わせて考え，これらの階層図をとらえ直す必要があるようである（それぞれを「生理的欲求」「安全と安定の欲求」「愛・集団所属の欲求」「自尊心・他者による尊敬の欲求」「自己実現の欲求」とする場合もある）．

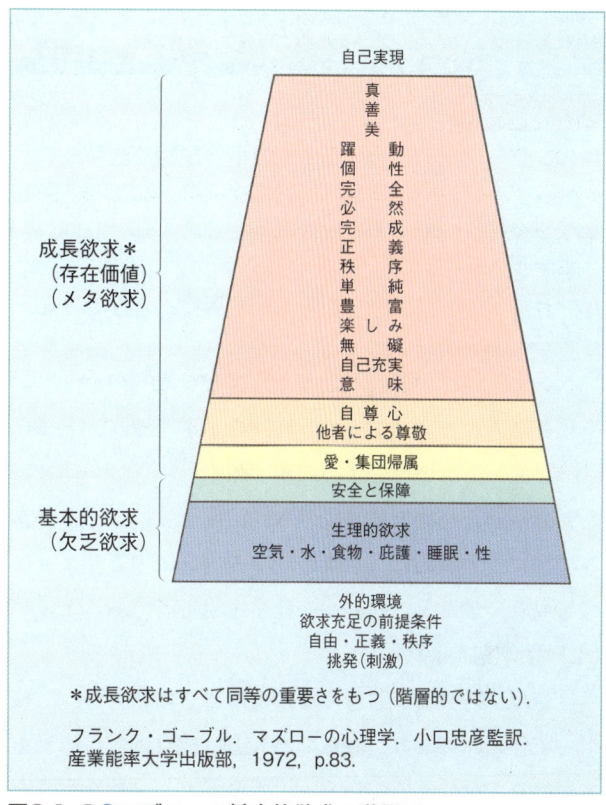

図6.1-2●マズローの基本的欲求の階層図

3 マズローが与えた影響とヘンダーソンが唱えた基本的看護

廣瀬[2]によると，ヴァージニア・ヘンダーソン（Henderson, V., 1897-1996，米国）は著書『看護の基本となるもの』の中で「基本的欲求」という言語を用いているが，マズローの「基本的欲求」を引用したものではなく，むしろ，生理学の内部環境の恒常性理論や，心理学者であるソーンダイク（Thorndike, E.L., 1874-1949，米国）の影響を受けていると指摘する．ほぼ同時代に人間の「基本的欲求」について心理学と看護学のそれぞれの側面から論じられたことは，看護学や看護援助の具体的な方向性を示し，一人ひとりの対象者を個別にとらえる方法論（アセスメント）を明示しているといえる．

マズローとヘンダーソンの理論は，対象者に合った看護援助の方向性を見つける手段を導くよりどころとして，現在も看護を学ぶ者に大きな影響を与えている．

引用・参考文献

1）Maslow, A.H. 人間性の心理学．小口忠彦監訳．産業能率大学出版部，1971，p.100-111.
2）廣瀬清人ほか．マズローの基本的欲求の階層図への原典から
の新解釈．聖路加看護大学紀要．No.35，2009，p.28-36.
3）志自岐康子ほか編．看護学概論．第6版．メディカ出版，2017，p.107.（ナーシング・グラフィカ，基礎看護学1）.

重要用語

マズローの基本的欲求 　　ヘンダーソンの基本的欲求 　　アセスメント

学習目標

- ヘンダーソンの理論の基本的事柄を説明できる.
- ヘンダーソンによる基本的看護ケアの14の構成要素の各内容について説明できる.
- ヘンダーソンによる基本的看護ケアの14の構成要素とアセスメントの方向性が説明できる.
- アセスメント結果から看護診断を導くことができる.

　ヘンダーソンの著書『看護の基本となるもの』[1] を基盤に，以下の14項目を説明し，それぞれのアセスメントの方向性を示す（表6.2-1〜表6.2-14）.

　ヘンダーソンの理論は，人が「体力」「意思力」「知識」の不足によって日常生活行動上の援助を必要とする場合や，治療を受ける上で日常生活行動上の援助を必要とする場合に，看護師は「患者の皮膚の内側に入る」ように患者の必要としていることを感じ取り，理解し，援助する仕事をする者であると述べている.

（1）正常な呼吸

　生命は，呼吸器官により体内に酸素を取り入れ，二酸化炭素を排出するガス交換によって保たれており，呼吸のあり方は健康の質に影響を与える. 看護者は，患者がガス交換を十分に行えているか，十分なガス交換を行うための身体的能力の程度はどうか，効果的なガス交換を行うために必要な方法の知識の有無などを観察し，正常な呼吸を促進できるようアセスメントを行う.

表6.2-1●正常な呼吸

すべての患者がもっている欲求	基本的看護	情報・観察項目		
		体力 （身体的側面）	意思力 （心理・社会的側面）	知識
正常に呼吸する[2].	正常な呼吸を促進する.	①胸郭の拡張と呼吸筋の活用を促す体位（立位，座位，臥位）がとれるか. ②気道に閉塞の徴候はないか. ③（口腔，鼻腔，気道内）分泌物を排出できるか. ④酸素吸入の効果の程度はどうか. ⑤心肺蘇生術を必要とする状態か. ⑥人工呼吸器を装着する必要がある状態か. ⑦室内空気の調整はできるか.	①情緒的なストレスの有無 ②精神的ダメージの有無	①胸郭の拡張と呼吸筋の活用を促す体位の効果を知っているか. ②その体位を保持する方法を知っているか. ③処方されている酸素療法の方法を理解しているか. ④酸素ガスの使用上の原則を知っているか. ⑤酸素吸入機器を操作できるか. ⑥呼吸機器の構造と操作について知っているか.

【備考】ヘンダーソンは，「患者が吸っている混合ガスのサンプルを分析して，行われている処置の効果を試験できるとよい」と述べている. 現在はパルスオキシメータで酸素飽和度（SpO_2）を測定できる.

ゴードン	6章3節4項 活動／運動パターンのアセスメント：運動機能の評価項目
系統別	3章7節 肺（呼吸器系）のアセスメント，5章 心理的・社会的側面のアセスメント
情報	動脈血酸素飽和度，末梢血（WBC, RBC, Hb, MCV），炎症反応（CRP，赤沈），環境の温度，湿度，臭気，空気中の刺激性物質の存在，甲状腺ホルモン（T_3, T_4），呼吸機能検査（ピークフロー，スパイログラムなど），胸部X線，胸部CT，喀痰など.

ゴードン…ゴードンの機能的パターンとの関連　系統別…系統別アセスメントにおける評価項目等との関連　情報…情報収集したい検査データやその他の情報 を示す.

（2）適切な飲食

　健常者に対しての成長発達に伴う栄養状態，健康維持増進のための栄養状態，疾病をもつ患者に対しての生命維持，あるいは心身の回復に必要な栄養状態について，観察・アセスメントを行う．

表6.2-2●適切な飲食

すべての患者がもっている欲求	基本的看護	情報・観察項目		
		体　力 （身体的側面）	意思力 （心理・社会的側面）	知　識
適切に飲食する[2].	患者の飲食を助ける．	①身長，体重，食事摂取量 ②食事摂取方法（経管栄養，静脈内栄養，経腸栄養，経口栄養） ③食事の際の姿勢，体位などの自立度	①食習慣（文化的・社会的なのも含む），嗜好，タブーな食品． ②食欲，気分状態（ストレス，不安，苦痛の有無など），楽しく食事が摂取できているか．	成長発達，個人の健康状態に応じた食事摂取が行えているか．

> **ゴードン** 6章3節2項 栄養／代謝パターンのアセスメント
> **系統別** 3章2節 皮膚・爪・髪のアセスメント，3章10節 腹部（消化器系）のアセスメント
> **情報** BMIや体脂肪率，白血球分画，総タンパク，アルブミン，総コレステロール，トリグリセライド，血糖値，Na，K，Cl，IN/OUTのバランスなど

（3）老廃物の排泄

　生理的な正常な排泄であるか，排泄に対する精神的な面を含め，心身の両面から情報を収集する．排尿，排便の排泄習慣や性状，その他の生体排泄物（汗，痰，排液，月経など）に関する排泄機能および性状について，観察・アセスメントを行う．

表6.2-3●老廃物の排泄

すべての患者がもっている欲求	基本的看護	情報・観察項目		
		体　力 （身体的側面）	意思力 （心理・社会的側面）	知　識
あらゆる排泄経路から排泄する（排尿，排便，発汗，痰，吐血や下血，月経，ドレーン・カテーテル・排液チューブからの排液など）[2].	患者の排泄を助ける．	①排尿状態，排便状態，排泄習慣や性状，その他の生体排泄物（汗，嘔吐物，痰，排液，月経など）の性状や検査データ ②水分摂取量，食事摂取量 ③排泄に対する自立度	排泄は，食べることと同様に感情面と密接に関係している． ①ストレス，羞恥心，不安などの有無． ②ベッド上排泄や病室内での排泄の場合，排泄行為に対する気持ちや思いはどうか．	排泄物の異常・正常を理解できているか．

【備考】排泄物に対する感染予防対策に留意する．手洗い・手指消毒・個人防護用具の装着など．

> **ゴードン** 6章3節3項 排泄パターンのアセスメント
> **系統別** 3章8節 心臓・血管系のアセスメント，3章10節 腹部（消化器系）のアセスメント，3章11節 生殖器（女性／男性）と肛門のアセスメント
> **情報** 排泄物の性状，排泄物の検査データ，水分摂取量，IN/OUTのバランス，腎機能データ，皮膚の状態，腹部の問診・触診・聴診（p.132～参照）による観察

（4）望ましい姿勢

　生活動作，疾病にかかっている間に起こる変形や機能不全，姿勢や動作に反映されるその人の気分や生活態度について，観察・アセスメントを行う．

表6.2-4●望ましい姿勢

すべての患者がもっている欲求	基本的看護	情報・観察項目		
		体　力（身体的側面）	意思力（心理・社会的側面）	知　識
身体の位置を動かし，またよい姿勢を保持する（歩く，すわる，寝る，これらのうちのあるものを他のものへ換える）[2]．	歩行時および座位，臥位に際して患者が望ましい姿勢を保持するよう助ける．また，患者がひとつの体位からほかの体位へと身体を動かすのを助ける．	①歩行，立位，座位，臥位は，姿勢よくスムーズか，長時間同一の体位になっていないか．②体位変換は適切か，体位変換後に整肢・支持のある状態が保たれているか．③褥瘡はないか，褥瘡発生リスクとなる湿潤状態はないか，褥瘡予防のための適切な用具が使用できているか．④長期臥床に伴う変形・機能不全はないか．	①姿勢や動作に反映される精神的活動はどうか．②よい姿勢を保持するための適切な環境が整っているか．③リハビリテーションの目標は退院を視野に入れているか，多職種でボディメカニクスに関する問題を解決しているか．	①よい姿勢についての正しい理解はどうか．②体位変換を助けてくれる人がいることを理解しているか，移動・移送に関するソーシャルサービスへのアクセス方法の理解はどうか．

【備考】
　ヘンダーソンは，アセスメントの視点にボディメカニクスの知識が重要であることを強調している．

ゴードン　6章3節4項 活動／運動パターンのアセスメント：運動状況，体重の適切さ 表6.3-9の一部
系 統 別　3章12節 筋・骨格系のアセスメント：問診項目 表3.12-2，
　　　　　3章13節 神経系のアセスメント：問診項目 表3.13-6，
　　　　　感覚器：3章2節 皮膚・爪・髪のアセスメント：問診項目 表3.2-2，
　　　　　3章6節 眼（視覚）のアセスメント：問診項目 表3.6-1
　　　　　感覚器の機能，注意機能，覚醒水準，記憶，知識，意思決定および判断能力，活動状況：日常生活活動の状況，
　　　　　身体機能：関節可動域 表3.12-3，筋力 図3.12-11，運動機能障害 表3.12-5，脳神経機能 表3.13-1〜5，
　　　　　体力：食事摂取状況，皮膚症状 表3.2-3

(5) 睡眠と休息

ストレス，心身の緊張，痛みを考慮し，その結果引き起こされる休息と睡眠の変調の有無について，観察・アセスメントを行う．

表6.2-5●睡眠と休息

すべての患者がもっている欲求	基本的看護	情報・観察項目		
		体力（身体的側面）	意思力（心理・社会的側面）	知識
睡眠と休息をとる[2].	患者の休息と睡眠を助ける．	①安楽な姿勢がとれているか：筋肉が緊張から解放されているか． ②疼痛による緊張はあるか：コントロールができているか． ③自然な眠りの可能性はどうか：静かでリズミカルな音，静かな揺れ，マッサージ，音楽，読み物，誰かが触れているぬくもり，人がいる気配はあるか，顔や手を拭く，歯を磨く，髪をとかすことはされているか． ④眠りを妨げるものはないか：不快な刺激，物音，におい，光景はないか，空腹でないか，興奮していないか，孤独・ホームシックはないか． ⑤薬物の使用はあるか：催眠薬，麻薬 ⑥寝具は適切か．	①覚醒していなければならない理由があるか． ②精神の緊張はあるか：不幸なことはあるか，見舞客が帰った後ひとり物思いにふけり緊張が高まっていないか，ストレスや緊張のコントロールができているか． ③自然な眠りの可能性はどうか：健康感を高めることはあるか，一日の終わりによき一日だと思わせるようなことはあるか． ④眠りを妨げるものはないか：孤独・ホームシックはないか．	①睡眠や休息をとることが，心身の健康を保つ上で重要であることを知っているか． ②睡眠時間や休息時間を確保するための対策を知っているか．

ゴードン 6章3節5項 睡眠／休息パターンのアセスメント：表6.3-13の一部
情報 主観的情報
睡眠感，睡眠に関する知識，疲労・睡眠不足を示す状態
客観的情報
生活・睡眠／休息パターン，寝室・寝具環境，睡眠導入行動，補助手段，精神状態，睡眠に影響する症状，疾病，薬剤

(6) 衣類の選択と着脱

衣服は患者のパーソナリティの延長であり，環境から身体を保護する機能をもつ．体力を必要とする着脱行為は，リハビリテーションの一部であり，社会的訓練の一部でもある．看護者は，患者が適切に衣類を選択しているか，衣類の選択と管理を必要とする状態か，正常時の衣習慣を妨害されていないか，衣服の着脱に必要な体力があるか，衣服の着脱行為を自立できるよう促す必要があるかなどを観察し，必要な援助を導くためにアセスメントを行う．

表6.2-6●衣類の選択と着脱

すべての患者が もっている欲求	基本的看護	情報・観察項目		
		体 力 （身体的側面）	意思力 （心理・社会的側面）	知 識
適切な衣類を選び，着脱する[2].	①適切な衣類の選択を助ける. ②衣類を活用するのを助ける. ③衣類の着脱を助ける.	①成長発達上，手助けを必要とするか（乳児など）. ②手助けを必要とする病的状態か. ③肢体の不自由や障害はないか. ④意識障害はないか.	①退行現象はないか（きちんと身づくろいしているか）. ②与えられた衣類が好みに合わないもので当惑していないか. ③衣類を着替えて昼夜の区別をしているか. ④気に入らない衣類を着けていないか. ⑤裸でいる時間は限られているか. ⑥判断能力が十分か（必ずしも知能が低いという意味ではなく，ある行為についてふさわしく行動する判断能力が十分でない状態）.	①衣類を着脱する行為は社会的自立であることを知っているか. ②正常時の衣習慣を維持することの大切さを知っているか.

> **ゴードン** 6章3節4項 活動／運動パターンのアセスメント：生活活動機能，ADL，バーセルインデックス，
> 6章3節6項 認知／知覚パターンのアセスメント：視力の程度，痛み
> **系統別** 3章2節 皮膚・爪・髪のアセスメント：全身の観察，
> 3章6節 眼（視覚）のアセスメント：視力，
> 3章12節 筋・骨格系のアセスメント：ROM，MMT
> **情報** 気温（室温），湿度，体温，発汗など

（7）正常な体温の保持

体温保持について，空調と衣類という視点から観察・アセスメントを行う.

表6.2-7●正常な体温の保持

すべての患者が もっている欲求	基本的看護	情報・観察項目		
		体 力 （身体的側面）	意思力 （心理・社会的側面）	知 識
衣類の調節と環境の調整により，体温を生理的範囲内に維持する[2].	患者が体温を正常範囲内に保つのを助ける.	①患者の体温はどうか. ②不快な気温を回避するための自由があるか：部屋や屋内外の出入りが自由か. ③熱産生に影響を与える要因はどうか：活動の増減，食事摂取のしかたはどうか.	①適切な衣類，快適な環境を選択しているか. ②寒暖による精神的不快はあるか. ③環境に関する意思表示が可能であるか. ④高温多湿に繁殖する感染源はないか.	①体温調節に関する知識をもっているか：空調，衣類による調節，活動，食事摂取による影響. ②紫外線による皮膚への影響を考慮しているか.

> **ゴードン** 6章3節2項 栄養／代謝パターンのアセスメント：代謝による発熱.
> **系統別** 3章3節 リンパ系のアセスメント：問診項目 表3.3-1，リンパ系の視診・触診 表3.3-2
> **情報** 2章5節 バイタルサインの測定（5）体温：表2.5-12

（8）身体の清潔，身だしなみと皮膚の保護

身体が清潔であることは，その人の気分をよくさせる．また，身体の清潔さや身だしなみにはその人の生き方が現れる．患者が病気のために自分の清潔の基準や欲求を引き下げることのないように，看護者は患者の頭髪から足の爪に至る全身を観察し，患者が身体の清潔を保持できているか，満足しているかについて情報収集する．保持できていない場合には，理由や程度をアセスメントして必要な援助へと導く．

コンテンツが見られます
（p.2参照）

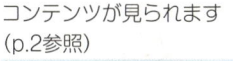
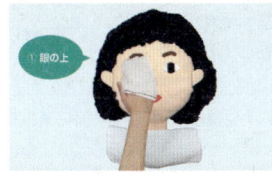

●顔の清拭〈アニメーション〉

表6.2-8●身体の清潔，身だしなみと皮膚の保護

すべての患者がもっている欲求	基本的看護	情報・観察項目		
		体 力（身体的側面）	意思力（心理・社会的側面）	知 識
身体を清潔に保ち，身だしなみを整え，皮膚を保護する[2]．	皮膚，毛髪，爪，鼻，口腔や歯を清潔にするための設備，物品，援助を与える．	①意識の状態はどうか．②乳児や弱っている子どもではないか．③身体的状態（疾病の状態），精神的状態（精神疾患・精神遅滞など）はどうか．④体位の制限はあるか．⑤ベッド上の生活か．⑥身体の大きさはどの程度か．	病気のために自分の清潔の基準を引き下げていないか．	①健康時の清潔の必要性を知っているか．②病気のときには清潔の必要性が高まることを知っているか．

ゴードン 6章3節4項 活動／運動パターンのアセスメント：ADL，バーセルインデックス，
6章3節6項 認知／知覚パターンのアセスメント：認知機能
系統別 3章2節 皮膚・爪・髪のアセスメント：全身の観察，3章6節 眼（視覚）のアセスメント：視力，
3章12節 筋・骨格系のアセスメント：ROM，MMT
情報 ・末梢血（WBC，RBC，Hb，MCV），炎症反応（CRP，赤沈），感染症の有無など
・気温（室温），湿度，体温，発汗など
・自分の身体の清潔に対する発言があるか（例：気持ち悪い，ベトベトしている，さっぱりした，すっきりした，気持ちよい等）

（9）危険因子を避ける

健康であれば，基本的に自由に自分の環境を調整し，危険を避けて生活することができる．しかし，病気や知識不足の場合には，人は不必要な恐怖を感じてしまう．また，共同社会生活では，各人は潜在的に他人に害を与える存在となる．看護者は，患者が自傷他害から保護されているか，環境のさまざまな危険から保護されているか，伝染性の病気から保護されているかを観察し，危険の除去や危険の制御について必要な援助を導くためにアセスメントを行う．

表6.2-9●危険因子を避ける

すべての患者がもっている欲求	基本的看護	情報・観察項目		
		体　力 （身体的側面）	意思力 （心理・社会的側面）	知　識
環境のさまざまな危険因子を避け，また他人を傷害しないようにする[2]．	患者が環境の危険を避けるのを助ける．また感染や暴力など，特定の患者がもたらすかもしれない危険から守る．	①環境の危険を自由に調整できるか（健康か，不健康か，身体的疾患の有無，精神疾患の有無）． ②自傷や他害はないか．	①社会階層，社会的地位 ②習慣 ③信仰の有無 ④性格（気難しいかどうかなど）	環境の危険に関する知識の有無（機械的損傷，物理的危害，毒性化学物質，動物や昆虫の害，環境の常在病原微生物など）．

【備考】ヘンダーソンは「基本的看護ケアは患者一人ひとりに最適の防護を提供する」と述べている．現在は標準予防策（スタンダードプリコーション）が適用され，手洗い・手指消毒・個人防護用具の装着が励行されている．

> **ゴードン** 6章3節1項 健康知覚／健康管理パターンのアセスメント：特異体質，感染症の有無，
> 　　　　　6章3節6項 認知／知覚パターンのアセスメント：認知機能
> **系 統 別** 3章6節 眼（視覚）のアセスメント：視力，3章12節 筋・骨格系のアセスメント：ROM，MMT，
> 　　　　　3章13節 神経系のアセスメント：聴力
> **情 報** ・末梢血（WBC，RBC，Hb，MCV），炎症反応（CRP，赤沈），感染症検査（HBV，HCV，HIV，MRSA，緑膿菌，
> 　　　　　クロストリジウムディフィシルほか）など．
> 　　　　・気温（室温），湿度，体温，発汗，皮膚の状態，浮腫の有無など．

（10）他者とのコミュニケーションをとり，自己の意思・気持ち・欲求・ニーズなどを伝える

　人間は，相手に意思を伝達することによって基本的な欲求を満たすことができる．また，ヘンダーソンが「人間の心と身体は互いに依存的，不可分のものである」と述べているように，心の状態は身体に表現されることが多々ある．言語的表現だけでなく，非言語的表現も重要である．自分の欲求，興味，希望などを十分に表現できているか，感情・欲求・恐怖・気分をどのように表現しているか，どのように他者とコミュニケーションをとっているか，どのように影響を与えているのかをアセスメントし，看護問題を明らかにする．

表6.2-10●他者とのコミュニケーションをとり，自己の意思・気持ち・欲求・ニーズなどを伝える

すべての患者がもっている欲求	基本的看護	情報・観察項目		
		体　力 （身体的側面）	意思力 （心理・社会的側面）	知　識
自分の感情，欲求，恐怖あるいは“気分”を表現して他者とコミュニケーションをもつ[2]．	患者が他者に意思を伝達し，自分の欲求や気持ちを表現するのを助ける．	言語的表現だけでなく，非言語的表現についても観察する（バイタルサイン，顔色，表情，口調などの表現状態，発声や会話の変化，姿勢，全身の活動状態，言動，訴えなど）．	①悩み，不安，心配，また，患者が自分自身を理解できているか． ②家族，友人との関係やキーパーソン	社会生活を営む上での十分な情報を得ているか．

> **ゴードン** 6章3節7項 自己知覚／自己概念パターンのアセスメント，
> 　　　　　6章3節8項 役割／関係パターンのアセスメント，
> 　　　　　6章3節10項 コーピング／ストレス耐性パターンのアセスメント

（11）自分の信仰に従って礼拝する

　信仰する宗教の教義，信念・思想・価値観に基づいて生活するという権利が守られているか，スピリチュアルなニーズは何かについて情報収集し，アセスメントする．

表6.2-11●自分の信仰に従って礼拝する

すべての患者がもっている欲求	基本的看護	情報・観察項目		
		体　力（身体的側面）	意思力（心理・社会的側面）	知　識
自分の信仰に従って礼拝する[2]．	患者が自分の信仰を実践する，あるいは自分の善悪の考え方に従って行動するのを助ける．	右の「意思力」②③④の遂行を阻害する身体的な因子．	①信仰する宗教と教義． ②信念・思想・価値観． ③信仰する宗教の教義に即して，具体的にどのようなことを行いたいと望んでいるか（例：礼拝堂に行きたい，牧師に会って話をしたい，宗教の儀式に参加したいなど）． ④患者が守りたいと望む宗教上の規制を守ることができているか（特定の食物やレクリエーションを避ける，断食の日，安息日など）．	左の「意思力」③④を遂行するために活用できる物的・人的資源を知っているか（例：病院内の礼拝堂，教義に即した食事を提供する体制がある，など）．

> **ゴードン**　6章3節11項 価値／信念パターンのアセスメント：価値や信念に関するアセスメント項目
>
> **情　報**　患者に必要な医療行為と，患者が守りたいと望んでいる宗教上の規制との葛藤はないか（例：信仰上の理由で輸血を拒否する場合もある）．

（12）達成感をもたらすような仕事をする

　やりがい・達成感をもたらすような仕事や，何らかの活動を行うことができているか，今後の就業の見通しなどについて情報収集し，アセスメントする．

表6.2-12●達成感をもたらすような仕事をする

すべての患者がもっている欲求	基本的看護	情報・観察項目		
		体　力（身体的側面）	意思力（心理・社会的側面）	知　識
達成感をもたらすような仕事をする[2]．	患者の生産的な活動あるいは職業を助ける．	①一日の過ごし方（入院前，入院中）． ②右の「意思力」①〜④の遂行を阻害する身体的な因子． ③身体機能の独立性を保持および再獲得しているか．	①仕事（入院前，退院後） ②趣味，やり遂げたい関心ごと ③達成感を感じること ④生きがいになっていること ⑤家族との関係[*1]	就業のために活用できる社会資源を知っているか．

> **ゴードン**　6章3節7項 自己知覚／自己概念パターンのアセスメント：自己知覚と自己概念に関するアセスメント項目，
> 　　　　　　6章3節8項 役割／関係パターンのアセスメント：役割と関係に関するアセスメント項目
>
> **情　報**　・「家族との関係[*1]」について，ヘンダーソンは，「多くの人にとって満足とは，自分が社会に認められること」と述べている．人は，社会的な役割を遂行することによって社会に認められたと感じることができる．社会的な役割には，仕事上での役割だけでなく，家庭内での役割も含まれる．したがって，ここでは家族関係に関する情報も重要である．
> 　　　　　　・理学療法士，作業療法士，心理療法士などのセラピスト，その他の専門家の活用状況
> 　　　　　　・入院期間の早期から，仕事への復帰や退院後の生活を想定したリハビリテーションプログラムが組まれているか．

（13）遊び，あるいはさまざまな種類のレクリエーションに参加する

楽しみ，生活の変化や気分転換，慰安，レクリエーションのための活動を行うことができているかについて情報収集し，アセスメントする．

表6.2-13●遊び，あるいはさまざまな種類のレクリエーションに参加する

すべての患者がもっている欲求	基本的看護	情報・観察項目		
		体力（身体的側面）	意思力（心理・社会的側面）	知識
遊び，あるいはさまざまな種類のレクリエーションに参加する[2]．	患者のレクリエーション活動を助ける．	①一日の過ごし方（入院前，入院中）．②右の「意思力」①の遂行を阻害する身体的な因子．	①関心のあるレクリエーション②必要とするレクリエーションの時間③行っているレクリエーションの時間・内容④入院前，入院中のレクリエーション活動の実施状況	①気分転換の方法を知っているか．②気分転換をはかるために利用可能な人的・物的資源を知っているか．

> **ゴードン** 6章3節4項 活動／運動パターンのアセスメント：APDLのうちの余暇活動 表6.3-10，
> 6章3節10項 コーピング／ストレス耐性パターンのアセスメント：コーピング／ストレス耐性に関するアセスメント
> **情報** ・利用できるレクリエーションの人的・物的資源（イベント開催でリーダーシップを発揮できる患者や医療職員，レクリエーション活動を支援できる患者の家族や友人，移動図書館，読書室，ラジオ，テレビ，売店，郵便局，デイルーム，その他）．
> ・施設で開催されるイベントやレクリエーションプログラム．
> ・手すりやスロープなどの設備．

（14）"正常"な発達および健康を導くような学習をし，発見をし，あるいは好奇心を満足させる

その人個人に即した健康的な生活法に関して，どのような知識・技術をもち，それらをどのように実施しているのか，また，実施に対する意欲や受け止め方などについて情報収集し，アセスメントする．

表6.2-14● "正常"な発達および健康を導くような学習をし，発見をし，あるいは好奇心を満足させる

すべての患者がもっている欲求	基本的看護	情報・観察項目		
		体力（身体的側面）	意思力（心理・社会的側面）	知識
"正常"な発達および健康を導くような学習をし，発見をし，あるいは好奇心を満足させる[2]．	患者が学習するのを助ける．	自分にとっての最良の健康的生活法に従うことを阻害する身体的な因子．	①経済状況その他の環境条件．②自分にとっての最良の健康的生活法に従って暮らそうとする動機づけの有無．③自分にとっての最良の健康的生活法を受け入れているか，望んでいるか．④患者が主体的に健康的生活法に取り組んでいるか．⑤自分にとっての最良の健康的生活法を行う上での悩みや心配．⑥自分にとっての最良の健康的生活法の実施状況．	自分にとっての最良の健康的生活法に関して，どのような知識や技術をもっているか．

【アセスメントのポイント】

　ヘンダーソンが述べる「最良の健康的生活法」は，健康の増進，疾病の予防と回復を目的とするものである．入院中は，「最良の健康的生活法」の実施の多くを看護者が支援する．しかし，退院後は多くの患者が看護者の支援なしに自らそれを行うことになる．したがって，アセスメントの際には退院後の状況を想定し，必要時には身近な人のサポートを受けながら，患者が主体的に実行できるかどうかを検討することが重要である．

【補足】

　ヘンダーソンはこの項で「病院看護師」のほかに，「学校看護師」「地区看護師」「産業看護師」の文言も使用している．このことから，ヘンダーソンは病院以外にも，学校，在宅，産業などを看護の場として，広がりをもってとらえていたといえる．

ゴードン 6章3節1項 健康知覚／健康管理パターンのアセスメント：健康知覚と健康管理に関するアセスメント項目

情　報 ・自分にとっての最良の健康的生活法を実施するためには，それをサポートする人が必要な場合もある．退院後の生活において，そのサポートの役割を担うことができる人がいるのかについても把握する．

　　　　　・健康的生活法についてどのように知識を得ているのか（知識を得る媒体，知識提供者など）．

引用・参考文献

1 ）ヴァージニア・ヘンダーソン. 看護の基本となるもの. 新装版. 湯槇ます, 小玉香津子訳. 日本看護協会出版会, 2006.

2 ）前掲書1 ）p.25.

3 | ゴードンの11の機能的健康パターン

学習目標

- ゴードンの11の機能的健康パターンのそれぞれの視点について説明できる.
- ゴードンの11の機能的健康パターンを使って，必要な情報収集ができる.
- 得られたアセスメント結果から，対象者に必要な看護援助について考えることができる.

1 健康知覚／健康管理パターンのアセスメント

(1) 健康知覚／健康管理：アセスメントの根拠になる復習事項

　インターネットの普及と医学の発展により，人々は多種多様な情報の中から最も自分に適した情報を取捨選択し，自らの健康を管理する時代となった．また，"太く短く生きたい"人もいれば，"細く長く生きたい"人もいるというように，一人ひとりの人生観が異なるため，目指す健康状態も異なる．医療者は，単に治療を画一的に行うのではなく，対象者が望む健康状態に近付けるよう，対象者のもつ自然治癒力や健康管理能力を可能な限り引き出すことがその役割であるといえるだろう．その役割を遂行するためには，現代医学の知識のみならず，健康行動理論をはじめ，さまざまな専門分野の知識が必要となる．ここでは，健康の定義，健康を取り巻く現在の医療体系，そして，人々の自然治癒力や健康管理能力を引き出すために役立つ，主な健康行動理論について復習する．

●健康とは●

　健康については，世界的に有名なWHO（世界保健機関）の健康の定義 "Health is a state of complete physical, mental and social well-being and not merely the absence of disease or infirmity."（「健康とは完全な肉体的，精神的及び社会福祉の状態であり，単に疾病又は病弱の存在しないことではない」昭和26年官報掲載の訳）がある．1999年の総会では，この定義にdynamicとspiritualという言葉を加えるかについて検討された "Health is a dynamic state of complete physical, mental, spiritual and social well-being and not merely the absence of disease or infirmity."（「健康とは完全な肉体的，精神的，spiritual及び社会的福祉のdynamic（動的）な状態であり，単に疾病又は病弱の存在しないことではない」）．結果として採択には至らなかったが，その後，提案したアラブ諸国のみならず，ヨーロッパ，アジアの国々でもこの提案について多くの議論がなされている．

　宗教になじみの薄い人が多い日本人にとっては，なかなか理解が難しいといわれる"spiritual"という概念だが，最近では，緩和ケアや慢性疾患看護の場で取り入れられている．また，"dynamic"という言葉は，「健康と病気はつながりのある一体のものであり，時間的経過の中でとらえるべきものである」という概念を含むものであり，健康を語る上で今日では普遍的に受け入れられているものである．

　このように，もはや病気の有無という身体的な側面のみで健康，不健康を定義することはできない．また，一人ひとりが目指す健康のレベルは異なるため，対象者が自

分の健康をどのようにとらえ，どのような状態を目指すのかを知り，客観的な医学的データとの一致，不一致を吟味しながらバランスがとれるよう支援していくことが今日の看護師の役割といえるであろう．

●健康を取り巻く現在の医療体系●

近年，一般の病院でも漢方薬が処方され，緩和ケアとしてアロマセラピーが行われるようになり，現代西洋医学の治療だけでなく，伝統医療も用いて最も適切な治療を受けていこうという流れが起きている．人々は伝統医療にみられる「人を全体でとらえる」点，"病気"と診断はつかないが，なんとなく調子が悪いという未病の段階から治療を行う点，そして可能な限り「自然に近い治療を」という点に注目しはじめたのである．人を全体でとらえることはヘルスアセスメントの概念にも通じるものがあり，特に中医学やアーユルヴェーダにみられる診察法には，フィジカルアセスメントに共通する項目がある．

看護師は，病気によって起こる不都合を取り除けるように生活環境を整えるため，患者の病んでいる部分のみをとらえるのではなく，その対象者の価値観や生き方を含めてその対象者を全体でとらえる．中医学の専門的な知識と技術のように体系化はされていないが，経験を積んだ看護師は，「なんとなくあの患者さん，元気ないね」「なんとなく，何か起こりそうな気がする」といった直感が働くことがある．このような看護師の能力は今後，ヘルスアセスメントに関するエビデンスとともに体系化されることが期待される．

また，「未病を治す」という考え方は，自分自身で健康を管理する上で重要な概念である．実際に病気になってから治すのでは，身体的，心理的，社会的，経済的にかなりの負担を強いられることになる．昨今の健康ブームや，シックハウス症候群，化学物質過敏症（MCS）患者の増加により，先進国では，食事・運動・睡眠・生活環境等を見直そうとする人々が増えている．医療者は健康な状態を維持し，検査で早期発見できたものに対して治療を行うだけでなく，検査値や画像診断で異常がみられなくても，未病という健康と病気の間にある健康段階を危険信号としてとらえ，その段階で治療を行うことにも関心をもつ必要がある．

伝統医療は，現代西洋医学で重視されているエビデンスが少ないものが多く，日本ではまだまだ取り入れられることは少ないが，NANDAの看護診断名にも「エネルギーフィールド混乱」が2008年に追加され，NIC（看護介入）として伝統医療とされる「治療的タッチ」が挙げられるほど，メジャーなものになりつつある[2]．代替医療（alternative medicine），**統合医療**（integrative medicine），**ホリスティック医療**（holistic medicine）等，健康を取り巻く医療体系は確実に変化しており，人々はさまざまな方法を用いて健康管理を行う時代となった．

多種多様な治療法の中でどの方法を用いるか，最終的な選択は対象者自身が行わなければならない．健康管理は対象者の生き方に直結するものであり，どのように生きるかはその人自身が決定すべきことだからである．法律の範囲内で安全かつ，より効果的な選択ができるよう，看護師は対象者の健康観や価値観，病気や人生に関するさまざまな思いを熟知した上で，意思決定支援を行うことが求められている．そのため

plus-α

中医学とアーユルヴェーダ

中医学とアーユルヴェーダは，それぞれ中国とインドに由来するものである．一般に代替医療に含まれる．中医学の代表的なものとしては，漢方薬，鍼灸，指圧等が挙げられる．アーユルヴェーダはヨガ，呼吸法，瞑想等である．人を全体的にみていくという視点をもつことから，ホリスティック医療とも関連が深い．

plus-α

シックハウス症候群とMCS

シックハウス症候群：室内環境汚染に由来するさまざまな健康障害の総称．化学物質過敏症（multiple chemical sensitivity：MCS）の初期段階でもある．
化学物質過敏症（MCS）：ごく微量のさまざまな化学物質に反応し，健康障害をきたす．
シックハウス症候群とMCSはどちらも化学物質の許容量を超えた場合に発症し，症状は多岐にわたる．2008年からNANDAの看護診断にも「汚染」（定義：健康に有害な作用を及ぼす量の環境汚染物質への曝露）が追加された[5]．

には，広い視野でさまざまな考え方を受け入れ，特定の方法に固執することなく，その対象者にとって最良の方法を常に考える姿勢をもち続けることが必要である．

●自然治癒力や健康管理能力を引き出すために役立つ健康行動理論●

人がよい健康行動を起こし，それを継続させるには，いくつかの要因がある．健康行動理論はその要因を説明する理論である．

健康信念モデル（health belief model，図6.3-1)[6] では，人が健康的な行動をとるためには，①「病気になるかも……」「病気になったら大変だ！」と感じ，②「友人がこの病気になった」「新聞にも載っていた」といった行動のきっかけがあり，そこから危機感をもち，③その人にとって，行動することのメリットがデメリットよりも大きいと感じることが必要だといわれている．

また，**自己効力感**（self efficacy）の考え方では，健康的な行動をうまくとれる自信があれば，人がその行動をとり，維持する可能性は高いとされている．

計画的行動理論（図6.3-2)[6] では，その行動をとることに対してポジティブな気持ちをもち，周りからの期待に応えようとし，その行動が簡単だと思えれば，人は行動しようとするといわれている．

そのほか，さまざまな健康行動理論が存在するが，その多くはその人のもつ自然治癒力や健康管理能力を最大限に引き出すためのツールとして役立つものであり，看護師はこれらを用いてさまざまな角度から対象者の健康管理能力を向上させることが求められている．

→健康信念モデル，自己効力理論はナーシング・グラフィカ『セルフマネジメント』2章，3-3章参照．

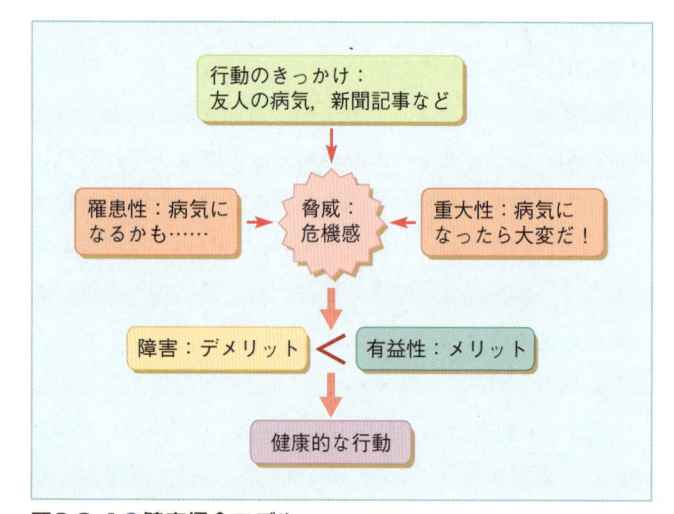

図6.3-1●健康信念モデル

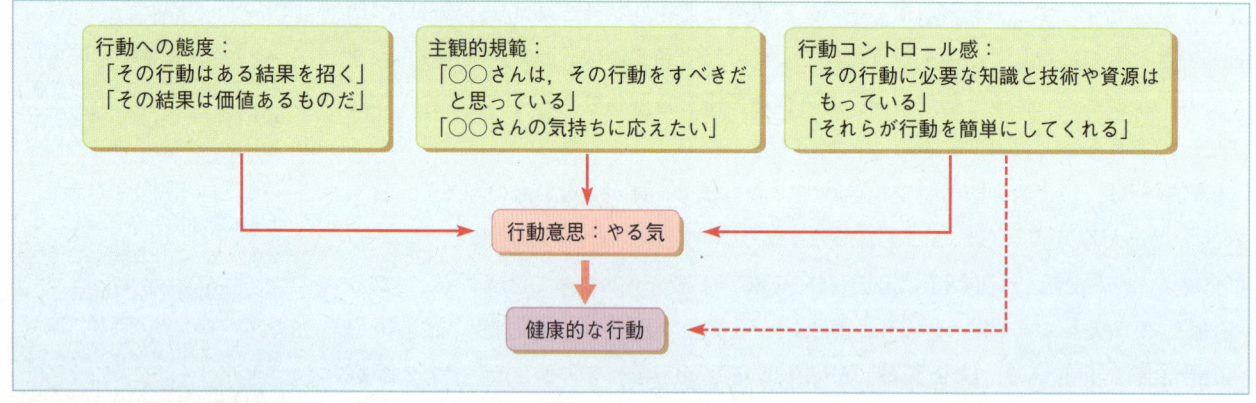

図6.3-2●計画的行動理論

(2) 健康知覚／健康管理パターンの状態をアセスメントする視点

健康知覚／健康管理パターンでは，対象者が自分の健康をどのように認識し，日常生活の中でどのように健康管理を行っているかについてアセスメントする．病気を治すのは医療者ではなく本人であり，医療者は本人が望む状態に近付けるようにサポートをする立場にある．対象者がとらえている自身の健康状態や健康管理に対する考え

方を知ることで，個別性に合った看護の方向性を検討し，看護援助を行う上で考慮すべきことは何かをアセスメントする．

（3）健康知覚と健康管理に関するアセスメント項目

●主観的評価項目● （表6.3-1，表6.3-2）

表6.3-1●健康知覚／健康管理パターンに関する問診①病気のとらえ方

問診項目	問診の根拠，意味
主 訴 ①今，どのような症状がありますか？	対象者は，医療者が症状としてとらえていないことを症状ととらえていることがあり，反対に，医療者が症状としてとらえていることを自覚していないこともある．具体的な自覚症状を聞くことで，対象者がどのように症状を自覚しているかを知り，その自覚症状に合った看護を展開することができる．
②いちばん苦痛なことは何ですか？	いちばんの苦痛を知ることで，看護の優先順位を考慮する際に役立てることができる．
入院目的 ③どのようなきっかけで入院することになったのですか？	きっかけを聞くことで，自分で積極的に入院しようと思ったのか，医師や家族，周囲の人々に勧められて渋々入院することになったのかを知ることができる．入院に対して積極的な人とそうでない人では闘病意欲に差があり，看護介入の方法を考慮する際に必要な情報となる．また，何が入院を決定させたかを知ることで，対象者の健康管理に対する考え方を知ることができる．
④入院してどうなりたいですか？	どうなりたいかを聞くことで，対象者が考えている健康に関するゴールを知ることができる．現代医療の限界もあり，ゴールを達成することが難しい場合も多いが，可能な限り対象者の思いに沿った看護援助を考える際に必要となる情報である．また，対象者の考えるゴールと現状が大幅にかけ離れている場合は，現状を受け入れられるように支援する必要もある．
入院までの経過 ⑤症状に気づいたのはいつごろですか？症状のきっかけとなるようなことはありましたか？	症状に気づくことができ，そのきっかけとなることを自分で考えられるということは，健康状態を判断する力があるということであり，これはセルフケアを行う上で基盤となるものである．健康を維持するための指導が必要となる場合，この能力があるかどうかの情報は欠かせない．
⑥症状に対して，何か対処してきたことはありますか？	自分自身で何らかの対処を行っているということは，自ら健康管理を行う力があると考えられる．また，その対処方法の内容によって，健康管理のレベルや健康観を知ることも可能である．反対に，対処法があると考えられる状況で対処を行っていない場合は，健康管理に関しての看護援助が必要となる．
医師からの説明とその受け止め方 ⑦今回の入院について，医師からはどのような説明を受けましたか？	この質問では，対象者が自分の病気とその治療方針をどの程度，理解しているかを知ることができる．あらかじめ主治医がどのような説明を行ったかを確認し，対象者の理解の程度を把握する．
⑧医師からの説明を聞いて，どのように感じましたか？	医師からの説明には深刻な内容もあり，対象者がその説明を受け入れられないこともある．ここでは，治療に対する本当の気持ちを表出できるよう，ゆっくりと話を聴いていく．本来は医師から複数の治療法を聞き，自分でいちばんよいと思うものを選択すること（インフォームドコンセント）が理想的だが，病態によっては治療法の選択が不可能なこともある．また，セカンドオピニオンを受けたいと思っていても，なかなか切り出せない場合もある．さまざまな状況の中で，対象者が治療に対してどのように感じているかを知ることは，看護方針を決定する上でも重要となる．
⑨医師の説明について，家族（重要他者）はどのように感じていると思いますか？	この質問により，対象者と家族（重要他者）の心理的な関係を知ることができる．家族（重要他者）に直接聞くだけでなく，対象者本人に聞くことで，家族（重要他者）に対してどのように感じているかを知ることができる．

表6.3-2●健康知覚／健康管理パターンに関する問診②健康管理状況

問診項目	問診の根拠，意味
既往歴 ①今までにどのような病気をし，どのような治療を行ってきましたか？	今回の入院の原因である疾患以外に，これまで罹患した疾患について把握する．対象者が他の疾患に対してどの程度理解しており，その治療をどのようにとらえているかを知ることは，健康管理能力を知ることにもつながる．
薬剤使用状況 ②現在，使用している薬はありますか？その薬は何のために使用されていますか？	対象者は，使用している薬剤を理解して服用しているのか，理解はしていないが言われたとおりに服用しているのか等を知ることで，闘病意欲，健康管理能力を推測できる．
健康管理行動 ③健康のために行っていることはありますか？	健康管理には，食事，運動，睡眠，ストレス解消，禁煙，伝統医療等さまざまな方法がある．対象者が好んで行う健康管理法やそれに対する知識，意欲を知ることは，今後の看護援助方法を考える際に重要である．また，情報があふれている世の中で，間違った健康管理を行っていることもあり，指導が必要な場合もある．
④これまでに医師や看護師に言われたことを守るのが難しかったことはありますか？ これまでに，自分で選択した健康管理行動を実施するのが難しかったことはありますか？	**コンプライアンスとアドヒアランス**のレベルをこの項目から知ることができる．レベルによって健康管理の方法は変わってくるため，対象者のレベルに合わせられるよう，詳しく聞いていく．
喫煙，飲酒の有無 ⑤たばこを吸いますか？ 1日何本，どの銘柄を，何歳ごろから吸っていますか？	これまでの喫煙が身体に与える影響をアセスメントするため，喫煙本数，喫煙年数，銘柄（ニコチン，タール含有量）を質問する．ブリンクマン指数*とあわせて，銘柄からはニコチン依存度，発がん性，肺機能の予測，喫煙者のたばこに対する思い等，禁煙指導に有用な情報が得られる．また，その返答によっては，禁煙を余儀なくされる病院でのストレスも考慮する． *ブリンクマン指数 1日当たりの平均喫煙量（本数）×喫煙年数（年）＝喫煙指数（ブリンクマン指数） 400以上：肺癌が発生しやすい 600以上：肺癌の高度危険群 1200以上：喉頭癌の危険性が極めて高くなる 非喫煙者：これまでにたばこを吸ったことがない，もしくは数回程度しか吸ったことがない，習慣性のない人 喫煙者：現在，たばこを吸っている人 禁煙者：以前は吸っていたが，今現在は禁煙している人
⑥禁煙したことはありますか？	禁煙を健康管理行動の一つとし，健康管理能力をみるとともに，その情報を禁煙指導の際に役立てる．
⑦お酒を飲みますか？ 1回にどれくらい，どの銘柄を飲みますか．1週間に何日程度飲みますか？	これまでの飲酒が身体に与える影響をアセスメントする．

（次ページにつづく）

---

plus α

セカンドオピニオン

診断や治療方針に関して主治医以外の医師に意見を聞くこと．意見そのものを指す場合もある．治療法の進歩が著しい領域や治療の選択肢が複数あるケースで，セカンドオピニオンの必要性は高まっている．

plus α

コンプライアンスとアドヒアランス

コンプライアンス（compliance）は「服薬遵守」と訳され，医療従事者の指示に患者がどの程度従っているかによって，「コンプライアンスが高い」のように使われる．アドヒアランス（adherence）は自分の決めた治療法を自分で責任をもって守るという意味であり，2001年のWHO会議でも「コンプライアンスではなく，アドヒアランスという考え方を推進する」という方向性が示されている．

特異体質，感染症の有無	
⑧食べ物，薬剤，化学物質等で何らかの症状が出ることはありますか？	特異体質をもつ対象者にとっては，病院の食事や使用薬剤で生命に危険が及ぶことも考えられる．あらかじめ，症状の原因となるものを把握するとともに，具体的な症状や，症状が出た場合の対処法を聞いておく．また，これらの原因物質を日常生活の中でどのように気を付けているかによって，健康管理能力を知ることもできる．
⑨感染症にかかっていると言われたことがありますか？	感染症の多くは血液検査で罹患しているかどうかがわかるため，直接対象者に聞くだけではなく，必ず血液検査データを確認する．実際は本人が言いづらい場合も多いことを念頭に置く．病院でよく調べられる主な感染症は，B型肝炎，HIV，梅毒等である．

たばこの害

たばこの煙には約4,000種類以上の化学物質（うち200種類以上が有害物質）が含まれており，3大有害物質として，ニコチン，タール，一酸化炭素がある．ニコチンは青酸カリ（シアン化カリウム）より強い毒物（経口致死量は成人で青酸カリ：150～300mg，ニコチン：40～60mg）であり，血管収縮，胃液分泌促進，動脈硬化を引き起こす依存性がある．タールには約40種類の発がん物質が含まれている．一酸化炭素は酸素の運搬を妨害し，動脈硬化を促進させる．

軽いたばこ

ニコチンやタールの含有量は，フィルターの穴の大きさや数による．穴を指でふさいだり，喫煙本数が増えたり，吸うピッチが速くなれば，ニコチンやタールの摂取量が多くなる．また，いわゆる「軽いたばこ」に変えると，各喫煙者に必要な血中ニコチン濃度を維持しようとするニコチンの自己調節機能により，本数が増えたり，根元まで吸ったり，深く吸い込むといった行動が無意識に起こる．その結果，ニコチン，タール摂取量はほぼ変わらず，一酸化炭素が増え，「軽いたばこ」に変えることで，むしろ体に悪影響を及ぼすことがある．

●客観的評価項目●

バイタルサインから，身体的な健康状態を知ることができる．客観的にみた身体的な健康状態と，主観的な健康状態がずれている場合があるため，両者をあわせてアセスメントする．

→バイタルサインは，p.31～参照．

全身の外観から，対象者の健康を身体的，心理的，精神的，社会的側面でアセスメントする．観察はあらたまって行う必要はなく，主観的評価項目に関する問診中に視診と合わせて行う．対象者の受け答え方や内容を客観的に評価し，**健康管理能力**をアセスメントする．

①表情，しぐさ：穏やかそうか，神経質そうか，イライラしているようか，悲しそうか等

②身体の動き：手指の巧緻性，動作

③皮膚の状態：皮膚の色，発汗の有無，創傷や皮膚疾患の有無

④臭気の有無と種類：体臭，口臭，その他のにおいの有無

⑤活気の有無，活力の有無

⑥妄想・幻覚・錯覚の有無

⑦服装，身に着けている装飾品と全身の整容とのバランス

やってみよう

1. 毎日の生活の中で，健康のために行っていることを話し合ってみよう．

2. 自分の改善したい生活習慣（喫煙，飲酒，過食，運動不足，睡眠不足など）を健康信念モデル（p.272）に当てはめて考えてみよう．

（1）栄養と代謝：アセスメントの根拠になる復習事項

●栄養とは●

　栄養とは，その個体にとって生命を維持・増進していく上で必須のものである．健康な体にとっては経口摂取する食べ物であり，消化吸収されて体内に取り込まれ，生命活動のために役立つものである．つまり人体の機能維持だけではなく，機能を高めるためにも不可欠なものである．

●代謝とは●

　代謝とは，生体内（細胞内）で栄養素が変化していく過程（化学反応）をいい，異化と同化がある．

異化：生体にとって燃料になる糖質・脂質・タンパク質を分解し，生きていくのに必要なエネルギーを都合のよい形で取り出す反応である．取り出されたエネルギーは同化に用いられる．

同化：体内に吸収された栄養素から，筋肉・臓器・血液・酵素・ホルモン・免疫物質・グリコーゲンなど，体に必要とされる物質が生成される反応である．

　異化と同化によって行われる体成分の合成・分解，体温の調節，神経伝達，各種身体活動や運動に関わるエネルギーの出入りや変換を，エネルギー代謝という．エネルギー消費量には，仕事や運動をせず安静にしている状態でも生命維持に必要な最小限のエネルギー代謝である**基礎代謝量**，仰臥位や座位で静かにしている状態での**安静時代謝量**，立つ・歩くなど身体活動に使われる**活動代謝量**などがある．身体活動全体のエネルギー代謝は，安静時代謝量（基礎代謝量を含む）と活動代謝量の総和である．

　健康維持には，この代謝量と栄養摂取量のバランスを良好に保つことが重要である．現代は生活が便利になり，肉体労働によるエネルギー消費が著しく低くなった．生活活動量の低下による摂取エネルギーの余剰分は，体脂肪として蓄えられることになる．肥満は虚血性心疾患，糖尿病，脂質異常症，高血圧症等の生活習慣病の誘因になっていることが指摘され，「健康日本21」の施策により，**メタボリックシンドローム（症候群）**の予防が強化された．

●水分の基本的役割●

　人の身体の大部分は体液（body fluid）という水である．体内の水分総量は男性で体重の約55％，女性で約50％といわれる（体表面積にほぼ比例するため，体重当たりの水分量は脂肪の多い人は少なく，やせた人は多い）．その約2/3は細胞内液，約1/3は細胞外液（細胞外液の1/4は血漿として血管内に存在，3/4は間質液として細胞を浸している）である．

水分の基本的役割

①溶媒：栄養物，代謝産物，ホルモン等を溶かし各臓器間に運搬する．

②表面張力：血流中の物質を細胞まで運搬し，細胞間に進入しやすくする．

③比熱：水の比熱は液体中最も大きく，体温を一定に保持しやすい．

④気化熱：体内で余分に発生した熱を不感蒸泄で放出する．通常539cal/gである．

---

plus α

メタボリックシンドロームの診断基準

2005（平成17）年から，動脈硬化性疾患（循環器系疾患，糖尿病等）の発症を高める複合型リスクに対して付けられた名称．診断基準はウエスト周囲径が男性85cm以上・女性90cm以上（内臓脂肪面積が男女とも100cm²以上に相当し，複数の疾病を合併しやすいとされている）．このほか，以下の2項目以上にリスクがある場合，メタボリックシンドロームの該当者となる．

①血清脂質異常：高トリグリセライド血症150mg/dL以上かつ／または低HDLコレステロール血症40mg/dL未満

②高血圧：収縮期血圧130mmHg以上かつ／または拡張期血圧85mmHg以上

③高血糖：空腹時血糖110mg/dL以上

2008年からは40歳以上を対象に，特定健康診査・特定保健指導が実施されている．

⑤熱伝導率：水は熱伝導率が大きいため，ある特定の臓器で発生した熱を体表面に送り，放散させることで，ある特定の場所のみの温度上昇を防ぐことができる．

（2）栄養に関するアセスメント項目

●主観的評価項目●

栄養摂取という側面から，主観的包括的評価（subjective global assessment：SGA）を活用する方法がある（表6.3-3，表6.3-4）．また，次の客観的評価項目をアセスメントし，その程度を把握する．

●客観的評価項目●

主観的評価を実施後，下記項目を問診・視診等によりアセスメントし，栄養状態の程度を把握する．

●身体計測

身長，体重，栄養指数（体格），体脂肪率，周囲径（頭囲・胸囲・腹囲・腰囲・大腿囲），骨密度．

●身体徴候

エネルギーの欠乏と過剰によるもの，タンパク質とエネルギーの欠乏によるもの，ビタミン・ミネラルの欠乏によるもの．

●身体機能（検査）

血液検査，尿検査，免疫能検査，筋力測定（表6.3-5）．

表6.3-3●主観的包括的栄養評価（subjective global assessment：SGA）

病　歴	体重の変化	過去6カ月間における体重喪失：＿＿kg（喪失率）＿＿% 過去2週間における変化：増加／無変化／減少
	食物摂取における変化 （平常時との比較）	無変化 変化：期間＿＿／週＿＿／月＿＿ タイプ：不十分な固形食／完全液体食／低カロリー液体食／絶食
	消化管症状	2週間の持続：なし／悪心／嘔吐／下痢／食欲不振
	機能性	機能不全なし 機能不全：期間＿＿／週＿＿ タイプ：制限のある労働／歩行可能／寝たきり
	疾患，疾患と栄養必要量の関係	初期診断： 代謝亢進に伴う必要量／ストレス：なし／軽度／中等度／高度
身　体 （スコアで表示：0＝正常，1＋＝軽度， 2＋＝中等度，3＋＝高度）		皮下脂肪の喪失（三頭筋，胸部） 筋肉喪失（四頭筋，三角筋） くるぶし部浮腫／仙骨浮腫／腹水／毛髪の状態
主観的包括的評価栄養状態		良好：A 中等度の栄養不良：B 高度の栄養不良：C

「病歴」と「身体」の項目から「主観的包括的評価栄養状態」をA〜Cで評価する．あくまで主観的評価であるため決まった方法はなく，自分が思う評価を行う．

表6.3-4●SGAの病歴項目の詳細

問診項目	問診の根拠，意味
①日常生活での食事摂取について 　時間・回数・内容・好み 　日常生活での水分摂取について 　種類・量・摂り方	対象者の栄養摂取状況が十分であるか否かを判断する．
②栄養補助食品の使用の有無	現在はさまざまな栄養補助食品があるため，食事とのバランスをどのようにしているかを把握する．
③体重・身長の増減	体重の変化は栄養状態を把握する上で簡便で，有効である．
④食欲の有無 　食事摂取による不快感の有無	食欲や食事摂取に伴う不快感は，さまざまな要因（年齢，性，体質，発達段階，運動量，食事時間，睡眠状態，食生活の変化，消化器系の疾患による変化，内分泌疾患による変化，神経疾患に伴う変化，治療に由来する変化，不安・恐怖・悲嘆・怒り・ストレス・孤独感等の精神的状態による変化）に左右されるため，対象者の状況が把握できる．
⑤歯に問題はないか 　嚥下障害の有無	食物摂取において咀嚼の問題，嚥下機能の問題に関することは，重要な情報である．
⑥食事制限の有無 　（ある場合は，その内容とその制限に 　　従えるか） 　食行動に関する制限の有無	食事摂取・嚥下障害などの機能的な問題がない場合も，疾患により食事制限をされている場合があるため，その内容についての情報を得る． 重要なことは，その制限食について対象者がどのようにとらえているかである． 食材の調達・調理等，栄養摂取に欠かせない運動機能についての情報を得る必要がある． 制限がある場合，どのように代替しているかを確認する．
⑦皮膚の損傷・湿潤の有無	栄養状態が良好であるか否かの影響が現れるため．

（3）客観的評価項目のアセスメント

●身体計測●

●身　長

　小児の場合，身長は身体発育の指標となる．高齢者では脊椎損傷，変形性脊椎症，骨粗 鬆 症（こつそしょう）や軟骨等の減少により身長が低くなる．成人では栄養指数（体格）を算出するために必要である．

方法：左右のかかとをつけ，つま先を30〜40°開き，直立の姿勢であごを引く．乳児では，寝かせたまま測定できる身長計がある（p.214参照）．

●体　重

　体構成成分の総重量であり，筋肉や貯蔵脂肪量を評価できる．成長や栄養状態の指標として用いられる．

方法：食事の影響を受けない早朝空腹時の排尿後に測定するのが望ましい．継続して記録する場合は，同じ条件（計測器，時間，着衣など）で測定する．

●栄養指数：体格を評価する

　理想体重や肥満度を表すもので，次のようにさまざまな算出方法がある．

〈成人の場合〉

①BMI（body mass index）：体重（kg）／身長（m）^{2}

　BMI 22前後で各種疾患の発症率が最も少ないといわれ，これを理想体重とする．しかし，スポーツ選手のように筋肉質の場合はBMIが高めに算出されるため，体脂肪率など他の指標も合わせて判断する．

plus α

BMIによる肥満度

日本肥満学会肥満症診断基準による判定は以下の通り．

18.5未満：低体重

18.5以上〜25未満：普通体重

25以上：肥満（1〜4度）

表6.3-5●検査による基準値

検体	検査項目	基準値		備考
		男性	女性	
血液	血清総タンパク	6.3〜7.8g/dL		タンパク質欠乏が明らかな状態での指標. 総タンパクの増減は、アルブミンとγ-グロブリンの変化を反映している.
	血清アルブミン	3.7〜4.9g/dL		栄養状態とタンパク質合成の重要な尺度. 2.5g/dL以下の場合、重度のタンパク質欠乏. タンパク質欠乏が明らかな状態で低下するが、短期間の栄養指標になりにくい.
	プレアルブミン	21〜43mg/dL		生物学的半減期が短く、短期間の栄養指標となり、肝障害の程度が他のものより反映しやすい.
	レチノール結合タンパク	3.4〜7.7mg/dL	2.2〜6mg/dL	タンパク質栄養状態の指標. 血中にはこの形で約70%存在する.
	中性脂肪	50〜150mg/dL		糖尿病、糖質過剰摂取、脂肪肝の場合などに、高中性脂肪血症を呈する.
	ヘマトクリット	39.8〜51.8%	33.4〜44.9%	貧血のアセスメントに有用である.
	ヘモグロビン	13.5〜17.6g/dL	11.3〜15.2g/dL	
	総鉄結合能	238〜367μg/dL	246〜396μg/dL	トランスフェリンの増減を示す. トランスフェリンと合わせて、内臓タンパク質の状態をアセスメントする上で有用な指標となる.
	トランスフェリン	202〜386mg/dL		鉄結合性糖質タンパク質である. 鉄の運搬に関係し、失血・鉄欠乏性貧血時に上昇する. 鉄過剰・肝障害・慢性感染症・ネフローゼ症候群では低下する.
	血中尿素窒素（BUN）	9〜21mg/dL		絶食、組織異化亢進で上昇する. 低タンパク質食で低下する.
尿	尿中尿素窒素	4〜13.8g/d		組織タンパク、食事タンパクの分解で生じたアミノ酸の分解産物であるアンモニアが、肝臓の尿素サイクルで代謝されて尿素となる. 組織タンパクの異化亢進や食事タンパクの摂取過剰により上昇し、尿中に排泄増加する. 肝疾患・タンパク制限食（エネルギーは十分な場合）では、肝臓の尿素生成が低下するため、尿素窒素も低下する.
	ケトン体	陰性		絶食、飢餓など糖質不足で陽性化する.
	尿中クレアチニン（Cr）	1.1〜1.9g/d	0.5〜1.6g/d	クレアチニンは骨格筋から放出されるタンパク質であり、筋肉タンパク質代謝を反映する. 筋肉量の少ない女性・高齢者では低値を示し、低栄養状態でも低値を示す.
	尿中3-メチルヒスチジン	150〜500μmol/d	100〜300μmol/d	低値を示す場合は低栄養・甲状腺機能低下症を、高値を示す場合はコントロール不良の糖尿病、甲状腺機能亢進症等の可能性を示す.
免疫能	リンパ球数 リンパ球サブセット	1,500〜4,000/mm³ T細胞：65〜80%　B細胞：5〜15%		低栄養状態で低下する. 低栄養状態で末梢血T細胞数が減少する.
筋力測定	日常生活を営む上で最低限必要とする筋力を測定する	3章12節「筋・骨格系のアセスメント」参照.		栄養状態不良の場合に、握力等が低下する.

②ブローカ指数（Broca index）：体重（kg）＝身長（cm）－100

桂変法：体重（kg）＝［身長（cm）－100］×0.9

桂変法は日本人の体格用に修正されたものだが，身長が低い人の場合は算出値が低くなりすぎるため，近年はあまり使われない．

〈小児の場合〉

①カウプ指数（Kaup index）：乳幼児期の子どもの発達状態を判断するのに使用

体重（g）／身長（cm）^{2}×10

> 乳児　13以下：やせすぎ，13〜15：やせ，15〜19：基準範囲，
> 　　　20以上：太りすぎ
> 幼児　13以下：やせ傾向，15〜18：基準範囲，18以上：肥満傾向

②ローレル指数（Rohrer index）：学童期以降の子どもの発育状態を判断するのに使用

体重（kg）／身長（cm）^{3}×10^7

> 100以下　　　　　やせ
> 110〜140未満　　基準範囲
> 160以上　　　　　肥満

●体脂肪率：肥満の程度を評価する

　一般的な測定方法は，キャリパー（皮脂肪厚計）法，生体インピーダンス法（交流における電気抵抗の一種を利用）などである．

①キャリパー法：皮下脂肪厚測定で，上腕伸展側中間部（上腕背部，図6.3-3）と背部肩甲骨下端部の皮下脂肪厚を測定する．

判断：上腕背部の脂肪厚と背部肩甲骨下端部の脂肪厚の和が，男性の場合40mm以上，女性の場合50mm以上を肥満とする．

方法：図6.3-3のように行う．皮下脂肪のつまみ方に誤差が生じるため，内臓肥満についての推定をすることはできないが，継続的に手軽で安価な方法で直接，脂肪量の増減をみることができる．

②生体インピーダンス法：脂肪組織の電気抵抗と，それ以外の組織の電気抵抗との間に差があることを利用した測定法で，現在，手軽に使用できる測定器がある（図6.3-4）．

●周囲径：体の大きさを知る

　測定部位は，頭囲，胸囲，腹囲，腰囲，大腿囲である．頭囲と胸囲は，小児の栄養状態の把握に重要である．成人の場合，腹囲と腰囲は体脂肪量と関連があるといわれる．腹囲を腰囲で割った値が男性0.9以上，女性0.8以上は内臓脂肪型肥満である可能性が高いと判断される．それぞれの周囲径のメジャーを当てる位置は，以下の通りである．同じ位置で測定することが重要である．

頭囲：眼窩上縁と大後頭結節を通り測定する．

胸囲：背面では肩甲骨下角直下で，男性の場合，前面では乳頭の高さ，女性の場合は乳頭に関係なく肩甲骨下角直下から水平に測定する．

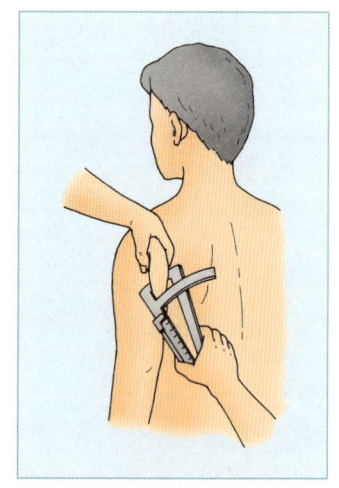

図6.3-3●上腕三頭筋部の皮下脂肪厚測定

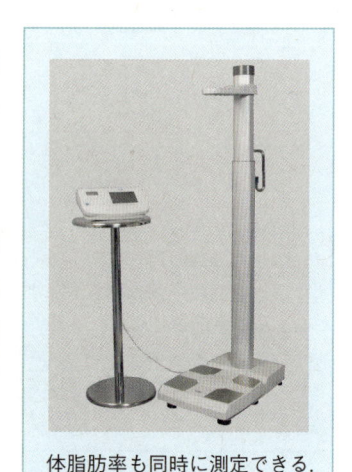

体脂肪率も同時に測定できる．
（写真提供／株式会社タニタ）

図6.3-4●自動身長体重計

腹囲：臍上を通る高さの周囲径を測定する．

腰囲：腰部の最大周囲径を測定する．

大腿囲：膝蓋骨上縁より10cm上の周囲を測定する．

●骨密度：骨の健康をチェックする

　測定方法には，超音波法やX線を利用するデキサ（Dual Energy X-ray Absorptometry：DXA）法，MD（microdensitometry）法，QCT（quantitative computed tomography）法などがある．超音波法はかかとの骨量を，DXA法は腰椎，MD法は手指骨，QCT法は脊椎の骨量をそれぞれ測定する（図6.3-5）．

　骨密度（骨量）は，20〜44歳までの骨密度平均値YAM（young adult mean）と比較し，以下のように判断する．

　80％以上：問題なし，80％未満〜70％以上：骨量減少，70％未満：骨粗鬆症

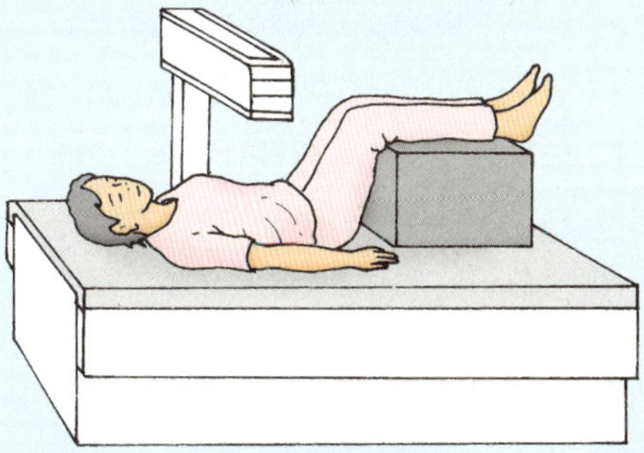

●身体徴候●

●エネルギーの欠乏と過剰によるもの

　エネルギーの欠乏には，栄養摂取不足の場合と過剰消費の場合があり，栄養状態不良あるいは栄養状態低下と表現する．エネルギーの過剰には，栄養摂取増加の場合と消費不足の場合があり，栄養状態過多と表現する．

①栄養状態不良（低下）の場合

　機能維持に重要な臓器（脳，心臓，腎臓，肝臓，肺，血液，小腸など）に栄養供給をするため，体脂肪や筋肉に備蓄した栄養を消費していく．脂肪はカロリーとしてエネルギーになり，筋肉はアミノ酸に分解されて肝臓に運ばれ，肝臓でアルブミンなど身体の維持に必要なタンパク合成に使われる．さらに欠乏が進むとアルブミンも低下しはじめ，血清タンパクが低下し浮腫や腹水が出現する．また，リンパ球が減少し免疫能も低下する．脳は低血糖による意識障害をきたし，最終的に重要臓器を機能させるエネルギーがなくなり，餓死につながる．臨床上，栄養状態不良による問題点には，生理機能の低下，免疫能の低下，創傷治癒遅延，褥瘡，筋力低下，低タンパク血症，浮腫，腹水等がある．

　小児の場合は発育障害などがある．

②栄養状態過多の場合

　肥満の項で述べた，生活習慣病発症率が高くなることが問題となる．

●タンパク質とエネルギーの欠乏によるもの

タンパク質欠乏症

　体重減少，発育障害，浮腫，筋肉消耗，創傷治癒困難・褥瘡．

　頭髪・爪（易脱毛性，まばらな前髪，爪甲横溝），皮膚（セロファン様，ひび割れ），

　口腔（舌乳頭萎縮・舌表面の平滑化）．

→皮膚・爪・髪のアセスメント p.46参照．

●ビタミン・ミネラルの欠乏と過剰によるもの（表6.3-6）

DXA法（デキサ法）

X線を使って骨密度を測定する．検査台に横になり，数分で検査できる．

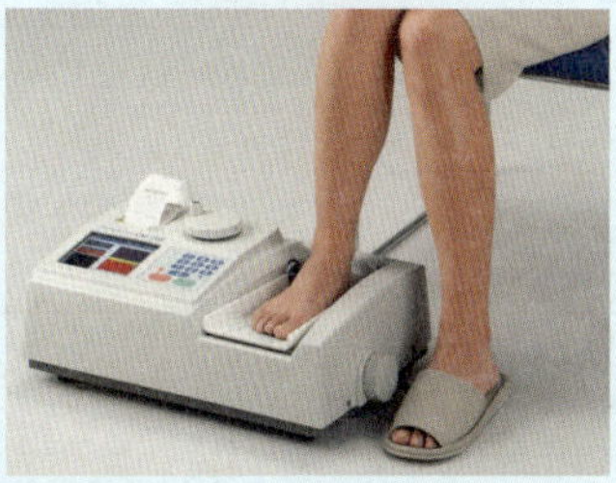

超音波法

CM-200

かかとを台にのせて測定する．X線を使わないため小児や妊婦でも測定できる．

（写真提供／株式会社エルクコーポレーション）

図6.3-5●骨密度の測定

表6.3-6●ビタミン・ミネラルの欠乏症と過剰症

水溶性	生体での働き	欠乏症	過剰症
ビタミンB1	糖質，分岐鎖アミノ酸代謝	脚気（多発性神経炎，ウェルニッケ脳症）	
ビタミンB2	生体内酸化還元物質，成長促進因子	舌炎，皮膚炎，口角炎など	
ビタミンB6	アミノ酸代謝	皮膚炎，貧血など	肝障害，末梢神経障害
ビタミンB12	異性化，メチル化，脱離	悪性貧血	
ナイアシン	生体内酸化還元物質，糖代謝など	ペラグラ（神経障害，皮膚障害，消化器障害など）	血管拡張
パントテン酸	アシル基転移，β酸化など	発育障害	
ビオチン	炭酸の固定，転移	皮膚炎	
葉酸	造血因子	悪性貧血	悪性貧血の潜在化
ビタミンC	抗酸化作用，結合組織の維持	壊血病	下痢，尿路結石

脂溶性	機能	欠乏症	過剰症
ビタミンA	視覚，上皮組織の正常化（分化・機能維持）	夜盲症，角膜乾燥症，皮膚・粘膜の角化	頭痛，顔面紅潮，肝脾腫大，四肢の疼痛性腫脹
ビタミンD	Ca^{2+}の腸管吸収，骨の生成	くる病（小児），骨軟化症（成人）	高カルシウム血症，食欲不振，吐き気，腎不全
ビタミンE	生体内抗酸化作用	不妊症，筋萎縮症，動脈硬化症	新生児での貧血，低体重出生時における壊死性腸炎
ビタミンK	γ-カルボキシグルタミン酸の生成	血液凝固障害	幼児での核黄疸，溶血性貧血

ミネラル	主な作用	欠乏症	過剰症
カルシウム(Ca)	骨・歯の形成，細胞の情報伝達，筋収縮，血液凝固	テタニー，くる病，骨粗鬆症	幻覚，脱力，食欲不振，腎・尿路結石
リン(P)	骨・歯の形成，タンパクのリン酸化，ATPなどエネルギー供給化合物の成分	くる病，骨軟化症	Ca吸収阻害，副甲状腺機能亢進
カリウム(K)	神経機能，浸透圧の調節，エネルギー蓄積作用	筋麻痺	腎機能障害，不整脈
硫黄(S)	解毒，酵素のSHグループとして酵素活性への関与	（通常起こらない）	（通常起こらない）
塩素(Cl)	胃酸の成分，赤血球の塩素移動，浸透圧の調節	嘔吐，下痢，発汗	（通常起こらない）
ナトリウム(Na)	浸透圧の調節，血液量の調節，神経機能，エネルギー蓄積作用	低張性脱水症	高張性脱水症，高血圧症，浮腫
マグネシウム(Mg)	骨・歯の形成，神経・筋肉の興奮性	成長遅滞，痙攣	傾眠，低血圧
鉄(Fe)	ヘムの構成成分	貧血	血色素症，筋力低下，昏睡
亜鉛(Zn)	タンパク・脂質・糖代謝，骨の代謝	食欲不振，味覚・嗅覚障害，免疫能低下，口内炎，皮膚炎，うつ状態	貧血，発熱，胃部不快感
銅(Cu)	銅タンパクの成分	メンケス症候群	青緑色唾液，下痢，溶血性黄疸
ヨウ素(I)	甲状腺ホルモンの成分	甲状腺腫，甲状腺機能障害，発育障害，知能障害 胎児期：クレチン病	甲状腺腫
セレン(Se)	抗酸化作用	克山病，カシン・ベック病	疲労感，焦燥感，貧血，毛髪の脱落，免疫機能低下，呼吸障害，肝硬変

マンガン（Mn）	骨・肝臓の酵素作用の活性化，骨の生成促進	骨の発育低下，生殖能力低下，運動失調	鉄欠乏性貧血，傾眠
モリブデン（Mo）	酸化・還元に関わる酵素の成分，Cuと拮抗	成長遅延	成長停止，貧血
クロム（Cr）	糖・脂質代謝の保持	完全静脈栄養法下：耐糖能低下，昏迷	肝臓・腎臓障害，肺癌
コバルト（Co）	ビタミンB₁₂の構成元素	貧血	甲状腺肥大

科学技術庁資源調査会編．五訂食品成分表．女子栄養大学出版部，2003，などを元に作成

（4）代謝に関するアセスメント項目

●エネルギー代謝●

●基礎代謝量

　生命を維持するのに必要な生理的最低エネルギー代謝量のことである．基礎代謝量は体格・年齢・性・筋肉組織の発達・ホルモン分泌量などの影響を受ける．睡眠中の代謝量は基礎代謝量と同じと考えられている．

　日本人の基礎代謝基準値を表6.3-7に示す．

●安静時代謝量

　仰臥位・座位で静かにしている状態でのエネルギー代謝量のことである．安静時代謝量の中に，基礎代謝量を含む．座位保持の場合，エネルギー代謝量は基礎代謝量より約10%高くなるといわれる．また，冬季は筋肉を緊張させて代謝機能を高め，さらに気温が低いと悪寒・戦慄により熱産生を高めるため，エネルギー代謝量が高い．逆に夏季は筋肉が弛緩することで代謝機能が低下し，熱産生を低めるためエネルギー代謝量が低い．しかし，気温が体温と同程度，あるいは高く湿度も高い場合には，発汗による体温調節が妨げられやすく体温が上昇するため，エネルギー代謝量が増加する．

→詳細は，ナーシング・グラフィカ『臨床栄養学』2章参照．

表6.3-7●参照体重における基礎代謝量

性　別	男　性			女　性		
年齢（歳）	基礎代謝基準値（kcal／kg 体重／日）	参照体重（kg）	基礎代謝量（kcal／日）	基礎代謝基準値（kcal／kg 体重／日）	参照体重（kg）	基礎代謝量（kcal／日）
1〜2	61.0	11.5	700	59.7	11.0	660
3〜5	54.8	16.5	900	52.2	16.1	840
6〜7	44.3	22.2	980	41.9	21.9	920
8〜9	40.8	28.0	1,140	38.3	27.4	1,050
10〜11	37.4	35.6	1,330	34.8	36.3	1,260
12〜14	31.0	49.0	1,520	29.6	47.5	1,410
15〜17	27.0	59.7	1,610	25.3	51.9	1,310
18〜29	24.0	63.2	1,520	22.1	50.0	1,110
30〜49	22.3	68.5	1,530	21.7	53.1	1,150
50〜69	21.5	65.3	1,400	20.7	53.0	1,100
70以上	21.5	60.0	1,290	20.7	49.5	1,020

厚生労働省．日本人の食事摂取基準（2015年版）．

●活動代謝量

　仕事や家事，余暇のスポーツ等の日常生活における身体活動そのものに使用されるエネルギー量のことである．1日のエネルギー消費量は，基礎代謝量と身体活動レベルをもとに，以下の式で求める．

> 1日のエネルギー消費量 ＝ 基礎代謝量（kcal／日）×身体活動レベル
> 身体活動レベル ＝ Σ METs × T ÷ 1,440（分）
> 　　T：各種の日常身体活動の時間（分）

plus **α**

身体活動レベル

分単位で1日の身体活動を記録し，日常生活の身体活動の分類（表6.3-8）を用いて各々の身体活動ごとのメッツ値（METs）を求める．これに所要時間（分）を乗じると，個々の身体活動強度が得られる．算出したすべての身体活動強度を合計し，24時間（1,440分）で除したものを身体活動レベルとする[9]．

表6.3-8●身体活動の分類例

身体活動の分類 （メッツ値*の範囲）	身体活動の例
睡眠（0.9）	睡眠
座位または立位の静的な活動（1.0〜1.9）	テレビ・読書・電話・会話など（座位または立位），食事，運転，デスクワーク，縫い物，入浴（座位），動物の世話（座位，軽度）
ゆっくりした歩行や家事など低強度の活動（2.0〜2.9）	ゆっくりした歩行，身支度，炊事，洗濯，料理や食材の準備，片付け（歩行），植物への水やり，軽い掃除，コピー，ストレッチング，ヨガ，キャッチボール，ギター・ピアノなどの楽器演奏
長時間持続可能な運動・労働など中強度の活動（普通歩行を含む）（3.0〜5.9）	ふつう歩行〜速歩，床掃除，荷造り，自転車（ふつうの速さ），大工仕事，車の荷物の積み下ろし，苗木の植栽，階段を下りる，子どもと遊ぶ，動物の世話（歩く／走る，ややきつい），ギター：ロック（立位），体操，バレーボール，ボウリング，バドミントン
頻繁に休みが必要な運動・労働など高強度の活動（6.0以上）	家財道具の移動・運搬，雪かき，階段を上る，山登り，エアロビクス，ランニング，テニス，サッカー，水泳，縄跳び，スキー，スケート，柔道，空手

＊メッツ値（metabolic equivalent，MET：単数形，METs：複数形）はAinsworth，et al. による．
いずれの身体活動でも活動実施中における平均値に基づき，休憩・中断中は除く．

●水分出納●

　水分の出納バランスは，「入水」と「出水」に分けて考える．

入水：飲水（飲み物から）；およそ1,500mL

　　　食物中の水分；およそ750mL

　　　代謝水（摂取した食物の炭水化物・脂質が分解してできる水）；およそ250mL

出水：一日排泄量；尿およそ1,500mL，便およそ100mL

　　　不感蒸泄（呼吸時排出，皮膚から排出）；およそ700mL

　　　汗；およそ200mL

→インテーク／アウトプット
　p.285参照

●一日に必要な水分量の目安

　一日の摂取タンパク質およそ70gを代謝する場合，尿素を排泄するのに400mLの尿量が必要である．したがって，一日の最低必要尿量は，

　　400mL＋900mL（不感蒸泄＋汗）－250mL（代謝水）＝1,050mL

　つまり一日の必要水分量は，下記の式で求められる．

　　水分量（x）mL＋代謝水250mL＝尿量（y）mL＋900mL

$$一日必要水分量（x）mL ＝ 尿量（y）mL ＋ 650mL$$

　成人の一日尿量はおよそ1,500mL，便はおよそ100mLであるので，一日に必要な水分量は上記の式から2,250mLとなる．前述した飲水量と食物中の水分量を考えると，水分出納のバランスはほぼとれることになる．

　ただし，季節やスポーツ等により発汗が多いときは，一日の水分摂取量は1,500mL以上必要となり，逆に尿量が少ない，排便がない等の出水量が少ない場合は，必要な水分摂取量も少なくなる．

●体内水分量の喪失

　10％喪失すると身体機能に異常をきたす．20％喪失すると死に至る場合もある．

| やってみよう |

表6.3-8を参考に，自分の1日のエネルギー消費量を計算してみよう．

3　排泄パターンのアセスメント

（1）排泄：アセスメントの根拠になる復習事項

●排泄とは●

　生体が生命を維持していくためには，食物や水分を体内に取り入れ，不要になった老廃物を体外に排出しなければならない．後者の過程が排泄であり，生きていくために必要な体内の生理的反応である．

　ヘルスアセスメントでは，主にこの排泄に関する生理的な側面に焦点を当て，健康状態から逸脱した状況をアセスメントするが，年齢や食事など，対象者の個別性が大きいことを念頭に置かなければならない．また，排泄行為は生理的な代謝の過程のみでなく，対象者の生活背景や心理的要因に大きく影響を受ける．よって排泄状態をアセスメントすることは，単に生理的な側面だけでなく，対象者の生活背景や心理的状態を理解する過程であると，看護師は自覚すべきである．

　体内からの排泄物という場合，排尿・排便以外に肺から排出される二酸化炭素，皮膚から汗として排出される無機塩類と水，子宮から排泄される月経血なども含むが，ここでは排泄状態として，排尿・排便に関するアセスメントの視点について述べる．

●インテーク／アウトプット●

　排泄（尿・便）量は，年齢や生活背景などによる個別性が大きいが，体内に取り入れられる量（intake）と体外へ排出される量（output）は，基本的にほぼ同量になるようにバランスが保たれている（図6.3-6）．問診において，排泄される便や尿などの量が正常範囲内を逸脱する場合には，体内に取り入れられる量も考慮に入れてアセスメントすることが重要である．

●排泄に関する一連のプロセス●

　排尿や排便は，体内に飲水・飲食したものが消化・吸収されたのち，不要なものとして排泄物が生成されるところから始まり，排泄後に手洗いを終えたところで終了する．つまり広い視点で排泄をとらえた場合，「飲水（飲食）する→消化・吸収後，排

plus α

**インテーク／
アウトプット**

体液の調節を表す言葉で，体内に取り入れる水分・電解質などの摂取（インテーク）と，腎臓・腸管・皮膚などからの排泄（アウトプット）のこと．インテークには飲食物，中心静脈栄養，点滴静脈注射などがあり，アウトプットには尿・便，汗，手術時の出血，滲出液，ドレーン排液などがある．

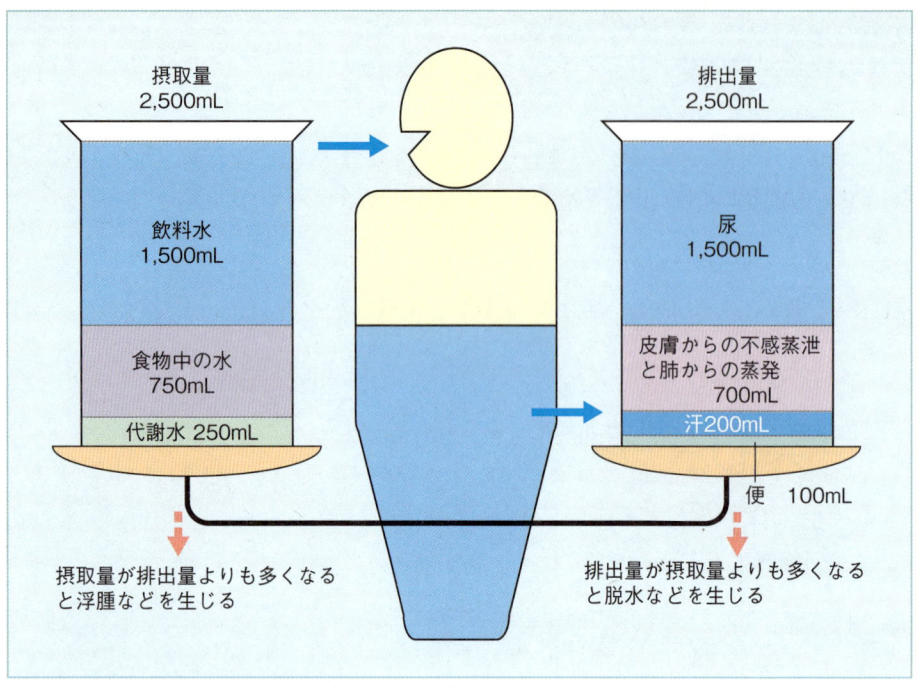

図6.3-6●インテーク／アウトプット

（摂取量 2,500mL／飲料水 1,500mL／食物中の水 750mL／代謝水 250mL）
（排出量 2,500mL／尿 1,500mL／皮膚からの不感蒸泄と肺からの蒸発 700mL／汗200mL／便 100mL）

摂取量が排出量よりも多くなると浮腫などを生じる

排出量が摂取量よりも多くなると脱水などを生じる

泄物が生成される→尿（便）意を感じる→トイレまで移動する→ズボンや下着をおろす→排尿（排便）する（腹圧をかけたり，場合によってはいきむ）→残尿（便）がない→陰部を拭く→着衣を整える→手洗いをする」といった一連の行動過程としてとらえることができる.

　上記のプロセスに何らかの障害があった場合，対象者にとって排泄という行動は未完成のものとなる可能性があり，そのことを排泄状態の異常ととらえ，アセスメントしていく必要がある．例えば，「飲水を十分に摂れない」場合は栄養の視点であり，「尿（便）意を感じる」は知覚の視点であり，「トイレまで移動する，ズボンや下着をおろす，陰部を拭く，着衣を整える」については，活動の視点である．一般的にゴードンの機能的健康パターンに基づいたアセスメントを行う場合は，栄養の視点は栄養／代謝パターン，知覚の視点は認知／知覚パターン，さらに活動の視点は活動／運動パターンで日常生活動作（ADL）能力としてアセスメントされることが多いが，排泄という行動は上記の**一連のプロセス**であるということを常に意識することが重要である.

(2) 排尿に関するアセスメント項目

腎　臓	：代謝産物や老廃物を排泄，身体に必要な水分を維持，電解質バランスを調整
膀　胱	：腎臓で産出された尿を一時的にためる
尿　道	：尿の通路
神経・筋	：排尿に関与する神経系・筋系

→排尿異常，尿量異常，尿所見異常は，ナーシング・グラフィカ『病態生理学』2 章参照.

●排尿に関するアセスメントの視点

　腎臓は身体に必要な水分を維持し，電解質のバランスなどを調整している．よって

腎臓から生成される尿をアセスメントすることは，腎機能の状態や体液バランスを知る大きな手掛かりとなる．ただし，量や回数などは，排泄習慣や年齢などによって大きく左右されるため，経時的な変化が重要なポイントとなる．

●主観的評価項目●

　正常な排尿の場合，排尿中は特に苦痛は伴わず，放尿のために強い腹圧を要することはない．また放尿後，膀胱内はほとんど空に近い状態となるため，尿意は消失する．

　排尿のアセスメントについては，排泄物（尿）からさまざまな情報を得ることができる．しかし，尿の性状が正常域内であり，検査値が基準値内であっても，排尿したい感じがいつも通りあるか（尿意），排尿のとき痛みがないか（排尿痛），排尿がスムーズに行えているか（排尿困難感），排尿後に何か残った感じがないか（残尿感）など，対象者にしかわからない主観的な情報に排尿の異常が隠れていることも多い．これらは，正常を逸脱する原因を探る大きな手掛かりとなる．

●排尿パターン

　一日の回数や規則性（習慣）など．

●尿　意

　尿意は通常，膀胱内に150〜250mLの尿がたまることにより膀胱壁の伸展受容器が刺激されて生じる．通常，自制できるのは400mL程度で，それ以上になると膀胱壁の排尿筋が収縮し，膀胱括約筋が弛緩する排尿反射が生じる．尿意の感じ方は年齢や飲水量などの個人差が大きいため，一回の尿量や色などの客観的データも含めアセスメントしていく必要がある．

●排尿痛

　排尿時に痛みがないか，ある場合は，どのような痛みなのか情報を得る．尿道に疼痛や灼熱感を感じる場合は尿道炎の可能性が高い．痛みを感じるのは尿の出始めか終わり間際か，排尿時ずっと続くのかなどについて詳細に情報を集めれば，炎症の進み具合などもある程度推測できる．

●排尿困難感

　尿の出に勢いがない，尿が出始めるまでに時間がかかる，もしくは終了するまでに時間がかかるなどの情報を得る．尿道結石や前立腺肥大，前立腺癌，尿道狭窄症など下部の尿路の通過障害や，神経因性による膀胱収縮力の低下などの可能性がある．

●残尿感

　排尿後も尿が残っている感じがないか情報を得る．残尿感があるときは実際に尿が膀胱内に残っている場合と，残っていない場合がある．残尿がある場合は，排尿困難が持続・進行することによって排尿に必要な筋の収縮力が弱まり，膀胱内の尿のすべてを排泄できなくなった状態である．残尿量が100mL以上残っている状態が持続すると，尿路感染症や腎機能障害を引き起こす可能性がある．一方，膀胱に炎症がある場合は，実際は残尿がなくても残尿感が生じる場合があり，その場合は随伴症状として不快感や痛み，頻尿が生じることが多い．

●尿失禁

　尿失禁とは，自己による排尿コントロールが困難になった状態で，無意識もしくは

> **plus α**
>
> **神経因性膀胱**
> 膀胱を支配する神経中枢（仙髄，骨盤神経，会陰神経，高位中枢）の障害による排尿障害のこと．

体動がきっかけで不随意的に尿漏れを起こす状態をいう．原因によって切迫性，腹圧性，溢流性，反射性に大別される．

●客観的評価項目●

●尿　量

水分摂取量のおおよそ40 ～ 60％が尿として排出される．健康な成人では，200 ～ 300mL/回，1,000 ～ 1,500mL/日が一つの目安とされる．ただし年齢や活動量などの個人差や，気温などの気象条件に大きく左右される．

●尿回数

個人差が大きく，活動等に伴う発汗量や季節によっても異なるが，一般に日中4 ～ 6回／日，夜間0 ～ 1回／日が一つの目安となる．ただし高齢者では，夜間に頻尿となることもある．

●尿の色

通常は透明から淡黄色～黄色であるが，飲食物や薬によっても左右されるため，他の結果と合わせてアセスメントしていく必要がある．

●検査値

尿比重，尿タンパク，尿糖，血中尿素窒素（BUN），クレアチニンなどに示される．

排尿状態のアセスメントは，排尿に関する上記の主観的・客観的視点により総合的に行われる．また，腹部のアセスメントにおいて膀胱内における尿の貯留状態を観察したり，腎臓の腫大や炎症をみるため触診や叩打診を行う．

（3）排便に関するアセスメント項目

> 排　便：摂取された飲食物の残渣＋消化管の粘膜など脱落した老廃物や分泌物
> 　　　　→消化器系，代謝系臓器の障害
> 神経・筋：排便に関与する神経系・筋系

●排便に関するアセスメントの視点

便には摂取された飲食物の残渣だけでなく，消化管の粘膜などが脱落した老廃物や分泌物なども含まれる．食事を全く摂取していない対象者でも，排便は生理的なメカニズムとしてある．排便は随意的にコントロールできるため，対象者のストレスや心理的状態などにも大きく影響を受けることを念頭に置いて，アセスメントを進めることが大切である．また，量や回数などは食事内容やその量に大きく影響を受け，また年齢や嗜好品などにも左右されるため，排尿のアセスメントと同様，経時的な変化が重要なポイントとなる．

●主観的評価項目●

排便は排尿と違い，必ずしも毎日一定の量が排泄されるわけではないため，対象者の排便習慣を把握することは正常からの逸脱を判断していく上で大切である．また排便パターンや便の性状から，腸の排泄機能をある程度判断できる．便秘や下痢などの異常に対しては，市販の薬で自己コントロールしている人も多いため，そうした情報も得る必要がある．

→腹部（消化器系）のアセスメント　p.128参照．

→排泄機能障害と看護は，ナーシング・グラフィカ『栄養代謝機能障害』3章参照．

plus-α

尿の色から得られる情報

赤～赤褐色：尿に血液（赤血球）が混入している可能性があり，腎臓や尿路の疾患が疑われる．

黄褐～茶褐色：尿中にウロビリンが多量に含まれる可能性（肝臓疾患等による黄疸の影響）があるが，濃縮尿の場合も暗い茶褐色を呈する．

暗い茶褐色（コーヒー色）：血色素尿（赤血球が壊れ，赤血球の中に含まれる色素が尿中に出た状態）の場合は，しばらく放置すると血色素が変性し，暗い茶褐色を呈する．

乳白色：白濁している（場合によっては膿も混入している）場合は尿路感染症の可能性が高い．

●排便パターン

一日の回数や規則性（習慣）など.

●便　意

胃に食物が入ることにより蠕動運動が生じ，S状結腸にある糞塊の一部が直腸に送り出され（胃－結腸反射），直腸壁の伸展受容器が刺激されることにより便意が生じる．便意を我慢することが習慣化されると直腸性便秘のリスクが高まるため，便意が生じてから排便を行うまでの過程についても情報を得る.

●緩下剤使用の有無や種類，使用頻度など

市販薬や浣腸薬を含め，緩下剤の使用の有無や種類を確認する．定期的に内服しているのか，便秘時のみ頓用として内服しているのかについて情報を得る.

●排便痛

排便の際に痛みが伴わないか，痛みがある場合は痔の有無や治療状態についても情報を得る.

●残便感

すっきりと排便できているか，排便時に不快感がないか情報を得る．痔や肛門周囲の炎症により，排便時に強い疼痛が生じることが便秘の誘因となり，それが残便感につながることも多い．ただし残便感は過敏性腸症候群，大腸癌，肛門癌などにより生じることもあるため，肛門からの出血の有無と合わせてアセスメントしていく必要がある.

●腹圧のコントロール

腹壁を緊張させ，腹圧をかけることにより排便が可能となる．腹圧をかけることが可能か，または腹圧をかけられる姿勢の保持が可能かをアセスメントする.

●便失禁の有無

便失禁は自己による排便コントロールが困難になり，無意識もしくは不随意的に便が排出される状態である．原因として，末梢神経の障害（脊髄損傷など），中枢神経の障害（意識障害など）や肛門括約筋の障害などがある.

●客観的評価項目●

●便の量

対象者の個別性が大きい．おおよそ1〜2回／日，量としては100〜250g/回が目安となる.

●便潜血

消化管に出血が生じると，便に血液が混入する．ごく少量の出血では肉眼的には識別できず，化学的（免疫学的）方法を用いて調べる．ただし，肉眼的にも観察が可能な場合もあり，黒いタール便の場合は上部消化管（胃・十二指腸など）からの出血，赤黒い便の場合は下部消化管（大腸上部など）からの出血，鮮血が混入している（真っ赤な便）場合は下部消化管（大腸下部，直腸など）からの出血が考えられる.

●便の色

便の色は通常，黄褐色〜褐色であるが，これは胆汁成分のビリルビンが腸内細菌によって還元し，ウロビリノゲンになった色である．肝臓などの疾患で胆汁の分泌が減

plus α

蠕動運動

腸管壁が内容物で刺激されて起こる反射性反応．口側から肛門側にかけて伝播性に移動する．腸壁内神経叢の知覚神経，介在神経，運動神経の働きによって起こる.

plus α

ビリルビン

胆汁色素の主成分．生成されるビリルビンのほとんどは，成熟赤血球のヘモグロビンが基になっている.

plus α

ウロビリノゲン

ビリルビンが腸内細菌により還元されて生成する．大部分は酸化されてウロビリンとなり，糞便として排泄される.

少した場合は，通常とは異なった色を呈する．また，血液の混入でタール便（黒色便）や暗赤色便になるため，便の色は重要なアセスメントのポイントとなる．

●便のにおい

便のにおいは，通常，腸内細菌の食物に対する作用として発生する．いつもとにおいが異なる場合（腐敗臭や酸臭など），食事内容との関連を考慮しアセスメントする．

●便の固さ

便に含まれる水分量は70～80％であり，通常は有形便となる．しかし，大腸の水分吸収能力や通過時間などの影響で便の腸内停滞が長期化した場合は，便中の水分量が減少して便秘となる．逆に，水分がほとんど吸収されず排泄される場合は，下痢の症状となる．便の状態を評価する指標として，ブリストル便性状スケールがある．

排便状態のアセスメントは，排便に関する上記の主観的・客観的視点などにより総合的に行われる．また，下部消化器系の動きを知るために腹部の聴診により腸蠕動を確認したり，結腸や直腸内の便の貯留状態を確認するため，視診，打診，触診などを行う．

（4）排泄障害とその要因

排泄習慣や排泄物の状態に関する情報から，排泄機能の状態を把握する．同時に，胃・腸などの消化器系や腎臓・膀胱などの泌尿器系の状態だけでなく，排泄に関わる神経系や排泄行動に伴う筋・骨格系など多面的かつ複合的にアセスメントしていく必要がある．

さらに，排泄という行為が羞恥心や自尊心に直接影響することを考慮し，対象者の心理面に十分に配慮した上でアセスメントしていく必要がある．

plus α

便　秘

便の大腸内での通過時間延長により，水分が吸収されて便が固くなり，排便が困難になった状態．

plus α

下　痢

便が大腸を速く通過するため，水分が吸収されず，液状に近い状態で排出される．

やってみよう

あなたはどんなときに便秘（もしくは不規則な排便）になりますか？　そのときの状況を思い出し，その原因について，食事の内容や生活パターンの変化，またそのときの自分の精神状態の側面から考えてみましょう．

4　活動／運動パターンのアセスメント

（1）活動と運動：アセスメントの根拠になる復習事項

「活動／運動パターン」は，活動，運動，レクリエーションのパターンを表す．これには，清潔，料理，買い物，食事，仕事，家事など，エネルギー消費を必要とする毎日の生活活動，スポーツを含むさまざまな運動やレクリエーション活動が含まれる．さらにこのパターンには，例えば呼吸困難，循環の異常などの心肺機能，筋力低下，筋痙攣などの筋神経学的問題が関与する．

●活動（activity）とは●

活動とは，人間の精神，身体の働きによるもので，運動行動を通して行われる．それ自体は目的的であり，環境に対する人間の働きかけである．人間は一生を通じて，自己維持，労働，レクリエーションを目的に，種々の活動を行う．どのような活動をどのような頻度で行うかは，活動する個人の欲求，能力，社会文化的状況による．

乳児期には自己維持に必要な基本的動作パターンが習得され，加齢とともに社会文化的規範に沿った活動ができるようになる．乳児の活動は眠る，泣く，飲む，おむつを取り替えてもらうなど，ほとんどが自己維持活動であり，幼児になると身辺処理動作に加え，遊びの活動が出現する．成人にはすべての活動がみられ，高齢化とともに労働活動は減少する．健康上の問題が生じると，活動は影響を受け，健康上の問題のない人に存在する活動が消失する．すなわち，労働やレクリエーション活動が減少または消失することになる．また，身体の問題のために，一つの活動に長い時間がかかるようになると，ほかの活動時間を制限してしまう．

効果的な活動を行うためには，筋・骨格系，神経系が適切に機能することが必要である．人は，その機能を活用することで活動を行っている．また活動を適切に行うには，呼吸・循環のメカニズムが大きく作用する．これらの機能が一つでも変調をきたすと，要求される望ましい活動を阻害することになる．

→筋・骨格系のアセスメント p.152，肺（呼吸器系）のアセスメント p.89，心臓・血管系のアセスメント p.99参照．

●運動とは●

運動は持ち上げる，屈伸する，移動する，日常生活動作を行うなどの動きをする際に，バランスや姿勢，身体部分の統合性を維持するために，骨，筋肉，関節・腱などの協調によって行われる．運動の調節には，骨格，筋肉，神経の統合された機能が必要となる．骨格系（関節，靱帯，腱，軟骨），骨格筋（動き・姿勢に関する筋肉），神経系，呼吸器系，循環器系などが関与している．

健康を維持するためには，日常生活において，歩行を中心とした身体活動を増加させるように心掛けることが重要であるといわれている．「健康日本21」，「健康日本21（第二次）」の身体活動・運動の基本方針は，国民の身体活動や運動についての意識や態度を向上させ，身体活動量を増加させることを目標としている．身体活動・運動の推進のために，日常生活における身体活動に対する認識・態度，1日の歩数などをとらえ，運動習慣を有する者については，その現状を把握し，それに基づいた数値目標を設定している．

身体活動量は，「**身体活動の強さ**」×「**行った時間**」の合計で表す．

（2）活動／運動に関するアセスメント項目

●主観的評価項目●

活動／運動に関するアセスメントの目的は，エネルギー消費を要求する身体活動に関して評価することである．評価の要素には，日常の活動，運動，余暇活動，発達，神経系，呼吸器系，循環器系がある．

ここでは，基本的な生活行動の状況と，身体的活動能力を知るために重要な身体機能と運動機能，効果的な活動を行うための呼吸器系，循環器系をアセスメントする（表6.3-9）．

●客観的評価項目●

●身体活動性

安静にしている状態より多くのエネルギーを消費するすべての動きが，**身体活動**である．身体活動のうち，体力の維持・向上を目的として計画的・意図的に実施するものが**運動**とされている．例えば，ジムやフィットネスクラブで行うトレーニングやエ

表6.3-9●活動／運動に関する主観的評価項目

問診項目	問診の根拠，意味
食事摂取状況（量，内容）	適切な栄養バランスにより，筋・骨は形成，維持される（タンパク質，カルシウム，ビタミンDなど）．
体重の適切さ	過剰な体重は活動を制限し，骨盤，膝関節への負担となる．
活動／運動を制限するもの	
・疼痛	疼痛は，どの部位か，広い範囲または局在しているか，疼痛の質（ズキンズキン，鈍いなど），程度（日常生活がどの程度障害されるか），経過（悪化，軽快，変化なしなど），仕事や姿勢との関係（長時間の同一姿勢など）を問う．疼痛は異常を示すサインでもあり，その性質によっては身体活動・運動を制限する必要がある．
・変形	骨や関節の変形は，変形性関節症，関節リウマチ，外傷・炎症によるものなどがある．筋肉の萎縮は，脊椎疾患による末梢神経障害などが考えられる．変形をいつ自覚し，どのように進行したのかを問う．
・機能障害	機能障害は，外傷による場合は，外傷の発生と経過（骨折，関節可動域制限，筋や腱の断裂），どの運動器官・神経の障害によるものかに関する情報を得る．機能障害による不使用性シンドロームのリスク（身体不動，麻痺の関与），関節拘縮のリスクはないかを問う．呼吸，心臓，循環機能の問題はないか（安静時または労作時の呼吸困難，非効果的気道浄化，ガス交換異常，心筋収縮能の低下，心臓弁の異常，動脈硬化など），それによる活動の制限について問う．
認識している日常生活活動の状態	日常生活での活動がスムーズか，制限があるかの認識について情報を得る．セルフケアの不足はないか（入浴，排泄，更衣，整容，歩行，移乗）など． ＊日常生活活動におけるセルフケア／機能レベルの評価には，FIM，バーセルインデックスなどを用いる．レクリエーション／レジャー（交通機関の利用，買い物，外出，趣味，外歩き，車の運転など）は，どの程度可能か．
運動状況	運動は骨密度を増加させ，関節の柔軟性を高める．瞬発力運動は速筋，持久力運動は遅筋を鍛えることができる．どのような運動をしているか（水泳，歩行，ジョギングなど），頻度（毎日，週3回など），持続時間（15分，1時間など）．

FIM：functional independence measure

アロビクスなど，テニスやサッカーなどのスポーツ，余暇時間の散歩や趣味などがある．身体活動のうち，運動以外のものを生活活動といい，買い物，洗濯物を干す，農作業，職業活動上のものが含まれる．

これらの関係は，「**身体活動**」＝「**運動**」＋「**生活活動**」で表されている．

●生活活動機能

日常生活活動（activities of daily living：ADL）は，筋骨格系の障害をもつ人や，ケアが自立していない高齢者の生活活動機能を評価するために有効な概念である．生活に不都合や不便が生じていないか，日常生活に必要な動作がうまくできているかを見極めることができる．ADLは**日常生活動作**とも呼ばれ，人が独立して生活する上で基本となる，毎日繰り返される一連の動作のことをいう．この動作は食事，排泄などそれぞれ目的をもつ動作として分類される．日本リハビリテーション医学会は，ADLの範囲を家庭における身のまわりの動作（self care），広義のADLとして考えられる応用動作を**生活関連動作**としている．生活関連動作は**APDL**（activities parallel to daily living）ともいわれ，交通機関の利用，買い物，服薬や金銭の管理，自動車の運転などが含まれる．ほぼ同義で使用される**IADL**（instrumental activities of daily living）は**手段的日常生活動作**といわれ，買い物，食事の支援，移動・外出，服薬や金銭の管理などが含まれている．

表6.3-10●APDL評価の例

	内　容	自分でする	むずかしいが自分でする	介助で行う	しない
移動	家の周りを歩きますか				
	階段を上りますか				
	自家用車の乗り降りをしますか				
	平らでない地面を歩きますか				
	道路を横断しますか				
	公共輸送機関で出かけますか				
キッチン	自分で食事をしますか				
	自分でホットドリンクをつくりますか				
	ホットドリンクをほかの部屋に運びますか				
	食器洗いをしますか				
	軽食をつくりますか				
家事	外で自分のお金を払いますか				
	小物の洗濯をしますか				
	自分のための家事をしますか				
	自分の買い物をしますか				
	すべての衣類の洗濯をしますか				
余暇活動	新聞や本を読みますか				
	電話を使用しますか				
	手紙を書きますか				
	社交等に出かけますか				
	自分の庭の手入れをしますか				
	自家用車でドライブしますか				

　ADLやAPDLは人の運動行動の代表的な能力で，計測が可能であり，機能評価の対象となる．セルフケアとしてのADLには種々の機能評価法があるが，バーセルインデックス（Barthel index），カッツインデックス（Katz index），セルフケアにコミュニケーションと認知の項目を設けた機能的自立度評価法（functional independence measure：FIM）が代表的である．広義のADLであるAPDL，IADLには，表6.3-10，表6.3-11のような機能評価法がある．また，老年者および認知症患者の日常生活作能力を，多角的にとらえ評価する方法として，N式老年者日常生活動作能力評価尺度（N-ADL）がある（表6.3-12）．

　バーセルインデックスは，食事，車椅子からのベッドへの移乗，整容，トイレ動作，入浴，歩行，階段昇降，着替え，排便コントロール，排尿コントロールの10項目からなり，「自立（10点，項目によっては5点もしくは15点）」「部分介助（5点）」「全介助（0点）」で計測し，総合点が100点となるように作られている．この点数は介助なしでできる可能性を示すものである．FIMは，運動系の13項目と認知系の5項目からなり，より細かな変化がとらえられるように「完全自立（7点）」から「全介助（1点）」

表6.3-11●手段的日常生活動作（IADL）尺度

項　目	採　点	
	男　性	女　性
A　電話を使用する能力		
1．自分から電話をかける（電話帳を調べたり，ダイアル番号を回すなど*）	1	1
2．2〜3のよく知っている番号をかける	1	1
3．電話に出るが自分からかけることはない	1	1
4．全く電話を使用しない	0	0
B　買い物		
1．すべての買い物は自分で行う	1	1
2．小額の買い物は自分で行える	0	0
3．買い物に行くときはいつも付き添いが必要	0	0
4．全く買い物はできない	0	0
C　食事の準備		
1．適切な食事を自分で計画し準備し給仕する		1
2．材料が供与されれば適切な食事を準備する		0
3．準備された食事を温めて給仕する，あるいは食事を準備するが適切な食事内容を維持しない		0
4．食事の準備と給仕をしてもらう必要がある		0
D　家　事		
1．家事を一人でこなす，あるいは時に手助けを要する（例：重労働など）		1
2．皿洗いやベッドの支度などの日常的仕事はできる		1
3．簡単な日常的仕事はできるが，妥当な清潔さの基準を保てない		1
4．すべての家事に手助けを必要とする		1
5．すべての家事にかかわらない		0
E　洗　濯		
1．自分の洗濯は完全に行う		1
2．ソックス，靴下のゆすぎなど簡単な洗濯をする		1
3．すべて他人にしてもらわなければならない		0
F　移送の形式		
1．自分で公的機関を利用して旅行したり自家用車を運転する	1	1
2．タクシーを利用して旅行するが，その他の公的輸送機関は利用しない	1	1
3．付き添いがいたり皆と一緒なら公的輸送機関で旅行する	1	1
4．付き添いか皆と一緒で，タクシーか自家用車に限り旅行する	0	0
5．まったく旅行しない	0	0
G　自分の服薬管理		
1．正しいときに正しい量の薬を飲むことに責任がもてる	1	1
2．あらかじめ薬が分けて準備されていれば飲むことができる	0	0
3．自分の薬を管理できない	0	0
H　財産取り扱い能力		
1．経済的問題を自分で管理して（予算，小切手書き，掛金支払い，銀行へ行く）一連の収入を得て，維持する	1	1
2．日々の小銭は管理するが，預金や大金などでは手助けを必要とする	1	1
3．金銭の取り扱いができない	0	0

採点法は各項目ごとに該当する右端の数値を合計する（男性0〜5，女性0〜8点）．
点数が高いほど自立していることを表す．
＊プッシュ式電話機の場合は，数字ボタンを押すことに相当する．

Lawton, M.P. et al. Assessment of older people : Self-Maintaining and instrumental activities of daily living.
Geroulologist.1969, 9, p.168-179 より作成.

表6.3-12●N式老年者用日常生活動作能力評価尺度（N-ADL）

氏名　　　　　　　　　年　月　日

項目＼評点	0点	1点	3点	5点	7点	9点	10点	評価
歩行・起座	寝たきり（座位不能）	寝たきり（座位可能）	寝たり，起きたり，手押し車等の支えがいる	つたい歩き階段昇降不能	杖歩行階段昇降困難	短時間の独歩可能	正常	
生活圏	寝床上（寝たきり）	寝床周辺	室内	屋内	屋外	近隣	正常	
着脱衣入浴	全面介助特殊浴槽入浴	ほぼ全面介助（指示に多少従える）全面介助入浴	着衣困難，脱衣も部分介助を要する入浴も部分介助を要する	脱衣可能，着衣は部分介助を要する自分で部分的に洗える	遅くて，時に不正確頭髪・足等洗えない	ほぼ自立，やや遅い体は洗えるが洗髪に介助を要する	正常	
摂食	経口摂食不能	経口全面介助	介助を多く要する（途中でやめる，全部細かくきざむ必要あり）	部分介助を要する（食べにくいものをきざむ必要あり）	配膳を整えてもらうとほぼ自立	ほぼ自立	正常	
排泄	常時，大小便失禁（尿意・便意が認められない）	常時，大小便失禁（尿意・便意があり，失禁後不快感を示す）	失禁することが多い（尿意・便意を伝えること可能，常時おむつ）	時々失禁する（気を配って介助すればほとんど失禁しない）	ポータブルトイレ・しびん使用，後始末不十分	トイレで可能後始末は不十分なことがある	正常	

N-ADL評価点 ☐

●N-ADL評価点による重症度

10点	正常	自立して日常生活が営める
9点	境界	自立して日常生活を営むことが困難になり始めた初期状態
7点	軽度	日常生活に軽度の介助または観察を必要とする
5点・3点	中等度	日常生活に部分介助を要する
1点・0点	重症	全面介助を要する（0点は活動性や反応性がまったく失われた最重度の状態）

までの7点法で評価する．フィジカルアセスメントの視診では，これらの機能評価法を用いてADL上の問題を簡便にアセスメントできる．さらに，例えば，食事の回数・量・時間，食事の準備（セッティング），食器の把持，食器の固定，容器の開閉，食事を口まで運ぶ，口に入れる，コップから飲む，咀嚼，嚥下，姿勢の保持，片付けなど食事を構成する詳細な動作について観察することで，どの構成動作に，どのような問題が存在するかをアセスメントすることができる．

●運動機能

　運動機能については主に姿勢保持機能と移動機能を，運動機能に関係する機能としては，呼吸・循環機能をアセスメントする．

　普段私たちは，無意識に身体を動かし，日常生活を送っている．特に起きる，立つ，座る，歩くといった動きは日常生活で多く用いられる．持ち上げる，屈伸する，移動

する，起き上がって座位や立位をとる動作は，上肢や下肢の位置を変えて，目的に合った肢位をとる動作でもある．このような動きをする際には，バランス，姿勢，身体アラインメントを維持するために，筋骨格系と神経系が協調して働く．

　姿勢とは，特定の体位をとったときの身体各部の解剖学的な配列のことである．正しい姿勢とは，体重のバランスがよく，運動機能が最良の状態となるようなアラインメントである（図6.3-7）．姿勢を保持する働きは，主に脊柱，骨盤，体幹の筋（脊柱起立筋）が担っている．「歩く」という移動手段には，①一方の下肢を持ち上げて前へ運ぶ機能，②一方の下肢を持ち上げているときに，もう一方の下肢で全体重を支持する機能，③前に運んだ足を接地するときに生じる衝撃や体重を支持する機能が必要である．また，歩き方，リズム，スピードなどの歩調もアセスメントする．これらの機能を担っているのは，主に下肢の骨格，関節，骨格筋である．

　運動の協調性を良好に保つには，神経機能と筋骨格機能が正常に働く必要がある．運動協調性のアセスメントは，小脳の機能に障害がないかを観察する目的で行う．一側の足を素早く他側の膝にのせ，直ちに足指まで滑らせる動作，あるいは手指を素早く検査者の指から自分の鼻まで持っていく動作などを観察する（p.185 ～参照）．

　骨格筋が正常に働くためには，代謝の増加に見合うだけの呼吸器系および循環器系の生理的な対応が必要である．運動における呼吸の役割は，筋肉への酸素の供給と二酸化炭素の除去である．心血管系の役割は，筋肉運動に必要なホルモンなどを臓器に供給したり，筋肉での代謝で生じた熱を皮膚の血流を増やして体外に放散したりすることなどである．また運動による影響として，呼吸機能では運動を継続すると横隔膜の動きがよくなり，換気量を増大させる．循環機能では，運動を繰り返すことで1回拍出量が増加し，少ない心拍で循環が維持できるようになる．

　運動に関するアセスメントでは，どのような呼吸・循環機能によって，どのような運動が可能となっているか，運動によって呼吸・循環機能はどのような影響を受けているかに注目する．

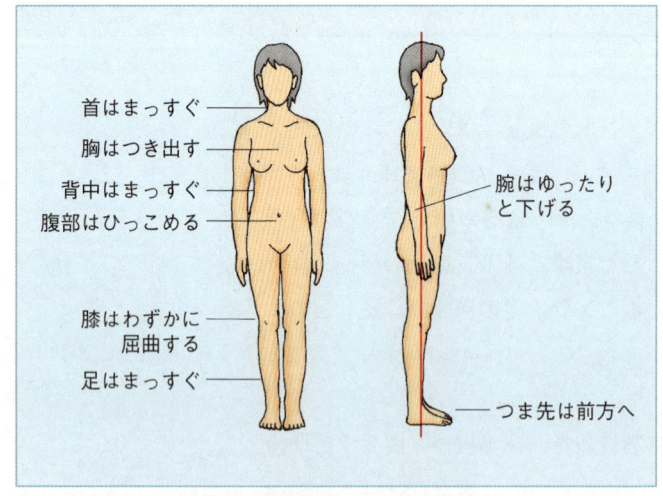

図6.3-7●正しい姿勢（運動機能が最良の状態）

　生活活動や運動は身体活動の強さの単位であるメッツ（METs）を用いて，それぞれの活動や運動の強さとエネルギー消費量を求めることができる．安静時の体重当たり1分間の酸素消費量が1メッツであることから，酸素消費量に基づく身体活動のアセスメントができる．**図6.3-8**を参考に，身体活動の評価をしてみよう．

メッツ（METs）…身体活動の強さの単位（p.284 **表6.3-8**の身体活動の分類を参照）
エクササイズ（Ex）…身体活動の量を表す単位
　Ex＝身体活動の強度（METs）×身体活動の実施時間で計算する．
　座って安静にしている状態での酸素消費量は3.5mL/kg/分で，1メッツに相当する．歩行は3メッツとなる．
　1エクササイズの身体活動量に相当するエネルギー消費量は，個人の体重によって異なる．具体的には，以下の簡易換算式から算出することができる．
　エネルギー消費量（kcal）＝1.05×Ex×体重（kg）
　体重50kgの人が1時間歩行すると，157.5kcalを消費することになる．
　エネルギー消費量（kcal）＝1.05×3（METs）×1（時間）×50kg＝157.5kcal

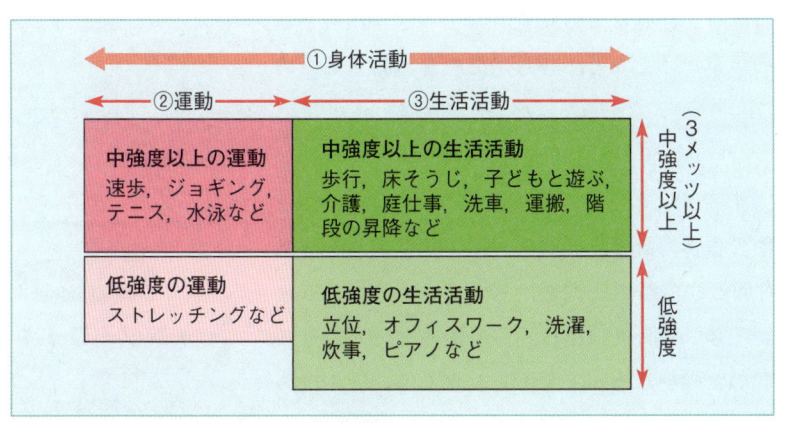

図6.3-8●身体活動・運動・生活活動

（1）睡眠と休息：アセスメントの根拠になる復習事項

●睡眠の役割●

人間は通常，朝起きて活動し，夜睡眠をとることを自然に繰り返している．この約24時間のサイクルは，**サーカディアンリズム**（circadian rhythm：概日リズム）と呼ばれ，生体リズムの一つである．

睡眠には，身体を休める役割と脳を休める役割がある．睡眠中に分泌が増加する代表的なホルモンに成長ホルモンがあるが，これは成人では組織の損傷の回復に関係している．免疫との関係もあり，感染を起こすと白血球やリンパ球から免疫物質（インターロイキン1，インターフェロンなど）が分泌され，発熱と睡眠を誘発することで身体の回復を促進している．また，睡眠中は脳の活動が低下することで脳が休まる．深い睡眠中の消費エネルギー量は覚醒時の40％になる．睡眠が不足すると大脳機能が低下し，眠気の増加とともに判断力，記憶力などが低下する．精神面でも気分が沈みがちになるといった影響があり，中には錯覚や幻覚などの知覚異常や妄想が出現する場合もある．このように，睡眠は身体の休息だけでなく，心身の健康を維持するために不可欠なものである．

●睡眠のしくみ●

睡眠−覚醒のリズムには，生物が生まれながらにもっている生物時計（体内時計）が大きく関係している．人を含む哺乳類の生物時計は，間脳の視床下部にある視交叉上核という場所に存在し，1日を約25時間とする睡眠−覚醒リズムをつくりだしている．これは，1日を24時間とする環境よりも1時間長いため，体の機能を外界のリズムに合わせるためには，毎日この1時間のずれをリセットする必要がある．そのために必要な要素が「同調因子」であり，最も影響があるのは光である．そのほかには，仕事，勉強などの社会生活，食事，運動，生活環境などがある．そのため，これらの日常生活の乱れや変化をアセスメントする必要がある．

●睡眠の分類●

睡眠は，脳波のパターンにより**レム睡眠**と**ノンレム睡眠**に分かれている．レム睡眠は，急速眼球運動（rapid eye movement：REM）を伴う睡眠であり，全身の筋緊張は緩んでいるが，脳は覚醒に近い状態となっている．一方，ノンレム睡眠は，レム睡眠ではない眠りという意味で，大脳の休息の度合いにより4段階に分けられている．この段階は脳波を基に判別し，浅いまどろみ状態から熟睡状態までの睡眠の深さを示している．成人期の睡眠は，このレム睡眠とノンレム睡眠がセットとなった短い周期（約90分）をつくり，一晩の中でおよそ4〜5回繰り返す．この睡眠の周期は成長段階の中で変化し，小児期では成人より短い周期で深い睡眠の割合が多いのが特徴である．一方，高齢者ではノンレム睡眠の割合が減少し，中途覚醒が増加するため睡眠の質が低下する．成長発達の段階によっても睡眠の質が異なることを考慮し，アセスメントする．

---

plus α

サーカディアンリズム

生体リズムの周期のうち，約1日を周期とするリズムのこと．ラテン語のcirca（およそ）とdies（日）に由来する語．

plus α

生体リズム

生物が外界の環境の変化に適応する過程で生まれた体内のリズム．体温，血圧，ホルモンなどにも存在し，さまざまな周期をもって体の機能に影響を与えている．このリズムを崩すような生活を続けると，生理機能が乱れ，身体に不調を引き起こす．

plus α

インターロイキン1

主にマクロファージで産生されるタンパク質性物質．免疫系，炎症系，中枢神経系，内分泌系など広範囲に作用し，感染防御や傷害部位の修復などの生体防御反応や，離れた組織や細胞に情報を伝える物質として働いていると考えられている．

plus α

インターフェロン

白血球と線維芽細胞によって産生されるタンパク質．複数のタンパク質の合成を誘導することにより，抗ウイルス作用を発揮する．他に細胞増殖抑制，免疫調節などの制御作用もある．

●睡眠障害●

睡眠障害は，主訴による分類や原因による分類，疾病分類などさまざまに分類される．主訴による分類は，①不眠，②過眠，③睡眠時間帯異常（概日リズム障害），④睡眠中の異常現象である．特に「眠れない」という不眠の訴えをよく聞くが，この中にもさまざまなタイプの睡眠障害があるため，睡眠に関係する内容を詳しく問診する．

●疲労と休息●

人は，身体的活動や精神的活動によって疲労する．疲労は休息を求めるシグナルであり，適度に休息・睡眠をとることで回復する．一方，疲労が蓄積した慢性疲労の場合や，悪性腫瘍や脳血管障害などの疾病に伴う疲労感は，休息（睡眠）をとっただけでは回復は困難である．そのため，疲労の状態や原因に応じて，適した援助方法を考える必要がある．

（2）睡眠と休息に関するアセスメント項目

睡眠と休息は，身体と精神を休める上で欠かせないものである．起きて活動している時間については，活動状況に合わせた休息やリラクセーションを日常的に行っているかを確認し，現在の休息と睡眠で身体的または精神的な不調が出現していないかアセスメントする．睡眠は，一日にとる休息の中で大きな割合を占める．以下に，睡眠に関するアセスメントについて主に述べる．

表6.3-13に示した項目について問診および視診を行い，アセスメントする．睡眠と休息では，身体の生理的機能とともに，主観的評価が重要となる．特に，睡眠は見た目の睡眠時間や質だけでなく，本人の評価が重要である．まず問診で，本人の睡眠に対する不満感などの訴えに基づいて判断する．睡眠時間，覚醒時間とともに，睡眠と休息に影響しているものについて情報収集し，問題がある場合にはそれがどこから生じているのかを考えられるようにする．また，本人が行っている睡眠を促進するための行動（補助手段）について情報収集し，効果的な行動がとれているかについても判断する．睡眠パターンについては，睡眠日誌をつけてもらい確認することができる．

表6.3-13●睡眠／休息のアセスメント項目

アセスメント項目	内　容
①生活・睡眠／休息パターン	起床・就寝時間，活動時間，活動内容，昼寝の習慣，休息・リラクセーションの習慣と内容，入眠状態，睡眠時間，中途覚醒・早朝覚醒の有無など
②睡眠感	主観的睡眠感，寝付き，熟睡感，不眠感など
③寝室・寝具環境	寝室の光・音・温度など，寝具の種類，枕の硬さ・高さなど
④睡眠に関する知識・行動（補助手段）	睡眠を障害しているものに関する知識，就寝儀式の有無・種類，睡眠を促進するための工夫，睡眠に関する服薬など
⑤精神状態	悩み，ストレス，不安感など
⑥疲労・睡眠不足を示す状態	倦怠感，身体的疲労感，イライラ感，眼精疲労，集中力低下，頻回のあくび，眼瞼の腫脹，眼下のくまなど
⑦睡眠に影響する症状，疾病，薬剤など	症状：疼痛，瘙痒感，熱感，不快感，呼吸障害，いびき，排尿障害など 疾病：うつ病，統合失調症，認知症，錐体外路性疾患，睡眠障害など 薬剤など：睡眠薬，パーキンソン病治療薬，降圧薬，脂質異常症（高脂血症）治療薬，抗ヒスタミン薬，副腎皮質ステロイド，気管支拡張薬，抗てんかん薬，アルコール，たばこ，嗜好品など

　自分の睡眠－覚醒パターンを知るため，睡眠日誌（睡眠・覚醒時間，眠気，夜間覚醒，朝の気分などを記録）を1週間つけてみよう．

6　認知／知覚パターンのアセスメント

（1）認知と知覚：アセスメントの根拠になる復習事項

●知覚と認知●

　知覚とは，今，目の前に見える世界と聞こえてくる音，その中にいる自分の身体と手に触れるものを意識する心の働きである[23]．**意識**は知覚を通じて外界とつながり，外界の情報は，視覚，聴覚，嗅覚，味覚，触覚などの感覚器を通じて脳に入ってくる．この脳に入ってきた情報が何であるかを判断することを**認知**という．

　つまり認知とは，感覚器を通じて脳に入ってきた物体について知覚された色や形，動きなどの情報に基づき，その物体が何であるかを記憶と照合して判断することをいう．この判断過程においては，貯蔵された記憶の中から妥当と思われる情報に注意を向けて選択し，決定するという作業が行われる．

　例えば，私たちがりんごを見たとき，赤い色や丸い形が視覚情報として脳に入ってくる．しかしこの段階では，この物体は「りんご」とは認知されていない．「りんご」と認知されるためには，「りんご」を知っていることが必要である．「りんご」の色や形，味が記憶に貯蔵されていることによってその情報が引き出され，そこで初めて物体が「りんご」であると認知されるのである．

　したがって，認知と知覚のアセスメントにおいては，外界から情報を取り入れる**感覚器**と認知の基盤である**注意機能**，注意機能に影響を与える**覚醒水準**，さらに**記憶**，**知識**，**意思決定**や**判断能力**を評価する．私たちは，知覚と認知機能によって自分の置かれている状況を把握して対応し，身に迫る危険を避け，また，他者と効果的にコミュニケーションをとり人間関係を築いているといえる．

（2）認知と知覚に関するアセスメント項目

●主観的・客観的評価項目とアセスメント●

●意識レベル

　意識とは，自己と周囲との状況を認識していることをいう．つまり，今自分がどこにいて何をしているのかを明確に理解している状況を，意識が清明であるという．

　例えば，「あなたは，今・どこで・何をしていますか？」との問いに，筆者が「私は今，大学の研究室で認知／知覚パターンの原稿を書いています」と答えることができたら，意識が清明であると評価される．意識が障害された場合は，外界からの情報が脳で正確に判断されなくなる．したがって，認知／知覚パターンにおいて意識レベルを評価することは必須といえる．特に意識障害を伴う人の意識レベルは，**ジャパン・コーマ・スケール**（Japan Coma Scale：JCS，3-3-9度方式）や**グラスゴー・コーマ・スケール**（Glasgow Coma Scale：GCS）を用いて評価する．

→JCS，GCS p.32表2.5-3，表2.5-4参照.

　JCSを用いて評価する場合は，まず患者が，「刺激がなくても覚醒している（1桁）」

「刺激により覚醒する（2桁）」「刺激をしても覚醒しない（3桁）」のいずれの段階であるかを評価する．次いで，1桁，2桁，3桁の刺激に対する患者の反応を観察し，小分類に基づき評価する．例えば，患者が刺激により覚醒する場合はまず2桁と評価され，〈大きな声または体を揺さぶることにより開眼する〉場合は，意識レベルは20またはⅡ-2と評価される．

GCSを用いて評価する場合は，意識を開眼機能，言語機能，運動機能の三つの要素に分け，開眼機能を4段階，言語機能を5段階，運動機能を6段階で評価する．最高得点の15点は意識が清明な状態であり，14点から13点を軽症，12点から9点を中等症，8点以下を重症，最低得点の3点は最も意識状態が悪いと評価される．

●視　覚

感覚器の中でも，視覚は外部からの情報を知覚する割合が最も高く，すべての感覚器から得る情報の80%を占めるといわれている．したがって，視覚に損傷を受けると外部からの情報を知覚するのが困難となり，正確な情報を脳に送ることができなくなる．情報に制限がある場合は，その後の判断や行動に影響を及ぼすことになる．視覚については眼位，眼球運動，視力・視野，物品・色・人の顔の認知，視空間性認知を評価する．

→眼（視覚）のアセスメント
p.80参照.

①眼　位

まず，対象者の正面，側面，頭上から見た眼球の位置を観察し，眼球突出の有無を確認する．上眼と黒眼（虹彩）の間に白眼（強膜）の部分が見えないのが正常である．眼球が突出している場合は，黒眼の上に白眼が残った状態が観察される．眼球の突出はバセドウ病（p.66参照）でよく観察される．次に，斜視の有無を観察する．斜視の評価は，対象者の左右の眼がずれていないかを観察する．ペンライトを用いて対光反射を見るときと同様に，瞳孔に光を当てる方法で行う．左右の眼がずれていない，ペンライトの光が両眼ともに瞳孔の中に入っていることが観察されると，斜視はないと判断される．

②眼球運動

対象者の正面に座り，指やペンを用いて眼球を動かす筋肉と眼球の動きを観察する（眼球の動きは，動眼神経，滑車神経，外転神経が支配している）．眼球の動きは左右，上下，斜めの方向について観察する．左右の眼球がペンや指の動く方向を追う（共同運動）ことができたら正常である．眼球の動きが障害されている場合は，眼球を動かす筋自体の病変や，中脳，橋などの脳神経核病変が推測される．

③視力・視野

新聞や書類などを声に出して読んでもらい，視力を評価する．対象者が提示されたものを読めなかった場合は，視力検査を行う．視野は，対座視野検査で評価する．看護師は，対象者と向き合って椅子に座る．この時，対象者と眼の高さが同じになるようにする．両者の距離は約60cmとする．対象者に片方の眼を覆ってもらい，左右上下について視野を検査する．視野の正常範囲は，外方100°，内方60°，下方70°，上方60°である．対座視野検査で視野欠損が観察された場合は，ゴールドマン視野計やハンフリー視野計などを用いて正確に検査する．視野欠損の特徴から，視覚の伝導路の

障害部位が判断される.

④物品・色・人の顔の認知

　日常で使用する物品を提示し，対象者が視覚的に認知できるかを評価する．方法は，提示した物品の呼称や説明を促すことによって行う．色についても，提示した色の呼称を促すことによって評価する．人の顔は，写真を提示して人物の呼称を促す.

⑤視空間性認知

　脳卒中や頭部外傷などにより脳を損傷した対象者において，しばしば視力には問題がないにもかかわらず，片側の空間に提示された物に気付かず，注意を向けたり，反応したりすることができない場合がある．これは，視空間の認知障害（視空間失認）の一つである**半側空間無視**である．特に，右の大脳半球の損傷後に生じる左の半側空間無視が問題となる．左半側空間無視は，1カ月以上続くと障害として残りやすく，症状が完全に消失することはまれである．左半側空間無視の評価は，対象者は右側のみを見る傾向がないか，頭部や姿勢が右側を向いていないか，眼球が右側に偏位していないか，左側への追視が困難ではないかなどについて観察する．左半側空間無視に関連したセルフケアの低下に対するアセスメントと介入の視点を表6.3-14に示す.

表6.3-14●左半側空間無視に関連したセルフケアの低下に対するアセスメントと介入の視点

左半側空間無視のアセスメントの視点	
1. 患者は，右側のみを見る傾向にないか.	
2. 患者の頭部や身体は右に向いていることが多くないか.	
3. 姿勢とともに患者の眼球が右側に偏位していないか.	
4. 患者は，左側への追視が困難ではないか.	
セルフケアにおけるアセスメントの視点	
食事行為	・左側に配膳された食事を無視し，食べていないことはないか. ・同じ器の中でも左側に盛り付けられた食品を残していることはないか.
入浴・清潔・整容行為	・入浴時に身体の左側を洗い残すことはないか. ・女性の場合は，整容時に左顔面の化粧をしないなどの行為はないか. ・男性の場合は，左顔面のひげを剃らないなどの行為はないか.
更衣行為	・着衣のときに左側の袖を通すことができるか. ・更衣後に，左側の上着のねじれやシャツのはみだしを整えることができるか.
排泄行為	・便座の右側寄りに座っていないか. ・排泄終了後にトイレットペーパーや水を流すレバーの位置を確認できるか.
半側空間無視の介入の視点	
《第1段階》　無視されていない側から支援する 　この段階は，ストレス反応を起こさないように，患者が認識可能な範囲にテレビ・床頭台・ナースコール等を配置し，支援するときも無視されていない側から行う.	
《第2段階》　無視側に気づかせるように支援する 　患者が心理的にも安定してきたら，無視側にあるものに気づかせるような支援を行う．例えば無視側へのヘッドトレーニングや，車椅子のブレーキや食事のトレーの無視側に印をつけ，無視側への注意を促す．無視側から支援する.	
《第3段階》　患者が無視を代償する能力を獲得できるように支援する 　慢性期において半側空間無視が残った場合，症状が完全に消失することはまれであり，無視を代償する能力を身に付けることが重要な課題となる．病棟における看護師の支援においては，患者がセルフケア行為を行うときに，必ず体幹や頭部を無視側に向け，無視側を確認することを指導する.	

●聴 覚

　私たちが音を聞き分けることができるのは，耳介によって集められた音波が内耳のコルチ器に定住している有毛細胞で受容され，内耳神経を経て大脳の聴覚野に伝えられるためである．つまり，音波がここで初めて音として感受される．

　看護師は音や話し声の聞こえ方の程度について聴取するとともに，外耳道の発赤・腫瘤，分泌物の有無などについて観察する．アセスメントは，対象者にささやいてその内容を聞き取れるかを確認する方法や，ウェーバーテスト，リンネテスト，オージオメーターなどで評価する．聴覚障害には，**感音性難聴**，**伝音性難聴**，混合性難聴がある．

→耳のアセスメント　p.70参照．

plus α

オージオメーター

標準純音聴力検査という聴力検査に使用される機械．ヘッドホンのような気導受話器を耳に当て，断続的に検査音を出し，音を大きくして聞こえ始めた音のレベルを測定する．骨伝導を測定する場合は，耳後部に骨導受話器を当てて行う．防音室など静かな環境で実施する．

●嗅 覚

　においは，空気中に含まれている物質の中で，嗅神経，三叉神経の興奮を引き起こしたものが脳に伝達されることによって知覚される．人は約2,000種のにおいを区別できるといわれている．においには，不快なにおいと快に感じるにおいがある．また，あるにおいが，その人にとって特別な意味をもつ場合は，においによって記憶が想起されることもある．嗅覚の評価は，対象者に閉眼を促し，左右片側ずつの鼻孔でコーヒーなど日常的になじみのあるにおいをかいでもらい，何のにおいであるかを答えてもらう方法を用いる．

→鼻のアセスメント　p.70参照．

●味 覚

　味覚は，食物から唾液や水によって溶けた化学物質が舌などにある味蕾で感知され，顔面神経や舌咽神経，迷走神経などを介して脳に伝えられることによって生じる．味は，甘味，塩味，酸味，苦味，うま味に分類される．味もにおいと同様に，その人にとって特別な意味をもつ場合は，味によって記憶が想起される．味覚の評価は，砂糖水や塩水を含ませた綿棒を舌の前方2/3の部分にのせ，どのような味かを尋ねる方法を用いる．

●触覚・圧覚

　触覚・圧覚は，対象物の形状，肌ざわりの区別が可能な感触，皮膚の表面に加えられる機械的な刺激によって生じる感覚をいう．触覚・圧覚は，閉眼を促し，鉛筆やボールなど対象者が熟知しているものを握らせてそれが何であるかを答えてもらう（形の認知），先の鋭いもので身体に触れ，1点で触れたか2点で触れたかを答えてもらう（2点識別）などの方法を用いて評価する．

→神経系のアセスメント　p.168参照．

●注 意

　注意はさまざまな認知機能の基盤であり，私たちが視覚，聴覚，触覚などの感覚情報を適切に処理しながら行動できるのは，注意機能が適切に働いているからである．車の運転を考えてみよう．運転中は事故を起こさないように，前後左右に走っている車に注意を払い，信号を確認しながら運転している．また，同乗者の話に注意を向け，会話をしながら運転している．これは，注意を柔軟に振り分ける（転動性），異なる刺激に同時に注意を配分する（配分しうる容量），多くの刺激の中から特定の刺激を選択する（選択機能）などの注意機能が適切に働いていることを意味している．

表6.3-15 ● 注意障害に関連したセルフケアの低下に対するアセスメントと介入の視点

注意障害のアセスメントの視点	
1. 患者は，ある一定時間刺激に反応し続けることができるか．	
2. 患者は，多くの刺激の中から特定の刺激を選択できるか．	
3. 患者は，注意を柔軟に振り分けることができるか．	

セルフケアにおけるアセスメントの視点	
食事行為	・食事中に周囲の人や物音を気にして食事を中断することはないか． ・キョロキョロした様子はないか．
入浴・清潔・整容行為	・入浴中に身体を洗う動作を中断することはないか． ・同一部位を洗い続けることはないか． ・麻痺側を洗い忘れることはないか． ・指示されないと脱衣・洗髪・洗顔を行うことができないことはないか． ・止められるまで歯磨きを続けることはないか． ・鏡を見続けることはないか．
更衣行為	・衣服のボタンをかけるとき動作が止まったり，同じ動作を続けることはないか． ・更衣の途中で人の声や音に反応し，動作が止まることはないか． ・動作が止まってもまた続けることができるか．
排泄行為	・周囲の音や声で動作が止まることはないか． ・便座から突然立ち上がる動作はないか．

注意障害の介入の視点	
1. 注意障害を呈する患者は，行為の途中で周囲から入力される聴覚刺激や視覚刺激に対して，適切に対応できずに行為が中断され，その結果一つの行為に時間を要することを理解して支援する．	
2. 刺激の量と質を考慮し，環境を調整する．	
3. 動作が止まった場合は次の動作を指示する．	
4. 同じ動作が続く場合は，注意を転換させるように誘導する．	

　注意の障害は，頭部外傷や脳血管障害などで認められる．注意障害は，浜田[26]が提示している特徴的な行動である，①集中せず落ち着きがない，②すぐ中断して長続きしない，③ミスが多く効率が上がらない，④ほかのことに気が散り目的に沿った言動ができない，⑤複数の事柄を同時進行できない，⑥一貫せずまとまりがない，⑦周囲の声や他者の動きに注意がそれやすい，⑧脱抑制的である，⑨周囲の状況に応じて修正・転換ができない，⑩ぼんやりして先に進まない，⑪緩慢で，てきぱきと処理できない，⑫何となく意欲が出ず自発性に乏しい，⑬頭がボーッとしていて，頭の切り替えがうまくいかない，⑭物忘れしやすい，などについて，その有無や程度を評価する．注意障害に関連したセルフケアの低下に対するアセスメントと介入の視点を，表6.3-15に示す．

● 記　憶

　前述のように，ある物体が何であるかを判断する過程においては，その物体に対する知識が記憶として貯蔵されていることが必須である．私たちは，記憶によって自分が何者であるかを知ることができるし，他者と適切にコミュニケーションをはかることができる．記憶は，情報を取り込み（記銘・登録），保存（保持）し，再生（取り出し・検索）する三つの過程の総合をいう．記憶は，神経心理学的には，取り込みから再生までの時間の長さに従い，**即時記憶・近時記憶・遠隔記憶**の三つに分類される[28]．

plus α

短期記憶と長期記憶

記憶は，認知心理学的には短期記憶と長期記憶に分類される．短期記憶は，数十秒以内の記憶で，神経心理学的には即時記憶という．長期記憶は長期的で安定した記憶をいう．

①即時記憶：数十秒以内の記憶をいう.

②近時記憶：数分から数日ぐらいの間の記憶をいう. 近時記憶の障害は臨床で最も多くみられ, まず「今日は何をしたか」「朝食は何を食べたか」等を問うことで評価する.

③遠隔記憶：数週から数十年の間の記憶をいう. 記憶障害の評価には, 改訂長谷川式簡易知能スケールがよく用いられる.

　記憶が障害されると障害された記憶のタイプにより過去の出来事を思い出すことができない, 新しい出来事を覚えることができないなどの症状が出現し, 家庭や社会生活において新しい人間関係の構築や思い出をつくることが困難となる. 看護師は記憶障害のタイプを評価し, さらに記憶障害がその人の家庭や社会生活にいかなる影響を与えているかについてアセスメントした上で, 介入方法を検討する.

●遂行機能

　遂行機能とは, 目標を設定し, その目標を達成するために計画を立案して実行することをいう. この過程において, 対象者の知識, 思考, 意思決定, 判断能力を評価することができる. 遂行機能障害は, 前頭葉損傷で多く認められ, 診療場面よりも, 調理や買い物などの一連の手順を必要とする行為の中で観察されることが多い. したがって遂行機能は, 一連の手順を必要とする行為についてインタビューを行う, 行為を観察するなどの方法で評価することができる.

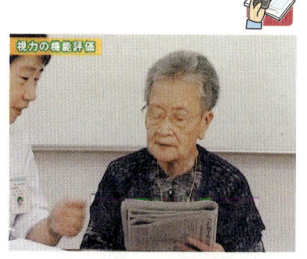

●コミュニケーション機能の
　アセスメント〈動画〉

やってみよう

　部屋の環境を暗くして, クローゼットの中の衣服に触れ, その服が何であるかを判断してみよう. そして, 決定に至るまでの知覚と認知の過程を記載してみよう.

中看面 P275 274

7　自己知覚／自己概念パターンのアセスメント

（1）自己知覚／自己概念：アセスメントの根拠になる復習事項

●自己知覚／自己概念パターンとは●

　自己知覚／自己概念パターンの定義について, ゴードンは,「自己知覚／自己概念パターンは, 考え, 自己の知覚, 気分の状態を示し, 自己についての態度, 能力についての知覚, ボディイメージ, アイデンティティ, 全般的な価値観, 全般的な情動パターンなどが含まれる. また, 身体の姿勢や動きのパターン, 視線, 声と話し方のパターンも含まれている」としている.

●自己知覚／自己概念のアセスメントに必要な視点●

　自己知覚／自己概念パターンのアセスメントの目的は, 患者の信念と全般的な自己価値および気分状態に関する自己評価のパターンを把握することである.

　対象者は自己を,「自己同一性」「自己尊重（自尊心）」「自己能力」「ボディイメージ」の側面で認識している. また, 気分状態（感情や気分）については, 医療現場でよくみられる「幸福・喜び」「不安・心配」「希望」「力・能力」「怒り」「恐怖」「抑うつ」「コントロール・統制」に焦点を当てている. そして, これらの自己の認識と気分状態は健康や疾病によって影響を受ける.

加えて，自己知覚／自己概念パターンから正確な看護診断を導くためには，ほとんど例外なく言語による訴えが必要となる．しかし，「自分自身のことをどのように感じているのか」「自分の価値がどの程度あると考えているのか」という本心を対象者が看護師に話すためには，「自分の言ったことを非難や否定されないという確信がもてる」「この人に話したら理解を示してもらえる」という信頼関係が必要となる．これには看護師の「相手の立場を思いやる気持ち」と「感情を予知する能力」が求められる．逆に，「大丈夫ですよ」などの安易に保証することは，対象者との関係性を損ない，それ以上の情報を得る機会をなくしてしまう．

以上のことを踏まえ，自己知覚／自己概念パターンのアセスメントにおいては，初回アセスメントにとどまらず，対象者との信頼関係を深めながら情報収集のためのアンテナを広げ，継続的にアセスメントを行っていく必要がある．

(2) 自己知覚と自己概念に関するアセスメント項目

●アセスメントの視点●

自己知覚／自己概念パターンの機能不全パターンでは，対象者から得る情報は主観情報が主となり，外側からは直接観察できないことになる．しかし，「自己知覚／自己概念パターンのアセスメントに必要な視点」でも述べたように，この主観情報は対象者－看護師が継続して信頼関係を築く中で得られる情報である．そのため，看護師は対象者と関わる中で，主観的データだけではなく，表情や身体の姿勢，腕や肩の位置などに関連する非言語的な手掛かりについても観察を重ね，情報を収集する必要がある．

表6.3-16●自己知覚／自己概念に関する問診*

問診項目	問診の根拠，意味
①私たちは皆，自分のことについて何らかの考えをもっています．あなたは，自分についてどのように考えたり，思ったりしていますか．	どのようなことであっても，自分に対する思いは誰もがもっていることを肯定した上で，対象者の自己に対する思いや考えを述べやすいように配慮する．否定的な見方をしている場合もあれば，自己概念が安寧しており，さらに強化できる場合もある．
②いつも自分に自信がありますか（満足していますか），あるいはそうではないですか．	自己尊重や自己効力感に対して，長期にわたる否定的な自己評価がなされているかどうか，またはある状況下で，自分の価値について否定的な状況が生じているかどうかを確認する．
③身体の変化や，できることが変わったということはありますか．自分にとってそれは問題になっていますか．	身体あるいは身体の一部の特徴，機能，限界に対して，否定的な感情や認識がないか確認する．疾病や治療によるものもあれば，加齢によってさらに増強している場合もある．対象者にとって，身体のどのような変化が最も問題となっているのかをアセスメントする．
④病気になってから，自分自身や自分の身体について，感じ方に何か変化がありましたか．	以前の自己概念（自尊感情や自己効力感）やボディイメージに対する認識・感情と，発病後にそれらがどのように変化したのか確認する．
⑤頭にくることはよくありますか．イライラすることはありますか．心配なことはないですか．	自分に対する敬意や尊敬の喪失を感じているか，漠然とした不安や将来を予期した不安（予期不安），自分に脅威や危険を与えるような原因が特定できる恐怖感や死への不安から，精神的に動揺している状態がないか確認する．
⑥精神的に落ち込んでいますか．どんなことが助けになりますか．	ある状況下でうつ状態になっていないか（例：広範囲の脳梗塞のため歩行が今後不可能と医師から説明があった後に，急に落ち込むなど）をアセスメントする．また，そのような状況下で，有効な援助となり得ることが何であるのかの情報を得る．加えて，対象者のコーピングパターンが，問題焦点型コーピングか感情焦点型かについても情報を収集する．
⑦絶望を感じたことはありますか．	選択の余地がない，または選択肢が限られているために，自己の自由がきかない状態になっている，あるいは，自分ではどうすることもできないと認識している状況があるか確認する．
⑧人生に起こった出来事を自分ではコントロールできないと感じたことはありますか．どんなことが助けになりますか．	状況をコントロールする力がない（無力），自分の行動は結果に大して影響しないと認識している，あるいはそう認識しなければならないのではないかと感じているか確認する．また，有効な援助が何であるのかについても情報を得る．

＊問診項目①〜⑧をいきなり対象者に問いかけるのではなく，「健康知覚／健康管理パターン」から「認知／知覚パターン」までの系統的情報収集時に関連情報を踏まえつつ，対象者に無理なく「自己知覚／自己概念パターン」の問診へ移行できるようにする．

　特に，診断結果や手術や今後の治療方針がはっきりしていなかったり，身体の一部または身体機能の喪失，別居や離別，対象者にとっての重大な喪失，見捨てられた経験，強制的な転勤・移動，慢性的な痛み，虐待あるいはネグレクトの経験，アルコール依存症または薬物乱用の既往がある場合は，自己知覚／自己概念パターンが機能不全となっている対象者もいるため，留意して情報収集・アセスメントを行う．

●主観的評価項目●

　問診例を表6.3-16に示す．

●客観的評価項目●

・視線を合わせるか

・服装や身だしなみ

・声と話し方のパターンや姿勢：両肩をすくめる動作で応答するなど，自信のある話し方や態度なのか，2回以上面接を行って得た情報から判断する．

・注意集中時間・集中力：10段階評価（1：集中している～10：注意力散漫）

・気分や情緒：10段階評価（1：リラックスしている～10：神経質になっている）

・応答スタイル：10段階評価（1：積極的～10：能動的）

・同席者や家族，他の人とのやりとり

・自分に対して身体的，情動的，性的に害を及ぼす行動の有無とその危険性の有無

●関連する情報●

・家族や重要他者との顕在および潜在している問題の有無

・職場・学校・地域社会活動，地域・国による文化の違いに関する顕在・表在および潜在している問題の有無など

●アセスメントの具体例●

●自己尊重のアセスメント

　自分の価値を認めることができず自己を否定している場合，半身不随になったり，失明したり，四肢を切断したりするなど，疾病や治療によって起こった状況の中で，「ただ何もできずにずっとベッドの上にいるだけなら死んだほうがましだ」「今の自分は生きている価値がないんだ」「このままでは家族のお荷物になるだけだ」「誰も自分が生き長らえることを望んでいない」「自分なんて生きていてもしょうがない」など，自分の価値を低く見積もり，役立たないという評価をしている．このような場合には，医療者・家族と肯定的な関係を保てていない場合も多い．

（3）ボディイメージのアセスメント

　身体の一部を意識的あるいは無意識的に隠したり，過剰に露出したり，身体の一部や喪失した部分を冷たく突き放して話すことによって非人格化していないか（例えば，悪魔やカラスなど，通常，人が忌み嫌う物の名前を付けて表現する）など，対象者の日ごろの言動に注意する．

　交通事故による身体損傷（四肢切断，麻痺など），熱傷による容貌の変容，乳房切除，耳鼻咽喉腫瘍の増大による顔貌の変形，脳神経系の問題に関連した身体一部あるいは全身の麻痺などがある場合に，ボディイメージの混乱が起こりうる．しかし，身体構造や機能の変化があるから必ずボディイメージの混乱があるとは限らず，対象者がどのようにその現状に適応しているかをアセスメントすることが重要である．

●自己概念についてのアセスメント例●

●絶望した状態ではないか

・脳梗塞発症後，歩行できるようになるために「一生懸命リハビリをがんばろう」という気持ちやエネルギーがあったのに，思っていた選択肢とはちがった状況（車椅子生活）に，がんばる気持ちが萎えてしまった状態．

・腕にある悪性腫瘍について，「抗がん剤の治療で腫瘍が小さくなれば切断以外の治療が選択でき，今までの生活ができる」と思い抗がん剤治療を続けてきたが，最終的に腫瘍は小さくならず腕を切断することになり，治療を受ける気持ちが失せてしまった状態．

・自分では糖尿病の治療は食事療法でできると思っていたが，血糖コントロールがうまくいかず，インスリン注射が必要となり，糖尿病の治療に対して取り組む意欲が

---

plus-α

評価の補助的ツール例

Twenty Statement Test (TST)：紙と鉛筆を用い，私は誰（Who am I?）という単一の質問に対して，20通りの考えを自己記載するテスト．所要時間は12分以内とされている．自由に記述できる用紙を用いることで，回答者は自然にのびのびと自己知覚や自己概念を記載することができる．

Rosenberg's Self-Esteem Scale (RSE)：自尊感情に関する10項目の質問から構成され，「強く賛同する，賛同する，賛同しない，強く賛同しない」の4段階で評価する．項目ごとに自尊心の低下を示す評価が含まれている．

萎えてしまった状態.

● 無力だと感じていないか

　肉腫増大により左下腿部を膝上から切断し，幻肢痛を訴えていた50代の男性．抗がん剤による治療を終え理学療法が始まっていたが，本人は「このままやってもうまくいかない．体がだるいから今日はリハビリに行かない」と訴え，3日間もベッド上から動こうとしない.

plus-α

幻肢痛

失った四肢に感覚があると感じることを幻肢といい，そこに痛みを感じることを幻肢痛という．幻肢痛は，末梢神経系と脊髄の異常興奮，大脳を中心とした中枢神経系の可塑性（外界の刺激などによって常に機能的，構造的な変化を起こす性質）が関与していると考えられている.

やってみよう

1. 利き手を使わないようにしながら（テープ等で印をつけて意識しやすいようにしてもよい），食事や排泄などの日常生活行動を実施し，今までできていたことができなくなったことで，どのような気持ちの変化が起こるか書き出してみよう.

2. もし，自分の身体の中で最も自信があると思う部分や場所が喪失したり，変形してもとの状態に戻らなくなった場合，どのような感情の変化が起こるか，自分の感情を記載してみよう．そして，その感情は，自己知覚／自己概念のアセスメントのどの部分に反応しているのかを分析してみよう.

8 役割／関係パターンのアセスメント

(1) 役割／関係：アセスメントの根拠になる復習事項

●役割／関係とは●

　人間は社会的な存在であり，社会の中でさまざまな役割を担い生活している．それは，男の役割であったり，女の役割であったり，医師の役割であったり，看護師の役割であったりと実に多種多様である[43]．役割は，社会が成り立つために欠くことができない機能単位であり，各々の役割は，他の役割とつながっている．例えば，家族という社会が成り立つためには，夫・妻や父・母，息子・娘などの役割が，互いに関連し合いながら遂行されることが機能的に必要である[46]．

　私たちは，生まれた時から今日に至るまで多くの役割を担い，その役割の形成と発達の過程を通して，他者との関係の中で人として成熟していくといえる．

(2) 役割と関係に関するアセスメント項目

●アセスメントの視点●

　役割／関係パターンのアセスメントでは，まず，対象者が家族や社会の中で，また地域において担っている役割についてアセスメントする．そして，その役割への認識，つまり，その役割に期待されている行動や責任について，どの程度理解し遂行しているかをアセスメントする．

　対象者が担っている役割は，時に**病人役割**の遂行に影響を与えることがある．対象者が担っている役割と，関連する役割をもつ人との人間関係のパターンについてもアセスメントする．両者は，互いに関連し合う役割を通して成長し合う関係であるか，お互いにケアしたりケアされたりする関係であるか，感謝したり感謝されたりする関係であるかなどの視点からアセスメントする．

●主観的・客観的評価項目とアセスメント●

●年齢，性，趣味，家族，社会，地域における役割

　まず，対象者の年齢と性別を確認することによって，発達課題からその人が担っている役割を推測することができる．次に，一人暮らしか，家族と同居しているのか，家族構成メンバーについて年齢と性別，家族における役割，社会における役割についてアセスメントする．さらに，社会における役割（職業や地位）について，地域における役割やサークル活動，趣味などについて明らかにする．

●それぞれの役割に対する対象者の認識と他者との関係

　家族や社会，地域における役割が明らかになれば，その役割に対する対象者の**認識**を明らかにする．それは，対象者や関係者へのインタビューや，対象者の行動を観察することによって行う．

　例えば，50歳の男性で，夫であり，父親であり，会社の課長であった場合には，それぞれの役割に対する認識と行動をアセスメントする．それは，夫，父親，会社の課長という役割に対して期待される行動や責任に対して，どのように発言し，行動しているかを観察することから始まる．

　対象者が担うこれらの役割は，期待される病人役割の遂行を妨げる要因となる場合

---

plus α

病人役割

社会学者パーソンズ（Parsons,T.）は，病気の状態にある人には期待される社会的役割があるとし，これを病人役割と名付けた．その内容は，「病人は正常な社会的役割の責務から免除される」「病人は看護されなければならない」「病人は回復しようとする義務を伴う」「病人は専門的に有能な援助を受け，回復しようとする過程で医師と協力する義務がある」などである[38]．

や，逆に回復への意欲を高める要因となることもある．対象者が担う役割が，患者にとっていかなる意味をもつのかを十分にアセスメントすることが重要となる．もし，対象者にとって最も意味のある役割を見いだし，その役割を介入の重要なポイントに位置付けることができたならば，対象者の回復を促進することが期待できるであろう．

また，対象者の人間関係についてもアセスメントする．特に，最も重要な他者や対象者を支える人々との**関係の親密さ**について観察する．観察の視点は，前述したように，お互いがケアしたりケアされたりする関係であるか，感謝したり感謝されたりする関係であるか，共に成長できる関係であるかという点にある．

●アセスメントの結果から考えられる看護診断

役割／関係パターンをアセスメントすると，「役割遂行（すいこう）」「役割葛藤（かっとう）」「家族機能」「家族介護者役割緊張」「ペアレンティング」「社会的相互作用」などに関する問題が明らかになり，看護診断が決定される．

役割遂行とは，人がその役割に期待された行動を遂行することをいう．うまくいかない場合は，役割を遂行するための要件が整っているか否かについて確認する．例えば，その人は新しい役割に対する知識を十分にもっているか，教育を十分に受けているか，その役割を遂行するにあたり周囲に役割モデルはいるか，協力者はいるか，物理的・人的環境は整っているかなどがそれにあたる．また，役割遂行においては，その人自身が，「私にはできる」と感じていることが重要である．

役割葛藤とは，個人が一つの役割を遂行しようとするときに，これと相いれない期待に直面し，葛藤することをいう．役割葛藤には，役割内葛藤と役割間葛藤がある．役割内葛藤とは，個人がもつ一つの役割に対して他者からの異なった期待が存在し，葛藤する場合をいう．例えば，母としての役割に対して，2人の子どもから同時には両立させることができない期待が寄せられるような場合である．役割間葛藤とは，個人がもつ一連の役割において，役割同士が対立し葛藤する場合をいう．例えば，ある人が母親としての役割を家族から期待されているときに，勤務先の病院からは，看護師としての役割を優先することを期待される場合がそれにあたる．

家族機能とは，家族構成員の安寧（あんねい），家族機能の変化に関する問題であり，家族介護者役割緊張とは，家族が家族介護者としての役割を遂行する上で，困難を感じている状況をいう．ペアレンティング障害とは，子どもが健康で健やかに成長発達するための，養育的な環境をつくることができない親の状況を示している．社会的相互作用とは，社会的交流に関する能力を評価するものである．

> **やってみよう**
>
> あなたが担っている役割を全て記述し，その役割と関連する役割，その役割に期待される行動について記載してみよう．

9 セクシュアリティ／生殖パターンのアセスメント

(1) セクシュアリティと生殖：アセスメントの根拠になる復習事項

●セクシュアリティとは●

セクシュアリティの概念は非常に広く，さまざまな定義がされている．保健医療の領域では，SIECUS（Sexuality Information and Education Council of the United States, 合衆国性情報・性教育会議）の定義である「セクシュアリティを性行為や性器を示すセックスという概念と明瞭に区別し，性的存在としての人間の全人格と全生涯を包括し，生殖を伴わない性やその人の考え方を含めた人間全体である」[42]が多く用いられている．すなわち，セクシュアリティは性意識や性行動など，人間関係における感情や行動を包括した概念であるといえる．

セクシュアリティの満足あるいは不満足は，その人の自己知覚や他者との関係性と関連する事柄であり，心理的健康状態に影響することも考えられる．また，セクシュアリティの侵害（性的暴力を受けるなど）は，さまざまな身体的・心理的症状を引き起こす恐れがある．セクシュアリティは，アセスメントとしておろそかにしてはいけない評価視点である．

●生殖とは●

生殖とは新たな生命である子孫を生み出すことである．健康パターンの範囲としては，個人の生殖歴や生殖段階が含まれる．また，生殖能力（初経の時期・月経と月経異常，不妊症，閉経）と生殖意思決定（産む・産まない），生殖そのもの（妊娠・分娩，生殖に関連した性感染症などの健康問題）に関連する事項が含まれる．

(2) セクシュアリティに関するアセスメント項目

●主観的評価項目●

セクシュアリティ／生殖パターンのアセスメントは，アセスメント施行者が最も行いにくいと感じるパターンであると考えられる．プライバシーが守られ，静かで心地よい環境のもとで行う．また，看護師は，自身のセクシュアリティに対する考え方を自覚し，同時に個々のセクシュアリティは多様であることを認識することが重要である．対象者は，看護師が自己のセクシュアリティに対して批判的な気持ちをもっていると感じた場合には，それ以降の関わりにおいて心を開くことはなく，看護援助ができない状況に陥る恐れもある．

具体的には，生殖段階（年齢）に応じて，自覚する心理的性別，性指向（異性愛，同性愛ほか），現在の性的関係に関してどう感じているかを尋ねる．また，生殖能力の状況や生殖に関連した機能の変調の有無，疾患の有無などを確認する（表6.3-17）．

●客観的評価項目●

性機能障害，ボディイメージなどは，生殖器の手術（男性：前立腺肥大症，前立腺癌の手術，女性：子宮摘出術，乳房切除術）や糖尿病などの疾患に起因することも多い．このため，現疾患や既往歴の確認が重要である．また，必要に応じて生殖器の視診・触診を行う．

plus α

性別違和

米国精神医学会によるDSM-5では，その人により経験または表出されるジェンダーと，指定されたジェンダーとの間の不一致に伴う苦痛を「性別違和」と定義している．以前のDSM-Ⅳで用いられていた「性同一性障害」と比べて，臨床的問題としての不快に焦点が当てられている．

plus α

性機能障害

女性の性機能障害は，器質的あるいは心因性の性交痛，また性交不能や性欲の障害とされ，男性の場合には，勃起障害（ED）が主な問題とされている．

表6.3-17●セクシュアリティに関する問診

問診項目	問診の根拠，意味
ご自分の身体的性別に違和感はありませんか？ 性的指向（恋愛や性交の対象となる性別）は？ 現在，性的関係がありますか？ 性的関係をもつ頻度はどれくらいですか？ 関係に満足していますか？ 性に関して問題は感じていませんか？（ボディイメージを含む）	・自己の身体的性別に違和感をもつ場合には，性同一性障害として医学的ケアが必要な場合がある． ・性的指向で悩んでいる場合には，当事者団体を紹介するなど，悩みの解決に関する情報提供が必要な場合がある． ・性的関係がある場合には，性感染症，妊娠，性機能障害などの健康問題と関連することを考慮する． ・男女ともすべての年代において，性機能障害によって性的関係に満足が得られない場合がある．性機能障害のほか，性の悩み事は相談できないことと思われがちであるが，医療者や心理カウンセラーなどの専門家に相談することによって解決できることも多い．これを看護師自身が認識し，対象者に伝えていくことが必要である． ・特に更・老年期は，性ホルモンの変化や身体的老化によって性反応も衰え，性的な満足を得にくくなってくる．しかし，適切な対応によって性的満足が得られる場合も多い． ・ボディイメージの問題は性機能障害の原因となることもあり，日常生活を消極的なものとする．状況に応じた心理的援助が必要である．
性的な暴力を受けたことがありますか？ 親しい間柄の人から身体的暴力を受けたり，侮辱を感じるような言葉を言われたり，行動を制限されるようなことはないですか？	性暴力被害やDV被害は，被害者に身体的，心理社会的に大きなダメージを与えていることがある．
女性 〈思春期以降〉 初潮はいつでしたか？ 最終月経はいつですか？ 月経に問題はないですか？ 今までの妊娠・分娩回数は？ 〈成熟期〉 不妊症の治療を受けている，あるいは受けたことはないですか？ 〈更年期以降〉 閉経はいつでしたか？	女性の生殖の状況および生殖能力をアセスメントする． 各年代の問診の詳細は，「母性のアセスメント」（p.200～）参照．
性感染症（HIV/AIDSを含む）の予防に留意していますか？ 行っている予防方法を教えてください． 家族計画を行っていますか？ 避妊はしていますか？その方法は？ 避妊に関して，問題を感じていませんか？	・性感染症予防を実践しているかどうか，また，その方法を確認することは，性感染症罹患のリスクや性感染症検査の必要性をアセスメントするために必要である． ・対象者の身体的状況，心理社会的状況を踏まえた家族計画を行っているか確認することは，健康維持に関するリスクを査定するためにも必要な事項である． ・避妊についても，年齢や状況に応じた方法を選択しているか確認し，予定外の妊娠を防ぐことが重要である．

やってみよう

　それぞれのセクシュアリティを尊重した看護援助とは，どのようなことをいうのか．具体的な事例を挙げて考えてみよう．

(1) コーピング／ストレス耐性：アセスメントの根拠になる復習事項

●ストレス，ストレッサーとは●

ストレスとは，自分の周囲の出来事や状況などの刺激が心身の負担として働き，個人の内部環境に生じた緊張状態のことである．セリエ（Selye, H.）によって提唱され，こうした緊張状態をつくる副腎皮質刺激ホルモン（adrenocorticotropic hormone：ACTH）分泌を増加させる刺激を**ストレッサー**と定義し，物理化学的刺激，生物学的刺激，心理的刺激，社会的刺激などの区別をした．

こうしたストレッサー（刺激）に生体がさらされると，生体は糖質コルチコイド濃度を上昇させて自己を防衛するように働く．ストレッサーは種類により生体に特異的な反応を引き起こすと同時に，非特異的な変化も生じさせる．この非特異的な変化は，生体がストレッサーにさらされたときに生体に備わっている防御機構を刺激して，生体に適応させて生命を維持するものであるが，ストレッサーが限界を超えると適応機能は破綻する．これら一連の反応過程をセリエは汎適応症候群と名付け，警告反応期，抵抗期，疲憊期の三つの時期に区分した．

●警告反応期

ストレッサーに突然さらされ，まだ適応が獲得されていない状況であり，二つの時期に分けられる．ストレスを受けた生体は，体温の下降，血圧の低下，意識の低下などのショック症状を呈する．この時期を「ショック期」と呼ぶ．さらにその状態が続くとき，ACTHが副腎皮質に作用して副腎皮質ホルモンの一つである糖質コルチコイドの分泌を促進し，体温上昇・血圧・血糖の上昇がみられる．この時期を「反ショック期」と呼ぶ．

●抵抗期

ストレッサーに対し耐え，適応でき，安定した時期である．ただしストレッサーに対する抵抗力は減弱している時期でもある．

●疲憊期

ストレスが長期にわたり持続した結果，生体の適応機序に破綻が生じ，体重減少，副腎の萎縮などをきたし，生体の恒常性が失われる時期である．

●コーピングとは●

（手書き）気分転換をすること

コーピングとは，「行動面・精神面の両方において，環境と内的な欲求，またはそれらの両方の間に生じる葛藤を管理しようとする努力」（コーエン Cohen, F.，ラザルス Lazarus, R.S.）であり，「ストレッサーを処理しようとして意識的に行われる思考および行動の認知的努力」（ラザルス，フォルクマン Folkman, S.）をいう．

コーピングは，**情動焦点型のコーピング**（ストレッサーから生じる情動的混乱そのものを軽減するものであり，気分転換や気晴らしなどがある）と，**問題解決型のコーピング**（ストレッサーそのものを明確にして解決するものであり，状況を積極的に変化させようとする）に大別される．どちらのコーピングがより有効ということではなく，個人のもつコーピングの手段として，周囲の状況や現在の自分の置かれている状

況などによって使い分けることが重要とされる.

(2) コーピング／ストレス耐性に関するアセスメント項目

ストレスやコーピングについて，上記では主にその理論の礎(いしずえ)をつくった理論家の主張をもとに記したが，実際に看護師がアセスメントを行う場合，特にストレスについては，「対象者はストレスを有する生活者」という視点が重要となる.

例えば，ストレスは年代を問わず，また健康であるか否かにかかわらず，生きている以上誰もが有するものであり，また，ストレスによって人間は突き動かされ，それを乗り越えることで成長していくともいえる（表6.3-18）. しかし「配偶者や親族，友人の死」という，乗り越えることが困難な大きなストレスや，「自分の病気やけが」といった長期間にわたる苦痛によるストレスにさいなまれることによって，身体的にも精神的にも破綻が生じ，場合によっては自己の秩序の崩壊や生活の破綻を引き起こす可能性があることを十分に考慮すべきである（表6.3-19）. こうした健康障害をもつ対象者に対して，例えばステプトー（Steptoe, A.）はストレス・コーピング病気罹患性モデル（stress-coping vulnerability model of disease, 図6.3-9）を提示している.

表6.3-18●成人期に遭遇するストレスとなる生活事件（ライフイベント）の例

青年期	壮年期	向老期
受験 失恋 就職	職場異動 転職 昇進 結婚 出産 住宅購入 引っ越し	病気（自分・家族・友人） 離婚 死別 リストラ 倒産 定年

表6.3-19●ライフイベントとストレス

順位	ストレッサー	全平均	性別 男	性別 女	順位	ストレッサー	全平均	性別 男	性別 女
1	配偶者の死	83	83	82	11	転職	61	61	61
2	会社の倒産	74	74	74	12	単身赴任	60	60	60
3	親族の死	73	71	78	13	左遷	60	60	59
4	離婚	72	72	72	14	家族の健康や行動の大きな変化	59	48	63
5	夫婦の別居	67	67	69	15	会社の建て直し	59	59	58
6	会社を変わる	64	64	62	16	友人の死	59	58	63
7	自分の病気やけが	62	61	67	17	会社が吸収合併される	59	59	58
8	多忙による心身の過労	62	61	67	18	収入の減少	58	58	57
9	300万円以上の借金	61	60	65	19	人事異動	58	58	58
10	仕事上のミス	61	60	65	20	労働条件の大きな変化	55	54	56

社会的再適応評価尺度（social readjustment rating scale：SRRS）をもとに，夏目らが日本の大企業に就業中の勤労者1,630人に自己評価させた調査研究結果. 結婚を50点のストレスとしたときに，各自がどの程度ストレスを感じているかの平均を表している.
太字は看護師が関わる病気やけが，もしくは生死に関わるストレッサー.

夏目誠ほか. ライフイベント法とストレス度測定. 公衆衛生研究. 1993, 42（3）, p.402-412.

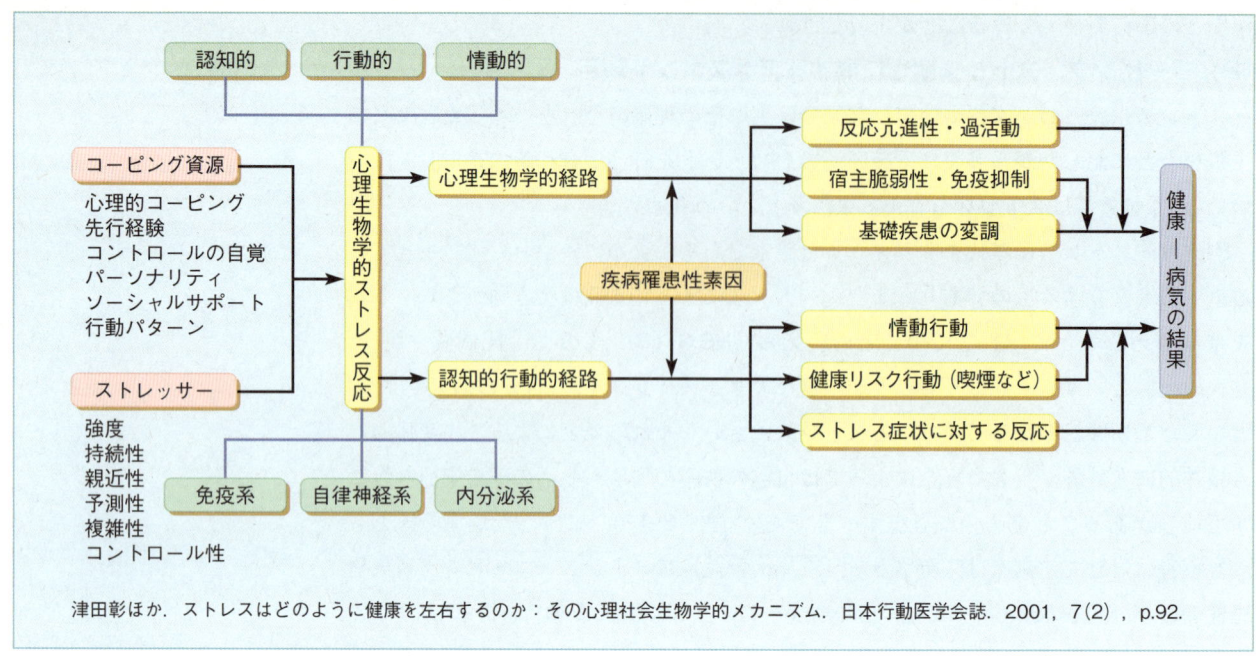

津田彰ほか. ストレスはどのように健康を左右するのか：その心理社会生物学的メカニズム. 日本行動医学会誌. 2001, 7(2), p.92.

図6.3-9●ストレス・コーピング病気罹患性モデル

　一方，同じストレッサーにさらされても，その反応や影響は受ける人によって大きく異なる．これが**ストレス耐性**であり，ストレスに対する個人の抵抗力の相違といえる．具体的には，ストレスに対する感受性や回避能力，対処能力や周囲のサポート体制，ストレスの許容量などである．さらに，同一人物であっても自分の置かれている状況や抱えているストレスの質や量などにより，ストレス耐性は変化する．したがって，アセスメントにあたっては，単にストレスの有無を確認するだけでなく，対象者のコーピング手段や行動，コーピング資源，サポート体制，さらにはストレス状況の経時的な推移など，多面的に情報を得て分析していく必要がある．

●**主観的評価項目**●

●**ストレス（現在の状況）**

・今，最もストレスと感じていることは何か．

・今後生じる可能性のあるストレッサーは何か．

●**ストレス（過去の経験）**

・最近，人生を変えるような大きな分岐点はあったか．

・かつて乗り越えるのに困難を要したような危機はあったか．

●**コーピング（ストレッサーにさらされる前）**

・日ごろ，緊張していることが多いか（もしくはリラックスしているか）．

・日ごろ，自分をリラックスさせるための嗜好品（アルコールやたばこ，内服している薬剤など）はあるか．

・日ごろ，自己をリラックスさせるための手段（趣味やスポーツ，習い事など）をもっているか．

●コーピング（ストレッサーにさらされた後）

・ストレスに直面したときにどのように感じるか.

・ストレス状況において，あなたはそれをどのように乗り越えようとするか.

・ストレス状況において，それを和らげてくれるものが生活の中にあるか.

●サポートシステム（キーパーソン）

・何でも相談できる人はいるか.

・あなたをありのままに受け入れてくれる人はいるか.

・あなたをサポートしてくれる人はいるか.

●客観的評価項目●

●対象者のストレス状況

・会話の状況（活気，話し方，声の調子，表現方法，視線など）.

・感情的な表現.

・身体の動き.

●ストレッサーの存在

・疾患をもつことで生じている，もしくは生じる可能性のある事象や事実（入院患者の場合，治療による苦痛や副作用，手術，死に対する恐怖感など）.

●ストレスに対する対処行動

・具体的な対処行動の確認.

●サポートシステム

・家族のサポート状況（家族構成，キーパーソンの存在など）の確認.

・社会的サポート（地域との関わり，社会資源など）.

●アセスメントの視点●

　どのようなストレスが，どれだけ対象者の負荷になっているか，また今後どのように変化していく可能性があるのかについて，主観・客観的情報からアセスメントする. 特に，前述のとおり，同じストレッサーであっても，それを受け止める対象者によってストレスの影響や反応は大きく異なるため，主観的情報については先入観をもたずに，本人の受け止め方や認識などを十分にアセスメントしていく必要がある.

　また，対象者のもつコーピング行動が有効に機能しているかについてアセスメントする. 特に有効に機能していない場合は，本人の心理的状態やサポート体制なども含め，その要因を検討していく. さらにコーピング行動そのもの（例えば，気分転換や気晴らしなどを行いながら，ストレッサーに対して向き合っていくような姿勢がみられるかなど）にも着目し，コーピング行動が適切に行われているかについても検討していく必要がある.

やってみよう

　あなたが今まで生きてきた中で，最もストレスフルな状況を思い出し，それをどう乗り越えたのかについて，その時の心理・生物学的反応（ストレス反応），ストレッサー（刺激），コーピング（情動焦点型，問題解決型）行動，コーピング資源（サポート体制）といった点から振り返り，まとめてみよう.

（1）価値と信念：アセスメントの根拠になる復習事項

●価値とは●

特定の状況におけるそのものの意義，好ましいという感情によって，ある対象や状況に付与される特性のこと．人の欲求を呼び覚まし，個人の行動や判断を方向付ける．広く集団に共有されると，社会規範や文化を形成する基盤となる．

●信念とは●

ある教理や思想などを固く信じて動かない心を示し，個人の知覚や評価などを規定する内在化された知識体系をいう．経験や学習を通じて形成され，個人に安定感をもたらすといわれる．

（2）価値や信念に関するアセスメント項目

人が生きていく上でさまざまな意思決定を迫られる際の選択根拠には，本人やその家族の価値観・信念が反映されている場合が多い．また，本人やその家族が生活を営んでいる地域社会の慣習や民族性を反映していることもある．

さまざまな医療提供において，対象者が選択する際の意思決定も同様であると考えられる．対象者やその家族の価値観・信念・信仰によって，提供する医療処置および看護援助に関する選択判断基準が異なる．医療者の配慮を必要とする場合があるため，情報を得てアセスメントする．例えば，信仰上，摂取してはいけない食材があったり，薬剤や輸血など治療上必要なものを拒否したり，人工呼吸器装着に関する本人の意思表示が不明瞭な場合に家族間で意見が分かれたり，延命処置に関する判断を誰がどこまでするか等，生命・生活に直結する重大な問題の判断基準に関わってくるのが，それぞれの人が拠り所とする価値・信念といえる．

人生において重要だと認識していることやもの，健康に関連する価値観，信念や期待において感じる葛藤などの情報が得られれば，看護援助に生かすことができる．

しかし，医療処置や看護援助を実施するにあたり，特に支障がない場合は，対象者が不快に感じるほど掘り下げて情報を得る必要はないと考える．価値・信念に関する情報収集には，問診が最も多く用いられるが，その際の対象者や家族の反応を必ず視診しておく必要がある．また，入院当初ばかりではなく，看護師との人間関係が成立していく過程において得られる情報も多い．

●主観的評価項目●

表6.3-20の項目について尋ね，対象者の反応を観察する．

●客観的評価項目●

主観的評価項目に関する問診を行いながら，以下の項目について看護師として判断し，客観的情報を評価する．

①信仰や価値観に関する心配の有無

②信仰や価値観に関する心配の内容

③対象者の内面の強さ

④対象者の示す神秘体験

plus **α**

価値観

ある特定の対象を「望ましい」と判断するときの根底にある基準や枠組みのこと．社会や文化的背景を含めた個人の経験や学習を基盤にして形成され，一貫性を保つ．価値観の具体的な基盤は，善悪・美醜のような価値基準と，伝統や慣習あるいは個人の信念のような判断の拠り所となる価値準拠である．

表6.3-20●価値／信念パターンに関する問診

問診項目	問診の根拠，意味
①日々の生活の上で，習慣にしていることはありますか．	入院生活および闘病生活や治療方法を提供する上で，対象者の価値／信念に支障となるものが含まれるか否かの確認をするとともに，対象者が望む入院生活・闘病生活および治療方法を検討する方向性を探る．
②入院生活を送ることや病気の治療を受けることによって，信じている宗教上の約束事や行動が妨げられることはありますか．	宗教によっては，毎日実行しなければならないことが決められていたり，食してはいけないものがあったりという規律がある．入院生活や治療を受けることによって，今まで実践していたことが遂行できなくなるか否かの確認をする．対象者の希望を聞き，可能な範囲で継続できることは何かについて検討する．
③生きていく上で大切にしていることは何ですか．	自分の人生において大切にしながら生きてきたことを振り返ってもらうことで，人生が望み通りにいっているか，固く信じていること（絶対的なもの）は何かについて知り，今後の看護師の対応（配慮）に関する情報を得る．
④そのことが病気や入院によってぐらついたり，葛藤を生じたりしていませんか．	病気や入院という人生の中での大きな困難に対して，大切にしてきたことが対象者にとってどの程度重要性をもっているかに関する確認や，今後の看護師の対応に関する方向性を検討する．

⑤人生の目的や意味についての対象者の考え方

⑥日常生活と宗教上の行動（食物の制限・行動の制限・宗教的儀式への参加・宗教的な習慣など）がどの程度まで許されるか，困惑あるいは支障をきたすか．

引用・参考文献

1）田中康夫．勉強したい人のための東洋医学のきほん．後藤修司監修．日本実業出版社，2009，p.77-82.

2）リンダ J. カルペニート＝モイエ．看護診断ハンドブック．第8版．新道幸恵監訳．医学書院，2009，p.4.

3）日本ホリスティック医学協会．http://www.holistic-medicine.or.jp/holistic/definition/，（参照2017-09-19）.

4）長尾和治編．Alternative Medicine．中山書店，2002，（看護のための最新医学講座，33）.

5）前掲書2）p.7-19.

6）松本千明．医療・保健スタッフのための健康行動理論の基礎：生活習慣病を中心に．医歯薬出版，2002，p.1-5，37-40.

7）中村正和監修．ビジュアルで学ぶ「タバコと健康」教育マニュアル［CD-ROM付］．指導者用．平成13年度特別保健福祉事業による健康教育指導者養成研修事業．健康保険組合連合会，2002.

8）喫煙と健康：喫煙と健康問題に関する検討会報告書．新版．保健同人社，2002.

9）關戸啓子編．臨床栄養学．第4版，メディカ出版，2015，（ナーシング・グラフィカ，疾病の成り立ち4）.

10）山中英治ほか編．NSTの進め方：秘訣がわかるQ&A，照林社，2006，p.53.

11）厚生労働省．平成22年国民健康・栄養調査結果の概要．2011.

12）明石惠子編．栄養代謝機能障害．第3版，メディカ出版，2014，（ナーシング・グラフィカ，健康の回復と看護2）.

13）高木永子監修．看護過程に沿った対症看護．学習研究社，2007.

14）奈良信雄．看護・栄養指導のための臨床検査ハンドブック．第4版．医歯薬出版，2008.

15）勝田茂編．入門運動生理学．第3版，杏林書院，2007.

16）パトリシア・A・ポッターほか．看護の基礎：実践に不可欠な知識と技術．井部俊子監修．エルゼビア・ジャパン，2007.

17）土屋弘吉ほか編．日常生活活動（動作）：評価と訓練の実際．第3版．医歯薬出版，2001.

18）中村隆一編．入門リハビリテーション概論．第7版．医歯薬出版，2009.

19）櫻井武．睡眠障害のなぞを解く：「眠りのしくみ」から「眠るスキル」まで．講談社，2015.

20）鳥居鎮夫編．睡眠環境学．朝倉書店．1999.

21）内山真編．睡眠障害の対応と治療ガイドライン．第2版，じほう，2012.

22）渡辺恭良編．最新・疲労の科学：日本発：抗疲労・抗過労への提言．医歯薬出版，2010，（別冊・医学のあゆみ）.

23）酒田英夫．特集知覚と認知の大脳メカニズム．巻頭言．神経研究の進歩．医学書院，2004，48(2)，p.156-158.

24）日高艶子．"セルフケア再獲得を必要とする成人への看護：セルフケア再獲得を支援する方法"．健康危機状況／セルフケアの再獲得．鈴木純恵ほか編．メディカ出版，2016，p.229，（ナーシング・グラフィカ，成人看護学2）.

25) 加藤元一郎. 講座：高次神経機能障害のリハビリテーション 4. 注意障害. PTジャーナル. 1999, 33(8), p.575-581.

26) 浜田博文. "注意の障害". よくわかる失語症と高次脳機能障害. 鹿島晴雄ほか編. 永井書店, 2004, p.412-420.

27) 前掲書3) p.97.

28) 村松太郎ほか. "注意・記憶・遂行機能の症候学：最近の進歩". よくわかる失語症セラピーと認知リハビリテーション. 鹿島晴雄ほか編. 永井書店, 2008, p.25-33.

29) 金澤一郎編. 脳神経科学. 伊藤正男監修. 三輪書店, 2003.

30) マージョリー・ゴードン. ゴードン博士の看護診断アセスメント指針：よくわかる機能的健康パターン. 第2版, 江川隆子監訳. 照林社, 2006, p.72-80.

31) 中木高夫. NANDA 2005-2006 準拠看護診断を読み解く！学習研究社, 2006, p.63-80.

32) 藤崎郁. ボディ・イメージ・アセスメント・ツールの開発. 日本保健医療行動科学年報. 1996, 1(11), p.178-199.

33) T. ヘザー・ハードマン編. NANDA-I看護診断：定義と分類 2012-2014. 日本看護診断学会監訳. 医学書院, 2012, p.321-337.

34) 黒田裕子監修. 看護診断のためのよくわかる中範囲理論. 学習研究社, 2009, p.98-148.

35) シスター・カリスタ・ロイ. ザ・ロイ適応看護モデル. 第2版, 松本光子監訳. 医学書院, 2010, p401-447.

36) マージョリー・ゴードン著. アセスメント覚え書 ゴードン機能的健康パターンと看護診断. 上鶴重美訳. 医学書院, 2009, p96-107.

37) 住谷昌彦ほか. 幻肢痛の脳内メカニズム. 日本ペインクリニック学会誌. 2010, 17 (1), p.1-10. https://www.jstage.jst.go.jp/article/jjspc/17/1/17_1_1/_pdf, (参照2017-09-19).

38) T. パーソンズ. 社会体系論. 佐藤勉訳. 青木書店, 1974, p.424-475, (現代社会学体系, 14).

39) 日高艶子. "役割機能様式の理解". ロイ適応看護理論の理解と実践. 小田正枝編. 医学書院, 2009, p.102-108.

40) 富永健一. 社会学原理. 岩波書店, 1986, p.103-109.

41) 日本看護診断学会監訳. NANDA-I 看護診断：定義と分類 2007-2008. 医学書院, 2007.

42) 朝倉京子. セクシュアリティに対する看護者の知識／態度. 看護研究. 1999, 32(6), p.2-11.

43) 江川隆子. ゴードンの機能的健康パターンに基づく看護過程と看護診断. 第2版, ヌーヴェルヒロカワ, 2005.

44) 梶原睦子ほか. "ストレスと適応". 看護学概論. 第6版, メディカ出版, 2017, p.66-75, (ナーシング・グラフィカ, 基礎看護学1).

45) 和田攻ほか編. 看護大事典. 医学書院, 2002.

46) 渡邊トシ子編. ヘンダーソン・ゴードンの考えに基づく実践看護アセスメント：同一事例による比較. 第2版, ヌーヴェルヒロカワ, 2003.

47) 近藤均ほか編. 生命倫理事典. 太陽出版, 2002.

重要用語

未病	インテーク／アウトプット	知覚
統合医療	排泄行動	認知
ホリスティック医療	排泄障害	注意
健康信念モデル	尿・便失禁	記憶
自己効力感	便秘	ボディイメージ
計画的行動理論	下痢	自己知覚
コンプライアンス	活動	自己概念
アドヒアランス	運動	自己尊重
基礎代謝量	身体活動	ストレス
安静時代謝量	日常生活活動（ADL）	ストレッサー
活動代謝量	生活関連動作（APDL）	コーピング
メタボリックシンドローム	手段的日常生活動作（IADL）	ストレス耐性
主観的包括的評価（SGA）	N式老年者日常生活動作能力評価尺度（N-ADL）	価値
栄養指数	サーカディアンリズム	価値観
体脂肪率	レム睡眠	信念
骨密度	ノンレム睡眠	
水分出納	睡眠障害	

320

フィジカルアセスメントの活用【事例】

ゴードンとヘンダーソンを用いた情報の整理と看護計画

7

1 | フィジカルアセスメントを活用する

　看護師は，対象者・家族から得た**主観的情報**と，フィジカルアセスメントや検査・診断結果などの**客観的情報**を総合して，対象者の身体状況に関する判断を行っている．

　フィジカルアセスメントから得られる情報は，対象者の主観的情報の裏付けや身体状況の変化を知るために不可欠である．特に，対象者の状態が急変した場合や新たな問題が発生した場合には，一般状態の観察だけではなく視診，触診，聴診，打診の技術を用いて身体の機能に関する情報を収集し，的確な判断・処置を行う必要がある．

　また，対象者の身体状況の変化を把握することは，看護・治療計画と対象者の状況が合致しているかどうかの判断材料となり，不要な計画の見直しにもつながる．例えば，左の視野狭窄がある場合，「食事の配膳時にできるだけ右側に食事（食器）を寄せて全体が見えるようにする」という看護計画を立案する．また，拘縮があり肩関節，肘関節および手関節などの徒手筋力テスト（MMT）や関節可動域（ROM）の評価が低い場合，自力での更衣が困難であるため「少し大きめの上衣を着用」してもらい，病衣の着脱における患者の負担を軽減させ，「更衣には看護師による介助が必要」という看護計画を立案する．その後，リハビリテーションによりMMTやROMの評価が改善してくると，「身体に適したサイズの上衣に変更」し，「看護師の見守りのもと，自力で更衣できるように練習プログラムを実施する」という内容の看護計画に変更していく．

　フィジカルアセスメントを理解していると，医師や理学療法士（PT），作業療法士（OT）といった他職種の医療従事者と情報を共有し，それを看護に活用することができる．例えば，患者の前腕肘関節，上腕肩関節の屈曲力のMMTの情報は，食事の自立摂取が可能かどうかの指標となる．前腕肘関節，上腕肩関節の屈曲力の評価がMMT 1や2であれば，食器を支えることができても持ち上げることはできないと考え，食器の配置や姿勢などを工夫する必要があると判断できる．また，患者の歩行状態や座位保持状況などを継続的に観察することは，医師が患者の安静度を決定する際の指標となる．入院当時よりも患者の歩行状態や座位保持状況が改善されてきたら，清拭から入浴へと清潔ケア方法の変更を医師に促し，患者の療養生活におけるQOLを少しでも向上させることにつなげられる．

　このように，フィジカルアセスメントは看護のさまざまな場面に応用できるのである．

2 | 事例を用いた記録方法と看護計画

　情報収集およびアセスメントした内容は正確に記録し，看護計画立案時，あるいは看護計画実施後の評価の際に活用する．看護記録は法的証拠ともなるため，得た情報を正確に記すことは当然である．さらに，看護記録は対象者の状態の変化や行っている看護の客観的な評価のために不可欠であり，看護記録に基づいて看護のチームメンバー間で情報を共有することは，看護の継続性と質の向上において重要である．

　特にアセスメントの段階では，対象者の健康状態に関する情報を看護理論に基づい

た看護データベースを用いて系統的に情報収集・分析し，看護診断を行う．ここでは，看護診断の発展とともに広く使用されているゴードンの11の機能的健康パターンに基づく看護アセスメントツールを参考にしながら，事例を用いてフィジカルアセスメントで得た情報の記録方法と看護計画について述べる．また，ヘンダーソンの14項目に基づいたアセスメントと情報の記録方法，看護計画についても触れる．

1 事例紹介

氏　名：Sさん　　年　齢：77歳　　性　別：男性

職　業：元会社員（運送会社）

家族構成：妻と長男夫婦，孫の5人暮らし．キーパーソンは長男

【入院前の生活習慣など】

排　泄：尿回数7回／日，排便は1回／日
　　　　近医で処方された下剤を使用（眠前薬）．

食　事：入院前の食欲は普通．好き嫌いが多い．やや少食．

睡　眠：6時間／日

嗜　好：喫煙…習慣なし
　　　　飲酒…1年前までは瓶ビール1本／日程度．付き合いのときは瓶ビール5本／日程度

宗　教：特になし

アレルギー：特になし

視　力：老眼鏡使用

聴　力：やや難聴（左右差なし）

認知力：問題なし

（家系図）
Sさん　妻（77歳）
長女　　長男（45歳）　長男の妻（28歳）
孫（5カ月）

（1）現病歴

　15年前から健康診断で肝機能の低下を指摘され，肝硬変で近医に通院中であった．○○年10月初旬から腹部膨満感と心窩部痛が出現するようになり，近医からの紹介で受診した．10月20日に上部消化管内視鏡検査（GIF）を行ったところ，食道静脈瘤が拡大しており，形態F2〜F3，発赤所見RC1であった（表7.2-1）．腹部超音波検査では，左肝管の完全閉塞と，肝臓内に巨大腫瘍が認められた．また，肝腫瘍マーカー（AFP）59.8，ビタミンK欠乏性タンパク-Ⅱ（PIVKA-Ⅱ）2,379と高値なことから，肝細胞癌（HCC）が疑われ，精査加療目的で10月27日に入院となった．

表7.2-1●食道静脈瘤内視鏡所見

形態（form）F
　F0：治療後に静脈瘤が認められなくなったもの
　F1：直線的で比較的細い静脈瘤
　F2：連珠状の中等度の静脈瘤
　F3：結節状あるいは腫瘤状の太い静脈瘤
　注）治療後の経過中にred vein，blue veinが認められ
　　　ても静脈瘤の形態を成していないものはF0とする．

発赤所見（red color sign）RC
　RC0：発赤所見がまったく認められないもの
　RC1：限局性に少数認められるもの
　RC2：RC1とRC3の間
　RC3：全周性に多数認められるもの
　注）1．telangiectasiaがある場合はTeを付記する．
　　　2．RC所見の内容（RWM，CRS，HCS）は，RC
　　　　の後に（　）をつけて付記する．
　　　3．F0であっても発赤所見が認められるものは，
　　　　RC1-3で表現する．

日本門脈圧亢進症学会編．門脈圧亢進症取扱い規約．第3版．
金原出版．2013，p.37より引用

診断名：肝細胞癌疑い．C型肝炎．
主 訴：食欲不振，腹部膨満感，全身倦怠感，右下肋部から心窩部への鈍痛，腰痛．
症 状：皮膚黄染，舌の切創，全身瘙痒感．
治療方針：肝動脈塞栓術（TAE）を検討中だが体力的に難しい．全身状態の改善を
　　　　目指している．
治療内容：薬物療法…高カロリー輸液用基本液（フルカリック®1号903mL×1本），
　　　　電解質輸液薬（ソリタ®-T4号200mL×1本），利尿薬（ラシックス®20mg×1A，
　　　　ソルダクトン®100mg×2A），肝機能改善薬（強力ネオミノファーゲンシー®
　　　　20mL×2A，アミノレバン®200mL×1本），緩下剤（モニラック®シロップ
　　　　60mL／日），輸血（新鮮凍結血漿120×3単位）
　　　　食事療法…肝臓食（2,000kcal，タンパク質80g，脂質20g，塩分7g）
安静度：病室内フリー．病棟内は独歩可．病棟外へは車椅子使用．

（2）既往歴

50年ほど前：結核（1年半入院し，硫酸ストレプトマイシン®3クールで軽快）

30年前：急性肺炎にて入院（1週間）

（3）入院前の生活

妻（77歳）と長男夫婦，孫の5人暮らし．長女は独立し，近所に住んでいる．今回の入院をするまでは2週間に1回，近医の外来に通い，自宅療養していた．

職業は元会社員（運送会社）．50年間トラックの運転手をし，朝7時から夕方5時まで，主に工事現場の資材を運搬していた．

余暇の過ごし方は，テレビを見て自宅でゴロゴロすることが多かった．定年後は，妻と海外旅行に出掛けることもあった．

日中は，妻が経営している靴店で，お客さん（商店街の仲間）と世間話をして過ごしている．性格は大ざっぱだが寡黙であり，自分から話をすることはあまりないが，気の置けない仲間が来店して話が弾むと，声が大きくなることもある．商店街では評判の仲の良い夫婦である．また，最近は，同居している孫（5カ月）が寝返りを打つようになり，その相手をすることが生活の中でとても楽しみになっている．

入院する1週間ほど前から全身倦怠感が強く，ほとんど食事をしていなかった．

（4）入院時の様子

●症 状●

入院時の症状は皮膚黄染がみられ，腹部膨満感，全身倦怠感が著明．右下肋部から心窩部にかけての鈍痛の訴えもあった．

●身体所見●

身長165.0cm，体重66.4kg，体温36.8℃，脈拍88回／分，血圧110/62mmHg，呼吸数20回／分，SpO₂95％（安静時）であった．

両下肢に浮腫が軽度みられる．

腹部所見は，腹部全体が隆起しており，腸蠕動音は3〜4回／分聴取された．打診時，仰臥位にて臍部で鼓音，両側腹部で濁音が，側臥位にて側臥位上部に鼓音，側臥位下部に濁音を聴取．また，側腹部を軽く叩くと反対の側腹部に置いた手掌に波動を感じる．腹囲（臍上）は82.0cm，触診での所見は特にない．

●食　事●

入院1週間ほど前から全身倦怠感が強く，ほとんど食事をしていない．入院後も，1～3割程度しか食べられない状態が続いている．「肉や魚はあまり好きじゃなくてね……，ほとんど食べないんだよ」との発言あり．総義歯である．嚥下困難感はない．

●排　泄●

最終排便は10月27日．

●清　潔●

週3回，看護師の見守りでシャワー浴を予定している．

●活　動●

安静度は病棟内歩行可．特に可動域の制限はない．全身倦怠感が強く，歩行してトイレに行くだけでも息切れしている．しかし，「トイレは病室でする気にはなれない（ポータブルトイレを使用したベッドサイドでの排泄は避けたい）」といった発言がある．

●睡眠・休息●

皮膚瘙痒感と倦怠感で，夜中に2，3回目が覚めてしまうことがある．日中も臥床して過ごしていることが多い．

●心理的背景●

入院時の面接で，心配なことは何かないかと尋ねると，「こんなに黄色い顔になるとは，肝臓が相当悪いんですか？」「入院期間はどれくらいになりそうですか？　妻は店をやっているので，見舞いに来てもらうと迷惑をかけてしまうので……」と質問があった．

ベッドサイドは整頓されており，床頭台の上には歴史物の本や旅行のガイドブック，家族の写真が飾ってある．

家族（妻・長男）には病名，病状を告知済み．家族から「本人は大変気が小さいので本当の病名は言わないでほしい」と強く依頼された．そのため本人には，医師から「肝臓が硬くなっている」との説明をしている．妻は夫の前ではいつもどおり「肝っ玉母さん」として振る舞っているが，夫がいない廊下などでは，かなり疲れて沈んだ表情の時もある．

●検査結果【入院時】●

心電図検査：正常

腹部超音波：左肝管完全閉塞，肝臓に巨大腫瘍著明

上部消化管内視鏡検査：形態F2～F3，発赤所見RC1

＊血液・生化学検査：表7.2-2，表7.2-3参照．

＊便検査：表7.2-4参照．

表7.2-2●血液検査

検査項目（単位）	H○○.10.27 （入院当日）	
WBC（/μL）	5,300	
RBC（10⁴/μL）	383	L
Hb（g/dL）	9.3	L
Ht（%）	38.6	L
PLT（10⁴/μL）	9.3	L

＊L（Low）：基準値より低値

表7.2-3●生化学検査

検査項目（単位）	H○○.10.27		検査項目（単位）	H○○.10.27
TP（g/dL）	6.8		T-G（mg/dL）	80
Alb（g/dL）	3.2	L	BUN（mg/dL）	19.0
AST（GOT）（U/L）	146.0	H	Cr（mg/dL）	0.74
ALT（GPT）（U/L）	178.0	H	Na（mEq/L）	132
γ-GTP（mU/mL）	369.0	H	K（mEq/L）	4.1
総ビリルビン（mg/dL）	4.7	H	Cl（mEq/L）	96
直接ビリルビン（mg/dL）	2.5	H	Ca（mg/dL）	8.5
アンモニア（μg/mL）	0.86		CRP（mg/dL）	0.1
T-Cho（mg/dL）	201			
HDL-C（mg/dL）	59			

＊L（Low）：基準値より低値
＊H（High）：基準値より高値

表7.2-4●便検査

検査項目	H○○.10.27
便潜血	－

2　ゴードンの11の機能的健康パターンを用いた情報の整理

（1）データベース：アセスメントの記録

　入院時の問診で得た情報の中から，看護に必要な情報を11のパターンごとに情報欄に整理していく．データベースに情報を整理する場合，主観的情報（S）と客観的情報（O）を分けて記入しないこともあるが，表7.2-5 ～ 表7.2-15では情報の種類がわかるよう，主観的情報（S）と客観的情報（O）に分けて記入した．得られる情報源はさまざまであり，主観的情報（S）と客観的情報（O）を厳密に分けるのは難しい．したがって主観的情報（S）と客観的情報（O）の分け方はこの限りではない．

　アセスメント欄では，パターンごとに情報の意味を解釈する必要がある．情報を解釈する中で，①基準の範囲，②情報が不足している内容，③看護または医療問題として挙げられるものを明確にしていく．なお，ここではわかりやすくするために，アセスメントに利用した情報に番号をつけて「情報①より…」という表現にしているが，本来，アセスメント欄にも情報で得た内容を略さず記載する．また，「看護上の問題の候補」は赤色で，「不足している内容」は青色で記した．

●健康知覚／健康管理パターン●

　患者が認識する本人の健康状態と，現在の健康管理および将来の計画との関係，健康増進活動，精神的・身体的な健康維持習慣の遵守，医師または看護師の指示などについて情報収集し，アセスメントする．

表7.2-5●健康知覚／健康管理パターン

情　報	アセスメント
診断名 O）①肝細胞癌疑い，C型肝炎，腰椎圧迫骨折 **主　訴** S）②○○年9月末ごろより食欲不振，10月初旬ごろから腹部膨満感，全身倦怠感，右下肋部から心窩部への鈍痛，腰痛． **入院目的** O）③肝細胞癌に対する肝動脈塞栓術（TAE）を検討中．体力的に難しい．全身状態の改善を目指している． **入院までの経過** S）④15年前に健康診断で肝機能低下を指摘され，肝硬変で近医に通院中であった．○○年10月初旬ごろ腹部膨満感と心窩部痛が出現． O）⑤10月20日に上部消化管内視鏡検査（GIF）を行ったところ，食道静脈瘤の拡大，形態F2〜F3，発赤所見RC1であった．また，腹部超音波検査で，左肝管の完全閉塞と肝臓内に巨大腫瘍が認められた．さらに，肝腫瘍マーカー（AFP）59.8，ビタミンK欠乏性タンパク-Ⅱ（PIVKA-Ⅱ）2,379と高値なため，肝細胞癌（HCC）が疑われ，精査加療目的で10月27日に入院． **現在の病気についての医師からの説明，そのとらえ方** O）⑥家族（妻・長男）には告知済み．家族から「本人は大変気が小さいので本当の病名は言わないでほしい」と強く依頼されており，本人は医師から「肝臓が硬くなっている」との説明を受けている．家族（妻・長男）には，「肝細胞癌に対する肝動脈塞栓術（TAE）を検討中だが体力的に難しい．全身状態の改善を目指す」と説明されている． **既往歴** S）50年ほど前：結核 　　30年前：急性肺炎にて入院（1週間） **使用している薬剤** S）近医で処方された下剤使用（眠前薬） **健康管理** S）⑦普段，気を付けていること：有／無 S）⑧「肝臓が悪くなったからといって食事内容を変えたことはない」 **嗜好品** S）⑨アルコール：1年前まで瓶ビール1本／日程度 　　　　　　　　付き合いのときは瓶ビール5本／日程度 　　たばこ：習慣なし 　　その他：特になし **特異体質** S）特になし **感染症** O）MRSA（−），RPR（−），HBV（−），HCV（＋），HIV（−），輸血の既往（あり），その他（　　　　　　　　） **その他関連情報** S）⑩「こんなに黄色い顔になるとは，肝臓が相当悪いのですか」と質問があった．	**1．健康状態をどのように認識しているか** 顔色や腹部の変化，検査値を気にしていること（情報⑩）や，1年前から飲酒をやめていること（情報⑨）から，疾患の悪化についての自覚があると考えられる． **2．健康／疾患・身体障害についてどのように管理しているか** 情報④⑦⑧より，健康診断にて肝機能低下を指摘された後も，特に健康管理に関する行動をとっていなかったと考えられる． 情報⑨より，アルコール摂取の習慣があったが，毎日の飲酒量はビール1本程度であり安全圏内であるため，アルコール摂取が肝疾患に直接影響したとは考えにくい． 欧米では，さまざまな研究を基にアルコール安全域を30g／日程度と見積もっている．人種によって遺伝的背景が異なることから不明確な点が多く残されており，日本人の安全域は明確ではない．「健康日本21」では「節度ある適度な飲酒」として，1日平均純アルコールで20g程度を目標に掲げている． **主な酒類の換算の目安** 3．**健康／治療上の目標・見込みが理解されているか** 情報①〜⑥⑩より，肝機能および全身状態の悪化が著明である． 情報⑥より自らの疾患について「肝臓が硬くなっている」ということのみで，その他の情報提供がされておらず，情報⑩より，今回，状態が急激に悪化したことによる身体の変化に戸惑いを感じていると考えられる． 戸惑いに対する精神的な援助と，「本人には告知しない」という家族の強い希望を遵守するため，スタッフ間での患者への対応方法を統一する必要がある．

主な酒類の換算の目安

お酒の種類	アルコール度数	純アルコール量
ビール（中瓶1本500mL）	5%	20g
清酒（1合180mL）	15%	22g
ウイスキー・ブランデー（ダブル60mL）	43%	20g
焼酎（35度）（1合180mL）	35%	50g
ワイン（1杯120mL）	12%	12g

左欄縦書き：健康知覚／健康管理

●栄養／代謝パターン●

　患者の食物・水分の摂取パターン・種類・量，毎日の食事時間，特別な食べ物の好み，栄養剤またはビタミンなどの栄養補給食品の使用等について情報収集し，アセスメントする．栄養代謝の状態を示す指標である皮膚の損傷と総合的な治癒能力につい

て，皮膚・毛髪・爪・粘膜・歯などの状態，さらに体温・身長・体重の測定値につい
てもアセスメントする．

表7.2-6●栄養／代謝パターン

情　報	アセスメント
食物・水分の摂取状況に関して 食事形態 ＜入院前＞ S）食事回数（　3　）回／日 S）食事摂取量（10月20日ごろより全身倦怠感が強くほとんど食事を摂取して 　　いない） S）①食事の好み（肉や魚はほとんど食べない） S）食欲：有／⦅無⦆ ②＜入院後＞ O）治療食（肝臓食：2,000kcal，タンパク質80g，脂質20g，塩分7g） O）食事回数（　3　）回／日 O）主食：⦅米飯⦆／全粥／重湯／パン／その他（　　　　　　　　　　　　　） O）副食：⦅普通⦆／軟菜／きざみ／その他（　　　　　　　　　　　　　　　） O）間食：有／⦅無⦆（ O）食事摂取量（毎食，主食・副食共に1 ～ 3割程度） O）食欲：有／⦅無⦆（ 摂取方法・状況 O）③⦅経口摂取⦆／経管栄養／胃瘻／腸瘻／⦅TPN⦆（Total Parenteral Nutrition： 　　中心静脈栄養法）／その他 　　　　＊内容・量（フルカリック®1号903mL×1本／日，ソリタ®-T4号 　　　　　　200mL×1本／日） O）水分摂取量 　　（経口：　　　　　　　　　　　　　　　　　　　　　　　　　　　　　） 　　④投薬：フルカリック®1号903mL×1本 　　　　　ソリタ®-T4号200mL×1本 　　　　　ラシックス®20mg×1A 　　　　　ソルダクトン®100mg×2A 　　　　　強力ネオミノファーゲンシー®20mL×2A 　　　　　アミノレバン®200mL×1本 　　　　　新鮮凍結血漿120×3単位 　　　　　モニラック®シロップ60mL ／日 O）⑤嚥下困難の徴候：有／⦅無⦆（口蓋垂の変化：有／無） 口腔内の状態 O）歯の数（　　　）本 O）⑥義歯：⦅有⦆／無（⦅総入れ歯⦆／部分入れ歯　上　下／差し歯　上　下） O）う歯：有／無（　　　　　　　　　　　　　　　　　　　　　　　　　） O）⑦口腔粘膜異常：有／⦅無⦆ 　　　　（口内炎／白斑／歯肉出血／乾燥） 　　　　その他（　　　　　　　　　　　　　　　　　　　　　　　　　　） 代謝の状態 O）⑧体格：体重（66.4kg），身長（165.0cm）， 　　　　BMI（24.4/標準） S）＊体重の増減：有／無（　　　）kg増・減，期間（　　　　　） O）⑨＊その他（腹水貯留あり，腹囲82.0cm） O）⑩体温（36.8℃），平熱（おおよそ　　　　　　　　　　　　　　　　） 　　　　＊体温調節に影響を与える危険因子：有／⦅無⦆（　　　　　　　） 　　　　＊検査データ：WBC（5,300μL），CRP（0.1mg/dL） O）⑪顔色：普通／蒼白／紅潮／⦅黄染⦆／その他 　　　　皮膚症状：⦅有⦆／無 　　　　　　　＊部位（全身　　　　　　　　　　　） 　　　　　　　＊状態（黄染あり，瘙痒感あり）	**1．摂取（食物・水分／基礎食品群）は適切か** 情報⑤～⑦より，経口摂取による機能的な問題はないと考えられる． 情報②より食事摂取量が1 ～ 3割程度であり，食事からの水分摂取量が少ないことが考えられる．情報④より投薬における水分摂取量は1,766mLであり，食事摂取からの不足分を補っていると考えられるが，情報⑨⑮より腹水の貯留がみられることや，情報④より利尿薬であるラシックス®，ソルダクトン®を使用していることから，飲水量や排泄パターンの情報と合わせて，尿量についての情報収集も行い，水分出納について観察していく必要がある． **2．栄養の代謝は適切か** 情報⑧より数値的にはBMI24.4と「標準」であるが，情報⑨⑭⑮より腹水が貯留していることや，情報⑫の血液検査データよりAlb3.2g/dLと栄養状態がよくないことから，情報⑪の下肢に軽度の浮腫が生じており，肝機能が低下している可能性が考えられる．今後，疾患が急激に進行する可能性が考えられ，その徴候を把握するために体重・腹囲・血液データの経過を定期的に観察する必要がある． 情報⑨⑭⑮より腹水の貯留が著明であり，情報④の利尿薬であるラシックス®，ソルダクトン®は腹水軽減目的の投与である．情報⑫の血液検査データより肝硬変に伴う低ナトリウムや低カリウムはみられないことから，腹水貯留は電解質のバランス異常によるものではないと考えられる． 情報④⑫より，強力ネオミノファーゲンシー®とアミノレバン®は，肝機能の改善目的に投与されている．また，新鮮凍結血漿は，肝機能不全によるタンパク質代謝異常で，血液凝固因子生成抑制が起こっているため，血液凝固因子の補充目的で投与されている． 情報⑫の血液検査データより，総ビリルビン，AST，ALT，γ-GTPが著明に高いことから肝機能不全が考えられ，それに伴って黄疸やタンパク質代謝異常が生じている． 情報⑪の黄染は，総ビリルビン値から，肝機能障害と肝管閉塞によるビリルビン排泄障害が生じていることによるものと考えられる． 今後，疾病の悪化に伴い，血中アンモニア値

栄養／代謝

栄養／代謝	＊浮腫 :有／無（上肢はなし，下肢に軽度あり） O）骨の突出部 :有／無（　　　　　　　　　） O）毛髪の異常 :有／無（　　　　　　　　　） **その他関連情報** O）⑫検査値 　・血液検査データ（入院時 : 10月27日） 　RBC（383×10⁴/μL），Hb（9.3g/dL），Ht（38.6%），PLT（9.3×10⁴/μL），TP（6.8g/dL），Alb（3.2g/dL），AST（GOT）（146.0 U/L），ALT（GPT）（178.0 U/L），γ-GTP（369.0mU/mL），総ビリルビン（4.7mg/dL），直接ビリルビン（2.5mg/dL），アンモニア（0.86μg/mL），T-cho（201mg/dL），Na，K，Cl，T-G，BUN，Crは基準値内． S）⑬全身倦怠感が強くて食べる気がしない． S）⑭おなかが張っている． O）⑮腹部所見は，腹部全体が隆起し，腸蠕動音は3〜4回／分聴取された．打診時，仰臥位にて臍部で鼓音，両側腹部で濁音が，側臥位にて側臥位上部に鼓音，側臥位下部に濁音を聴取．また，側腹部を軽く叩くと反対の側腹部に置いた手掌に波動を感じる．	上昇による肝性昏睡移行の可能性がある．PLT，RBC，Hb，Ht値の低下があり，門脈圧亢進に伴う脾臓機能亢進による汎血球減少症が考えられ，貧血・出血傾向の可能性がある．また，肝機能の低下からビタミンKの欠乏が考えられ，凝固因子の低下による出血傾向も考えられる． **3．組織への栄養素補給は適切か** 情報②③⑬より，肝疾患の食事療法（高エネルギー・高タンパク・高ビタミン）に適しているが，全身倦怠感による食欲不振で摂取量が少ないことや，情報⑫の血液検査データで，アルブミン値がやや低いことから，経口からの必要エネルギーの摂取が不十分であると考えられる．輸液で594kcal補っているが十分ではなく，情報①の「肉や魚は，ほとんど食べない」ことから，食事の好みに合わせた副食内容の変更等を検討し，経口摂取量を増加させる援助の必要がある．

●排泄パターン●

　患者が知覚している排泄機能の規則性，排泄のための日課，緩下剤の使用，排泄時間のパターン，方法，排泄物の性状や量の変動または障害，排泄のコントロールに使われている器具などについても情報収集し，アセスメントする．

表7.2-7●排泄パターン

	情　報	アセスメント
排泄	**排便パターン** S）①回数（　1　）回／日，最終排便（10月27日） 　②排便方法（自力でトイレ） O）人工肛門 :有／無（　　　　　　　　　　） S）③便の性状（普通便　　　　　　　　　　） S）失禁 :有／無 S）④腹部膨満 :有／無，その他（腹水） S）残便感 :有／無 O）⑤腸蠕動運動 :亢進／基準値内／緩慢（3〜4回／分） S）便通のための対処方法 **排尿パターン** S）⑥回数（　7　）回／日，夜間排尿回数（　0　）回 　⑦排尿方法（自力でトイレ） 　人工膀胱 :有／無（　　　　　　　　　） 　カテーテル :有／無（　　　　　　　　　） 　尿の性状 :色（　　　　），混濁 :有／無（　　　　） 　におい（　　　　　　　　　　　　　　　） **その他関連情報** O）腹部超音波 : 左肝管完全閉塞 　　　　　　　　　肝臓に巨大腫瘍著明 O）⑧全身倦怠感が強く，トイレへの歩行で息切れあり S）⑨日中も臥床して過ごしていることが多い S）「トイレは病室でする気になれない（ポータブルトイレを使用したベッドサイドでの排泄は避けたい）」	**1．排便パターン・機能は適切か** 情報①③の排便回数，性状から排便に関しては，一見，問題ないと考えられる．情報⑩のモニラック®シロップは，肝癌・肝硬変によって腸内に増加するアンモニアの血中吸収予防の目的で投与されているが，排便を促すことにもつながると考えられる．しかし，情報④⑤⑨より運動量の減少や腹水貯留による腸蠕動運動の低下が生じていると考えられることから，今後，便秘を生じて血中アンモニアが増加し，肝性昏睡に陥る可能性があるため，排便回数・性状・量についても観察していく必要がある． 情報⑬より出血傾向があるが，情報⑪⑫より，現在のところ食道静脈瘤破裂による上部消化管出血は出現していないと考えられる．今後，腫瘍増大に伴う胆管閉塞や，出血傾向および門脈圧亢進による食道静脈瘤破裂の可能性があり，便の色や性状を観察していく必要がある． **2．排尿パターン・機能は適切か** 情報⑥より，日中の尿回数と夜間の排尿回数は正常範囲内であり，排尿機能に問題はないと考えられる．しかし，情報④より腹水による腹部膨満感があること，情報⑩よりラシックス®，ソルダクトン®が投与されていることから，栄養／代謝パターンの情報と合わせて，1日の尿量や飲水量の情報を収集し，水分出納バランスを観察する必要がある．

	情　報	アセスメント
排泄	O）⑩投薬：ラシックス®20mg×1A 　　　ソルダクトン®100mg×2A 　　　モニラック®シロップ 60mL／日内服 ⑪上部消化管内視鏡検査（GIF）：形態F2〜F3，発所赤見RC1 ⑫便潜血：（−）（10月27日） ⑬血液検査データ：PLT（$9.3\times10^4/\mu L$） 　　　　　　　　　　Hb（9.3g/dL）	**3．皮膚機能は適切か** 情報②⑦より，人工肛門や人工膀胱の造設，膀胱留置カテーテルの挿入などはない．情報⑨より，トイレ歩行時に息切れはみられるが異常な発汗などは生じておらず，皮膚機能に問題はみられない．

●活動／運動パターン●

　活動／運動パターンでは，エネルギー消費を必要とする日常生活活動の状態，レクリエーション活動，スポーツを含む運動の状況について情報収集し，アセスメントする．特に日常生活活動ではセルフケアの状態をアセスメントし，自力でできないことについては，その原因となる機能障害についても記入する．

表7.2-8●活動／運動パターン

	情　報	アセスメント
活動／運動	**呼　吸** O）①入院時（10月27日） 　　　R=20回/分，SpO₂=95％（安静時） 　　　リズム：規則的・不規則 　　　呼吸困難：有・無 　　　呼吸音の異常：有・無 　②全身倦怠感が強く，歩行してトイレに行くだけでも息切れしている． **循　環** O）③入院時（10月27日）：体温=36.8℃，脈拍=88回／分 　　　　　　　　　　　　　血圧=110/62mmHg **関節可動域・運動障害** O）④関節可動域の制限はない． **日常生活の自立度** O）⑤安静度は病室内フリー 　⑥ADLの状態 　　・食事：自立・要監視・部分介助・介助 　　・清潔：自立・要監視・部分介助・介助 　　　　　（シャワー浴：週3回を予定） 　　・更衣：自立・要監視・部分介助・介助 　　・排泄：自立・要監視・部分介助・介助 O）・移動：自立・要監視・部分介助・介助 　　　　（病棟内は独歩可．病棟外は車いす移動） 　　・趣味：自立・要監視・部分介助・介助 　　・家事：自立・要監視・部分介助・介助 S）⑦「トイレは病室でする気にはなれない（ポータブルトイレを使用したベッドサイドでの排泄は避けたい）」 **その他の関連情報** O）⑧腹囲（臍上）は82.0cm．腹部打診所見では，仰臥位にて臍部で鼓音，両側腹部で濁音が，側臥位にて側臥位上部に鼓音，側臥位下部に濁音を聴取．また，側腹部を軽く叩くと反対の側腹部に置いた手掌に波動を感じる． 　⑨日中臥床して過ごしていることが多い． 　⑩血液検査データ：Hb（9.3g/dL） S）⑪腹部膨満感，全身倦怠感の訴えあり 　⑫入院後も（全身倦怠感により）1〜3割程度しか食べられない状態が続いている．	**1．日常的活動でセルフケアができているか** 情報⑥より，清潔の見守りは行っているものの，身の回りのことは何とか自分でできている．しかし，情報②⑨〜⑫から，全身倦怠感と貧血傾向により活動耐性が低下している状態であり，今後，食事，清潔，排泄のADLがさらに低下し介助が必要になることが予想される．今後の倦怠感の変化と貧血の程度，ADLの状態を観察し，セルフケアを維持できるような援助が必要である． **2．セルフケアを阻害する要因はあるか** 情報③④より活動に影響を及ぼす循環障害および関節可動域の制限はない．また，⑤より病室内の安静度にも制限はない．しかし，情報①②⑧⑩⑪より，肝機能の低下による全身倦怠感が強く，腹水も貯留していることから，トイレ歩行時に息切れが起こっている．情報⑦から，トイレ歩行時の呼吸困難があっても，ポータブルトイレでの排泄を避けたい意向があるため，室外のトイレで排泄ができるように，トイレに近い部屋やベッドの検討が必要である．

●睡眠／休息パターン●

　睡眠／休息パターンでは，一日の睡眠／休息の質と量に関する内容や睡眠薬の服用などの睡眠補助手段について情報収集し，アセスメントする．

表7.2-9●睡眠／休息パターン

情　報	アセスメント
生活／睡眠パターン S）①睡眠時間（6時間／日　　　　　　　　　　　　　） 　　　（起床時間：　　時・就寝時間：　　時） 　　②中途覚醒：(有)・無 　　　（2〜3回　理由：皮膚瘙痒感，全身倦怠感） 　　午睡の習慣　有・無（　　時〜　　時） **睡眠感** S）③主観的睡眠感 (良好) 不眠 　　　不眠の理由（　　　　　　　　　　　　　　　） **不眠時の対処法** S）対処方法：有・無 　　　　　　有の場合：飲酒・読書・音楽 　　　　　　薬剤（名称　　　　　　　　　　　　　） 　　　　　　その他（　　　　　　　　　　　　　　） **睡眠の妨げとなる環境** O）睡眠に影響する環境：有・無 **睡眠に影響する疾病・症状・薬剤など** S）疾病　有・(無)（　　　　　　　　　　　　　　） 　　④症状 (有)・無（　皮膚瘙痒感，全身倦怠感　　） 　　薬剤　有・(無)（　　　　　　　　　　　　　　） **普段の休息・レクリエーション** S）⑤普段の休息方法（テレビを見てゴロゴロすること　） 　　⑥レクリエーション（妻との海外旅行　　　　　　） **睡眠／休息に関係する知識・行動** S）就寝儀式：有・無（方法　　　　　　　　　　　） 　　その他： **その他の関連情報**	**1．睡眠パターンは適切か** 情報①②より睡眠時間は問題ないが，皮膚瘙痒感と全身倦怠感による中途覚醒がみられる．情報③より現状の睡眠感には特に問題はないが，中途覚醒が続くことにより，主観的睡眠感の低下が起こる可能性がある．今後の皮膚瘙痒感と全身倦怠感の変化に加え，睡眠状況の変化を観察し，日中の眠気の有無についても情報収集する必要がある． **2．休息・レクリエーションは適切にとれているか** 情報④⑤⑥より，余暇の過ごし方は妻と海外旅行に出かけたりテレビを見たりすることであったが，入院したことや皮膚瘙痒感・全身倦怠感などのため，現在はできていない．

●認知／知覚パターン●

　認知／知覚パターンでは，視覚・聴覚・味覚・触覚・嗅覚などの感覚に関する障害の有無や疼痛の状態，言語・記憶・判断等の認知機能について情報収集し，アセスメントする．感覚障害がある場合には，障害に対処するための手段や使用している装具が適切かどうかもアセスメントする．

表7.2-10●認知／知覚パターン

情　報	アセスメント
意識障害の有無 O）①意識障害：有　・　(無) 　　　（有の場合：JCS・GCS　　　　　　　　　　　） 　　瞳孔：R＝　　mm L＝　　mm　不同：有・無 　　対光反射：有（R　L）・無	**1．感覚・知覚機能は適切に機能しているか** 情報①〜④より，加齢による遠視，軽度の難聴があるが，日常生活に支障はなく，それ以外の感覚・知覚機能には問題がないと考えられる．情報⑦より，皮膚瘙痒感の訴えが認められるが，瘙痒感の程度について情報が不足しているため，

	情報	アセスメント
認知／知覚	感覚障害の有無および補助用具 O)②視力障害:(有)(R L)・無 　　(障害の種類:近視 (遠視)) 　　(視力:R= 　　L= 　　) 　　(補助具の使用:(眼鏡) コンタクトレンズ) 　③聴覚障害:有 (R>L)・無 　　(障害の程度:軽度の難聴,日常生活に支障なし) 　　(補助具の使用:補聴器 有・(無)) 　④言語障害:有・(無) 　　(障害の種類: 　　　　　　　　　　　　　　) 　　嗅覚障害:有 (R L)・無 　　味覚障害:有・無 　　知覚障害:有・無 　　(障害の種類:しびれ・鈍麻) 　　(障害の部位: 　　　　　　　　　　　　　　) S)⑤疼痛:(有)・無 　　(部位:右下肋部〜心窩部への鈍痛) 　　(程度:自制内) 認知障害の有無 O)⑥認知障害:有・(無) 　　(障害の種類:失見当・失認・記憶障害・注意障害・思考障害・遂行 　　障害・その他(　　　　　　　　　　　　)) 　　(認知症評価スケール: 　　点) その他の関連情報 O)入院時診断:肝細胞癌疑い,C型肝炎 　　腹部超音波所見:左肝管完全閉塞,肝臓に巨大腫瘍著明 　　薬物療法 S)⑦腹部膨満感,全身倦怠感,皮膚瘙痒感の訴えあり.	今後,情報収集を追加する. 2. 疼痛はあるか 情報⑤の右下肋部〜心窩部への鈍痛は,肝臓の巨大腫瘍および腹水の貯留による腹部膨満感の訴えから生じていると考えられる.現状では疼痛は自制内であるが,肝臓の腫瘍および肝機能の低下により,疼痛の増強と倦怠感が増悪する可能性もあるため,腹部症状,倦怠感の訴えおよび疼痛の程度について,今後も観察していく必要がある. 3. 認知機能は適切に機能しているか 情報⑥より,認知機能には問題がないと考えられる.

●自己知覚／自己概念パターン●

　自己知覚／自己概念パターンでは,自分自身の能力,自分自身が描く自分の身体イメージ,自分の性格などをどのようにとらえているかについて情報収集し,アセスメントする.不安や恐怖などは言葉で表現されないこともあるため,姿勢や体の動き,視線,声や話し方の様子も観察し判断に用いる.

表7.2-11●自己知覚／自己概念パターン

	情　報	アセスメント
自己知覚／自己概念	自分の性格について S)性格は大ざっぱ.口数が少ない. 　①話が弾めば声が大きくなることもある. 病気に対する悩みや不安 S)②「こんなに黄色い顔になるとは,相当肝臓が悪いんですか」 その他の関連情報 S) O)	1. どのように自己を知覚しているか 情報②より,黄疸の状況を知覚している.黄疸の状況から肝臓の状態を推し量っており,状態が悪くなってきていることについての自覚はあるが,悩みや不安については情報不足のため,今後情報収集していく必要がある. 2. 自己に対する感情をどのようにとらえているか 情報①より,話が弾むと声が大きくなることもあるが,状態の悪化への不安から情緒が不安定になっているわけではなく,問題ない.

●役割／関係パターン●

　患者の現在の生活状況における重要な役割と責任に対する理解や,家族,仕事,地

域社会の中での他者との関係，これらの役割に関連する責任について情報収集し，アセスメントする．

表7.2-12●役割／関係パターン

	情　報	アセスメント
役割／関係	家族構成 S）妻（77歳）と長男夫婦，孫の5人暮らし．長女は独立し，近所に住んでいる． 職　業 S）元会社員（トラック運転手）． 主に介護をしてくれる人 S）妻 入院により生じる問題 S）①「入院すると妻が面会に来てくれ，妻の仕事に迷惑をかけてしまう」 コミュニケーション障害：有／無（　　　） ＊他のコミュニケーション手段（　　　） 環境の変化による身体的現れ：有／無（　） その他関連事項 S）②最近は，同居している孫（5カ月）が寝返りを打つようになり，その相手をすることが生活の中でとても楽しみになっている． O）③家族（妻・長男）には，告知済み．家族から「本人は大変気が小さいので本当の病名は言わないでほしい」と強く依頼されているため，本人には，医師から「肝臓が硬くなっている」と説明している． O）④妻は，夫の前ではいつもどおり「肝っ玉母さん」として振る舞っているが，夫がいない廊下などでは，かなり疲れて沈んだ表情のときもある． O）⑤ベッドサイドは整頓されており，床頭台の上には歴史物の本や旅行のガイドブック，家族の写真が飾ってある．	1. 家族の役割と責任をどのように理解しているか 情報①より，夫は妻の仕事（靴店）のことを心配しており，また，情報④より妻は夫の病状について非常に心配している．お互いに相手を思いやり，夫婦関係は良いと考えられる．また，情報②⑤より，家族関係も良好であると考えられる． 情報③より，肝臓癌の告知は本人にしていない．情報④より，妻は夫に知られまいとして夫の前では明るく振る舞っていると考えられ，妻の精神的な負担が大きくなってくる可能性がある．「本人には告知しない」という家族の強い希望を遵守するために，スタッフ間での患者への対応方法の統一と，妻への精神的な援助が必要である． 2. 社会的な役割（職業上の役割等）と責任をどのように理解しているか 定年退職し，現在は年金で生活していると考えられ，特に問題ないと考えられる．

●セクシュアリティ／生殖パターン●

　性または性的関係に対して感じている満足または障害について情報収集し，アセスメントする．女性の場合は生殖状態，閉経前，閉経後，その他の問題，男性の場合は生殖状態や加齢に伴う問題について情報収集し，アセスメントする．

表7.2-13●セクシュアリティ／生殖パターン

	情　報	アセスメント
性／生殖	女性 S）月経：順／不順／無（　　　　　　　　　　） 　最終月経（　　　　　　　　　　　　　　　） 　障害：有／無（　　　　　　　　　　　　　） 　初潮（　　　　　　）歳，閉経（　　　　）歳 　出産の既往：有／無（　　　　　　　　　　） 　妊娠の既往：有／無（　　　　　　　　　　） 　不快症状：有／無（　　　　　　　　　　　） 男性 O）①前立腺の問題：有／無（　　　　　　　　） O）②陰茎・陰嚢の問題：有／無（　　　　　　） S）③性機能に関する問題：有／無（既婚，子ども2人） その他関連情報 S）④特に排尿時に障害を感じている訴えはない． O）⑤女性看護師によるシャワー浴の見守りの援助を，嫌がる様子はみられない．	1. 生殖歴・生殖段階は発達段階と合っているか 情報①～④より，患者の年齢から考えて前立腺に関する問題，生殖能力，性生活に関する問題はないと考えられる． 2. 性に対する満足・不満足はあるか 情報⑤より，性に関する満足度に問題はないと考えられる．

●コーピング／ストレス耐性パターン●

　コーピング／ストレス耐性パターンでは，健康問題に対する患者なりの対処方針と対処方法やその効果，あるいはストレスに対する受容力やサポートシステムについて情報収集し，アセスメントする．

表7.2-14●コーピング／ストレス耐性パターン

	情　報	アセスメント
コーピング／ストレス耐性	**ストレッサーの有無** S）ストレッサー：有・無 　（ストレッサー：　　　　　　　　　　　　　　　　　　　） **ストレスへの対処方法** O）①床頭台の上には歴史物の本や旅行のガイドブック，家族の写真が飾ってある． **相談できる人・機関** S）②キーパーソンは長男．妻と長男夫婦と同居している． **その他の関連情報** S）③最近は，同居している孫（5カ月）が寝返りを打つようになり，その相手をすることが生活の中でとても楽しみになっている． O）④精査加療目的にて10月27日紹介入院．	**1．コーピングは適切か** 情報①より，好きな本を読んだり家族の写真を見たりして，気分転換をはかっていると考えられる． 情報②③より，家族，特に孫の存在が重要な位置を占めていると考えられる．入院中の家族のサポートは期待できると考えられるが，具体的なサポート状況は不明であるため，今後情報収集する必要がある． **2．ストレスに対する耐性はあるか** 情報④より精査目的での予定入院直後のため，入院中の生活や退院への思いなどは，情報が不足している．

●価値／信念パターン●

　価値／信念パターンは，患者なりの治療や処置に対する選択や意思決定を導く価値観，あるいは生きていく上で大切にしていること，目標，信念（信仰を含む）を表す．

　これらの情報を得ることで健康関連の意思決定と行為の基盤を理解し，治療や処置および入院生活，家族や親族との関係，社会的な役割を遂行する上で，時として発生するであろう価値・信念の衝突，または葛藤が予測されることについて情報収集し，アセスメントする．

表7.2-15●価値／信念パターン

	情　報	アセスメント
価値／信念	**信仰する宗教** S）①信仰している宗教は特にない． **人生において大切にしていること** S）②床頭台の上には，家族の写真が飾ってある． **宗教上注意すべきこと（食事・習慣など）** O）③宗教的な習慣はない． **その他，価値と信念に関する情報** O）	**1．健康に関連する価値観・信念・欲望があるか** 情報①③より，信仰している宗教が特にないことから，信仰による疾病や入院生活への影響はないと考えられる． **2．生きていく上で大切にしていることはあるか** 情報②より，入院生活を送るにあたり，家族の存在が重要であると考えられる．

（2）全体像：アセスメントからどのような問題を抽出するか

　以上，11の機能的健康パターンの側面からの情報をもとにアセスメントし，Sさんの問題は何か，また，どんな援助が必要なのかについて，全体的にとらえていく．

●Sさんの全体像●

　Sさん，77歳，男性．15年前から肝機能低下を指摘され，近医に通院中であった．平成○○年10月初旬ごろより腹部膨満感と心窩部痛が出現．上部消化管内視鏡検査，腹部超音波検査，肝腫瘍マーカーなどより肝細胞癌を疑われ，精査加療目的で10月27日に入院となる．

　肝機能低下に伴う全身倦怠感・食欲不振が強く，食事は経口からほとんど摂取できていない．血液検査データはAlb3.2g/dLと，栄養状態がよくない．肝動脈塞栓術を検討中であるが，体力的に難しいため，栄養状態の改善と，肝細胞修復のためタンパク質の摂取が必要である．嚥下機能に特に問題がないため，「肉や魚はほとんど食べない」という嗜好を考慮した上で，経口からの食事摂取量を増加させる援助が必要である．

　また，肝機能低下に伴う全身倦怠感と貧血傾向により，活動耐性が低下している．トイレ歩行時の呼吸困難が著明であること，ポータブルトイレでの排泄を避けたい意向があることから，トイレに近い病室にするなど，トイレ歩行時の転倒防止のための見守りと，ADLを高めるための援助が必要である．

　現在，日中の尿回数と夜間排尿回数は基準範囲内であり，排尿機能に問題はないと考えられる．しかし，腹水の貯留が著明であることや，腹水の軽減を目的に利尿薬であるラシックス®，ソルダクトン®を投与されていることから，飲水量や尿量についての情報収集を行い，水分出納バランスについて観察していく必要がある．

　肝臓の巨大腫瘍，および腹水の貯留による腹部膨満感から生じていると考えられる右下肋部から心窩部への鈍痛は，現在，自制内である．肝臓腫瘍のさらなる巨大化や肝機能低下により，疼痛の増強および倦怠感の増悪が生じる可能性があるため，腹部症状，倦怠感の訴え，疼痛の程度について，今後も観察していく必要がある．

　今後さらに肝機能が低下すると，総ビリルビン値上昇に伴う黄疸および皮膚瘙痒感の増強，腸蠕動運動の低下による血中アンモニア値の上昇に伴う肝性脳症の症状出現，出血傾向および門脈圧亢進による食道静脈瘤破裂に伴う出血性ショック，腹水増大に伴う呼吸状態の変化などが生じてくる可能性があり，疾患の進行に伴う症状の有無を観察する必要がある．

　Sさんは，疾患の進行による急激な変化に戸惑いを感じている．現在，家族の強い希望により病名を告知していない状態であり，当然の反応であると考える．戸惑いに対する援助と，家族の希望を遵守するためにスタッフ間の対応方法を統一するなど，家族に対する援助についても考える必要がある．

（3）看護診断：個々の事実をどう統合し，判断するか

　対象者の全体像から抽出された看護上の問題と必要な援助から，どの機能的健康パターンが変調しているのか（あるいはどの機能が変調する可能性があるのか）を明らかにし，そのパターンに含まれるどの看護診断に当てはまるのかを判断する．判断した診断が存在していることを証明する症状や徴候（あるいは危険因子）があるかどうかを確認し，診断名を付ける．

　Sさんの場合，食事を経口摂取できていないことから「栄養／代謝パターン」に，トイレ歩行時の呼吸困難と歩行不安定，ポータブルトイレでの排泄を避けたい意向から「排泄パターン」「活動／運動パターン」に変調が生じていると考えられる．排泄パターンについては，Sさんの場合は排泄機能に問題はなく，「トイレ歩行」という労作時に変調が起きていることから，排泄パターンでの看護上の問題が活動／運動パターンに起因していると判断し，「#活動耐性低下」という看護診断名に統合した．

（P：）　#　栄養摂取消費バランス異常：必要量以下

E（原因）：肝機能低下によるタンパク質・脂質の代謝障害，食欲不振，全身倦怠感

S（症状・徴候）：食事摂取量が1～3割，血清アルブミン値がやや低い（Alb3.2g/dL）

（P：）　#　活動耐性低下

E（原因）：肝機能低下による全身倦怠感，腹水貯留，貧血傾向

S（症状・徴候）：トイレ歩行時の呼吸困難，労作による疲労

（4）看護計画：提供する看護

看護過程における看護計画は，看護診断（看護問題）の優先順位の設定・患者目標の設定・看護介入の指示から構成されている．

看護診断（看護問題）の優先順位は定義されたものではないが，決定の際は，①生命に関わるもの，②緊急性のあるもの，③解決可能なものの順序を参考にして順位をつける．対象者の健康レベルによって，優先順位は変化する．また，潜在しているニーズよりも顕在しているニーズを優先させ，対象者の生理的状態を心理的あるいは社会的な問題よりも優先させることが多い[1]．

患者目標は，患者や家族，集団が望ましい状態へと変化したこと，あるいは望ましい状態を維持し続けていることを示す測定可能な行動とする．

今回のSさんの事例では，手術（肝動脈塞栓術）を受けることができるように体調を整えることを目指している．そこで，まず栄養状態が改善し，体力を保持できることが重要となる．また，腹部膨満感と貧血傾向により倦怠感が増しているため，症状に伴う苦痛が緩和し，安楽に日常生活を送ることができるような目標を立てる必要がある．そこで，以下のように目標を設定し，看護計画を立案した．

#1　栄養摂取消費バランス異常：必要量以下

【患者目標】

食事を6割摂取できる（評価日11月3日）．

観察：①食事摂取状況（量，食欲）

②倦怠感の有無と程度

③食事時の疲労感の有無と程度

④栄養状態を示す検査データ（TP，Alb）

処置：①副食から肉・魚を除いた食事に変更する

指導：①食事内容の選択にあたり，食べられる食事内容を言ってもらうよう伝える

#2　活動耐性低下

【患者目標】

①見守りで病棟内歩行ができる（評価日11月10日）．

②息切れせずに歩行することができる（評価日11月24日）．

観察：①腹水の状態（腹囲，腹部膨満感）

②活動，休息の状況

③労作時（歩行時）の呼吸の状態（呼吸数，呼吸の型，SpO_2，異常呼吸の有無，呼吸困難感）

plus-α

看護診断の記載方法

ここでは看護診断をPES形式で記述することとし，問題（P：problem），原因（E：etiology），症状・徴候（S：symptom）を用いて表記した．看護診断を導き出すには，推論した看護診断の診断指標（症状・徴候）や関連因子（原因）が患者情報に存在しているかを照合することが必要である．そして，照合した情報を症状・徴候［S］，原因［E］，危険因子［R］に分類し，看護診断名を導き出した根拠とする．看護援助の評価を行うときは，この［S］［E］［R］がどう変化したかを観察すると，看護援助の成果を適切に評価できる．

④バイタルサイン（安静時）

　　⑤倦怠感，疲労感の有無と程度

　　⑥検査データ（RBC，Hb）

処置：①トイレ歩行時の見守り

　　　②食後，労作後に休息を促す

　　　③見守りにて，1日1回病棟内を一周歩行する（午後）

指導：①筋力低下を予防するために，適度な運動の必要性を説明する

　　　②歩行時，無理をしないようにゆっくり歩行するよう説明する

　　　③息切れが生じたら，いったん休むよう説明する

　　　④めまいやふらつきが生じたら運動をやめ，看護師に報告するよう説明する

3 ヘンダーソンの14の構成要素を用いた情報の整理

（1）データベース：アセスメントの記録

　ゴードンの機能的健康パターンを用いた場合と同様に，入院時の問診で得た情報を6章2節のヘンダーソンの基本的ニードに基づく14の構成要素に沿って整理をしていく．アセスメントの際は，欲求が充足されていない点を明確にするために，それぞれの欲求に関する対象者の状況を正確に把握すること，その欲求を阻害している原因を探究することの両面から考えることが大切である．なお，以下のアセスメントの記録では，アセスメントに利用した情報のみをデータベースの情報欄に記載した．また，各要素での情報の記載方法は，ゴードンと同様にした（表7.2-16～表7.2-29）．

表7.2-16●正常な呼吸

	情　報	アセスメント
正常な呼吸	S）①腹部膨満感あり. O）入院時（10月27日） 　②呼吸数 20回/分（安静時），SpO₂ 95%（安静時） 　　リズム（：規則的）・不規則（　　　　　） 　③トイレ歩行後，息切れあり. 　④脈拍数：88回/分（安静時）リズム（：整）・不整（　　　　　） 　　血圧：110/62mmHg（安静時） 　⑤腹囲（臍上）：82.0cm 　⑥腹部打診所見： 　　仰臥位にて臍部で鼓音，両側腹部で濁音が，側臥位にて側臥位上部 　　に鼓音，側臥位下部に濁音を聴取．また，側腹部を軽く叩くと反対 　　の側腹部に置いた手掌に波動を感じる. 　⑦検査データ：Hb（9.3g/dL），ECG（所見なし） その他関連情報：	1.　ガス交換が正常に行われているか 情報①③⑤⑥より，腹水貯留に起因する横隔膜挙上によって肺が圧迫され，ガス交換面積が減少し，ガス交換を阻害していると考えられる. 2.　安楽に呼吸ができるか 情報⑦より貧血傾向である．また，情報②③④より，安静時の呼吸は問題ないが，トイレ歩行が患者の身体に負担となっており，安楽な呼吸が充足できていない状態にある.

表7.2-17●適切な飲食

情　報	アセスメント
S) ①食欲：もともと少食だが，10月20日ごろより倦怠感が強く，ほとんど食事をしていない（入院前）. 　　　腹部膨満感あり. 　好きなもの： ②嫌いなもの：魚や肉はほとんど食べない. ③嗜好品と量：酒（1年前まで瓶ビール1本／日程度．付き合いのときは5本／日程度）. 　　　　　　　タバコ（習慣なし） O) ④身長：165.0cm，体重：66.4kg，BMI：24.4（標準） ⑤腹囲（臍上）：82.0cm ⑥腹部打診所見： 　仰臥位にて臍部で鼓音，両側腹部で濁音が，側臥位にて側臥位上部に鼓音，側臥位下部に濁音を聴取．また，側腹部を軽く叩くと反対の側腹部に置いた手掌に波動を感じている. ⑦食事の種類：肝臓食（2,000kcal，タンパク質80g，脂質20g，塩分7g） ⑧食事摂取量：倦怠感が強く，1～3割程度（入院後） ⑨経口より自力摂取可能．嚥下困難なし. ⑩義歯：無（・有）（総義歯　　　　　　　　　　　） ⑪口腔・皮膚の状態：皮膚黄染，全身瘙痒感あり. 　　　　　　　　　両下肢浮腫軽度あり. ⑫輸液量：フルカリック®1号903mL×1本 　　　　　ソリタ®-T4号 200mL×1本 　　　　　ラシックス®20mg×1A 　　　　　ソルダクトン®100mg×2A 　　　　　強力ネオミノファーゲンシー®20mL×2A 　　　　　アミノレバン®200mL×1本 　　　　　新鮮凍結血漿120×3単位 ⑬その他投薬：モニラック®シロップ60mL／日 ⑭血液検査： 　RBC（383×10^4/μL），Hb（9.3g/dL），Ht（38.6%），PLT（9.3×10^4/μL），TP（6.8g/dL），Alb（3.2g/dL），AST（146.0 U/L），ALT（178.0 U/L），γ-GTP（369.0mU/mL），総ビリルビン（4.7mg/dL），直接ビリルビン（2.5mg/dL），アンモニア（0.86μg/mL），T-cho（201mg/dL），Na，K，Cl，T-G，BUN，Crは基準値内. 　肝腫瘍マーカー（AFP）59.8， 　ビタミンK欠乏性タンパク-Ⅱ（PIVKA-Ⅱ）2,379 ⑮胃カメラ（GIF）所見（10月20日）： 　食道動脈瘤が拡大．発赤所見RC1， 　形態：F2～F3. ⑯腹部超音波検査所見（10月20日）： 　左肝管の完全閉塞と肝臓内に巨大腫瘍.	**1．必要な栄養がとれているか** 情報⑧より，摂取量が少ないことや，情報⑭より，Alb値がやや低いことから，経口からの必要エネルギーの摂取が不十分であると考えられる. 情報⑫より，輸液で594kcal補っているがまったく十分ではない. 情報⑭より，総ビリルビン，AST，ALT，γ-GTPの値が高く，肝機能不全が考えられ，それに伴い，情報⑪の黄疸やタンパク質代謝異常が生じている. 情報⑭⑯より，黄疸については，総ビリルビン値から肝機能障害と肝管閉塞によるビリルビン排泄障害が生じていると考えられる. 情報⑮より，食道動脈瘤が拡大していることから，門脈圧が亢進していると考えられる. 情報⑭のPlt，RBC，Hb，Ht値の低下は門脈圧亢進に伴う脾臓機能亢進による汎血球減少症と考えられ，貧血・出血の可能性がある．また，肝機能低下によるビタミンK欠乏が考えられ，凝固因子の低下による出血傾向も考えられる. **2．楽しく食べられ満足感があるか** 情報⑨⑩より，経口摂取による機能的な問題はないが，情報①⑧より全身倦怠感と腹満感があることで「食」への欲求が低下している. 情報①⑥より，腹水の貯留が著明であり，腹部膨満感につながっている．情報⑫のラシックス®，ソルダクトン®は腹水の軽減目的の投与である. 情報②より，「肉や魚はほとんど食べない」ことから，食事の好みに合わせた副食内容の変更等を検討し，経口摂取量を増加させる援助が必要である.

表7.2-18●老廃物の排泄

情　報	アセスメント
S) ①尿回数：7回／日，夜間0回 　便回数：1回／日（下剤使用）．最終排便10月27日 ②「トイレは病室でする気になれない」 O) ③薬剤：ラシックス®20mg×1A 　　　　ソルダクトン®100mg×2A 　　　　モニラック®シロップ60mL／日内服 ④腸蠕動音（・有）（3～4回／分）・無	**1．生理的で正常な排泄であるか** 情報③より，モニラック®シロップを使用することで排便を認めている. **2．排泄後の快感があるか** 情報②⑥⑧より，トイレ歩行時に息切れがみられ，身体的にかなりつらいと考えられるが，

| 老廃物の排泄 | ⑤腹部打診所見:
　仰臥位にて臍部で鼓音，両側腹部で濁音が，側臥位にて側臥位上部に鼓音，側臥位下部に濁音を聴取．また，側腹部を軽く叩くと反対の側腹部に置いた手掌に波動を感じている．
⑥排泄手段：トイレ，自力歩行と自力排泄可能．
⑦検査データ：尿潜血（　　），便潜血（－），BUN（19.0mg/dL），Cr（0.74mg/dL）
その他関連情報：
⑧トイレ歩行後，息切れあり．
⑨腹部超音波検査所見（10月20日）：
　左肝管の完全閉塞と肝臓内に巨大腫瘍． | 排泄はトイレで行いたいという強い欲求がある．現在は無理をしてトイレまで自力で歩行して排泄し，自己のニードは満たされているが，身体的負担と体力の消耗を引き起こしている．今後，病状の進行に伴って排泄行動が自力で行えなくなり，満足感が得られなくなる可能性がある． |

表7.2-19●体を動かし，姿勢を維持する

	情　報	アセスメント
体を動かし，姿勢を維持する	O）活動レベルと具体的内容： ①食事（O），歯磨き（O），入浴・洗髪（O/見守り），更衣（O），排泄（O），移動（O），その他（O） 　0　完全自立 　1　自助具による介助 　2　人手による介助 　3　自助具と人手による介助 　4　完全介助 ②活動意欲：日中，臥床して過ごしていることが多い． ③自助具の使用（：無・有（　　　　　　） 　麻痺の有無（：無・有（　　　　　　　） 　意識レベルの問題（：無・有（　　　　　） 　見当識の問題（：無・有 　視覚：老眼鏡使用 　聴覚：やや難聴（左右差なし，補聴器なし） 　疼痛（：無・有（　　　　　　　　　　　） その他関連情報： ④「トイレは病室でする気にはなれない」 ⑤トイレ歩行後，息切れあり． ⑥安静度（病室内フリー．病棟内独歩可．病棟外車椅子） ⑦検査データ：Hb（9.3g/dL）	1. 歩行，立つ，座る，眠るなどの姿勢が適切であるか 情報①より，身の回りのことは何とか自力でできている． 情報③より，運動機能障害や意識レベル・感覚器の異常はみられない． 2. 良い姿勢のとり方を理解しているか 情報②⑤より，トイレ歩行時以外はほとんど臥床して過ごしていることが多く，肝硬変による全身倦怠感や腹部膨満感が強いことがうかがえる． 情報④⑤⑥⑦より，トイレ歩行時に息切れがみられ，身体的にかなり負担があると考えられるが，排泄はトイレで行いたいという強い欲求があり，身体的負担と体力の消耗を引き起こしている．

表7.2-20●睡眠と休息

	情　報	アセスメント
睡眠と休息	S）①平均睡眠時間：6時間/日（入院前） ②睡眠状況：皮膚瘙痒感と倦怠感により，夜中に2～3回目が覚める． その他関連情報： ③日中，臥床して過ごしていることが多い． ④床頭台の上には歴史物の本や旅行のガイドブックが置かれている．	1. 休息や睡眠が自然にとれるか 情報①より，睡眠時間に問題はないが，情報②より，皮膚瘙痒感と倦怠感による睡眠に対する満足感の低下が考えられる．情報③の休息状況を考慮しても，睡眠・休息が充足していない． 2. ストレスや緊張感からの解放感があるか 情報②③④より，皮膚瘙痒感と倦怠感のために，本を読むといった休息が充足できていない．

表7.2-21●衣類の選択と着脱

	情　報	アセスメント
衣類の選択と着脱	O）衣類の清潔： 　（清潔）部分的に汚れている・全体的に汚れている． 　身なり：（きちんとしている）・無関心 　洗濯：自立・（家族）・病院ランドリー その他関連情報：①衣服の着脱は，自力で可能．	きちんと身づくろいができるか 情報①より，衣服の着脱は自力でできており，現在のところ特に問題ない．

表7.2-22●正常な体温の保持

		情　報	アセスメント
正常な体温の保持	正常な体温の保持	O）①体温：36.8℃（入院時） 　　②検査データ：WBC（5,300μL），CRP（0.1mg/dL） その他関連情報：	**体温が生理的範囲内にあるか** 情報①②より，患者の体温調節機能を阻害しているものは特に見当たらず，現在のところ特に問題はない．

表7.2-23●体の清潔の保持と身だしなみ

		情　報	アセスメント
体の清潔の保持と身だしなみ	体の清潔の保持と身だしなみ	O）身体の清潔 　　入院後：①見守りにてシャワー浴（3回/週） その他関連情報：②トイレ歩行後，息切れあり． 　　　　　　　　③全身倦怠感が強い． 　　　　　　　　④皮膚黄染，皮膚瘙痒感あり．	**1．皮膚や粘膜が清潔になっているか** 情報④より，肝機能障害による黄疸から瘙痒感がある．現在は自制内であるが，瘙痒感増強による皮膚の損傷や感染の可能性があり，清潔を保つ必要性が高い． **2．清潔の基準が保たれているか** 情報①②③より，全身倦怠感が強く体動時に息切れがみられるため，「見守り」の援助がないと清潔保持が充足できない状態である．

表7.2-24●環境内の危険因子を避ける

		情　報	アセスメント
環境内の危険因子を避ける	環境内の危険因子を避ける	O）療養環境：(大部屋)・個室 　　①整理・整頓：(良好)・声かけ要・介助 その他関連情報：	**自身で自分の環境を調整し，快適な環境にできるか** 情報①より，ベッドやベッドサイドは整頓されており，歩行時に安全を阻害する要因は見当たらない．

表7.2-25●他者とコミュニケーションをとり，自己の意思・気持ち・欲求・ニーズなどを伝える

		情　報	アセスメント
他者とコミュニケーションをとり，自己の意思・気持ち・欲求・ニーズなどを伝える	意思・気持ち・欲求・ニーズなどを伝える	O）①言語：(障害なし)・ 　　　　障害あり（内容　　　　　　　　　　） 　　②理解力・記憶力：(障害なし)・ 　　　　障害あり（内容　　　　　　　　） 　　　　話を聞いてくれる人：妻・長男 　　　　支えになってくれる人：妻・長男 　　　　性格：大ざっぱ，寡黙． 　　　　人間関係：(問題なし)・ 　　　　問題あり（　　　　　　　　　） その他関連情報： 　　③「こんなに黄色い顔になるとは．相当肝臓が悪いんですか？」	**1．自分の欲求，興味，希望などを十分に自分の身体で表現できるか** 情報①②より，意思伝達・自己表現力に問題はない． **2．周りの人々に理解してもらえるか** 情報③より，病状が悪くなってきていることへの心配や不安など，自己の感情は表現できている．今後，病状が悪化すれば，さらに自己表現の必要性が高まると考えられる．

表7.2-26●自己の信仰に基づく生活

		情　報	アセスメント
自己の信仰に基づく生活	自己の信仰に基づく生活	S）①宗教：特になし その他関連情報：	**自分の宗教に基づいた生活ができるか** 情報①より，信仰している宗教はないことから，治療や日常生活の規制などの影響はないと考えられる．

表7.2-27●達成感のある仕事に就く

	情　報	アセスメント
達成感のある仕事に就く	S) ①職業（家事）と主な内容： 　　無職（元トラック運転手）．妻が経営している靴店でお客さんと世間話をして過ごしている． その他関連情報： 　②妻・長男夫婦・孫の5人暮らし． 　③長女は独立し，近所に住んでいる． 　　家族の写真が床頭台に飾ってある． 　④妻は夫の前ではいつもどおり「肝っ玉母さん」として振舞っているが，夫がいない廊下などでは，かなり疲れて沈んだ表情のときもある． 　⑤「入院期間はどれぐらいになりそうですか？　妻は店をやっているので，見舞いに来てもらうと迷惑をかけてしまう」	身体的あるいは精神的に仕事（生産活動）ができるか 情報①②③より，現在は無職であるが，入院による経済的影響はそれほどないと考えられる． 情報④⑤より，入院が長引くことで，妻の精神的な負担が大きくなってくる可能性があり，夫としての役割への充足感が得られていない．

表7.2-28●レクリエーション活動に参加する

	情　報	アセスメント
レクリエーション活動に参加する	S) 健康時の1日の過ごし方： 　妻が経営している靴店でお客さんと世間話をして過ごしている． 　①余暇の過ごし方：妻と海外旅行へ． 　②入院後の1日の過ごし方： 　　全身倦怠感と皮膚瘙痒感により，夜中に2〜3回目が覚めてしまい熟眠できておらず，日中は臥床して過ごしていることが多い． その他関連情報： 　③床頭台の上には歴史物の本や旅行のガイドブックが置かれている． 　④同居している孫（5カ月）の相手をすることが楽しみ．	変化や気分転換，慰安，レクリエーションなどの機会があるか 情報①②③より，倦怠感の増強が原因で，本やガイドブックを読むなどの余暇活動を充足できない状況にある． 今後，病状の悪化により，身体機能の低下や気分不良のため，楽しくいきいきとしていたいという気持ちを持てない状態となる可能性がある．孫との面会など，気分転換できる方法を考える必要がある．

表7.2-29●学習を満たす

	情　報	アセスメント
学習を満たす	S) 主訴：食欲不振，腹部膨満感，全身倦怠感 O) 診断名：肝細胞癌疑い，C型肝炎 　現病歴：平成○○年9月末ごろより腹部膨満感と心窩部痛が出現．10月20日に胃カメラ（GIF）を施行し，食道動脈瘤の拡大，発赤所見RC1，形態はF2〜F3であった．また，腹部超音波検査で，左肝管の完全閉塞と肝臓内に巨大腫瘍が認められ，肝腫瘍マーカー（AFP）59.8，ビタミンK欠乏性タンパク-Ⅱ（PIVKA-Ⅱ）2,379と高値なため，肝細胞癌（HCC）が疑われ，精査加療目的にて10月27日紹介入院． 　既往歴：結核（50年前）．急性肺炎にて入院（30年前）． 　①定期通院：無・有（肝硬変．1回/2週間） 　　アレルギー：無・有（食物・薬物・その他） 　　与薬：無・有（下剤／入院前　　　　　　　） 　　経済状況：問題なし・問題あり（　　　　　　） 　②病気の説明内容：肝臓が硬くなっている． 　③病気の理解・受け止め方・関心： 　　「こんなに黄色い顔になるとは，相当肝臓が悪いんですか？」 　　心配なこと・気に掛かること： 　　「入院期間はどれぐらいですか？　妻は店をやっているので見舞いに来ると迷惑をかけてしまう」 　④その他関連情報： 　　家族（妻・長男）には告知済だが，本人には家族の希望により未告知．	自分が設定し得る最良の健康生活習慣に従って生活できるか 情報①②④より，家族の強い希望から本人に「肝細胞癌疑い」という情報は告知されておらず，健康生活の維持・増進のための学習が完全には充足されていない状況にある． しかし，情報①③より，肝硬変による肝機能の悪化の自覚があり，治療上の方針・指示に従わず自身の判断で行動することはないことから，自分が設定しうる最良の健康を考慮した自己管理行動が日常生活において行われており，現在のところ，特に問題ないと考える．

（2）全体像

Sさんは，肝機能低下と腹水貯留に伴う全身倦怠感・食欲不振・腹部膨満感が強く，経口からの食事摂取量は1～3割と少ない状況が続いている．それに伴い，血液検査データのAlb値が3.2g/dLとやや低く，必要エネルギーの摂取が不十分であると考えられる．輸液で594kcalを補っているがまったく十分ではない．「肉や魚はほとんど食べない」ことから，食事の好みに合わせた副食内容の変更等を検討し，経口摂取量を増加させる援助の必要がある．

また，安静時の呼吸は問題ないが，強い肝機能低下と腹水貯留に伴う全身倦怠感・黄疸・腹部膨満感などがある．これらの症状がトイレ歩行時の息切れを生じさせており，安楽な呼吸が充足できていない状態にある．現在はトイレまで無理をして自力で歩行して排泄することで自己のニードは満たされているが，身体的負担と体力の消耗を引き起こしている．なるべく対象者の欲求を満たしながら，身体的負担の軽減を考慮した看護援助を考える必要がある．しかし，今後は病状の進行に伴い日常生活行動が自力で行えなくなり，満足感が得られなくなる可能性がある．

（3）看護問題

対象者の全体像から抽出された看護上の問題を明らかにし，原因や関連している情報とともに，看護問題を記述する．

Sさんの場合，食事を経口からほとんど摂取できておらず，「適切な飲食」のニーズが充足していない．また，排泄はトイレで行いたいと自力歩行をして排泄することで，「老廃物の排泄」のニーズは満たされているが，トイレ歩行時に呼吸困難が生じており，「正常な呼吸」「体を動かし，姿勢を維持する」ニーズが満たされていない．

（P：）#食欲不振に関連した栄養の不足

（P：）#倦怠感や腹水貯留に関連した身体的負担

（4）看護計画

#1　食欲不振に関連した栄養の不足

【患者目標】食事を6割摂取できる（評価日11月3日）．

観察：①食事摂取状況（量，食欲）

　　　②倦怠感の有無と程度

　　　③食事時の疲労感の有無と程度

　　　④栄養状態を示す検査データ（TP，Alb）

処置：①副食から肉・魚を除いた食事に変更する

指導：①食事内容の選択にあたり，食べられる食事内容を言ってもらうよう伝える

#2　倦怠感や腹水貯留に関連した身体的負担

【患者目標】息切れせず，トイレまで歩行することができる（評価日11月24日）．

観察：①腹水の状態（腹囲，腹部膨満感）

　　　②歩行時の様子

　　　③歩行時の呼吸状態（呼吸数，呼吸の型，SpO_2値，異常呼吸の有無，呼吸困難感）

　　　④バイタルサイン（安静時）

　　　⑤倦怠感，疲労感の有無と程度

　　　⑥検査データ（RBC，Hb）

plus α

看護問題の記載方法

ここでは，看護問題を原因句と問題句を「関連した」という動詞で結ぶ方法で記述することとし，「原因」句＋「～に関連した（による，に伴うなど）」＋「問題」句を用いて表記した．看護問題だけでなく，原因も表現したほうがよい理由は，その問題を解決する具体策（看護計画）が立案しやすいためである．また，原因が複数ある場合は，複数の問題点を記述する必要がある．

例：倦怠感（原因①）や腹水貯留（原因②）に関連した身体的負担（問題）

処置：①トイレ歩行時の見守り

②歩行後に休息を促す

指導：①歩行時，無理をしないようにゆっくり歩行するよう説明する

②息切れが生じたら，いったん休むよう説明する

③めまいやふらつきが生じたら歩行をやめ，看護師に報告するよう説明する

4 実施・評価

（1）実　施

　実施（介入）は患者目標によって方向性が示され，具体的な解決策である計画を看護者と対象者が実行することを意味する．看護の実施には，知識力・人間関係の構築力・技術力が必要である．技術力にはフィジカルアセスメント技術が含まれ，特に観察計画で活用される．例えば，p.336のSさんへの看護計画から以下が考えられる.

排泄状態の観察	：排泄状態のアセスメント
	腹部（消化器系）のアセスメント
栄養状態を示す検査データ	：栄養状態のアセスメント
腹水の状態	：腹部（消化器系）のアセスメント
労作時（歩行時）の呼吸の状態	：肺（呼吸器系）のアセスメント

（2）評　価

　評価は，看護診断に基づいて目標と計画を立てて実施した後，対象者の状態と達成されるべき状態を比較することである．目標と計画によって，対象者の状態が改善されたかどうかを分析する．達成されたと判断される場合，看護問題は解決し，終了となる．変化がみられないなど達成されていないと判断された場合は，その原因を追究し，患者目標や看護計画を修正する．このとき，対象者の状態を評価する手段としてもフィジカルアセスメントが用いられる.

　事例のSさんの場合，今後の疾患の悪化に伴い，黄疸の増強，皮膚瘙痒感，さらなる全身倦怠感や呼吸困難による睡眠障害，貧血・出血傾向，腸蠕動運動の低下による便秘や肝性脳症といった身体症状が出現する可能性がある．常にフィジカルアセスメントを用いて患者の状態を把握することで，肝不全の徴候を早期に発見し，肝不全に陥ることを予防する援助が必要である.

3 │ アセスメントツールの特徴と留意点

　看護に必要な情報は幅広いため，系統的に情報を収集してアセスメントするためには，看護理論を用いた看護アセスメントツールを使用するとよい．看護アセスメントツールを用いる利点は，どのような情報を集めるのかを事前に予測することができ，情報の漏れが少ないことである．アセスメントツールは，対象の特徴に合わせたものを使用する必要がある．そのためには，アセスメントツールで用いられている看護理論の枠組みや，アセスメントツールの特徴を理解しておくとよい.

　本章では，「ゴードンの11の機能的健康パターン」と「ヘンダーソンの基本的ニー

ドに基づく14項目」というアセスメントツールを用いて，同じ事例の情報の整理から看護計画までを展開した．それぞれのアセスメントツールの主な特徴を以下に述べる．

　ゴードンのアセスメントツールは人間を機能面からとらえており，各パターンは独立している．そのため，各パターンの問題として考えられる事柄を考察し，診断名（仮診断）を導いている．各パターンと看護診断名の関連付けがされており，看護診断を導きやすい．ただし，Sさんの事例のように「排泄パターン」と「活動／運動パターン」の変調は相互に関連しており，それぞれに仮診断がつけられるため，最終的に看護診断を付ける際に情報を整理し，統合することが重要である．

　ヘンダーソンのアセスメントツールは人間の基本的欲求に注目し，患者の充足されていない基本的欲求を充足するための具体的な看護援助を立案するためにある．患者の基本的欲求は多岐にわたるため，患者をさまざまな面から考え，患者の全体像をみることができる．一方で，基本的欲求に影響を与える常在条件や病理的状態を理解した上で，多方面から情報収集を行う必要がある．また，各構成要素は独立しておらず，多くの項目と関連しているため，重複して情報を記載することとなる．14の構成要素間の関連を考慮しながら，情報収集・アセスメントする必要がある．さらに，心理社会面や家族に対する看護の視点が抽出しにくい面があり，情報を収集する際に意識しておく必要がある．

引用・参考文献

1) 江川隆子編. ゴードンの機能的健康パターンに基づく看護過程と看護診断. 第5版. ヌーヴェルヒロカワ, 2016.
2) マージョリー・ゴードンほか. ゴードン博士の看護診断アセスメント指針：よくわかる機能的健康パターン. 第2版. 照林社, 2006.
3) 渡邊トシ子編. ヘンダーソン・ゴードンの考えに基づく実践看護アセスメント：同一事例による比較. 第3版. ヌーヴェルヒロカワ, 2011.
4) リンダ・J.カルペニート＝モイエ. カルペニート 看護過程・看護診断入門：概念マップと看護計画の作成. 藤崎郁ほか訳. 医学書院, 2007.
5) リンダ・J.カルペニート＝モイエ. 看護診断ハンドブック. 第10版. 新道幸恵監訳. 医学書院, 2014.
6) 日本門脈圧亢進症学会編. 門脈圧亢進症取扱い規約. 改訂第3版. 金原出版, 2013.
7) 焼山和憲. ヘンダーソンの看護観に基づく看護過程：看護過程立案モデル. 第4版. 日総研出版, 2007.
8) 秋葉公子ほか. 看護過程を使ったヘンダーソン看護論の実践. 第4版. ヌーヴェルヒロカワ, 2013.

重要用語

主観的情報	看護診断	実施
客観的情報	看護計画	評価
看護記録	計画立案	看護問題

※以下に掲載のない出題基準項目は，他巻にて対応しています．

▊ 必修問題

目標Ⅰ．看護の社会的側面および倫理的側面について基本的な知識を問う．

大 項 目	中 項 目	小 項 目	本書該当ページ
2. 健康に影響する要因	A. 生活行動・習慣	a. 食事と栄養	p.276
		b. 排泄	p.285
		c. 活動と運動，レクリエーション	p.290
		d. 休息と睡眠	p.298
		g. ストレス	p.314

目標Ⅱ．看護の対象および看護活動の場と看護の機能について基本的な知識を問う．

大 項 目	中 項 目	小 項 目	本書該当ページ
7. 人間のライフサイクル各期の特徴と生活	B. 新生児・乳児期	a. 発達の原則	p.210
		b. 身体の発育	p.214
		c. 運動能力の発達	p.220
	C. 幼児期	a. 身体の発育	p.210
	E. 思春期	a. 第二次性徴	p.200
	F. 成人期	c. 基礎代謝の変化	p.276
	G. 老年期	a. 身体的機能の変化	p.226

目標Ⅲ．看護に必要な人体の構造と機能および健康障害と回復について基本的な知識を問う．

大 項 目	中 項 目	小 項 目	本書該当ページ
10. 人体の構造と機能	A. 人体の基本的な構造と正常な機能	b. 神経系	p.168
		c. 運動系	p.152
		d. 感覚器系	p.70, 80
		e. 循環器系	p.99
		h. 呼吸器系	p.89
		i. 消化器系	p.128
		n. 性と生殖器系	p.142
11. 疾患と徴候	A. 主要な症状と徴候	l. 不整脈	p.110

目標Ⅳ．看護技術に関する基本的な知識を問う．

大 項 目	中 項 目	小 項 目	本書該当ページ
13. 看護における基本技術	A. コミュニケーション	a. 言語的コミュニケーション	p.25
		b. 非言語的コミュニケーション	p.25
		c. 面接技法	p.25
	B. 看護過程	a. 情報収集，アセスメント	p.14, 326, 337
		b. 計画立案	p.336, 342
		c. 実施	p.343
		d. 評価	p.343
		e. 記録方式	p.326, 337
	C. フィジカルアセスメント	a. バイタルサインの測定	p.31
		b. 意識レベルの評価	p.31
		c. 呼吸音聴取	p.29, 91
		d. 腸蠕動音聴取	p.29, 134
		e. 運動機能の観察	p.156

人体の構造と機能

目標Ⅰ．正常な人体の構造と機能について基本的な理解を問う.
目標Ⅱ．フィジカルアセスメントおよび日常生活の営みを支える看護に必要な人体の構造と機能について基本的な理解を問う.
目標Ⅲ．疾病の成り立ちを知る前提となる人体の構造と機能について基本的な理解を問う.

大 項 目	中 項 目	小 項 目	本書該当ページ
2. 生体リズムと内部環境の恒常性	A. 生体リズム	a. 概日リズム〈サーカディアンリズム〉	p.298
		b. 体内時計	p.298
3. 神経系	B. 中枢神経系の構造と機能	i. 感覚と運動の伝導路	p.168, 171, 172, 176, 178
	C. 末梢神経系の構造と機能	a. 脳神経	p.80, 168, 172, 189
		b. 脊髄神経	p.169
		c. 体性神経	p.170
		d. 自律神経	p.170
4. 運動器系	A. 骨格の構造と機能	a. 骨	p.152
		c. 全身の骨の種類	p.152
	B. 関節の構造	a. 関節の構造と種類	p.152, 156
	C. 骨格筋の構造と機能	a. 骨格筋	p.152
		b. 筋収縮の機構	p.152
		c. 全身の筋の種類	p.152
5. 感覚器系	A. 体性感覚	b. 表在感覚	p.170, 180
		c. 深部感覚	p.170, 182
	B. 視覚	a. 眼球と眼球付属器の構造	p.80
		d. 視覚の伝導路	p.80
		e. 眼球運動	p.80
		f. 眼に関する反射	p.80, 82
	C. 聴覚	a. 外耳・中耳・内耳の構造	p.70
		b. 聴力	p.73
	D. 平衡感覚	a. 平衡器官の構造	p.70
		b. 平衡覚	p.70
	E. 味覚	a. 味蕾	p.303
	F. 嗅覚	a. 嗅上皮	p.70
6. 循環器系	A. 心臓の構造と機能	a. 心臓	p.99
		b. 刺激伝導系	p.99
		c. 心機能の調節	p.99
	B. 血管系の構造と機能	a. 動脈, 静脈, 毛細血管	p.99
		d. 肺循環と体循環	p.99
	C. リンパ系の構造と機能	a. リンパ液, リンパ管, リンパ節	p.57
		b. 胸管	p.57
9. 生体の防御機構	A. 非特異的生体防御機構	a. 皮膚の構造と防御機構	p.46
10. 呼吸器系	A. 気道の構造と機能	a. 鼻腔, 咽頭, 喉頭, 気管, 気管支	p.70, 89
	B. 肺の構造	a. 肺	p.89
	C. 呼吸	c. ガス交換	p.91
11. 消化器系	A. 咀嚼・嚥下	a. 歯・口腔・唾液腺の構造と機能	p.72
		b. 咽頭・喉頭の構造と機能	p.72
	B. 消化と吸収	e. 直腸・肛門の構造と機能	p.142
12. 代謝系	A. 栄養とエネルギー代謝	a. 栄養所要量	p.276
		b. 基礎代謝	p.283
13. 泌尿器系	C. 排尿	b. 膀胱の構造と機能	p.142, 285
		c. 尿道の構造と機能	p.142
		d. 排尿反射	p.285

14. 体温調節	A. 体温	a. 核心温度と外殻温度	p.38
15. 内分泌系	B. ホルモン分泌の調節	a. 調節ホルモン，拮抗ホルモン	p.63
16. 生殖器系	A. 女性の生殖器系の構造と機能	a. 卵巣	p.142
		b. 卵管，子宮，腟	p.142
		c. 外陰部・会陰の構造	p.142
		d. 性周期	p.200
		g. 乳房	p.116
	B. 男性の生殖器系の構造と機能	a. 精巣と精路	p.143
		c. 精巣上体，精管，精嚢，前立腺，陰茎	p.143
17. 成長と老化	A. 成長による変化	a. 成長による組織・臓器の形態的変化	p.200, 210, 214
		b. 成長による臓器の機能的変化	p.200, 210, 214
	B. 老化による変化	a. 老化による組織・臓器の形態的変化	p.226
		b. 老化による臓器の機能的変化	p.226

▌基礎看護学

目標Ⅱ．基礎的な看護技術と適用のための判断プロセスについて基本的な理解を問う．

大 項 目	中 項 目	小 項 目	本書該当ページ
3. 看護における基本技術	A. コミュニケーション	b. コミュニケーション技法	p.25
	C. 看護過程	a. 情報の種類・収集方法，情報の分析・統合	p.326, 337
		b. 看護問題の明確化と優先順位決定	p.335
		c. 看護目標の設定と計画	p.336, 342
		d. 実施	p.343
		e. 評価	p.343
	E. フィジカルアセスメント	a. 看護におけるフィジカルアセスメントの意義	p.13, 14, 322
		b. 医療面接（インタビュー，問診）	p.24
		c. 身体診察（視診，触診，聴診，打診）の基本	p.27
		d. 全身の診察（全身の観察，バイタルサイン）	p.31
		e. 系統別のフィジカルアセスメント	p.43～198
4. 基本的日常生活援助技術	B. 食事と栄養	e. 食事と栄養のアセスメント	p.276
	C. 排泄	c. 排泄のアセスメント	p.285
	D. 活動と運動	c. 活動と運動のアセスメント	p.290
	E. 休息と睡眠	c. 休息と睡眠のアセスメント	p.298

表紙・本文デザイン：西村麻美

●

図版・解剖図イラストレーション：
（有）デザインスタジオEX，（有）彩考，浅野仁志

●

イラスト：清水みどり，八代映子

●

写真撮影：北郷　仁／斉藤美春

ナーシング・グラフィカ 基礎看護学②
ヘルスアセスメント

2004年 3 月15日発行　第 1 版第 1 刷
2010年 1 月20日発行　第 2 版第 1 刷
2013年 1 月20日発行　第 3 版第 1 刷
2014年 1 月30日発行　第 4 版第 1 刷
2018年 1 月 5 日発行　第 5 版第 1 刷Ⓒ

編　者　松尾ミヨ子 城生弘美 習田明裕
発行者　長谷川　素美
発行所　株式会社メディカ出版
　　　　〒532-8588
　　　　大阪市淀川区宮原 3 - 4 - 30
　　　　ニッセイ新大阪ビル16F
　　　　電話　06-6398-5045（編集）
　　　　　　　0120-276-591（お客様センター）
　　　　http://www.medica.co.jp/n-graphicus
印刷・製本　株式会社廣済堂

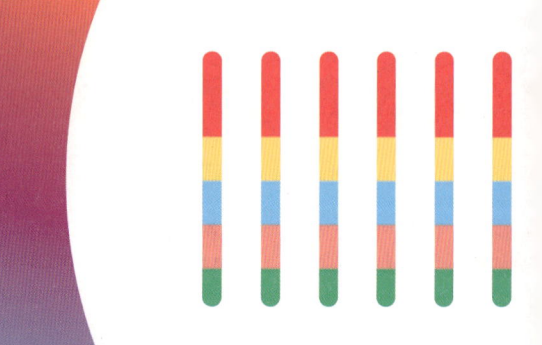